Kinderchirurgie
Basiswissen und Praxis

Martina Heinrich
Kathrin Neuhaus

Kinderchirurgie

Basiswissen und Praxis

Herausgegeben von
Dietrich v. Schweinitz

2., überarbeitete und erweiterte Auflage

W. Zuckschwerdt Verlag

Zeichnungen: Bert Woodward
Titelfoto: Martina Heinrich

Bibliografische Information Der Deutschen Bibliothek
Die Deutsche Nationalbibliothek verzeichnet diese Publikation in der Deutschen Nationalbibliografie; detaillierte bibliografische Daten sind im Internet über http://dnb.d-nb.de abrufbar.

Printed in Germany by Bavaria Druck GmbH, München

ISBN 978-3-86371-057-6

Vorwort des Herausgebers zur 2. Auflage

Es ist schon fast erstaunlich, dass ein Kurzlehrbuch in einem eher „kleinen" chirurgischen Fach bereits nach drei Jahren vollständig vergriffen ist. Dies spricht aber natürlich für das Konzept des Buches und es ist an der Zeit, eine 2. Auflage für die nächste Generation von Studenten und jungen Assistenten herauszugeben. Dankenswerterweise haben sich Frau Dr. Martina Heinrich aus unserer Münchner Klinik und Frau Dr. Kathrin Neuhaus vom Zürcher Kinderspital der großen Mühe unterzogen, hierfür die 1. Auflage noch einmal grundlegend zu überarbeiten. Dies gibt uns die Möglichkeit, den Lesern die Inhalte hochaktuell zu präsentieren. Hierfür danke ich den beiden Kolleginnen und gleichzeitig allen Koautorinnen und Koautoren von Herzen. Mein Dank gilt auch Frau Dr. Annemarie Glöggler und dem Zuckschwerdt Verlag für die wieder so gute und kooperative Zusammenarbeit. Ich wünsche dieser 2. Auflage des Buches einen ebenso großen Erfolg wie der ersten.

München, im Juli 2012

Prof. Dr. med. Dietrich von Schweinitz
Kinderchirurgische Klinik und Poliklinik der Ludwig-Maximilians-Universität
Dr. von Haunersches Kinderspital München

Vorwort des Herausgebers zur 1. Auflage

Die Kinderchirurgie ist eine allgemeine Chirurgie des Kindesalters. Sie umfasst die wesentlichen Teile der Chirurgie bei Kindern und definiert sich – in Abgrenzung zu den chirurgischen Spezialfächern der Erwachsenenmedizin – über die spezialisierte und kompetente Versorgung von kinderspezifischen Erkrankungen und Unfällen. Dies gilt für das gesamte Wachstumsalter. Somit umfasst die Kinderchirurgie eine Reihe Subspezialitäten wie Notfallversorgung, Neugeborenenchirurgie, pädiatrische Viszeralchirurgie, pädiatrische Thoraxchirurgie, Kinderurologie, Kindertraumatologie, pädiatrisch-plastische Chirurgie, pädiatrisch-onkologische Chirurgie und Teile der pädiatrischen Neurochirurgie. In all diesen Bereichen gibt es eine Fülle von angeborenen Fehlbildungen und kinderspezifischen Erkrankungen, die in der Erwachsenenchirurgie extrem selten bis gar nicht vorkommen und deshalb dort auch nicht gelehrt werden können. Da das Wachstumsalter des Menschen vom Neugeborenen bis zum 16-Jährigen reicht, spielen auch die verschiedenen physiologischen und pathophysiologischen Zustände von Kindern und Jugendlichen der verschiedenen Altersgruppen bei den Krankheiten und deren Versorgung eine große Rolle. Auch dieses ist ein Anliegen der spezialisierten Kinderchirurgie.

Während unserer jahrelangen Tätigkeit in der studentischen Lehre und der Weiterbildung von jungen Ärztinnen und Ärzten ist uns immer wieder aufgefallen, dass angesichts eines Mangels von deutschsprachigen Lehrbüchern der Kinderchirurgie und insbesondere auch von kurz gefassten, preisgünstigen kinderchirurgischen Kompendien große Wissenslücken bestehen. Studenten und Studienabgänger müssen in der Regel ihr kinderchirurgisches Wissen aus Zusatzkapiteln von Lehrbüchern der Pädiatrie oder der Allgemeinchirurgie erwerben. Bei genauer Durchsicht solcher Lehrbücher, die sich nicht speziell mit der Kinderchirurgie beschäftigen, stößt man an vielen Stellen auf unrichtige oder veraltete Aussagen. Somit schien uns insbesondere im deutschsprachigen Bereich eine klare Marktlücke zu bestehen.

Dankenswerterweise haben die beiden Kinderchirurginnen Dr. Martina Heinrich und Dr. Kathrin Schäffer aus unserer Klinik der Aufgabe übernommen, diese Lücke zu schließen und ein umfassendes, dabei aber kurzes und übersichtliches Kompendium zu erstellen, das die wichtigsten Aspekte der kinderchirurgischen Erkrankungen und ihrer Behandlung prägnant darstellt und gleichzeitig einen erschwinglichen Preis hat. Nach intensiver Arbeit und unterstützt durch Koautoren aus der kinderchirurgischen Klinik der LMU im Dr. von Haunerschen Kinderspital kann jetzt zu unserer großen Freude dieses kompakte Buch zur Kinderchirurgie, Basiswissen und Praxis, vorgelegt werden. Es ist besonders für Studenten während der klinischen Semester gedacht, aber auch für Berufsanfänger und junge Ärzte der Kinderchirurgie, Pädiatrie und Allgemeinchirurgie, die durch dieses Werk ihr Wissen über kinderchirurgische Erkrankungen auf eine solide Basis stellen können, gleichzeitig dieses Buch aber auch als Nachschlagewerk nutzen können. Durch die intensive Arbeit an diesem Buch und die zügige Erstellung der Texte ist es möglich geworden, die Inhalte hochaktuell zu halten.

An dieser Stelle möchte ich mich noch einmal ausdrücklich bei Frau Dr. Martina Heinrich und Frau Dr. Kathrin Schäffer für die kompetente Zusammenstellung des Buches sowie bei den Koautoren für ihren Arbeitseinsatz bedanken. Unser gemeinsamer Dank gilt dem W. Zuckschwerdt Verlag, insbesondere aber Frau Dr. Annemarie Glöggler für die stets sehr gute Kooperation und die Betreuung des Werkes bereits von den Anfängen seiner Entstehung an. Ich hoffe, dass mit diesem Lehrbuch die oben beschriebene Marktlücke geschlossen wird und – insbesondere im Sinne unserer kleinen Patienten – das Buch rasch eine weite Verbreitung findet.

München, im Oktober 2008

Prof. Dr. med. Dietrich von Schweinitz
Kinderchirurgische Klinik und Poliklinik der Ludwig-Maximilians-Universität
Dr. von Haunersches Kinderspital München

Vorwort der Autorinnen

Bestärkt durch die sehr positive Resonanz auf die erste Auflage unseres Kurzlehrbuches, haben wir uns mit Freude an die Überarbeitung für eine zweite Auflage gemacht, wohl wissend, dass damit auch ein Berg Arbeit vor uns lag.

Unser Ziel war dabei nicht nur die umfassende Aktualisierung der bisherigen Inhalte und die Erweiterung um einige neue Kapitel (Kinderanästhesie, septische Arthritis und Osteomyelitis u. a.), sondern vor allem auch die sich aus unseren nun unterschiedlichen beruflichen Standorten (München und Zürich) ergebende inhaltliche Diskussion sinnvoll einfließen zu lassen.

Unser besonderer Dank gilt dem Herausgeber des Buches und Direktor der kinderchirurgischen Klinik des Dr. von Haunerschen Kinderspitals in München Herrn Professor Dietrich von Schweinitz für seine positive Unterstützung und seine Anregungen sowie Herrn Professor Martin Meuli, Direktor der kinderchirurgischen Klinik des Kinderspitals Zürich, für seine motivierende Art und Unterstützung, seine inhaltlichen Inputs sowie für die Überlassung von Fotomaterial. Herzlichen Dank auch allen bisherigen und neuen Koautoren für ihr Engagement für diese 2. Auflage und die fleißigen Korrekturen.

Ein weiteres Dankeschön geht an den W. Zuckschwerdt Verlag, insbesondere an Frau Dr. Glöggler und Herrn Wester, für die stets freundliche und hervorragende Betreuung sowie ihre unermüdliche Unterstützung, die eine rasche Fertigstellung der 2. Auflage erst möglich machte.

Wir hoffen somit unser Ziel, ein kurzes, übersichtliches und verständliches Kompendium mit aktuellen Inhalten aus allen Subspezialisierungen der Kinderchirurgie zu schreiben, auch mit dieser 2. Auflage erreicht zu haben und wünschen unseren Lesern, dass dieses Buch sie begleitet und unterstützt im „kinderchirurgischen Alltag" und ihr Interesse an diesem schönen Fachgebiet unterhält und verstärkt.

Martina Heinrich und Kathrin Neuhaus

Die Autorinnen:

Dr. med. Martina Heinrich, Fachärztin für Kinderchirurgie
Nach dem Studium der Humanmedizin an der Technischen Universität München begann Martina Heinrich 1996 ihre kinderchirurgische Weiterbildung an der St. Hedwig Klinik in Regensburg. Im Jahr 1998 folgte ein Weiterbildungsjahr in der Allgemeinchirurgie am Kantonsspital Luzern. 1999 wechselte sie an die kinderchirurgische Klinik am Dr. von Haunerschen Kinderspital in München. Seit 2005 ist Martina Heinrich dort als Oberärztin tätig. Ihr persönlicher Schwerpunkt ist die pädiatrische Viszeralchirurgie und Kinderurologie. Martina Heinrich ist verheiratet und hat einen Sohn.

Dr. med. Kathrin Neuhaus, Fachärztin für Kinderchirurgie
Nach dem Studium der Humanmedizin in Tübingen begann Kathrin Neuhaus 2004 ihre kinderchirurgische Weiterbildung am Dr. von Haunerschen Kinderspital in München. 2008 erfolgte der Wechsel an die kinderchirurgische Klinik des Kinderspitals Zürich auf eine klinische Fellowstelle im Zentrum für brandverletzte Kinder, plastische und rekonstruktive Chirurgie. Seit 2010 ist Kathrin Neuhaus am Kinderspital Zürich als kinderchirurgische Oberärztin tätig. Ihr persönlicher Schwerpunkt ist die plastische und rekonstruktive Chirurgie und Verbrennungsbehandlung bei Kindern. Kathrin Neuhaus ist verheiratet und hat einen Sohn.

Herausgeber und Autoren

Herausgeber

Prof. Dr. med. Dietrich von Schweinitz
Dr. von Haunersches Kinderspital
Kinderchirurgie
Klinikum der Universität München
Lindwurmstraße 4, 80337 München

Autoren

Dr. med. Martina Heinrich
Dr. von Haunersches Kinderspital
Kinderchirurgie
Klinikum der Universität München
Lindwurmstraße 4, 80337 München

Dr. med. Kathrin Neuhaus
Kinderspital Zürich
Universitäts-Kinderkliniken
Chirurgische Klinik
Steinwiesstrasse 75, 8032 Zürich

Koautoren (alphabetisch)

Dr. med. Beate Häberle
Dr. von Haunersches Kinderspital
Kinderchirurgie
Klinikum der Universität München
Lindwurmstraße 4, 80337 München

Dr. med. Ingrid Krüger-Stollfuß
Dr. von Haunersches Kinderspital
Kinderradiologie
Klinikum der Universität München
Lindwurmstraße 4, 80337 München

Dr. med. Claudia Menzel
Dr. von Haunersches Kinderspital
Kinderchirurgie
Klinikum der Universität München
Lindwurmstraße 4, 80337 München

Dr. med. Diego Neuhaus
Kinderspital Zürich
Universitäts-Kinderkliniken
Anästhesieabteilung
Steinwiesstrasse 75, 8032 Zürich

Prof. Dr. med. Maximilian Stehr
Dr. von Haunersches Kinderspital
Kinderchirurgie
Klinikum der Universität München
Lindwurmstraße 4, 80337 München

Dr. med. Susanna Uhlarik
Florence-Nightingale Krankenhaus
Kaiserswerther Diakonie
Klinik für Kinderchirurgie
Kreuzbergstraße 79, 40489 Düsseldorf

1
2
3
4
5
6
7
8
9
10
11
12

Allgemeiner Teil

Spezieller Teil

Allgemeiner Teil

1
2
3
4
5
6
7
8
9
10
11
12

1
2
3
4
5
6
7
8
9
10
11
12

1 Prä- und postoperative Versorgung

1.1 Chirurgische Aufklärung

Die Einwilligung für einen operativen Eingriff bei Kindern sollte möglichst immer von beiden Elternteilen eingeholt werden. Jugendliche sollten selbst auch per Unterschrift in den Eingriff einwilligen. Dafür muss, möglichst durch den Operateur selbst, in einem ausreichenden zeitlichen Abstand zum geplanten Eingriff ein Aufklärungsgespräch durchgeführt werden. Hierbei sind die Eltern und abhängig vom Alter auch der Patient über die Diagnose, Notwendigkeit, Dringlichkeit, Verlauf sowie Ziele und Tragweite des operativen Eingriffs und dessen Komplikationen aufzuklären. Inhalt und Umfang des Aufklärungsgesprächs orientieren sich am Eingriff selbst und den absehbaren Komplikationen für den jeweiligen Patienten. Vorgedruckte Formulare ersetzen das individuell angepasste Aufklärungsgespräch nicht. Abhängig von der Dringlichkeit des Eingriffs ist eine ausreichende Überlegungsfrist zu gewähren. Bei geplanten Eingriffen beträgt diese mindestens 24 Stunden. Als Risiken müssen die typischen Komplikationen des Eingriffs erläutert werden. Andere, atypische Risiken sollten in Abhängigkeit von der jeweiligen Komplikationsrate ebenfalls benannt und erklärt werden. Gibt es mehrere wissenschaftlich anerkannte Therapieoptionen, umfasst das Aufklärungsgespräch auch die alternativen Behandlungsmöglichkeiten und deren Risiken. Die Möglichkeit einer intraoperativen Erweiterung des Eingriffs muss ebenfalls besprochen werden. Das Gespräch sollte sorgfältig dokumentiert werden mit Angabe von Datum und Uhrzeit sowie Gesprächsinhalt. Es muss schriftlich festgehalten werden, dass die Eltern bzw. der Patient das Aufklärungsgespräch verstanden haben und Fragen stellen konnten. Durch die Unterschrift möglichst beider Elternteile und des Arztes mit Angabe von eventuellen Zeugen (oder auch Dolmetschern) ist das Aufklärungsgespräch vollständig. Bei dringlichen Eingriffen sollte stets die Einwilligung der Eltern eingeholt werden. Ist der ärztliche Eingriff nicht aufschiebbar und sind die Eltern nicht erreichbar, so kann der Arzt die medizinisch notwendigen Maßnahmen auch ohne die Einwilligung durchführen.

1.2 Postoperative Infusionstherapie und Ernährung

Die Substitution von Wasser und Elektrolyten orientiert sich postoperativ an der Art des jeweiligen Eingriffs und der Grunderkrankung des Patienten. Entscheidend für die Flüssigkeitsbilanz sind Flüssigkeitsverschiebungen durch Bildung von Ödemen, Verluste in den Peritonealraum oder peri- bzw. postoperative Blutverluste. Aufgrund dieser dynamischen Verläufe muss die Flüssigkeitssubstitution flexibel erfolgen. Die Infusionsmenge berechnet sich aus dem Basisbedarf und ist abhängig vom Alter und Gewicht des Patienten (Tab. 1.1). Bei abdominalen Eingriffen erhöht sich der Bedarf um bis zu 50 % und bei thorakalen Eingriffen um ca. 25 % aufgrund der Flüssigkeitsverschiebung in den dritten Raum. Bei Neugeborenen und Säuglingen muss außerdem beachtet werden, dass die Flüssigkeitsmengen für Dauertropfinfusionen, Medikamente und Arterienspülungen mit in die Infusionsmenge eingerechnet werden. Außerdem müssen Flüssigkeitsverluste über die Magensonde und Drainagen ersetzt werden. Bei Fieber müssen zusätzlich 10 ml/kg KG/Tag pro Grad Celsius über 38,5° substituiert werden. Als Infusionslösungen werden postoperativ häufig Vollelektrolytlösungen oder physiologische Kochsalzlösung mit einer niedrigen Glukosekonzentration von ca. 3 % verwendet. Wichtig ist hier zu bedenken, dass es sich dabei um hypotone Lösungen handelt, die z. B. zu einer Hyponatriämie führen können. Anzustreben sind unter dieser Infusionstherapie altersentsprechende kardiozirkulatorische Normwerte, eine normale Rekapillarisierungszeit und ein Urinvolumen von 1–2 ml/kg KG/h. Kommt es unter dieser Substitution zur Tachykardie und Hypotonie mit einer verminderten Urinausscheidung, erfolgt zunächst die Gabe von Volumen-Boli (z. B. NaCl 0,9 % 20 ml/kg KG), Humanalbumin 5 % (5–10 ml/kg KG) oder Plasmaersatzmittel (z. B. HAES, 10 ml/kg KG über zwei Stunden, max. 25 ml/kg KG/Tag). Die Indikation zur Gabe eines Erythrozytenkonzentrats (EK) sollte streng gestellt werden. Sie ist abhängig vom klinischen Zustand des Patienten. Sinkt der Hb-Wert bei Früh- und Neugeborenen unter 11 g/dl und bei Kleinkindern bis Jugendlichen unter 7 g/dl, muss meist eine EK-Gabe erfolgen. Dabei heben 1 ml/kg KG EK den Hämatokrit um 1 % bzw. 3 ml/kg KG EK den Hb-Wert um 1 g/dl. In der Regel erfolgt eine Substitution von max. 10–15 ml/kg KG innerhalb von vier Stunden. Die Infusionsgeschwindigkeit beträgt ca. 3 ml/kg KG/h. Eine Albuminsubstitution sollte bei einem Albumin-Wert unter 2,5 g/dl erfolgen (Humanalbumin oder FFP). Bei einem Absinken des Quick-Wertes <50 % und einer Verlängerung der PTT auf >60 s wird eine FFP-Substitution durchgeführt. Die Gabe eines Thrombozytenkonzentrats ist bei einer Thrombozytenzahl von unter 30 000 Zellen/mm³ und relevanter Blutung notwendig.

Tab. 1.1: Postoperativer Basisbedarf an Flüssigkeit nach operativen Eingriffen in der Körperperipherie.

Alter	ml/kg KG/d
Neugeborene 1. Tag	60
Neugeborene 2. Tag	75–85
Neugeborene 3. Tag	90–100
Neugeborene ab dem 4. Tag	130
Säuglinge 1.–6. Monat	100–120
Säuglinge 7.–12. Monat	100
bis 10 kg	80–100
bis 20 kg	70–80
bis 30 kg	60
bis 40 kg	50
>40 kg	20–30

Postoperative parenterale Ernährung

Eine parenterale Ernährung ist postoperativ meist aufgrund eines Eingriffs am Gastrointestinaltrakt oder einer intestinalen Motilitätsstörung nach einer intraabdominalen oder retroperitonealen Operation notwendig. Auch nach Eingriffen aufgrund entzündlicher Ursachen (z. B. Peritonitis, intraabdominaler Abszess) ist oft zunächst keine enterale Ernährung möglich. Dauert die Nahrungskarenz voraussichtlich mehrere Tage an, sollte eine parenterale Ernährung begonnen werden. Dafür ist ein zentral venöser Katheter notwendig. Aufgrund des postoperativen Postaggressionsstoffwechsels besteht zunächst eine Glukoseutilitätsstörung bei gleichzeitig gesteigerter Glukosebereitstellung. Dies führt zu einem Anstieg des Blutzuckerspiegels. Die externe Glukosezufuhr muss deshalb entsprechend angepasst werden und kann im Verlauf der ersten postoperativen Tage unter regelmäßiger Blutzuckerkontrolle gesteigert werden (Tab. 1.2). Ab dem 6. postoperativen Tag kann die Glukosezufuhr in der Regel der üblichen Bedarfsmenge bei totaler parenteraler Ernährung entsprechen.

Ab dem 1. postoperativen Tag kann mit der Gabe von Aminosäuren begonnen werden, in der Regel in einer Dosierung von 1 g/kg KG/Tag mit einer Steigerung um 0,5 g/kg KG/Tag bis zum Erreichen der Bedarfsmenge (Tab. 1.3).

Die Fettzufuhr erfolgt ab dem 4. postoperativen Tag in einer anfänglichen Dosierung von 0,5–1 g/kg KG/Tag mit einer Steigerung um 0,5 g/kg KG/Tag bis zum Erreichen der Bedarfsmenge (Tab. 1.4). Bei Kindern, die bereits präoperativ total parenteral ernährt wurden, kann in der Regel postoperativ frühzeitiger Fett parenteral verabreicht werden.

Die Substitution von Elektrolyten erfolgt nach dem angegebenen Basisbedarf und muss entsprechend der regelmäßigen Laborkontrollen angepasst werden (Tab. 1.5). Hinzu kommt die Gabe von Vitaminen und Spurenelementen (Tab. 1.6).

Tab. 1.2: Gabe von Kohlenhydraten (Glukose) im Verlauf der ersten postoperativen Tage.

Alter	Säuglinge	2.–5. LJ	6.–9. LJ	10.–14. LJ
Gewicht	< 10 kg	10–20 kg	20–30 kg	> 30 kg
OP-Tag	2–3 g/kg/d	~2 g/kg/d	1–1,5 g/kg/d	~1,2 g/kg/d
1. Post-OP-Tag	8–10 g/kg/d	~7 g/kg/d	~6 g/kg/d	~5 g/kg/d
ab 2. Post-OP-Tag	10–12 g/kg/d	8–9 g/kg/d	6–7 g/kg/d	~6 g/kg/d
ab 6. Post-OP-Tag	12–14 g/kg/d	8–12 g/kg/d	7–9 g/kg/d	6–8 g/kg/d

Tab. 1.3: Bedarfsmenge an Aminosäuren für die postoperative parenterale Ernährung bei Kindern.

Alter	< 6 Monate	6.–24. Monat	3.–10. LJ	10.–14. LJ
1. Post-OP-Tag	1 g/kg KG/d	1 g/kg KG/d	1 g/kg KG/d	1 g/kg KG/d
Bedarfsmenge	2–2,5 g/kg KG/d	2,5 g/kg KG/d	2 g/kg KG/d	1,5 g/kg KG/d

Tab. 1.4: Bedarfsmenge an Fett für die postoperative parenterale Ernährung bei Kindern.

Alter	< 12 Monate	2. LJ	3.–10. LJ	10.–14. LJ
4. Post-OP-Tag	0,5 g/kg KG/d	1 g/kg KG/d	1 g/kg KG/d	1 g/kg KG/d
Bedarfsmenge	3 g/kg KG/d	2–3 g/kg KG/d	1–2 g/kg KG/d	1–1,5 g/kg KG/d

Tab. 1.5: Bedarfsmenge an Elektrolyten für die postoperative parenterale Ernährung bei Kindern.

NaCl 5,85 %	3–5 mmol/kg KG/d = 3–5 ml/kg KG/d
KCl 7,45 %	1–3 mmol/kg KG/d = 1–3 ml/kg KG/d
Ca-Gluconat 10 %	0,23–0,7 mmol/kg KG/d = 1–3 ml/kg KG/d
Phosphat	0,5–1 mmol/kg KG/d = 0,5–1 ml/kg KG/d
Magnesiocard®	0,075–0,25 mmol/kg KG/d = 0,25–0,66 ml/kg KG/d

Tab. 1.6: Bedarf an Vitaminen und Spurenelementen für die parenterale Ernährung bei Kindern.

Vitamine und Spurenelemente	Tagesbedarf	Max. Gabe
Soluvit®	0,5 ml/kg KG/d	max. 10 ml
Vitalipid®*	1 ml/kg KG/d	max. 10 ml
Peditrace®	1 ml/kg KG/d	max. 15 ml
Inzolen Infantibus®	1 ml/kg KG/d	max. 20 ml
Zinkaspartat	0,1–0,2 ml/kg KG/d	max. 20 ml

* ab dem 4. postoperativen Tag, wenn Fett gegeben wird

Postoperativer enteraler Nahrungsaufbau

Die Zeit der Nahrungskarenz richtet sich nach dem operativen Eingriff. Bei kleineren Eingriffen kann in der Regel nach vier Stunden mit oraler Flüssigkeitsgabe (Tee oder Wasser) begonnen werden. Bei größeren Operationen ohne Eröffnung des Darmlumens orientiert sich der Beginn des Nahrungsaufbaus an der Dauer der postoperativen Darmatonie. Fördert die Magensonde nur noch klares Magensekret, sind Darmgeräusche zu auskultieren und hat der Patient abgeführt, kann mit der oralen Flüssigkeitszufuhr begonnen werden. Nach Operationen mit Eröffnung des Gastrointestinaltraktes, muss eine Nahrungskarenz abhängig vom jeweiligen operativen Eingriff eingehalten werden. Der weitere Nahrungsaufbau erfolgt in Abhängigkeit von der Art des operativen Eingriffs, dem Alter und der präoperativen Ernährung. Sobald 50 % des Bedarfs enteral gegeben werden, sollte die parenterale Ernährung, insbesondere die Fettzufuhr, reduziert werden.

1.3 Prophylaxen

Stressulzera sind bei Kindern selten, dennoch sollte bei vorhandenen Risikofaktoren (z. B. Beatmung, Nüchternheit, Analgesie mit nicht steroidalen Antiphlogistika, Schock) eine *Ulkusprophylaxe* durchgeführt werden. Anzustreben ist ein Magen-pH von > 3,5. An intravenösen Medikamenten stehen Ranitidin (1,5–3 mg/kg KG/Tag) oder Omeprazol bzw. Esomeprazol (0,25–1 mg/kg KG/Tag) zur Verfügung. Bei Früh- und Neugeborenen wird die Ulkusprophylaxe allerdings kontrovers diskutiert.

Eine *Thromboseprophylaxe* ist bei einer gelenkübergreifenden Immobilisation der unteren Extremität oder auch absoluter Bettruhe unter bestimmten Bedingungen auch im Kindesalter indiziert: Bei Kindern ab 14 Jahren, sichtbaren Pubertätszeichen, dispositionellen Risikofaktoren oder einem Gewicht >40 kg ist deshalb eine Therapie mit einem niedermolekularen Heparin notwendig (Clexane® 20 mg oder Fragmin P® 2500 IE 1×/Tag s. c.). Initial und anschließend in wöchentlichen Abständen muss aufgrund der Gefahr einer heparininduzierten Thrombozytopenie (HIT) eine Bestimmung der Thrombozytenzahl erfolgen. Bei Kindern muss vor Durchführung der Thromboseprophylaxe ein Aufklärungsgespräch erfolgen und ein schriftliches Einverständnis der Eltern eingeholt werden.

Eine *antibiotische Prophylaxe* wird in der Regel als Einmalgabe präoperativ mit der Narkoseeinleitung verabreicht. Indikationen zur Weiterführung der Antibiotikaprophylaxe bis zur abgeschlossenen Wundheilung (5–7 Tage) sind z. B. zweit- oder drittgradig offene Frakturen und kinderurologische Eingriffe mit liegenden Kathetern. Es sollte immer eine Abwägung zwischen einer sinnvollen Prävention infektiöser Lokalkomplikationen und den zu erwartenden Nebenwirkungen bzw. Komplikationen einer Antibiotikaprophylaxe erfolgen. Davon klar abzugrenzen ist die antibiotische Therapie bei infektiösen Erkrankungen, wie z. B. einer Peritonitis. Bei gravierenden kardialen Erkrankungen ist eine umfangreichere antibiotische Prophylaxe nach den Maßgaben der jeweiligen Spezialisten erforderlich.

1.4 Postoperatives Schmerztherapiemanagement

Die postoperative Analgesie erfordert ein patientenorientiertes Vorgehen, da große inter- und intraindividuelle Unterschiede im Analgesiebedarf bestehen. Es muss zudem eine situationsbedingte Anpassung des Bedarfs erfolgen. Ziel ist, dass der Patient immer adäquat analgesiert ist, da nicht beherrschte Schmerzen den Krankheitsverlauf negativ beeinflussen. Bei beatmeten Patienten erfordern moderne Beatmungskonzepte zusätzlich eine patientenorientierte Sedierung mit einer adäquaten Bewusstseinsdämpfung. Bei der postoperativen Schmerztherapie sollten immer andere mögliche Schmerzursachen oder schmerzverstärkende Einflüsse bedacht werden. Die nicht medikamentösen Schmerztherapien fließen mit in das jeweilige Therapieschema ein (Lagerung, Ruhigstellung, physikalische Maßnahmen, psychologische Unterstützung).

1.4.1 Schmerzeinschätzung

Grundlage jeder Schmerztherapie bei Kindern ist eine altersentsprechende Schmerzeinschätzung durch adäquate Schmerzskalen. Bei Kindern <4 Jahre wird die Fremdbeobachtung zur Schmerzeinschätzung eingesetzt. Hier hat sich die kindliche Unbehagens- und Schmerzskala (KUSS) nach *Büttner* durchgesetzt. Diese Skala kann auch für andere nonverbale oder sedierte Patienten eingesetzt werden. Kinder >4 Jahre sind in der Regel in der Lage, eine Selbsteinschätzung durchzuführen. Hierfür werden kindgerechte Gesichter-Skalen verwendet, wie beispielsweise eine Smiley-Skala oder die Gesichter-Skala nach *Bieri*. In der Abbildung 1.1 ist der in unserer Klinik verwendete Schmerzschieber abgebildet.

Die postoperative Überwachung erfolgt durch das Pflegepersonal. Bei jeder routinemäßig durchgeführten Überwachung der Vitalparameter (z. B. nach 30 min, 1 h, 1,5 h, 2 h, 3 h, 4 h und 6 h) muss auch eine Schmerzeinschätzung erfolgen. Der entsprechende Schmerzscore wird dokumentiert und ab einem Score ≥ 4 besteht ein Schmerzmittelbedarf. 30 Minuten nach Gabe eines Bedarfsanalgetikums sollte dann eine erneute Schmerzeinschätzung zur Erfolgskontrolle der Analgesie durchgeführt werden. Der Verlauf des Schmerz-Scores gibt Auskunft über die Qualität der Schmerztherapie.

Säuglinge und Kleinkinder bis 4 Jahre

KUSS (nach *Büttner*): für 0–4 Jahre, auch für andere nonverbale oder sedierte Patienten einsetzbar (max. 10 Punkte, kein Schmerz 0–3, Schmerz ≥ 4)

Punkt	Weinen	Gesichtsausdruck	Rumpfhaltung	Beinhaltung	Motorische Unruhe
0	gar nicht ○	entspannt lächeln ○	neutral ○	neutral ○	nicht vorhanden ○
1	Stöhnen, Jammern, Wimmern ○	Mund verzerrt ○	unstet ○	strampelnd, tretend ○	mäßig ○
2	Schreien ○	Mund und Augen grimassierend ○	Aufbäumen, Krümmen ○	an den Körper gezogen ○	ruhelos ○

Ab dem 4. Lebensjahr (nach *Bieri* et al. 1990)

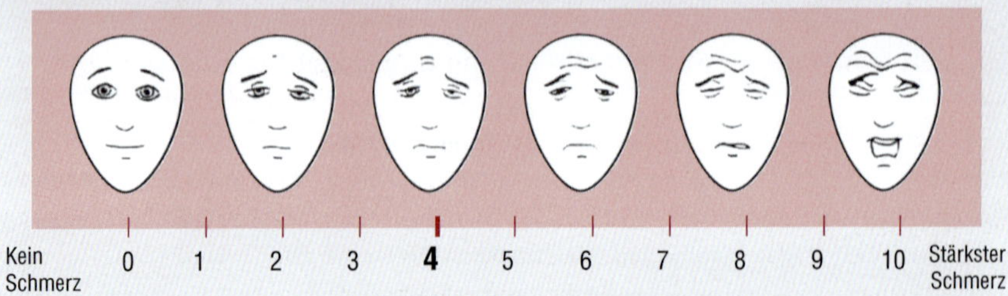

Abb. 1.1: Altersentsprechende postoperative Schmerzeinschätzung bei Kindern.

1.4.2 Postoperative Schmerztherapie

Postoperative Schmerzen sind vorhersehbar und die notwendige Therapie sollte daher vorausschauend vor dem Eingriff festgelegt werden. Die Schmerztherapie orientiert sich am Ausmaß des chirurgischen Eingriffs und wird individuell patientenorientiert angepasst. Je nach zu erwartenden Schmerzen und Art des Eingriffs ist der Einsatz unterschiedlicher Medikamente als Basismedikation sinnvoll. Diese sollten als feste Gaben am Tag der Operation und am 1. postoperativen Tag angeordnet werden. Als Bedarfsmedikation werden beim Auftreten von entsprechenden Schmerzen (Schmerzscore ≥ 4) zusätzliche Analgetika in entsprechender Dosierung und minimalem möglichem Zeitabstand angeordnet. Diese verordneten Analgetika können dem Patienten vom Pflegepersonal dann nach entsprechender Schmerzeinschätzung selbstständig im entsprechenden Rahmen verabreicht werden. Die postoperative Schmerztherapie bei kleinen bis mittelgroßen Eingriffen ist in der Tabelle 1.7 dargestellt. Bei größeren Eingriffen sollte ab dem Schulalter eine PCA-Pumpe mit einem Opiat zum Einsatz kommen, unterstützt durch eine fest angeordnetes Nichtopioid. Säuglinge und jüngere Kinder müssen zur Gewährleistung einer ausreichenden Analgesie bei großen Eingriffen auf der Intensivstation überwacht werden und können dann mit einer Opiat-Dauertropfinfusion (z. B. Dipidolor 0,03–0,05 mg/kg KG/h) versorgt werden. Zusätzlich sollte immer an eine Schmerzprophylaxe und an adjuvante Therapien gedacht werden. Somit wird letztlich die Forderung nach einer individuellen, umfassenden und multimodalen Schmerztherapie unter dem Motto „Schmerzen behandeln bevor sie entstehen" erfüllt. Treten postoperativ Schmerzen auf, sollte es keine Zeitverzögerungen bis zur Medikamentenverabreichung geben. Informationsblätter für Kinder und Eltern, die schon bei Aufnahme über die Schmerzeinschätzung und -therapie aufklären, sind sinnvoll.

Tab. 1.7: Postoperative Schmerztherapie bei kleinen und mittelgroßen Eingriffen im Kindesalter (THD = Tageshöchstdosis, ED = Einzeldosis).

Basisanalgesie – feste Anordnung	alle Schmerzarten und alle Eingriffe	**Paracetamol Supp./i.v.** Supp.: initial 30–40 mg/kg/ED, dann 15 mg/kg/ED 3–4 x/d, THD 90 mg/kg/d (≤ 3 Mo.: 60 mg/kg/d) (Supp.: 75/125/250/500 mg) i.v. > 10 kg: 15 mg/kg/ED 4 x/d, THD 60 mg/kg/d (i.v. Lösung 1 ml = 10 mg), Gabe über 10 min
	Trauma-OP, Entzündungsschmerz	**Ibuprofen p. o./Supp.** 10 mg/kg/ED 3–4 x/d (ab 3 Mo.) (Saft: 5 ml = 100 mg/Supp. 60/125 mg) oder **Diclofenac Supp./p. o.** 1 mg/kg/ED 2–3 x/d (ab 1 J.), wobei < 15 J. prinzipiell Off-Label-Use THD 3 mg/kg/d (Supp. 25/50/100 mg, Tbl. 12,5/25/50 mg)
	viszerale und Uro-OP	**Metamizol i.v.** 10–15 mg/kg/ED 4 x/d (ab 3 Mo.) THD 75–100 mg/kg über 15 min
Bedarfsanalgesie	Score: 4–7	**anderes Nichtopioid (s.o.)**
	Score: 8–10	**Piritramid i.v. (Kurzinfusion)** 0,05–0,1 mg/kg max. alle 4 Std.

Die postoperative Schmerztherapie stützt sich somit auf drei Säulen (Abb. 1.2):

- ☐ die *Basisanalgesie* als feste Anordnung je nach Art des operativen Eingriffs
- ☐ die *Bedarfsanalgesie* bei dennoch auftretenden Schmerzen (Schmerzscore ≥ 4)
- ☐ Die *adjuvante Analgesie* zur Unterstützung durch eine bestimmte Auswahl an Medikamenten je nach Schmerzcharakter und durch Gabe zusätzlicher Medikamente bei z. B. Blaseneingriffen oder liegendem suprapubischen Katheter (anticholinerge Therapie), bei Juckreiz oder Medikamente zur Sedierung

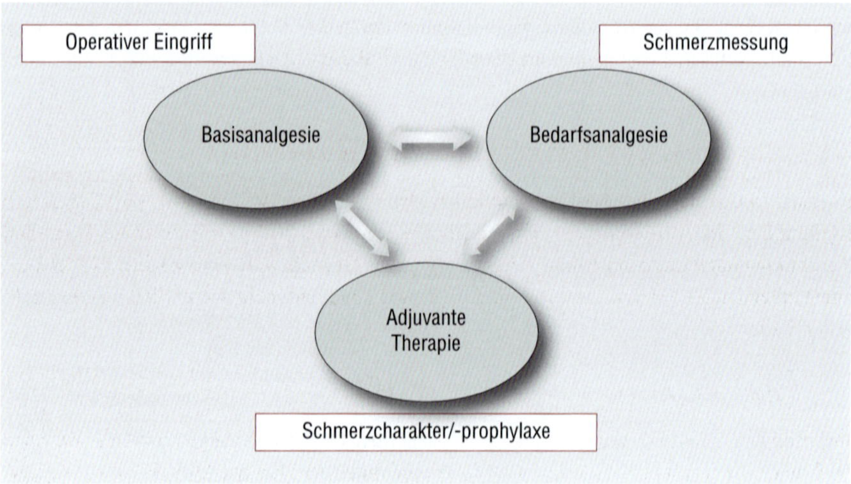

Abb. 1.2: Die drei Säulen der postoperativen Schmerztherapie bei Kindern.

Der Einsatz von Lokalanästhetika spielt in der Analgesie perioperativ ebenfalls eine große Rolle (siehe auch Kapitel 2 und Kapitel 3.2). Beispiele hierfür sind u.a. der Penisblock, Ileoinguinalblock und die Wundrandinfiltration. Regionalanästhesieverfahren können bei entsprechend enger Indikationsstellung in erfahrener Hand bei großen operativen Eingriffen (z. B. Thorax- oder Abdominaleingriffe) auch bei Kindern sicher durchgeführt werden und ermöglichen eine schmerzfreie postoperative Phase ohne systemische Nebenwirkungen. In der Regel wird ab dem 2. postoperativen Tag entschieden, ob eine weitere feste Anordnung als Basisanalgesie noch notwendig ist in Abhängigkeit vom Verlauf der Schmerzscores und des bisherigen Schmerzmittelbedarfs. Es kann dann auf eine reine Bedarfsmedikation umgestellt werden.

2 Anästhesie im Kindesalter

Immer komplexere diagnostische und therapeutische Verfahren erfordern auch in der Anästhesie eine zunehmende Spezialisierung. Morbidität und Mortalität in der Kinderanästhesie korrelieren unmittelbar mit der pädiatrischen Erfahrung des Anästhesieteams. Diesem Umstand wird durch das neu eingeführte Zertifikat „Spezielle Kinderanästhesie" der „Deutschen Gesellschaft für Anästhesie und Intensivmedizin" Rechnung getragen.

Wenige Vorgehensweisen und Parameter bei der Anästhesie von Kindern sind bis heute validiert. Daher muss das oberste Ziel die Aufrechterhaltung der Homöostase von Oxygenierung, Kreislauf, Wärme-, Flüssigkeits- und Elektrolyt-/Glukosehaushalt sein.

2.1 Physiologische Besonderheiten des Kindesalters

Kardiale und respiratorische Besonderheiten stehen bei der Narkose von Säuglingen und Kleinkindern im Vordergrund, wohingegen die metabolische Unreife zwar im Einzelfall Beachtung finden muss, im Alltag jedoch weniger ins Gewicht fällt. Ältere Kinder (ab Schulalter) unterscheiden sich anatomisch und physiologisch nicht mehr wesentlich vom erwachsenen Patienten.

Herz und Kreislauf

Insbesondere innerhalb der ersten 48 Lebensstunden ist der Lungengefäßwiderstand noch hoch und sehr reagibel. Respiratorische Probleme unter der Narkose (z. B. Hypoxie, Hyperkapnie, Azidose), aber auch Sepsis und Wärmeverluste können zu einer lebensbedrohlichen Wiedereröffnung fetaler Shuntwege führen. Diese Reagibilität lässt im Verlauf der ersten Lebenswochen langsam nach. Daher werden invasive Maßnahmen am Neugeborenen, wenn möglich, auf ein späteres Lebensalter verlegt.

Das Myokard des Neugeborenen enthält darüber hinaus noch weniger kontraktile Elemente als später. Es kann im Falle einer Bradykardie seine Auswurfleistung noch nicht über eine gesteigerte diastolische Füllung kompensieren (fehlender Frank-Starling-Mechanismus). Jede Bradykardie bedeutet somit einen bedrohlichen Abfall des Herzzeitvolumens. Daher müssen bei einer Bradykardie $\leq$ 60/min beim Säugling in Kombination mit Anzeichen einer schlechten Perfusion (z. B. eingetrübtes Bewusstsein, marmorierte Haut, lange Rekapillarisierungszeit) unverzüglich Wiederbelebungsmaßnahmen eingeleitet werden.

Respiratorisches System

Als Richtwerte für den arteriellen Sauerstoffpartialdruck bzw. die transkutane Sauerstoffsättigung werden für Frühgeborene 6,7–10,6 kPa bzw. 90–95 % und ab dem Neugeborenenalter bis zu 12–18,6 kPa bzw. 93–100 % angegeben. Beim Management des kindlichen Atemweges steht die funktionelle Atemwegsobstruktion im Vordergrund. Darunter wird eine Verlegung der oberen extrathorakalen Atemwege verstanden, wie sie beispielsweise durch einen Fremdkörper, das Zurückfallen der Zunge, einen Laryngospasmus, eine altersbedingte Tonsillenhyperplasie oder durch eine infektbedingte Schwellung und Sekretverlegung der noch engen kindlichen Atemwege verursacht sein kann.

Erschwert wird das Atemwegsmanagement insbesondere bei Säuglingen und Kleinkindern noch durch deren geringe Apnoetoleranz bedingt durch die rasche Bildung von Atelektasen und intrapulmonalen Shunts (geringe funktionelle Residualkapazität, hohe „closing capacitiy") sowie durch den hohen Sauerstoffverbrauch (Tab. 2.1).

Patienten mit bekannt schwierigem Atemweg (z. B. Pierre-Robin-Sequenz, Franceschetti-Syndrom, Verbrennungen im Gesichts-/Halsbereich) gehören zwingend in eine Zentrumsklinik und damit in die Hände eines erfahrenen Kinderanästhesieteams mit der entsprechenden Infrastruktur.

Tab. 2.1: Richtwerte für altersabhängige respiratorische Parameter bei Kindern.

	Neugeborenes	Säugling	Kleinkind	Schulkind
AF (/min)	40	30	20	15
AMV* (ml/kg)	300	250	200	150
O_2-Verbrauch	6 ml/kg/min			3 ml/kg/min
CO_2-Produktion	6 ml/kg/min			3 ml/kg/min
Alveoläre Ventilation: FRC**	5 : 1			2 : 1
Pulmonale Compliance	5 ml/mbar			80 ml/mbar

* AMV = Atemminutenvolumen, ** FRC = funktionelle Residualkapazität

Respiratorische Infekte

Grundsätzlich sollte jeder elektive Patient mit einem neu aufgetretenen Infekt der oberen und/oder unteren Atemwege vor Einleitung der Narkose vom betreuenden Anästhesisten gesehen werden. Neben der direkten Atemwegsverlegung durch Ödem oder Sekret stellt vor allem die über Wochen anhaltende Hyperreagibilität der Bronchial- und Larynxmuskulatur ein spezielles Risiko dar. Die Entscheidung, die in Narkose geplante Maßnahme bei einem Kind mit Atemwegsinfekt zu verschieben, muss immer individuell getroffen werden. Sie wird neben der chirurgischen Dringlichkeit und dem respiratorischen Befund auch die subjektive Einschätzung der Eltern, deren individuelle Situation und nicht zuletzt die persönliche Erfahrung des Anästhesisten berücksichtigen.

Wird eine Anästhesie bei einem Kind mit Atemwegsinfekt durchgeführt, sollte ca. 30 Minuten vor Einleitung mit einem Beta-2-Mimetikum inhaliert und bei der Prämedikation Nasentropfen verabreicht werden.

Bei Terminverschiebung sollte der Patient frühestens 14 Tage nach Abklingen der Symptome wieder einbestellt werden.

2.2 Anästhesiologische Besonderheiten des Kindesalters

Atemwegsmanagement

Da die für einen chirurgischen Eingriff notwendige Analgesie und Hypnose in der Regel zu einer Atemdepression und zu einem relevanten Verlust von laryngealen Schutzreflexen führen, stellt die Beatmung durch den Anästhesisten und die Atemwegssicherung ein zentrales Thema dar. Grob kann zwischen der Allgemeinnarkose, die eine kontrollierte Beatmung mit „intermittierend positivem Atemwegsdruck" erfordert, und der Analgosedation mit Spontanatmung unterschieden werden.

Tab. 2.2: Nützliche Formeln (Näherungswerte).

Gewicht (kg) = (Alter in Jahren + 4) × 2	
Tubusgröße Neugeborene* = aktuelles Gestationsalter in Wochen/10	
Tubustiefe Neugeborene: Tiefe ab Unterlippe (cm) = Gewicht (kg) + 6	
Tubusgröße >1 Jahr* = (Alter in Jahren/4) + 4	
Tubustiefe oral >1 Jahr = (Alter in Jahren/2) + 12	
Tubustiefe nasal >1 Jahr = (Alter in Jahren/2) + 15	
Blutdruck:	– Frühgeborenes: MAP** = 1 mmHg × SSW**
	– 1–10 Jahre: systolischer RR in mmHg = 70 + (2 × Alter in Jahren)

* für Microcuff®-Tuben bitte spezielle Größentabellen beachten, ** MAP = mittlerer arterieller Druck, SSW = Schwangerschaftswoche

Der Goldstandard für die Atemwegssicherung bei kontrollierter Beatmung sollte heutzutage beim Kind ≥ 3 kg die Intubation mit einem speziell für Kinder geeigneten Endotrachealtubus mit Cuff sein (z. B. Microcuff®)! Gegenüber ungecufften Endotrachealtuben sind die Vorteile hierbei die Schonung der trachealen Schleimhaut, der effektivere Schutz vor Aspiration bei Regurgitation, die geringere Umgebungskontamination mit Narkosegasen und die effizientere Kontrolle der Beatmungsparameter.

Ein supraglottischer Atemweg (z. B. Larynxmaske) kann bei Eingriffen außerhalb von Abdomen und Thorax Anwendung finden, bietet jedoch weder Schutz vor Aspiration noch die Möglichkeit einer invasiveren Beatmung. Beim Management eines „schwierigen Atemweges" hat die Larynxmaske heute jedoch einen festen Stellenwert, sei es für die Notfalloxygenation oder die fiberoptische Intubation.

Kurze Phasen der Apnoe oder Hypoventilation können beim nüchternen Patienten auch mit einer Gesichtsmaske und manueller Beutel-Maskenbeatmung überbrückt werden (z. B. zur Entfernung von Nahtmaterial).

Sedation und Analgosedation stellen hingegen Verfahren dar, bei denen der Patient ähnlich einem natürlichen Schlaf eigenständig atmet (Spontanatmung). Sie eignen sich ausgezeichnet für nicht invasive Prozeduren (z. B. CT, MRT, Strahlentherapie) oder auch für bestimmte chirurgische Maßnahmen (z. B. Debridement und Verbandswechsel in der Verbrennungschirurgie). Bei diesen Verfahren ist der Atemweg nicht gesichert und die Schutzreflexe sind unter Umständen deutlich reduziert. Diese von Nicht-Anästhesisten gelegentlich als „kleine Narkosen“ oder „schonende Anästhesie“ nicht ganz korrekt interpretierten Vorgehensweisen erfordern vom Anästhesisten ein hohes Maß an Aufmerksamkeit und sollten heutzutage nicht mehr ohne exspiratorische CO_2-Messung (Kapnometrie) überwacht werden, da sie noch vor dem Abfall der transkutanen Sauerstoffsättigung das Erkennen von Ventilationsstörungen ermöglicht.

Kommt es im Zusammenhang mit einer dieser Maßnahmen zu einer unerwarteten Atemwegsverlegung, ist folgendes Vorgehen zum mechanischen Offenhalten der Atemwege angezeigt:

1. Optimierung der Kopfposition
2. korrekter Esmarch-Handgriff (Abb. 2.1)
3. das Einführen eines oropharyngealen Atemwegs (Guedel-Tubus)
4. die 2-Personen-Masken-Beutel-Beatmung

Helfen diese Basismaßnahmen nicht weiter, so muss an eine andere funktionelle Atemwegsobstruktion (z. B. oberflächlich anästhesierter Patient, Laryngospasmus, opioidbedingte Thoraxrigidität oder schwerer Bronchospasmus) gedacht werden und entsprechend die Narkose intravenös vertieft oder ggf. Adrenalin systemisch verabreicht werden (beim Bronchospasmus). Ist weiterhin keine Maskenbeatmung möglich, muss mittels direkter Laryngoskopie ein Fremdkörper im Rachen/Kehlkopfbereich (z. B. Kaugummi) ausgeschlossen werden, wobei der Patient bei der Gelegenheit auch endotracheal intubiert werden kann. Gelingt auch Letzteres nicht, so stellt die Larynxmaske häufig die Notfalllösung der Wahl dar. Invasivere Maßnahmen (z. B. Notfall-Krikotomie) sind bei Kindern technisch extrem schwierig bis unmöglich und erfahrungsgemäß auch nicht notwendig.

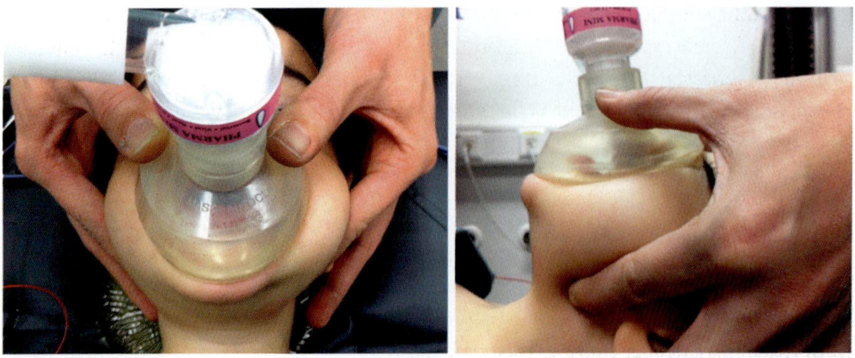

Abb. 2.1: Esmarch-Handgriff im Rahmen einer Masken-Beutel-Beatmung.

Gefäßzugänge

Für die geplante periphere Venenpunktion am wachen Kind empfiehlt sich sehr die Anwendung topischer Lokalanästhetika (z. B. EMLA®-Creme). Die Schmerzreduktion vereinfacht durch verbesserte Mitarbeit des Patienten und der Eltern die Punktion. Auf eine ausreichend lange Einwirkzeit (ca. 60 min) und rechtzeitige Entfernung (ca. 10 min vor Punktion) sollte geachtet werden. Geeignete Punktionsstellen sind der Handrücken, die Vena saphena magna, die Handgelenkinnenseite, der Fußrücken, die Skalpvenen oder auch mal die Kubitalvenen. Zur Erleichterung der Venenpunktion können auch Rotlichtverfahren (Absorption durch Hämoglobin) Anwendung finden (z. B. Veinlite®, Accuvein®, Transillumination).

Die Punktion zentraler Venen ist mit einer nicht zu vernachlässigenden Morbidität und auch Mortalität verbunden. Sie muss daher aufgrund einer wohlüberlegten Indikation (z. B. länger dauernde Infusionstherapie bei schwierigem Venenstatus, Katecholamintherapie, Infusion hochkonzentrierter Lösungen, zentrale Venendruckmessung) und durch einen in der Technik erfahrenen Arzt durchgeführt werden. In der Regel ist eine Allgemeinnarkose für die Punktion notwendig. Geeignete Venen sind die Vena subclavia, die Vena jugularis interna oder die Femoralgefäße. Ein ultraschallgestütztes Vorgehen kann die Punktion erleichtern.

Die chirurgische Venenfreilegung stellt eine gute, aber invasive Lösung bei sehr schwierigem Venenzugang dar. Sie ist jedoch keine Maßnahme für die Notfallsituation und erfordert einen in der Technik erfahrenen Chirurgen.

Der intraossäre Infusionszugang (IOZ) ist heutzutage die Methode der Wahl, wenn ein dringend benötigter Gefäßzugang nicht innerhalb einer nützlichen Zeitfrist angelegt werden kann. Prioritäre Punktionsstellen sind die proximale, anteromediale Tibia oder auch die distale Tibia proximal des medialen Malleolus. Mit den modernen Punktionssystemen (z. B. EZ-IO®) kann der IOZ auch vom wenig erfahrenen Anwender innerhalb einer Minute angelegt werden und erlaubt die Applikation nahezu aller Medikamente und Infusionslösungen. Die korrekte Anwendung umfasst unbedingt einen hygienisch einwandfreien Umgang mit dem gesamten Infusionsmaterial und eine auf das Notwendigste beschränkte Anwendungsdauer (< 12–24 h). Da die akzidentelle Dislokation die häufigste Komplikation darstellt, empfiehlt sich eine zuverlässige Pflasterfixierung (z. B. EZ-Stabilizer®) und die regelmäßige Kontrolle, um ein drohendes Kompartmentsyndrom frühzeitig zu erkennen.

Hypovolämie und Hypotonie während des operativen Eingriffs

Hypotonie bei einem ansonsten gesunden Kind unter Anästhesie beruht in der Regel auf einem Übermaß an Narkose oder einem Defizit an Volumen. Eine ausreichende Gewebe- und Organperfusion ist unter Narkose schwerer zu beurteilen als beim wachen Patienten. Ausschlaggebend sind neben dem gemessenen Blutdruck (Tab. 2.3) auch der klinische Eindruck (z. B. Rekapillarisierung, Diurese, Oxygenierung).

Die Hypovolämie stellt in der Anästhesie bei Kindern allerdings den Hauptgrund für perioperative Herzstillstände dar. Daher ist dem raschen und adäquaten Volumenersatz (Erstmaßnahme: 20 ml/kg einer isotonen Lösung als Bolus!) eine besondere Bedeutung beizumessen.

Kristalloide Flüssigkeiten verteilen sich frei innerhalb von 15 min im gesamten Extrazellulärraum, das heißt nur ca. 1/5 der applizierten Menge verbleibt intravasal. Sie haben daher nur einen minimalen Volumeneffekt und dienen in erster Linie dem Erhalt des Grundbedarfs. Hierfür empfehlen sich Lösungen mit einem 1- bis 2 %igen Glukosezusatz. Blutverluste und länger anhaltende Hypotonien jedoch sollten daher primär mit kolloidalen Substanzen (Gelatine-, Haes-Präparate, Humanalbumin) oder gegebenenfalls Blutprodukten und unter Beachtung der Gerinnungsparameter ausgeglichen werden.

Generell dürfen als Volumenersatz keine höherprozentigen glukosehaltigen Lösungen und vor allem keine hypotonen Lösungen mit einem Natriumgehalt von < 130 mmol/l (z. B. Jonosteril päd I/II/III) verabreicht werden, da sie rasch zu Hyperglykämie und zu lebensbedrohlicher Hyponatriämie und Hirnödem führen können. Sollen bewusst Kristalloide als Volumensubstitution eingesetzt werden oder ist noch nicht klar, ob es sich um ein allergisches Geschehen handelt, soll vorerst NaCl 0,9 % oder Ringer-Laktat verwendet werden.

Tab. 2.3: Kreislaufparameter für ruhige Kleinkinder und Kinder im Wachzustand* (nach Coté**).

Alter	Herzfrequenz/min	Blutdruck diastolisch (mmHg)	Blutdruck systolisch (mmHg)
Frühgeborenes	120–170	35–45	55–75
0–3 Monate	100–150	45–55	65–85
3–6 Monate	90–120	50–65	70–90
6–12 Monate	80–120	55–65	80–100
1–3 Jahre	70–110	55–70	90–105
3–6 Jahre	65–110	60–75	95–110
6–12 Jahre	60–95	60–75	100–120
> 12 Jahre	55–85	65–85	110–135

* Blutdruck und Herzfrequenz können im Schlaf und unter Narkose geringer sein

** Variationsbreite kann je nach Autor noch größer sein

Erythrozytentransfusion

Als Richtwerte für das intravasale Blutvolumen werden für Frühgeborene 95 ml/kg, für Neugeborene 85 ml/kg, für Säuglinge/Kleinkinder 80 ml/kg und für Adoleszente 70 ml/kg angenommen. Die Entscheidung zur Transfusion muss immer individuell getroffen werden. Sie hängt vom Gesundheitszustand des Kindes, vom Ausgangshämoglobinwert und von der zu erwartenden Dynamik der Blutung ab. Bei einer entsprechenden Anämie können als Erstmaßnahme in der Regel problemlos 10 ml/kg eines Erythrozytenkonzentrats (EK) transfundiert werden (Berechnung: 4 ml/kg EK erhöhen das Hämoglobin (Hb) um 1 g/dl). Der weitere erforderliche Blutersatz sollte anhand der Dynamik der klinischen Blutung, der Gerinnungsfähigkeit, der Kreislaufdynamik und der Blutgasanalyse eruiert werden.

Tab. 2.4: Richtwerte für physiologische und kritische Hb- und Hkt-Werte.

	Neugeborenes	Bis 3. Lebensmonat	1. Lebensjahr	6. Lebensjahr
Physiologische Hb-Werte (g/dl)	16–20	10–12	10–12	11–13
Physiologische Hkt-Werte (%)	50	30	37	40
Kritische Hb-Werte (g/dl)	12	8	6	6
Kritische Hkt-Werte (%)	36	24	20	20

Analgesie

Prinzipiell kann jede Operation mit einer systemischen, opiatbasierten Analgesie durchgeführt werden (Alfentanyl, Fentanyl, Remifentanyl). Viele Eingriffe lassen sich heutzutage jedoch sinnvoll durch ein Regionalanästhesieverfahren (neuroaxial/peripher) ergänzen, was neben der lang anhaltende Analgesie auch über die Opiateinsparung zur Reduktion von Übelkeit, Erbrechen und postoperativer Apnoe beitragen kann.

Während im Prinzip alle bei Erwachsenen gängigen Regionalverfahren auch beim Kind möglich sind, reduziert sich das Spektrum aufgrund des im Kindesalter typischen Verletzungsmusters oder Erkrankungsbildes (z. B. kaum interscalenäre Blockade, da selten Schulteroperationen). Ein für das Kindesalter jedoch sehr typisches Regionalverfahren ist der Kaudalblock. Hierbei handelt es sich im Prinzip um eine Peridural-/Epiduralanästhesie, welche durch den Hiatus sacralis angelegt wird. Dieses Verfahren eignet sich für nahezu alle Eingriffe unterhalb des Bauchnabels (z. B. Frakturen an den unteren Extremitäten, Leistenhernien), ist rasch durchzuführen und zeichnet sich durch ein äußerst geringes Schädigungspotenzial (Nervenläsion) aus. Der Hiatus sacralis verknöchert in der Regel im jungen Adoleszentenalter und lässt dann häufig keine Kaudalanästhesie mehr zu. Regionalanästhesieverfahren sollten heutzutage, wo möglich, mit Ultraschalltechnik durchgeführt werden.

Aufwachstation

Die Aufwachstation stellt eine hochspezifische Einheit zur Behandlung postoperativer Probleme dar. Sie treten mit ca. 4 % im Kindesalter häufiger auf und können typischerweise zu einer verzögerten Verlegung auf die Normalstation oder gar zu stationärer Aufnahme ambulant geplanter Patienten führen.

Das „emergence delir“ („Aufwach-Delir“) ist ein hysterischer Verwirrungszustand des Kindes. Für die Eltern ist dabei keine Kontaktaufnahme mit ihrem Kind möglich, es verhält sich auto- sowie fremdaggressiv. Obwohl nicht eigentlich gefährlich, stellt es eine traumatisierende Erfahrung für die Eltern dar, bindet Personalkapazitäten und kann zu Verletzung des frischen Operationssitus führen. Aufgrund der belastenden Situation sollte die Selbstlimitierung nicht abgewartet, sondern rasch pharmakologisch behandelt werden. Gelingt es nicht, das Kind mit geringen Dosen Disoprivan (1 mg/kg) zu beruhigen, wirkt Dehydrobenzperidol (DHBP, 10 mcg/kg) in der Regel zuverlässig (Cave: Long QT-Syndrom).

Postoperative Nausea und Vomitus (PONV) stellt die häufigste Ursache für eine verzögerte Entlassung bei Kindern zwischen ca. 2 und 14 Jahren dar. Bei bekanntem PONV oder Operationen mit erhöhtem PONV-Risiko (z. B. Tonsillektomien, Ohrmuschelplastiken) sollte routinemäßig eine prophylaktische Therapie mit Dexamethason (0,15 mg/kg) und einem Serotoninantagonisten sowie die Anpassung der Narkoseführung (Opiatreduktion, TIVA, ausreichende Hydrierung) durchgeführt werden. Bei ansonsten resistenter PONV stellt die low-dose DHBP-Applikation (10 mcg/kg) eine sehr effektive Rescue-Therapie dar.

Der Postextubationsstridor imponiert als inspiratorischer Stridor nach endotrachealer Intubation. In einem ersten Schritt hilft oft die Vorlage von feuchtem Sauerstoff und Oberkörperhochlage zur Erleichterung der Atmung. Frühzeitig sollten Steroide und Diclofenac gegeben werden (falls keine Kontraindikation besteht). Für die Akuttherapie und bei massivem Stridor soll zusätzlich mit Adrenalin (pur, 5 mg = 5 ml) inhaliert werden. Dies kann nach Bedarf auch mehrmals wiederholt werden.

Eine postoperative Hypopnoe oder Apnoe und Schwierigkeiten, eine ausreichende Sauerstoffsättigung unter Raumluft aufrechtzuerhalten, stellen ernsthafte Probleme dar. Sie können zentral oder auch obstruktiv bedingt sein. Zentrale Atemstörungen treten meist infolge einer relativen Opiatüberdosierung auf. Zusätzlich können die oberen Atemwege kollabieren und infolge muskulärer Hypotonie den Pharynxbereich obstruieren (Zurückfallen der Zunge, obstruktives Schlafapnoesyndrom (OSAS)). Hypoxie ist in diesem Zusammenhang definiert als ein transkutaner Sättigungswert unter 93 %. Da eine Hypoxie beim Kind rasch zu Bradykardie und Asystolie führen kann, ist die Antizipation (frühzeitige oder eben prophylaktische O_2-Gabe) und rasches Handeln (Freimachen der Atemwege (Esmarch-Handgriff), ggf. Atem- und Kreislaufunterstützung (Beutel-Masken-Beatmung, Herzmassage, Adrenalingabe)) von entscheidender Bedeutung.

Ambulante Anästhesie bei Ex-Frühgeborenen

Die respiratorische Insuffizienz aufgrund einer zentralen Apnoe stellt beim Ex-Frühgeborenen in der postoperativen Phase bis zu 18 Stunden nach dem Eingriff die größte Gefahr dar. Gemäß verschiedener Studien scheint diese Unreife in Abhängigkeit vom Gestationsalter um die 52. bis 54. postkonzeptionelle Woche eine deutliche Besserung zu erfahren. Ein tageschirurgisches Vorgehen wird daher in den meisten pädiatrischen Zentren erst jenseits der 60. postkonzeptionellen Woche befürwortet. Vor der 50. postkonzeptionellen Woche sollte besondere Vorsicht bei der postoperativen Überwachung nach Allgemeinanästhesie aufgewendet werden. Ein alleiniges Regionalanästhesieverfahren (z. B. reine Kaudalanästhesie als sogenannte „Wachkaudale“ bei Leisteneingriffen) unter Vermeidung atemdepressorischer Medikamente, Allgemeinanästhesie und Intubation kann die postoperative Stabilität und Erholung deutlich verbessern.

3 Chirurgische Arbeitstechniken und Notfälle

3.1 Punktionen und Drainagen

Pleurapunktion

Als Ursache eines Pleuraergusses kommen im Kindesalter folgende Diagnosen infrage: Pneumonie, Pleuritis, nephrotisches Syndrom, schwerer Eiweißmangel, Herzinsuffizienz, Chylothorax, maligne Grunderkrankungen. Nach einem vorausgegangen operativen Eingriff sieht man zudem blutige Pleuraergüsse (thorakale Operation) sowie Reizergüsse, insbesondere nach Operationen im Oberbauchbereich. Die Patienten werden symptomatisch mit Dyspnoe und Tachypnoe. Klinisch lässt sich ein abgeschwächtes Atemgeräusch auskultieren und es zeigt sich ein gedämpfter Klopfschall. Der Pleuraerguss lässt sich sonographisch darstellen, auch wenn er nur gering ausgeprägt ist. Man unterscheidet zwischen einem echofreien, serösen Erguss und einem echoreichen Empyem. Radiologisch stellt sich der Erguss im posterior-anterioren Röntgenbild als nach lateral ansteigende Verschattung des lateralen Recessus phrenicocostalis dar. Eine Pleurapunktion (z. B. bei Pleuraerguss, Pleuraempyem oder Hämatothorax) kann zur Gewinnung von Material für die Diagnostik oder bei respiratorischen Auswirkungen als therapeutische Maßnahme indiziert sein. Die Punktion erfolgt meist mit einer größeren Kanüle oder einem Pleura-Katheter-System. Kontraindikationen sind eine hämorrhagische Diathese oder eine Antikoagulanzientherapie. Die Punktion wird bei Kindern meist im Liegen durchgeführt. Nach sonographischer Markierung der Punktionsstelle, die etwa im Bereich der mittleren Axillarlinie liegen soll, erfolgt eine Desinfektion, lokale Anästhesie und dann die Punktion mit einer Kanüle im Sinne eines „Bajonettstichs“ unter gleichzeitiger Aspiration am Rippenoberrand. Über einen Drei-Wege-Hahn mit angeschlossenem Ableitungsschlauch und Beutel kann dann das Sekret abgezogen werden. In jedem Fall sollte das gewonnene Material zur Untersuchung in die klinische Chemie, Pathologie und Mikrobiologie versandt werden. Die Entfernung des Kanülenschlauches sollte während eines Valsalva-Manövers erfolgen. Anschließend muss die Lunge auskultiert und eine sonographische oder radiologische Kontrolle durchgeführt werden. Komplikationen der Pleurapunktion sind der Pneumothorax, eine Blutung, ein Lungenödem durch Unterdruck bei zu schneller Entlastung sowie eine Verletzung intraabdominaler Organe.

Thoraxdrainage

Thoraxdrainagen drainieren in der Regel die Pleurahöhle, seltener die Lunge (etwa bei Lungenabszessen) oder das Mediastinum. Indikationen sind Kollektionen von Luft oder Flüssigkeit im Pleuraspalt, die durch den Verlust des negativen intrapleuralen Druckes (physiologisch –2 bis –8 cm H_2O) zur Ablösung der Lunge von der Thoraxwand führen. Die plötzliche Reduktion der respiratorischen Austauschfläche kann zu einer vital bedrohlichen Situation führen, umso mehr, wenn ein Ventilmechanismus zur zunehmenden Kompression der gesunden Lunge im Sinne eines Spannungspneumothorax führt. Im klinischen Alltag sind die häufigsten Indikationen für die Anlage von Thoraxdrainagen der Pneumothorax, Pleuraergüsse oder -empyeme, der Hämatothorax oder die prophylaktische Anlage nach Thorakotomien.

Eine Thoraxdrainagenanlage ist ein einwilligungspflichtiger schmerzhafter operativer Eingriff, der im Kindesalter eine suffiziente Analgosedierung oder Allgemeinanästhesie erforderlich macht, da es sich in der Regel um einerseits respiratorisch kranke, andererseits altersbedingt um nicht kooperative Patienten handelt. Vor der Durchführung sollte die Diagnose sonographisch und/oder radiologisch gesichert worden sein. Die Komplikationsrate dieses Eingriffs liegt laut Literatur je nach Quellenangabe zwischen 3 und 5 %, möglich sind u.a. eine Fehlplatzierung, ggf. mit Organverletzungen (Leber, Milz, Zwerchfell), ein Pneumothorax, Interkostalgefäßarrosionen oder anders bedingte Blutungen sowie ein subkutanes Emphysem.

Die Größe der zu verwendenden Thoraxdrainage ist altersabhängig:

Frühgeborene	8–10 CH
Säuglinge	10–12 CH
Klein-/Schulkinder	12–16 CH
Jugendliche	bis 24 CH

Ein Standardvorgehen ist der nachfolgend beschriebene Zugang über den 5./6. Interkostalraum (ICR), die sogenannte Bülau-Drainage. Nach Lagerung in Rückenlage mit eleviertem Arm auf der zu punktierenden Seite erfolgt nach Injektion eines Lokalanästhetikums die quere Inzision der Haut ein bis zwei Interkostalräume unterhalb der Schnittstelle zwischen der vertikal verlaufenden vorderen Axillarlinie in Höhe des Xiphoids, welches die Horizontalachse im Bereich 5./6. ICR markiert. Die Präparation der Subcutis erfolgt in kranialer Richtung, der Eintritt in den Pleuraspalt am Oberrand der 5. Rippe unter Schonung des interkostalen Gefäß-/Nervenbündels. Das Einführen der mit einem stumpfen gebogenen Klemmchen armierten Drainage erfolgt in dorsokranialer Richtung, damit sowohl Flüssigkeit als auch Luft drainiert werden können, die Drainagespitze soll in der Pleurakuppel zu liegen kommen. Es ist darauf zu achten, dass sämtliche seitlichen Drainagelumina intrathorakal liegen, um ein subkutanes Emphysem zu vermeiden. Die Drainage sollte mittels Haltenaht gesichert werden, manchmal ist bei steilem Eintrittswinkel und zarter kindlicher Thoraxwand eine Tabaksbeutelnaht sinnvoll, um die Drainageneintrittsöffnung luftdicht zu verschließen. Dann folgt das Anbringen des Drainagesystems. Dazu wird ein Wasserschloss angeschlossen. Je nach Indikation wird zur Evakuierung des Pleuraspalts ein Sog von ca. –5 cm H_2O bei Neugeborenen/Säuglingen und bis zu –20 cm H_2O bei Jugendlichen angelegt. Eine (resorbierbare) Hautnaht sollte die Eintrittsinzision einengen, ein steriler trockener Verband dichtet zusätzlich ab. Zur Lagekontrolle ist postoperativ eine Röntgenaufnahme des Thorax erforderlich.

Ein alternativer Zugangsweg ist anterior im 2.–3. ICR in der Medioklavikularlinie (Monaldi-Drainage). Hier sollte auch in der Notfallsituation bei V.a. Spannungspneumothorax eine Punktion mit der größtmöglichsten Kanüle (bis 15 G) erfolgen. Bei Bestätigung der Verdachtsdiagnose wird dann eine Thoraxdrainage angelegt.

In der postoperativen Nachsorge muss ein Analgesiebedarf, der durch die liegende Thoraxdrainage bedingt ist, einkalkuliert werden. Die Drainagepflege und die Immobilisation des Patienten erfordern in der Regel einen erhöhten Pflegeaufwand mit Beobachtung der Durchgängigkeit und Saugleistung der Drainage sowie des Sekrets, bakteriologische Untersuchungen sowie regelmäßige Verbandswechsel und Atemphysiotherapie zur Pneumonieprophylaxe. Das gemeinsame Ziel von Ärzten, Pflegenden, Angehörigen und Patient sollte sein, die Liegezeit der Drainage möglichst kurz zu halten. Eine Drainageentfernung ist möglich, wenn (bei Pleuraergüssen) die Drainagemengen weniger als 2 ml/kg KG/24 Stunden betragen oder (bei Pneumothorax) nach Abklemmen der Drainage kein erneuter Pneumothorax auftritt. Generell zu beachten ist, dass die Anlage einer Thoraxdrainage aufgrund der erforderlichen radiologischen Lagekontrollen eine erhöhte Strahlenbelastung für das Kind bedeutet.

Aszitespunktion

Klinisch fällt ein Patient mit Aszites durch ein ausladendes Abdomen mit verstrichenem Nabel und eventueller respiratorischer Einschränkung infolge eines Zwerchfellhochstandes auf. Typische Ursachen des Aszites sind im Kindesalter eine Leberzirrhose, portale Hypertension, entzündliche Darmerkrankungen, eine Peritonitis, Pankreatitis, Glomerulonephritis, traumatische Läsionen, Malignome, eine Lymphleckage oder ein kongenitaler Herzfehler. Bei Neugeborenen kann im Rahmen eines Hydrops congenitus ein Aszites auftreten. Beim Säugling lässt sich sonographisch ein Aszites ab ca. 20 ml nachweisen, dann meist retrovesikal, parakolisch rechts, perihepatisch oder perilienal. Erst bei großen Aszitesmengen können frei flottierende Dünndarmschlingen dargestellt werden. Indiziert ist die Punktion zur Entlastung des Aszites bei bestehender Symptomatik und/oder zur Diagnostik.

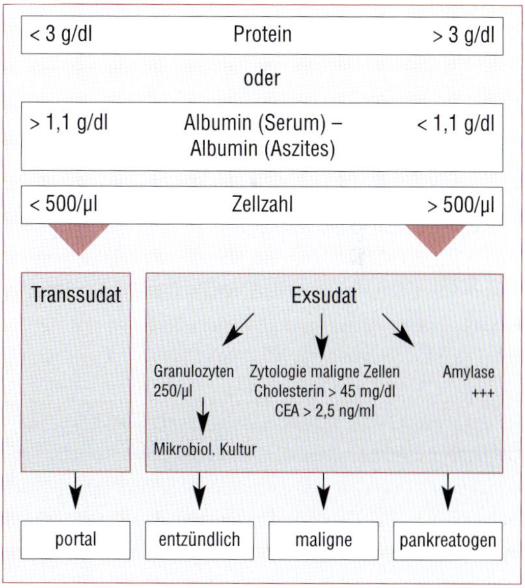

Abb. 3.1: Differenzierung zwischen Transsudat und Exsudat.

Nach entsprechender Vorbereitung wird in Rückenlage die Punktionsstelle unter sonographischer Kontrolle markiert. Nach Hautdesinfektion und Lokalanästhesie erfolgt eine sterile Punktion mit einer Kanüle in der Regel im linken Unterbauch am Übergang zwischen mittlerem und äußerem Drittel auf einer gedachten Linie zwischen der Spina iliaca anterior superior und dem Nabel. Dann wird ein Ablaufbeutel mit einem Drei-Wege-Hahn angeschlossen, um den Aszites ablassen zu können sowie um Material zur Diagnostik zu gewinnen. Bei therapeutischen Punktionen sollte die Aszitesmenge unter kontinuierlicher Herzfrequenz- und RR-Messung unbedingt langsam abgelassen werden. Im Verlauf muss eine sonographische Kontrolle erfolgen sowie eventuell eine Substitution von Humanalbumin je nach gemessenem Serumalbumin.

Eine Aszitesprobe sollte zur Bestimmung folgender Parameter eingesandt werden: Proteingehalt, Differenz von Albumin im Serum und Albumin im Aszites, spezifisches Gewicht, Zellzahl und Differenzierung, Zytologie, Cholesterin, CEA, Glukose, Laktat, Amylase, Lipase und zur Anlage einer mikrobiologischen Kultur. Mithilfe dieser Parameter kann auch zwischen Transsudat und Exsudat unterschieden werden (Abb. 3.1).

Blasenkatheter

Die Anlage eines transurethralen Blasenkatheters erfolgt bei Blasenentleerungsstörung, zur nicht kontaminierten Uringewinnung, zur Kontrolle der Ausscheidung/Bilanzierung, bei Harnverhalt oder intra-/postoperativ zur Blasenentlastung. Als Dauerkatheter wird ein Blasenballonkatheter verwendet und beim Einmalkatheterismus sterile Einmalkatheter. Orientierend sollten folgende Kathetergrößen in Abhängigkeit vom Alter verwendet werden:

Früh-/Neugeborene	5 CH (ohne Ballon, z. B. Magensonde)
Säuglinge	6– 8 CH
Kleinkinder	8–12 CH
Schulkinder	12–14 CH
Jugendliche	14–20 CH

Die Katheterisierung erfolgt mit sterilen Handschuhen und nach gründlicher Desinfektion. Zum Einführen des Katheters wird ein wasserlösliches Gleitmittel verwendet. Mögliche Komplikationen sind Infektionen durch Kontamination, Via falsa, Hämaturie oder Harnröhrenstriktur infolge einer traumatischen Katheterisierung.

Gelingt die Anlage eines transurethralen Katheters nicht, muss ein *suprapubischer Katheter* gelegt werden. Dies kann auch bei einer Urethralstriktur oder -verletzung, zur postoperativen Urinableitung, bei akutem Harnverhalt oder für eine längerdauernde Urinableitung notwendig werden. Es werden Zystostomie-Sets verwendet. Unter sterilen Bedingungen erfolgt nach Setzen einer Lokalanästhesie bei gut gefüllter Blase (sonographische Kontrolle) eine suprapubische Hautinzision ca. 1–2 cm oberhalb der Symphyse. Anschließend wird die Blase mit einer Hohlnadel, in der sich der Katheter befindet, in einem Winkel von 80–90° punktiert. Sobald Urin abfließt, wird der Katheter bis zur Markierung vorgeschoben, die Hohlnadel zurückgezogen und entfernt. Eine Punktion des retropubischen Raumes bei falschem Einstichwinkel, eine Peritonitis bei Via falsa und eine Blutung sind mögliche Komplikationen. Der Katheter wird mit einer Naht fixiert. Bei liegendem Katheter müssen regelmäßige Verbandskontrollen erfolgen und eine Antibiotikaprophylaxe durchgeführt werden. Kontraindikationen sind Gerinnungsstörungen, der Verdacht auf einen Blasentumor und Hauterkrankungen im Bereich der Punktionsstelle.

1 2 3 4 5 6 7 8 9 10 11 12

Gelenkpunktionen

Eine Gelenkpunktion kann zur Diagnostik bei unklarem Gelenkerguss oder therapeutisch bei entzündlichen, nicht entzündlichen oder traumatischen Gelenkergüssen notwendig sein. Am häufigsten erfolgt eine Gelenkpunktion des Kniegelenks. Der Kniegelenkerguss imponiert klinisch mit einer verstrichenen Gelenkkontur und einer tanzenden Patella bei gestrecktem Knie. Beim traumatischen Erguss sollte radiologisch immer eine Fraktur ausgeschlossen werden. Eine Gelenkpunktion ist ein operativer Eingriff und muss daher immer unter streng aseptischen Bedingungen durchgeführt werden. Zur Punktion wird das Kniegelenk in leichter Flexionsstellung auf einer Rolle gelagert. Nach gründlicher Desinfektion und Lokalanästhesie erfolgt eine sterile Punktion des oberen äußeren Rezessus. Eine Punktion des Hüftgelenkes sollte von vorne durchgeführt werden. Die Punktionsstelle liegt hier auf einer gedachten Linie in Höhe der Symphyse ca. 2 cm lateral des Femoralispulses. Punktionen des oberen Sprunggelenks sowie von Gelenken der oberen Extremität sind seltener. Bei entzündlichen Erkrankungen sind diese manchmal als diagnostische Punktionen oder zur intraartikulären Instillation von Medikamenten notwendig. Die Punktion des oberen Sprunggelenkes kann von vorne außen (vordere Kante des Außenknöchels in Richtung Innenknöchel) oder von vorne innen (Vorderseite des Innenknöchels in Richtung Außenknöchel) durchgeführt werden. Eine Punktion des Schultergelenkes wird entweder am ventralen Vorderrand des Musculus deltoideus etwa 1 cm unterhalb des Processus coracoideus durchgeführt oder von dorsal bei geringgradig innenrotiertem und abduziertem Arm unterhalb der Spina scapulae. Der Zugang für eine Gelenkpunktion am Ellbogen ist von ventral lateral und/oder von dorsal (bei flektiertem Ellbogen oberhalb der Olecranonspitze).

3.2 Lokal- und Regionalanästhesien

Bei Wundversorgungen, Punktionen, der Anlage von Drainagen oder zur intraoperativen Wundrandinfiltration erfolgt die Injektion eines Lokalanästhetikums. Zur Oberflächenanästhesie wird 4 %iges Lidocain als Spray (etwa 10 mg pro Sprühstoß) oder Flüssigkeit auf die betreffende Fläche aufgebracht. Es erfolgt eine rasche Resorption, vor allem im Bereich der Schleimhäute, sodass auch hier Maximalkonzentrationen beachtet werden müssen (Tab. 3.1).

Tab. 3.1: Maximaldosierungen von Lokalanästhetika zur Durchführung von Infiltrationsanästhesien bei Kindern.

Medikament	Maximaldosis	Konzentration	Max. Dosis in ml
Lidocain 1 %	5 mg/kg	1 ml = 10 mg	0,5 ml/kg
Prilocain 1 %	5 mg/kg	1 ml = 10 mg	0,5 ml/kg
Bupivacain 0,5 %	1–2 mg/kg	1 ml = 5 mg	0,2–0,4 ml/kg
Ropivacain 1 %	3 mg/kg	1 ml = 10 mg	0,3 ml/kg
Mepivacain 1 %	5 mg/kg	1 ml = 10 mg	0,5 ml/kg

Zur Infiltrationsanästhesie werden injizierbare Lokalanästhetika verwendet, bei denen als mögliche Nebenwirkungen auch systemische Reaktionen (ZNS, Herz, Kreislauf) vorkommen können. Die Injektion erfolgt mit einer sehr feinen Nadel, wobei zunächst eine intradermale Quaddel gesetzt wird und anschließend eine horizontale bzw. fächerförmige Infiltration unter wiederholter Aspiration durchgeführt wird. Die Oberst-Leitungsanästhesie erfolgt bei Eingriffen im Bereich der Finger oder Zehen. Dazu wird ein Lokalanästhetikum im Bereich aller vier Nervenäste an der Basis der Phalangen infiltriert. Nach Setzen einer Quaddel dorsal werden jeweils lateral und medial ein oberflächliches und tiefes Depot gesetzt.

Komplikationen sind lokale Hämatome, Infektionen oder eine Verletzung benachbarter Strukturen. Entstehen zu hohe Konzentrationen im Blut, bewirken Lokalanästhetika am Herzkreislaufsystem eine Sinusbradykardie, eine Verlängerung der Überleitungszeit und einen Blutdruckabfall. Durch Nebenwirkungen im ZNS können Verwirrtheit, Unruhe, Schwindel, erhöhte Krampfbereitschaft, Desorientiertheit bis zum Bewusstseinsverlust auftreten. Selten treten allergische Reaktionen auf. Kontraindikationen für eine Lokalanästhesie sind entzündliche Veränderungen im Injektionsbereich.

3.3 Wundversorgungen

Geschlossene Verletzungen können als Prellungen oder Quetschungen durch äußere Gewalteinwirkung entstehen. Bei Prellungen kann es zur Zerreißung des Gewebes, der Muskulatur und der Knochenhaut mit Einblutung in die Weichteile kommen. Eine Fraktur muss radiologisch ausgeschlossen werden. I. d. R. sind analgetische und antiphlogistische Maßnahmen ausreichend, je nach Schmerzausprägung eine Ruhigstellung für einige Tage. Eine Quetschung wird durch ein erhebliches stumpfes Trauma hervorgerufen. Bei zunächst intakter Haut kann es durch eine verminderte Durchblutung zu Hautnekrosen kommen. Im akuten Stadium ist das Ausmaß der Gewebsverletzung nicht vollständig zu beurteilen. Radiologisch muss eine Fraktur zusätzlich bei Quetschungen im Bereich des Thorax oder Abdomen begleitende Organverletzungen ausgeschlossen werden. Eine symptomatische Ruhigstellung der betroffenen Extremitäten sowie die Durchführung von regelmäßigen Wundkontrollen sind notwendig. Entwickeln sich Gewebs- oder Hautnekrosen, muss eventuell eine chirurgische Abtragung erfolgen.

Als offene Verletzungen kommen Schürfwunden, Schnittwunden, Platz- bzw. Quetschwunden, Riss- oder Stichwunden und Pfählungsverletzungen vor. Bei allen offenen Wunden ist der Tetanus-Impfschutz (vgl. Tab. 3.2) abzufragen und eventuell eine entsprechende Immunisierung durchzuführen. Begleitende Sehnen- oder Nervenverletzungen sind durch eine Überprüfung der Sensibilität und Motorik, vor allem bei kleinen Kindern, nicht immer sicher auszuschließen. Im Zweifelsfall oder bei einem passenden Verletzungsmuster muss eine Wundexploration eventuell sogar in Narkose erfolgen. Röntgenaufnahmen in zwei Ebenen sind zum Frakturausschluss und zur Fremdkörpersuche durchzuführen. Die primäre Wundversorgung sollte so früh wie möglich, nach der aktuellen Literatur innerhalb von 19 Std. (Verletzungen im Gesicht 24 Std.) erfolgen, später sollten lediglich eine Wundreinigung mit Abtragung von Nekrosen und anschließend eine offene Wundbehandlung durchgeführt werden. Ein sekundärer Wundverschluss kann nach Abklingen der exsudativen Phase durchgeführt werden.

Tab. 3.2: Tetanus-Immunprophylaxe im Verletzungsfall (siehe auch www.rki.de).

Vorgeschichte der Tetanusimmunisierung (= Anzahl der Impfungen)	Saubere, geringfügige Wunden		Alle anderen Wunden[1)]	
	Td bzw. DT	TIG	Td bzw. DT	TIG
Unbekannt	ja	nein	ja	ja
0 bis 1	ja	nein	ja	ja
2	ja	nein	ja	nein[2)]
3 oder mehr	nein[3)]	nein	nein[4)]	nein

DT = Diphtherie-Tetanus-Impfstoff für Kinder < 6 Jahre

Td = Diphtherie-Tetanus-Impfstoff für Kinder > 6 Jahre und Erwachsene

TIG = Tetanus-Immunglobulin (1 × 250 I. E.)

1) tiefe und/oder verschmutzte Wunden, Verletzungen mit Gewebszertrümmerung und reduzierter Sauerstoffversorgung oder Eindringen von Fremdkörpern (z. B. Quetsch-, Biss-, Stich- und Schusswunden, schwere Verbrennungen, Verbrühungen und Erfrierungen, Gewebsnekrosen)

2) Ja, wenn die Verletzung länger als 24 Stunden zurückliegt.

3) Ja (eine Dosis), wenn seit der letzten Impfung mehr als 10 Jahre vergangen sind.

4) Ja (eine Dosis), wenn seit der letzten Impfung mehr als 5 Jahre vergangen sind.

Im Kindesalter ist bei der Wundversorgung immer unter Berücksichtigung des Alters und der Größe bzw. Lokalisation der Wunde abzuwägen, ob eine Versorgung in Lokal- bzw. Leitungsanästhesie möglich ist oder in Allgemeinnarkose erfolgen muss. Eine Rolle spielt auch die meist nicht vorhandene Nüchternheit, deren Risiko im Fall einer notwendigen Narkose mitbedacht werden muss. Bei der primären Wundversorgung ist nach gründlicher Reinigung und Desinfektion neben dem Wundverschluss mit Einzelknopfnähten bei kleineren Wunden ohne Spannung auch ein Verschluss mit einem Hautkleber möglich. Bei Wunden im Lippenrot, der Nasolabialfalte und Augenbraue ist bei der Naht auf eine besonders genaue Wundrandadaptation zu achten. Bisswunden im Bereich der Mundschleimhaut oder Zunge sollten bei klaffenden und > 1 cm großen Wunden in Narkose mit einer Naht versorgt werden. Bisswunden von Mensch oder Tier sind besonderes infektionsgefährdet. Daher sollte in diesen Fällen neben einer gründlichen Desinfektion und Reinigung nur im Gesichtsbereich eine primäre Wundnaht erfolgen. Bei Bissverletzungen an den Extremitäten wird eine Ruhigstellung durchgeführt und nach Entnahme eines Wundabstrichs eine antibiotische Therapie begonnen. Wichtig ist die Impfanamnese des Tieres zu erheben und bei Verdacht auf eine Tollwut-Infektion des Tieres eine entsprechende Immunisierung des Patienten durchzuführen. Regelmäßige Wundkontrollen sind verpflichtend.

Es sollten in jedem Fall regelmäßige Wundkontrollen stattfinden. Kommt es zu einer sekundären Wundinfektion, sollte ein Abstrich genommen werden und die Wunde muss ggf. gespalten und gespült werden. Bei stark verschmutzten Wunden sowie bei Bisswunden muss primär eine Antibiotikatherapie erfolgen.

Die Entfernung des Nahtmaterials erfolgt in der Regel im Gesicht nach 5 Tagen, am behaarten Kopf und Rumpf nach 7 Tagen und an den Extremitäten nach 9–12 Tagen.

3.4 Offene Frakturen, Gefäß- und Nervenverletzungen

Die Klassifikation der *offenen Frakturen* erfolgt in der Regel nach *Gustilo* und *Anderson* (Tab. 3.3). Die Rate der Infektionen steigt mit dem Ausmaß des Weichteilschadens. Es muss immer primär ein Wundabstrich entnommen werden. Bei erstgradig offenen Frakturen kann eine antibiotische Monotherapie erfolgen, die meist als Einmalgabe ausreichend ist. Bei zweit- und drittgradig offenen Frakturen sollte eine antibiotische Kombinationstherapie über mehrere Tage erfolgen. Der häufigste Erreger ist Staphylococcus aureus oder andere Spezies aus dem grampositiven Bereich. Antibiotikum der ersten Wahl ist daher Cefuroxim, eventuell in Kombination mit einem Aminoglykosid.

Tab. 3.3: Klassifikation der offenen Frakturen nach *Gustilo* und *Anderson*.

Grad	Wunde und Weichteilschaden	Fraktur/Trauma
I	Durchspießung von innen, Hautwunde $\leq$ 1 cm, nicht verschmutzt, minimale Muskelkontusion	einfache Quer- oder Schrägfraktur
II	Hautwunde $\geq$ 1 cm, ausgedehnter Weichteilschaden mit Lappenbildung oder Décollement, mittelgradige Muskelkontusion	einfache Quer- oder kurze Schrägfraktur mit kleiner Trümmerzone
III	ausgedehnter Weichteilschaden mit Zerstörung von Haut, Muskel und neurovaskulären Strukturen	Hochrasanztraumen
III A	noch adäquate Knochendeckung durch Weichteile möglich	Stück- oder Schussfrakturen
III B	Deperiostierung und frei liegender Knochen, plastische Weichteildeckung nötig, massive Kontamination	Hochrasanztraumen
III C	rekonstruktionspflichtige Gefäßverletzung	Hochrasanztraumen

Gefäßverletzungen können im Rahmen von penetrierenden Verletzungen wie Stich- bzw. Schnittwunden auftreten. Sichere klinische Zeichen sind eine arterielle Blutung, ein rasch zunehmendes Hämatom mit Umfangszunahme der Extremität oder eine distale Ischämie (Schmerzen, Blässe, Pulslosigkeit und Parästhesien). Diese typischen Ischämie-Zeichen sind bei Kindern allerdings vor allem bei distalen Gefäßverletzungen oft nicht vorhanden. Im Kindesalter sind aufgrund einer mangelnden Kooperation vor allem begleitende Sehnen- oder Nervenverletzungen nicht immer sicher zu beurteilen. Bei bestehenden Zweifeln oder entsprechendem Verletzungsmuster muss eine Wundexploration in Narkose erfolgen. In der Doppleruntersuchung kann der Gefäßverlauf auf einen eventuellen Verschluss hin untersucht werden. Angiographien sind selten notwendig. Durch scharfe Verletzungen kann es zu einer inkompletten oder kompletten Arterienverletzung kommen. Aufgrund einer Distraktion der Gefäßenden und einer Intima-/Mediaeinrollung kommt es eventuell zu einem Sistieren der Blutung. Stumpfe Verletzungen können zu einer Intima- oder eventuell sogar zu einer Medialäsion führen. Diese Gefäßverletzungen sind oft langstreckig. Eine Verletzung der Intima oder Media kann eine Embolisation mit Gefäßthrombosierung und Gefäßverschluss zur Folge haben. Nach perforierenden Verletzungen kann sich eine arteriovenöse Fistel ausbilden. Je nach Ausmaß der Verletzung wird eine direkte Gefäßnaht oder ein Venenpatch bzw. -interponat durchgeführt. Es ist eine Ruhigstellung und Heparinisierung zur Thromboseprophylaxe notwendig. Engmaschige postoperative Kontrollen der Durchblutung sind obligat. Komplikationen sind Nachblutungen, Gefäßverschlüsse oder Wundinfektionen. Verletzte subkutane Venen oder tiefer gelegene periphere Venen können in der Regel ligiert werden. Die großen, tiefen Stammvenen müssen allerdings mit Einzelnähten, einer fortlaufender Naht oder mit einem Gefäßersatz rekonstruiert werden.

Nervenverletzungen am Unterarm und an der Hand treten am häufigsten bei Schnittverletzungen auf und sind meist am Unterarm lokalisiert. Auch durch ein stumpfes Trauma oder im Rahmen von Frakturen können durch Kompression oder Zug Nervenverletzungen auftreten. Unterschieden werden nach *Seddon* die Neuropraxie (Leitungsblockade an bestimmten Stellen des Nervs durch Druck oder Dehnung und ohne Kontinuitätsverlust), die Axonotmesis (axonale Schädigung mit Degeneration distal der Läsion) und die Neurotmesis (komplette Durchtrennung des Nervs). Bei der klinischen Untersuchung zeigen sich im Bereich der jeweiligen Versorgungsgebiete der verletzten Nerven motorische bzw. sensible Ausfälle. Hier ergibt sich vor allem bei Kleinkindern die Schwierigkeit der exakten klinischen Beurteilung. Im Zweifelsfall wird auch hier eine Exploration in Narkose durchgeführt. Zeigt sich eine Durchtrennung, muss diese mikrochirurgisch durch eine spannungsfreie faszikuläre und epineurale Naht versorgt werden. Besteht ein Defekt, was selten der Fall ist, muss ein Nerveninterponat (z. B. N. surealis oder N. cutaneus) durchgeführt werden. Die Regeneration ist abhängig von der Schwere der Nervenverletzung und der Exaktheit der Versorgung. In der Regel liegt die Regenerationsgeschwindigkeit eines Nervs bei 1–3 mm/Tag. Zu typischen Nervenverletzungen im Rahmen der jeweiligen Frakturen siehe Kapitel 8.

3.5 Polytrauma

Von einem Polytrauma spricht man definitionsgemäß, wenn mehrere Körperregionen oder Organsysteme gleichzeitig verletzt wurden und dabei mindestens eine einzelne Verletzung oder die Kombination mehrerer Verletzungen lebensbedrohlich ist. Im Kindesalter sind die Ursachen vor allem Verkehrsunfälle mit dem Fahrrad oder im PKW oder Unfälle mit Sturz aus größerer Höhe (z. B. Balkon, Baum, Treppe). Meist handelt es sich um ein stumpfes Trauma. Die Mortalität liegt bei 3 bis 27 % und ist meist abhängig von der Schwere der ZNS-Verletzung. Bei kindlichen Polytraumen treten Schädelhirntraumata in ca. 60–80 %, abdominale Verletzungen in 8–25 %, Thoraxverletzungen in 5–20 %, Verletzungen des Urogenitaltraktes in 10–15 % und Frakturen in bis zu 75 % der Fälle auf. Die Beurteilung der Dringlichkeit einer operativen Intervention erfolgt nach der Schwere der Verletzungen:

- ☐ *Lebensbedrohliche Verletzungen, die eine sofortige Behandlung benötigen* (z. B. Blutungsschock, Spannungspneumothorax, schweres SHT mit Einklemmung): Nach der Reanimationsphase erfolgt eine Notfalldiagnostik und falls notwendig eine lebensrettende Früh-Operation.

- ☐ *Dringliche (lebensgefährliche) Verletzungen* (konservativ nicht beherrschbare Verletzungen innerer Organe, ausgedehnte Verbrennungen): Nach der Stabilisierung und Notfalldiagnostik erfolgen die notwendigen operativen Eingriffe.
- ☐ *Verletzungen mit aufgeschobener Dringlichkeit der Versorgung* (z. B. Extremitätenfrakturen, Weichteilverletzungen): Nach Stabilisierung des Patienten auf der Intensivstation kann eine weitere Diagnostik und elektiv die operative Versorgung erfolgen.

Tab. 3.4: Glasgow-Coma-Scale für Kinder.

Augen öffnen	Augenöffnung spontan		4
	auf Ansprache		3
	auf Schmerzreiz		2
	gar nicht		1
Motorik	gezieltes Greifen auf Aufforderung		6
	gezielte Abwehr auf Schmerzreiz		5
	ungezielte Beugung auf Schmerzreiz		4
	Strecktendenz an den Beinen auf Schmerzreiz		3
	Extension aller Extremitäten auf Schmerzreiz		2
	keine motorische Reaktion auf Schmerzreiz		1
Verbale Antwort	< 2 Jahre	> 2 Jahre	
	fixiert, verfolgt, erkennt, lacht	spricht verständlich, ist orientiert	5
	fixiert, verfolgt inkonstant, erkennt nicht sicher, lacht nicht situationsbedingt	verwirrt, desorientiert, spricht unzusammenhängend	4
	nur zeitweise erweckbar, trinkt/isst nicht	antwortet inadäquat, Wortsalat	3
	motorisch unruhig, nicht erweckbar	unverständliche Laute	2
	keine verbalen Äußerungen	keine verbalen Äußerungen	1

Die *Erstversorgung am Unfallort* läuft nach dem ABCD-Schema mit dem Ziel der Sicherung des Gasaustausches und der Herzkreislaufsituation ab. Es erfolgt zunächst eine orientierende Untersuchung mit Kontrolle des Bewusstseins, der Atmung und des Kreislaufs, ein Bodycheck und eine Stabilisierung der Wirbelsäule (Stiff-neck-Halskrawatte und Vakuummatratze). Der Glasgow-Coma-Scale (GCS) für Kinder ist in Tabelle 3.4 dargestellt. Wichtigste Akutkomplikation ist die Hypovolämie. Blutdruck und Organperfusion müssen unbedingt aufrechterhalten werden. Bei den im Kindesalter überwiegend vorkommenden stumpfen Verletzungen wird der Blutverlust meist unterschätzt. Kinder können zudem unter Umständen einen größeren Blutverlust länger kompensieren und zeigen zunächst normale Vitalparameter.

Ein wesentlich sensitiverer Parameter ist im Kindesalter die Rekapillarisierungszeit (>2 s = Zeichen für Hypovolämie), die daher regelmäßig geprüft werden muss. Ab einem Blutverlust von ca. 25 % kommt es dann häufig zu einem plötzlichen, schweren Volumenmangelschock. Daher ist eine frühe Volumengabe sinnvoll. Zudem ist immer zu bedenken, dass aufgrund der relativ gesehen größeren Körperoberfläche bei Kindern die Gefahr einer raschen Hypothermie durch Wärmeverlust groß ist.

Bei Kindern mit einem Schädelhirntrauma muss allerdings darauf geachtet werden, eine Hyperhydratation zu vermeiden, da diese eine Verstärkung des möglicherweise bestehenden Hirnödems zur Folge hätte. Die initiale Flüssigkeitssubstitution sollte mit kristalloiden Lösungen (z.B. Gabe eines Bolus 20 ml/kg NaCl 0,9 %) erfolgen, im hämorrhagischen Schock mit kolloidalen Infusionslösungen (Hydroxyäthylstärke oder Dextran), max. 25 ml/kg KG. Nach einer orientierenden Erstuntersuchung wird eine Intubation bei einem GCS ≤ 8, einer drohenden oder manifesten Ateminsuffizienz, bei Rippenserienfrakturen oder Mittelgesichtsfrakturen durchgeführt. Auf ein mögliches Auftreten eines Spannungspneumothrorax muss geachtet werden. Von Anfang an ist auf eine ausreichende Analgosedierung zu achten.

Die Dauer der *Notfalldiagnostik* in der Klinik sollte 30 bis max. 60 Minuten nicht überschreiten. Bei Übernahme des verletzten Kindes erfolgt erneut und in der Folge repetitiv eine Überprüfung der Vitalfunktionen mit anschließender systematischer körperlicher Untersuchung gemäß ABCD-Schema. Insbesondere sollte auf eine Abwehrspannung des Abdomens, ein Hautemphysem, äußerliche Prellmarken, Hämatome und Abschürfungen sowie Anzeichen für Hirndruck im Rahmen eines Schädelhirntraumas geachtet werden. Atmung und Kreislauf werden kontinuierlich per Monitor überwacht. Es müssen ausreichend viele venöse Zugänge vorhanden sein. Ein Arterienkatheter oder ein zentral venöser Katheter wird aus Zeitgründen bei Kindern meist erst auf der Intensivstation gelegt. Eine Magensonde ist beim intubierten Kind obligat. Es wird zur Bestimmung von Elektrolyten, Leber-/Pankreas- und Nierenwerten, Gerinnung, Kreatininkinase, Laktat und der Blutgaswerte mit Säure-Base-Status sowie für eine Kreuzprobe Blut abgenommen. Eine Notfallsonographie des Abdomens zum Ausschluss freier intraabdomineller Flüssigkeit als Hinweis auf intraabdominale Verletzungen muss ebenfalls erfolgen. Bei Säuglingen wird zusätzlich eine Schädelsonographie durchgeführt. Außer wenn der Verdacht auf eine Typ-C-Beckenfraktur besteht oder eine Verletzung der Harnröhre anzunehmen ist, wird ein transurethraler Blasenkatheter gelegt und eine Urinprobe entnommen. Anschließend wird entschieden, welche weitere Diagnostik notwendig ist. Abhängig vom Verletzungsmuster sollten CT-Untersuchungen des Schädels, Thorax bzw. Abdomens durchgeführt werden. In jedem Fall sollte radiologisch eine Fraktur im Bereich der Wirbelsäule ausgeschlossen werden. Bei Verdacht auf Halswirbelsäulenverletzungen kann auch primär eine CT-Untersuchung anstatt der konventionellen Aufnahme durchgeführt werden. Obligat ist auch eine Röntgenuntersuchung des Thorax. Weitere Röntgenaufnahmen des Beckens oder der Extremitäten sind abhängig vom Untersuchungsbefund notwendig.

Indikationen für eine *lebensrettende Früh-Operation* sind sub- oder epidurale Blutungen, offene Schädelfrakturen, Duraverletzungen, nicht zu stabilisierende thorakale oder abdominale Blutungen und eine drohende oder vorhandene Querschnittlähmung. Dringliche Operationsindikationen ergeben sich außerdem bei Extremitätenverletzungen mit arteriellen Blutungen, offenen Frakturen, drohendem Kompartmentsyndrom und instabilen Wirbelsäulenfrakturen. Dies ist sicher nur bei ca. 5–10 % aller polytraumatisierten Kinder notwendig.

Auf der *Intensivstation* erfolgen die weitere Stabilisierung und Diagnostik. Meist kann erst jetzt die Anlage eines Arterienkatheters und/oder zentral venösen Katheters vorgenommen werden. Bei Verdacht auf ein Hirnödem muss auch eine Hirndrucksonde angelegt werden. Der Patient muss engmaschig neurologisch überwacht werden. Gefürchtet sind sekundäre Schockfolgen, ein ARDS sowie ein Nieren- oder Leberversagen. Die weitere Volumenersatztherapie orientiert sich an der Erfassung der Kreislaufparameter und der Urinausscheidung. Abhängig vom Hämoglobin- und Hämatokrit-Wert (Hkt < 30–35 %) ist eventuell nach initialer Infusionstherapie mit kristalloiden und kolloiden Lösungen eine Substitution mit Erythrozytenkonzentraten notwendig. Nach einer Substitution von 30 % des Blutvolumens muss eine Gabe von Gerinnungsfaktoren (FFP) erfolgen. Eine Kontrolle der Abdomensonographie sowie eine laborchemische Kontrolle sollten spätestens nach 6 Stunden erfolgen. Auf die speziellen Therapiemaßnahmen bei Schädelhirntrauma, Thoraxtrauma und stumpfem Bauchtrauma wird in den Kapiteln 3.6 bis 3.8 eingegangen.

Nach Stabilisierung des Patienten können *Eingriffe mit mäßiger Dringlichkeit* durchgeführt werden. Dies sind z. B. Versorgungen von Extremitätenfrakturen, Wunden oder Weichteilverletzungen.

3.6 Schädelhirntrauma

Die Einteilung des Schädelhirntraumas (SHT) erfolgt in leicht (GCS 15–13, Commotio), mittelschwer (GCS 12–9, Contusio cerebri) und schwer (GCS ≤ 8).

Beim leichten bis mittelschweren SHT erfolgt bei einem neurologisch unauffälligen Status eine klinische Überwachung über mindestens 24 Stunden mit regelmäßiger Kontrolle des GCS und wiederholten klinischen Untersuchungen. Die Indikation zu einer Röntgenaufnahme des Schädels in 2 Ebenen sollte bei Kindern sehr zurückhaltend gestellt werden. Besteht klinisch eine neurologische Symptomatik wird eine CT des Schädels mit der Frage nach intrakraniellen Verletzungen durchgeführt (siehe Kap. 4.2). Bei Säuglingen mit offener Fontanelle sollte bei jedem SHT eine Schädelsonographie erfolgen. Liegt eine Bewusstseinsstörung und/oder ein auffälliger neurologischer Befund vor, ist jedoch eine Bildgebung mittels CT des Schädels notwendig. Abhängig von diesem Befund sind dann weitere bildgebende Verfahren oder Kontrolluntersuchungen notwendig.

Beim schweren SHT kommt es durch die Aufprallenergie häufig zu Schädelfrakturen und intrakraniellen Verletzungen. Als Primärschaden können Kontusionsherde, axonale Schädigungen und intrakranielle Hämatome entstehen. Ein lokales Hirnödem in Kombination mit Hämatomen bewirkt einen Anstieg des Hirndrucks. Hypoxie und die geschädigte Blut-Hirn-Schranke sind die Hauptursachen für die Ausbildung eines generalisierten Hirnödems. Durch eine Verschlechterung der Sauerstoffversorgung des Gehirns, z. B. durch eine Thoraxverletzung, Blutverluste, Auskühlung sowie durch eine Hyperkapnie im Rahmen der Hypoventilation bei Bewusstseinstrübung, steigt der intrakranielle Druck weiter an. Die Stabilisierung des intrakraniellen Drucks im Normbereich und die Sicherstellung einer ausreichenden zerebralen Sauerstoffversorgung sind die wichtigsten therapeutischen Ziele. Außerdem sollte eine Hypotension unbedingt vermieden bzw. sofort ausgeglichen werden, da diese die Mortalität erheblich beeinflusst. Um eine möglichst vollständige Restitution der ZNS-Funktion zu erreichen, müssen neben der Limitierung der Folgen des Primärschadens vor allem Sekundärschäden verhindert werden.

Im Anschluss an die präklinische Versorgung erfolgen nach Sicherstellung der Vitalfunktionen die Überprüfung des klinischen Befundes mit Erhebung von möglichen Zusatzverletzungen, die Labordiagnostik und in der Regel eine Bildgebung. Eine CT des Schädels ist auf jeden Fall indiziert bei Patienten mit Bewusstseinstrübung, Krampfanfall, fokal neurologischen Symptomen, Verdacht auf eine Impressionsfraktur und/oder penetrierende Verletzung, bekannte Koagulopathien oder bei Verdacht auf eine Liquorfistel. Obligat ist auch die Durchführung einer Röntgenaufnahme des Thorax und einer abdominalen Sonographie. In Abhängigkeit vom Verletzungsmuster erfolgt ggf. eine weitere radiologische Diagnostik (z. B. der Wirbelsäule).

Eine notfallmäßige primäre operative Versorgung ist nur bei einer raumfordernden, intrakraniellen Verletzung notwendig. Die wesentlichen Zielgrößen der Therapie des schweren SHT sind der intrakranielle Druck (ICP) und der zerebrale Perfusionsdruck (CPP). Die Messung und Überwachung des intrakraniellen Druckes bietet die Möglichkeit, eine drohende Einklemmung durch ein progredientes Hirnödem, die Hauptursache für die Mortalität nach einem SHT, oder ein raumforderndes intrakranielles Hämatom rechtzeitig zu erfassen und frühzeitig Gegenmaßnahmen zu ergreifen. Die obligate Indikation zur Anlage einer Hirndruck-Sonde besteht bei jedem SHT mit einem GCS ≤ 8 oder bei Verdacht auf Hirndruck im CT des Schädels (verstrichene Gyrierung, Kompression des 3. Ventrikels oder der basalen Zisternen). Es können unterschiedliche Sonden verwendet werden. Die Spiegelberg-Sonde ist eine epidurale Sonde, die nach dem Prinzip eines Luftkammersystems funktioniert. Sie ist störanfälliger als mechanisch-elektrische Mikrosensoren (Tip-Transducer-Sonden), die sowohl subdural als auch parenchymal und intraventrikulär einsetzbar sind. Der Vorteil einer intraventrikulären Sonde ist die Möglichkeit der gleichzeitigen therapeutischen Liquordrainage. Diese Sonden sind allerdings bei Kindern oft schwer zu platzieren. Entscheidender Faktor in der Hirndrucktherapie ist die Optimierung der zerebralen Sauerstoffversorgung, die vom zerebralen Perfusionsdruck (CPP) abhängig ist. Der CPP ist direkt proportional zum arteriellen Mitteldruck (MAP) und umgekehrt proportional zum intrakraniellen Druck (ICP) und kann nach folgender Formel berechnet werden:

$$CPP = MAP - ICP$$

Der CPP wird zudem beeinflusst durch das Blutvolumen, den venösen Abstrom und die zerebrale Oxygenierung. Normwerte des ICP sind epidural 5–17 mmHg und intraventrikulär bzw. parenchymatös 3–15 mmHg. Therapieziel ist ein ICP < 20 mmHg und ein CPP > 40 mmHg (0–1 Jahre), > 50 mmHg (2–10 Jahre), > 60–70 mmHg (> 10 Jahre).

Für ein umfassendes Hirndruckmonitoring werden neben einer Hirndrucksonde ein Arterienkatheter zur invasiven Blutdruckmessung, ein EKG, eine Pulsoxymetrie, ein zentral venöser Katheter zur Messung des zentral venösen Drucks (ZVD) sowie ein Blasenkatheter mit Thermosensor benötigt. Es sollten engmaschige Blutgaskontrollen, mehrmals täglich Laborkontrollen (Blutbild, Elektrolyte, Serumosmolarität, Blutzucker, Gerinnung) sowie regelmäßige klinisch-neurologische Untersuchungen (Pupillenreaktion, Reflexstatus) durchgeführt werden. Mittels Doppler-Sonographie kann am Bett des Patienten die zerebrale Perfusion beurteilt werden. Im Verlauf oder bei posttraumatisch auftretenden Krampfanfällen wird ein EEG, eventuell sogar als kontinuierliche Aufzeichnung benötigt. Somatosensorisch evozierte Potenziale können prognostische Hinweise geben und sind vor allem bei neurologisch nicht beurteilbaren, tief sedierten und relaxierten Patienten hilfreich.

Keine der verwendeten Therapieformen des schweren SHT kann im Kindesalter als evidenzbasierte Standardtherapie bezeichnet werden. Zudem bestehen für die wenigsten therapeutischen Maßnahmen eindeutige Richtlinien.

In der Therapie des schweren SHT werden 3 Eskalationsstufen unterschieden:

- ☐ 1. Stufe: Basismaßnahmen zur Hirndruckprophylaxe
- ☐ 2. Stufe: erweiterte Maßnahmen zur Hirndrucktherapie
- ☐ 3. Stufe: operative Dekompression

1. Stufe: Basismaßnahmen

Ziele der Basismaßnahmen sind Kreislaufstabilisierung, Optimierung der Beatmung, Lagerung, Reizabschirmung, ausreichende Analgosedierung und Normothermie sowie Normovolämie. Der Stellenwert einer Flüssigkeitsrestriktion wird unterschiedlich beurteilt. Ziel der Volumenrestriktion ist es, der Ausbildung eines Hirnödems entgegenzuwirken. Dies birgt aber auch die Gefahr einer hämodynamischen Instabilität. Nebenwirkungen können eine Hypotension, inadäquate renale Perfusion, Verminderung der zerebralen Durchblutung und eine Störung des Elektrolyt- und Säure-Basen-Haushalts sein.

Folgende Zielgrößen und Maßgaben gehören zur 1. Stufe der Hirndrucktherapie:

- ☐ *Lagerung:* 30°-Oberkörperhochlagerung in strikter Mittellage
- ☐ *Reizabschirmung* durch „optimal handling", dunkler und ruhiger Raum
- ☐ Die *Körpertemperatur* sollte zwischen 36 und 37 °C liegen, eventuell muss sie mittels physikalischer oder medikamentöser Maßnahmen reguliert werden (Cave: aktive Kühlung ist ein erheblicher Stressfaktor bei nicht relaxierten Patienten).

- ☐ *Normovolämie* mit einer Urinausscheidung >(0,5–)1 ml/kg KG/h; nach einer primären hämodynamischen Stabilisierung sollten 1500–1800 ml/m²/Tag einer iso- oder hypertonen Elektrolytlösung zum Erreichen einer normalen Albumin/Protein- und Erythrozytenkonzentration (Hkt >30 %, Hb >9 g/dl) sowie eines Ziel-ZVD von 5–8 mmHg verabreicht werden.
- ☐ Anzustreben sind *Elektrolythomöostase* und *Normoglykämie*, sowie eine *normale Gerinnung* mit Quick und PTT im Normbereich.
- ☐ Die *Sauerstoffsättigung* sollte bei 100 % liegen, der arterielle PaO_2 >150 mmHg.
- ☐ *Beatmung:* PEEP 2–5 mbar, Beatmungsdruck <24–28 mbar, druckkontrollierte Beatmung
- ☐ $PaCO_2$ 35–40 mmHg
- ☐ Nach Möglichkeit keine zentralen oder peripheren Venenkatheter in die Jugulargefäße legen.
- ☐ *antibiotische Therapie* in Meningitis-Dosis, z. B. mit Cefuroxim
- ☐ *Analgosedierung* z. B. mit Fentanyl-Dauertropfinfusion (0,001–0,005 mg/kg KG/h) und Midazolam-Dauertropfinfusion (0,05–0,1 mg/kg KG/h). Bei allen Manipulationen am Patienten und bei Bedarf sollten zusätzlich entsprechende Bolusgaben zur tieferen Analgosedierung, z. B. Fentanyl (0,003–0,005 mg/kg KG) und Midazolam (0,1 mg/kg KG), erfolgen.
- ☐ Eventuell ist zum tracheobronchialen Absaugen eine *Muskelrelaxierung* mit z. B. Norcuron (0,1 mg/kg KG i.v.) nötig.
- ☐ Zur Sicherung eines ausreichenden MAP sollten frühzeitig *Katecholamine* eingesetzt werden (z. B. Noradrenalin-Dauertropfinfusion).
- ☐ *Magensonde* zunächst ableiten, dann möglichst rasch einen enteralen Ernährungsaufbau beginnen.
- ☐ Es sollte keine Heparinisierung als *Thromboseprophylaxe* für die ersten 5 Tage durchgeführt werden, jedoch sollten physikalische Maßnahmen (Kompressionsstrümpfe) erfolgen.
- ☐ Eine prophylaktische antikonvulsive Therapie kann bei Kindern zur Prävention von späteren posttraumatischen Krampfanfällen nicht empfohlen werden.

2. Stufe: Erweiterte Maßnahmen

Kommt es unter der oben genannten Basistherapie trotz Erhöhung bzw. Ausschöpfung der Analgosedierung zum Anstieg des ICP (>20 mmHg), werden zunächst eine Osmotherapie bei ausreichender Serumosmolarität und/oder eine Liquordrainage bei liegender intraventrikulärer Hirndrucksonde durchgeführt. Der Routineeinsatz von Kortikosteroiden beim schweren SHT kann im Kindesalter nicht empfohlen werden. Eine milde Hyperventilation als weitere Maßnahme zur ICP-Senkung wird kontrovers diskutiert, hat aber dennoch ihren klinischen Stellenwert. Der $PaCO_2$ sollte jedoch nicht unter 30 mmHg liegen.

- ☐ *Milde Hyperventilation mit $PaCO_2$ 32–35 mmHg*
  Eine aggressive Hyperventilation mit $PaCO_2$ <30 mmHg kann generell nicht empfoh-

len werden. Bei Erwachsenen wurde ein negativer Einfluss auf das Outcome nachgewiesen. Die zerebrale Perfusion kann durch die Vasokonstriktion bis zur Ischämie gedrosselt werden. Eine forcierte Hyperventilation sollte nur unter Monitoring der zerebralen Oxygenierung (z. B. jugularvenöse Sauerstoffsättigung, zerebrale arteriovenöse Sauerstoffdifferenz oder zerebraler Gewebe-pO_2) erfolgen.

☐ *Osmotherapie mit Mannitol*
Es wird Mannitol 20 % in einer Dosierung von 0,25–0,5 g/kg KG über 30 min i.v. (= 1,25–2,5 ml/kg KG) über einen zentral venösen Katheter verabreicht. Dies darf nur bei einer Serumosmolarität von <320 mosmol/l gegeben werden. Die Gabe von Mannitol 20 % ist alle 4–6 Stunden möglich.

Der Wirkmechanismus von Mannitol liegt bei funktionsfähiger Autoregulation in einer Senkung der Blutviskosität mit reflektorischer Vasokonstriktion und dadurch Verminderung des zerebralen Blutvolumens und Senkung des ICP. Dieser Effekt hält für ca. 75 Minuten an. Der osmotische Effekt setzt unter der Voraussetzung einer funktionierenden Blut-Hirn-Schranke nach 15–30 Minuten ein und kann bis zu 6 Stunden andauern. Selten kann es zu einer akuten tubulären Nekrose mit Nierenversagen kommen. In verletzten Hirnregionen kann Mannitol jedoch auch akkumulieren und durch Umkehr des osmotischen Shifts einen Anstieg des ICP bewirken.

☐ *Hypertone Natriumchloridlösung*
Hiermit bestehen vor allem bei Kindern wenige Erfahrungen im klinischen Alltag. Prinzipiell hat eine hypertone Natriumchloridlösung die gleichen rheologischen und osmotischen Eigenschaften wie Mannitol. Die Blut-Hirn-Schranke wird kaum passiert. Es besteht die Gefahr einer pontinen Myelinolyse, einer Subarachnoidalblutung oder einer Rebound-ICP-Erhöhung. Außerdem ist ein Anstieg der Natriumwerte im Serum sowie der Serumosmolarität möglich. Der Effekt ist zeitlich begrenzt auf ca. 1–3 Stunden. NaCl 5,85 % wird als kontinuierliche Infusion in einer Dosierung von 0,1–0,5 ml/kg KG/h verabreicht.

☐ *Liquordrainage*
Es besteht die Möglichkeit über die intraventrikuläre Hirndrucksonde intermittierend (initial 2 ml) oder kontinuierlich Liquor abzulassen. Es müssen regelmäßige bakteriologische und zytologische Untersuchungen des Liquors durchgeführt werden.

Kann auch durch diese Maßnahmen der Hirndruck nicht unter 20 mmHg gesenkt bzw. der gewünschte CPP aufrechterhalten werden, kommen als nächste Therapieoptionen die Barbituratnarkose oder Tris®-Pufferung infrage.

☐ *Barbituratnarkose*
Es kommt zu einer Reduktion des zellulären Metabolismus und Senkung des zerebralen Blutflusses und -volumens. In der Regel erfolgt ein initialer Thiopental-Bolus 3–5 (–7) mg/kg KG gefolgt von einer Dauertropfinfusion mit 1,5–3 (–5) mg/kg KG/h. Es muss eine kontinuierliche EEG-Ableitung erfolgen. Bei einer Burst-Suppression von ≤ 10 µV besteht die Gefahr einer Hirnstammschädigung. Kontraindikationen für

Thiopental sind ein Asthma bronchiale, ein Schockzustand, eine dekompensierte Herzinsuffizienz oder eine Porphyrie. Limitierend sind eine Hypotonie durch eine periphere Vasodilatation und die negativ inotrope Wirkung. Daher muss der Patient zu Beginn der Barbituratnarkose hämodynamisch stabil sein. Als Nebenwirkung ist außerdem eine erhöhte Sepsisgefahr beschrieben.

☐ *Tris®-Pufferung*
Tris® (Trometamol) bewirkt eine deutliche Hirndrucksenkung durch einen ungeklärten Mechanismus. Es gibt bisher noch keine ausreichende Datenlage, die eine uneingeschränkte Empfehlung ermöglicht. Die Dosierung der 0,3-molaren Lösung liegt bei 1 mmol/kg KG über 15 min. Wichtige unerwünschte Wirkungen sind eine Hyperkaliämie und Hypoglykämie. Eine Niereninsuffizienz stellt eine Kontraindikation dar.

3. Stufe: Operative Dekompression

Die osteoklastische Trepanation ist indiziert, wenn der ICP trotz Ausschöpfung der konservativen Therapiemaßnahmen permanent >30 mmHg liegt oder kontinuierlich ansteigt. Auch bei einer neurologischen Verschlechterung mit pathologischer Pupillenreaktion mit einseitiger Pupillenerweiterung oder weiteren Zeichen einer oberen Einklemmung besteht die Indikation zur Trepanation. Zeigt sich in der Kontroll-CCT-Untersuchung ein Mittellinienshift >5 mm, eine Obliteration sämtlicher basaler Zisternen oder eine Zunahme des Hirnödems, sollte in Abhängigkeit vom klinischen Befund ebenfalls eine Trepanation durchgeführt werden. Die Effektivität der Entlastungstrepanation und ihr Einfluss auf das Outcome bei Kindern sind unklar. Die Trepanation bewirkt sicherlich eine raschen Abfall des ICP und Anstieg des Sauerstoffpartialdruckes im ZNS. Ob es aufgrund der Massenverlagerung nach operativer Dekompression zu weiteren relevanten Hirnschädigungen kommen kann, ist nicht geklärt.

Der Patient sollte so frühzeitig wie möglich hochkalorisch parenteral ernährt werden. Eine frühe enterale Ernährung ist ebenfalls anzustreben, ist allerdings abhängig vom klinischen Verlauf. Es dürfen keine Aminosäurenlösungen, die Glutamat oder Aspartat enthalten, verwendet werden, da diese bei gestörter Blut-Hirn-Schranke toxisch sind. Hirndrucksteigernde Medikamente, vor allem Vasodilatanzien wie Glyceroltrinitrat, Ca^{++}-Antagonisten, Dihydralazin oder Nitropussid-Natrium müssen ebenfalls vermieden werden.

Abhängig vom klinischen Verlauf sollte nach 12–24 Stunden die CCT-Untersuchung wiederholt werden. Es besteht die Gefahr der Entwicklung eines sekundären Hirnödems, welches beim schweren SHT die häufigste Ursache für ein Versterben ist. Im Kindesalter überleben ca. 80 % der Patienten ein schweres SHT. Der Einfluss der einzelnen Therapiemodalitäten auf die Überlebensrate ist bisher im Kindesalter nicht ausreichend untersucht worden.

3.7 Thoraxtrauma

Bei 20–25 % der polytraumatisierten Kinder liegt auch ein stumpfes Thoraxtrauma vor. Dabei können knöcherne Verletzungen oder Organverletzungen (Lunge, Ösophagus, Zwerchfell, Tracheobronchialsystem, Herz, Gefäße) vorliegen. Klinisch zeigt sich eventuell ein Hämato- oder Pneumothorax. Bei Kindern sind knöcherne Verletzungen seltener als bei Erwachsenen. Ein intakter unverletzter knöcherner Thorax schließt schwere Organverletzungen jedoch nicht aus, insbesondere die Inzidenz von Lungenkontusionen ist im Kindesalter hoch. Zurückzuführen ist dies auf die größere Elastizität des kindlichen Thorax. Treten dennoch Rippenfrakturen auf, sind diese meist stabil. Sternumfrakturen sind im Kindesalter eine Rarität. Klinische Anzeichen einer knöchernen Thoraxverletzung sind respiratorische Insuffizienz, eventuell ein Hautemphysem oder ein instabiler Thorax mit paradoxer Atmung. Ein Spannungspneumothorax oder ein massiver Hämatothorax müssen noch am Unfallort drainiert werden. Falls notwendig, erfolgt die Intubation in der Regel schon durch den Notarzt.

Der Patient ist gefährdet durch einen drohenden Schock und eine Hypoxie. Folgende Parameter sind relevante Einflussgrößen:

- ☐ Insuffizienz der Atemmechanik durch eine instabile Thoraxwand, eine Zwerchfellruptur oder durch eine erhöhte Atemarbeit bei einer Lungenkontusion
- ☐ Störung des Sauerstofftransportes im Rahmen der Lungenkontusion
- ☐ Kompression von außen durch einen Hämatothorax, Spannungspneumothorax oder eine Verlagerung von Bauchorganen in den Thorax bei einer Zwerchfellruptur
- ☐ respiratorische Insuffizienz durch eine Verlegung der Atemwege oder Ruptur des Tracheobronchialsystems
- ☐ Hypovolämie durch einen schweren Blutverlust
- ☐ verminderte Füllung der Herzkammern durch eine Perikardtamponade
- ☐ Herzinsuffizienz infolge einer Herzkontusion oder Rhythmusstörung

Durch eine entsprechende Diagnostik (konventionelle Röntgenuntersuchungen, CT, Sonographie) können mögliche Verletzungen oder Komplikationen abgeklärt werden. Eventuell ist eine Bronchoskopie, selten eine Angiographie oder MRT-Untersuchung, vor allem bei Beteiligung des Spinalkanals, notwendig. Sind Blutungen unter Kontrolle gebracht und eine respiratorische oder kardiologische Insuffizienz behoben, kann ein selten notwendiger operativer Eingriff durchgeführt werden, wie die Versorgung einer Ösophagusverletzung, einer Zwerchfellruptur oder einer Fistel nach tracheobronchialer Ruptur. Eine Notfallthorakotomie ist außer bei den seltenen Verletzungen der großen Gefäße fast nie notwendig. Der Patient ist im Verlauf durch die Entstehung einer Pneumonie, Mediastinitis oder Sepsis gefährdet, sodass eine antibiotische Prophylaxe erfolgen muss. Die Oxygenierung kann erheblich erschwert sein, z. B. aufgrund von interstitiellen oder intraalveolären Einblutungen mit Ausbildung von Ödemen und Mikroatelektasen, intrapulmonalen Hämatomen oder Zysten als Folge von Parenchymeinrissen, posttraumatischen Atelektasen bedingt durch einen Bronchusverschluss mit Schleim, Blut oder Aspirat sowie durch eine posttraumatische Pneumonie durch Aspiration oder bakterielle Superinfektion. In bis zu 23 % kommt es hier zu einem akuten Atemnotsyndrom (ARDS). Bei Kindern mit einem Thoraxtrauma im Rahmen eines Polytraumas, vor allem in Kombination mit einem Schädelhirntrauma, besteht eine erhöhte Letalität.

3.8 Stumpfes Bauchtrauma

Am häufigsten entstehen stumpfe Bauchtraumen durch eine direkte Gewalteinwirkung oder durch Scherkräfte. Typische Unfallmechanismen sind Lenkstangenverletzungen beim Fahrradfahren, Gurtverletzungen oder Stürze aus großer Höhe. Beim isolierten stumpfen Bauchtrauma kommt es zu einer Verletzung der intraabdominalen Organe in unterschiedlicher Häufigkeit: Milz 45 %, Leber 32 %, Harntrakt 13,5 %, Pankreas 6 %, Duodenum 2 %, Darm/Magen 0,5 %.

Bei der Aufnahme des Patienten ist eine genaue Anamnese bezüglich des Unfallmechanismus wichtig. Die klinische Untersuchung sollte lokalisierte Bauchschmerzen, äußerliche Verletzungszeichen (Prellmarken, Hämatome, Abschürfungen), eine Abwehrspannung, Resistenzen und hämodynamische Parameter bzw. Schockzeichen erfassen. Als Basisdiagnostik wird eine Sonographie des Abdomens sowie eine Labor- und Urinuntersuchung durchgeführt. Zeigt sich sonographisch eine erhebliche Menge an freier Flüssigkeit (v. a. retrovesikal, parakolisch oder subhepatisch) oder eine Verletzung parenchymatöser Organe, wird in der Regel eine CT-Untersuchung des Abdomens mit Kontrastmittel durchgeführt. Bei Verdacht auf Vorliegen einer Darmperforation wird meist eine konventionelle Röntgenaufnahme des Abdomens (a.-p. und Linksseitenlage oder tangential) mit der Frage nach freier Luft durchgeführt.

Bei hämodynamisch instabilen Patienten, die eine Transfusion von Erythrozytenkonzentraten in einem Volumen von >40 ml/kg KG innerhalb von 24 Stunden benötigen, besteht die Indikation zur Notfalllaparotomie.

3.8.1 Milzverletzungen

Neben den oben genannten klinischen Zeichen kann es bei einer Milzverletzung zusätzlich zu einem ausstrahlenden Schmerz in die linke Schulter mit Hyperästhesien kommen (Kehr-Zeichen). Besteht sonographisch der Verdacht auf eine Milzverletzung, wird diese in der Regel im CT-Abdomen genauer dargestellt und kann dann in den entsprechenden Schweregrad eingeteilt werden (AAST, American Association for the Surgery of Trauma, 1994, Tab. 3.5).

Bei hämodynamisch stabilen Kindern werden die Milzverletzungen konservativ behandelt. Es erfolgt eine stationäre Überwachung mit engmaschigem Monitoring. Zunächst besteht für einige Tage Bettruhe, anschließend können die Patienten mobilisiert werden. Es sollte aber ein Sportverbot für 2–3 Monate ausgesprochen werden. Die Verlaufskontrollen der Milzverletzung können in der Regel sonographisch erfolgen. Als Komplikationen können eine sekundäre Blutung, die Ausbildung einer Milzpseudozyste oder eines Pseudoaneurysmas auftreten. Nach unkomplizierter 24-stündiger Überwachung ist die Wahrscheinlichkeit, dass eine operative Therapie durchgeführt werden muss, sehr gering. Nur bei trotz EK-Gabe (siehe oben) hämodynamisch instabilen Patienten besteht die Indikation zur operativen Therapie. Auch dann kann fast immer eine milzerhaltende Operation durchgeführt werden (z. B. segmentale Resektion, Einsatz hämostatischer Agenzien, Matratzennaht). Eine Splenektomie ist quasi nie indiziert, zumal die Wahrscheinlichkeit einer Sepsis, eines OPSI (overwhelming post-splenectomy sepsis syndrome) aufgrund einer Pneumokokken- oder Hämophilus-Infektion mit etwa 10 % angegeben wird. Daher muss im Falle einer notwendigen Splenektomie sofort eine antibiotische Therapie mit Penicillin begonnen werden. Nach Splenektomie sollten die Patienten eine Haemophilus- und Pneumokokken-Impfung erhalten.

Tab. 3.5: Gradeinteilung der traumatischen Milzverletzungen nach der American Association for the Surgery of Trauma (AAST).

	Hämatom	Lazeration
Grad I	subkapsulär <10 % der Oberfläche	<1 cm Tiefe
Grad II	subkapsulär 10–50 % der Oberfläche und <5 cm Durchmesser	1–3 cm Tiefe
Grad III	subkapsulär >50 % der Oberfläche, rupturiertes Hämatom, intraparenchymales Hämatom >5 cm oder expandierend	>3 cm Tiefe oder Verletzung trabekulärer Gefäße
Grad IV		inkl. Verletzung der Segment- und Hilusgefäße mit einer Devaskularisierung der Milz >25 %
Grad V		komplett zerschlagene Milz oder Stielabriss der Hilusgefäße

3.8.2 Leberverletzungen

Die traumatische Leberverletzung betrifft häufiger den rechten Leberlappen als den linken. Klinisch zeigen sich als typische Symptome lokalisierte Bauchschmerzen und eine Abwehrspannung sowie Prellmarken im Bereich des Oberbauches und eventuell Schulterschmerzen rechts. In der Sonographie und im CT lässt sich das Ausmaß der Verletzung darstellen, aber auch der Transaminasenanstieg spiegelt dieses gut wider. Der anatomische Verletzungsgrad (Tab. 3.6) korreliert nicht immer mit dem klinischen Verlauf.

Wie bei Milzverletzungen ist die Therapie der Wahl konservativ. Zunächst erfolgt eine Überwachung auf der Intensivstation mit regelmäßigen Laborkontrollen. Aufgrund der Gefahr einer sekundären Blutung beträgt der Zeitraum strikter Bettruhe ca. 7 Tage, ist aber abhängig

Tab. 3.6: Gradeinteilung der traumatischen Leberverletzungen nach der American Association for the Surgery of Trauma (AAST).

	Hämatom	Lazeration	Gefäßverletzung
Grad I	subkapsulär, <10 % der Oberfläche	<1 cm Parenchymtiefe	
Grad II	subkapsulär, 10–50 % der Oberfläche oder parenchymal <10 cm	1–3 cm Parenchymtiefe und <10 cm Länge	
Grad III	subkapsulär,>50 % der Oberfläche oder expandierend, rupturiert, parenchymatös>10 cm oder expandierend	>3 cm Parenchymtiefe	
Grad IV		parenchymatöse Verletzung (25–75 % eines Leberlappens oder 1–3 Lebersegmente eines Leberlappens)	
Grad V		parenchymatöse Verletzung (>75 % eines Leberlappens oder>3 Lebersegmente eines Leberlappens)	juxtahepatische venöse Verletzung (z. B. retro-hepatische Vena cava/zentrale große Lebervenen)
Grad VI			Avulsion der Leber

vom Ausmaß der Verletzung. Eine Operation ist nur bei hämodynamisch instabilen Patienten trotz EK-Substitution notwendig (siehe oben). Die Leber wird dabei zunächst so lange komprimiert bis sich der Patient hämodynamisch stabilisiert hat. Eventuell muss kurzzeitig ein Pringel-Manöver (Abklemmen des Ligamentum hepatoduodenale) durchgeführt werden. Dabei ist allerdings die im Volumenmangelschock deutlich verkürzte warme Ischämiezeit zu beachten. Falls möglich, erfolgt dann eine Exploration mit lokaler Blutstillung, Ligatur der Gallengänge und Versorgung der Leberwunde. Es sollten keine primären Leberteilresektionen durchgeführt werden, außer bei den Segmenten II und III, die rasch entfernbar sind. Bei allen schweren Leberverletzungen (Grad III–V) wird die Leber mit ausreichend vielen Bauchtüchern komprimiert. Diese Tamponade kann unter Umständen bis zu drei Tage belassen werden. In der anschließenden Revisionslaparotomie kann eine atypische bzw. anatomische Leberteilresektion von nekrotischen Abschnitten oder eine Revision der Gallengänge erfolgen. Als Komplikationen können ein Leberabszess, eine gallige Peritonitis bei Galleleckage, eine Hämobilie oder Bilhämie auftreten. Kleine Gallefisteln heilen bei vorhandenem Anschluss an eine Drainage meist spontan aus. Einrisse des Ductus hepatocholedochus werden nach Einlage einer T-Drainage übernäht. Diese Schienung sollte nicht über die Nahtstelle ausgeleitet werden, sondern über eine zusätzliche Choledochotomie. Um narbige Stenosen zu vermeiden, wird diese Drainage bis zu drei Monate belassen. Abrisse der Gallengänge können selten mit einer direkten Naht und Schienung versorgt werden, ohne dass sich in der Folge eine narbige Stenose entwickelt. Deshalb muss primär oder sekundär eine biliodigestive Anastomose nach Roux-Y durchgeführt werden. Einrisse der retrohepatischen Vena cava oder Vena hepatica sind trotz rascher operativer Versorgung dennoch mit einer hohen Mortalität verbunden, da sie leider häufig unerkannt bleiben.

3.8.3 Verletzungen des Harntrakts

Im Bereich des Harntrakts sind Verletzungen der Niere mit 64 % am häufigsten, gefolgt von Verletzungen der Urethra (21 %), der Blase (15 %) und der Ureteren (3 %). Bei 10 % der traumatischen Harntraktverletzungen liegt eine angeborene Abnormalität vor. Eine Hämaturie besteht in nur ca. 30 % der Fälle. Nach einer Sonographie inkl. Doppler-Untersuchung ist vor allem bei Verdacht auf einen Ureterabriss eine CT-Untersuchung des Abdomens mit Spätscan sinnvoll.

Die Einteilung der Nierenverletzungen erfolgt in:

Grad I	einfache Nierenkontusion mit subkapsulärem Hämatom
Grad II	Ruptur des Nierenparenchyms mit perinephritischem Hämatom < 1 cm
Grad III	perinephritisches Hämatom > 1 cm (Lazeration)
Grad IV	Verletzung des Nierenbeckens oder Gefäßverletzungen
Grad V	Berstungsverletzung der Niere oder Nierenstielabriss

Verletzungen vom Grad I–III sind mit 74 % am häufigsten. In der Regel ist eine konservative Therapie möglich, sogar bei Grad-IV- und Grad-V-Verletzungen. Die operative Intervention birgt die Gefahr des Nierenverlustes durch eine Aufhebung der schützenden Tamponade. Heutzutage müssen nur noch ca. 2 % der Nierenverletzungen operativ versorgt werden. Indikationen zur Operation sind das seltene penetrierende Trauma und eine nicht zu stabilisierende Blutung (siehe oben). Relative Indikationen sind das Urinom und arterielle Verletzungen. Die Frühkomplikationsrate liegt bei der konservativen Therapie bei ca. 24 %. Es kann zu Infektionen, einer persistierenden Hämaturie mit Abgang von Blutkoageln und einer eventuellen Blasentamponade kommen. Im Verlauf kann zur Funktionsbestimmung der ehemals verletzten Niere eine DMSA-Szintigraphie durchgeführt werden.

Urethraverletzungen sind meist durch stumpfe Traumen oder bei Zerreißung des Beckenringes im Rahmen eines Akzelerationstraumas bedingt. Bei Kindern kommt es typischerweise im Bereich der prostatischen Harnröhre oder des Blasenhals zu Verletzungen. Blut am oder aus dem Meatus urethrae, ein Harnverhalt, ein perineales Hämatom oder eine penile Schwellung können Zeichen einer Urethraverletzung sein. Es sollte dann keine transurethrale Katheterisierung erfolgen, sondern die Anlage eines suprapubischen Katheters. Die Sonographie hat nur einen untergeordneten Stellenwert. Standarduntersuchung zur Darstellung einer Urethraverletzung ist die retrograde Urethrographie. Bei polytraumatisierten Patienten erfolgt meist eine Beurteilung im CT. Hier kann sich nach Kontrastmittelausscheidung eventuell ein Extravasat zeigen. Zu einem späteren Zeitpunkt kann auch über einen suprapubischen Katheter ein Zystogramm mit anterograder Miktionsurethrographie erfolgen. Es bedarf einer antibiotischen

Prophylaxe zur Vermeidung von Infektionen. Wichtigste Therapie ist die drucklose Harnableitung. Die meisten Verletzungen heilen darunter ab und nach drei Monaten kann eine erneute Evaluierung mittels Miktionszystourogramm (MCU) und eventuell Zystoskopie erfolgen. Gegebenenfalls muss beim Vorliegen einer Striktur dann sekundär eine operative Versorgung durchgeführt werden. Im Langzeitverlauf besteht außerdem die Gefahr der Inkontinenz und Impotenz.

Bei den Blasenverletzungen werden intra- und extraperitoneale Verletzungen unterschieden. Am häufigsten zeigt sich eine extraperitoneale Blasendachruptur (80 %), meist im Rahmen von Beckenfrakturen. Klinisch besteht ein Harnverhalt. Die Diagnose wird in der retrograden Uretherographie gestellt. In der Regel kann unter bestehender suprapubischer Harnableitung die Spontanheilung abgewartet werden. Je nach Ausmaß der Verletzung und Vorhandensein anderer Begleitverletzungen wird eventuell ein operativer Verschluss notwendig. Bei den selteneren intraperitonealen Blasenrupturen kommt es zum Urinaustritt in die Bauchhöhle. Aufgrund der ausgeprägten Resorptionsfähigkeit des Peritoneums kann es zu Elektrolytstörungen kommen. Laborchemisch ist ein Anstieg des Harnstoffs zu verzeichnen. Es besteht die dringliche Indikation zur operativen Freilegung und Naht der Blase.

Verletzungen der Ureteren sind im Kindesalter eine Rarität. Lokalisiert sind sie am häufigsten am ureteropelvinen Übergang oder im proximalen Drittel des Harnleiters. Bei geringgradiger initialer Symptomatik, meist ohne Hämaturie, besteht die Gefahr einer verzögerten Diagnosestellung. Sonographisch kann ein Urinom und im IVP die genaue Lokalisation der Ureterverletzung dargestellt werden. Es folgt die operative Anastomosierung und Schienung des Ureters.

3.8.4 Pankreasverletzungen

Die Ursache dieser seltenen Verletzung ist meist eine Dreirad- oder Fahrradlenkstange. Die Lendenwirbelsäule dient dabei als Hypomochlion. Es kann zu Kontusionen, Einrissen oder kompletten Rupturen des Pankreas kommen. Typischerweise kommt es erst im Verlauf zu einem akuten Abdomen, sodass oft nur die Anamnese und erhöhte Amylase- und Lipasewerte im Serum richtungsweisend sind. Sonographisch lässt sich die Verletzung meist nicht darstellen. Oft ist erst in der CT-Untersuchung das Ausmaß beurteilbar. Bis zu 75 % der Verletzungen sind Kontusionen oder geringe Lazerationen ohne Beteiligung des Pankreasganges. Diese können konservativ behandelt werden. Bei subtotaler oder totaler Ruptur des Pankreas ist eine Anastomose oder Interposition einer nach Roux-Y ausgeschalteten oberen Dünndarmschlinge notwendig. Eventuell kann je nach Lokalisation eine Pankreasschwanzresektion erfolgen. Nur in Ausnahmefällen sollte eine Rechtsresektion des Pankreas erfolgen. Mögliche Komplikationen sind Pankreatitiden, Abszesse, Aszites, Pseudozysten oder Fisteln. Die Mortalität der Pankreasverletzungen liegt bei 5–10 %.

3.8.5 Verletzungen des Magen-Darm-Traktes

Verletzungen des Magen-Darm-Trakts im Rahmen eines stumpfen Bauchtraumas sind sehr selten. Meist entstehen sie bei schweren Scher- oder Quetschtraumen, z. B. bei Gurtverletzungen im Auto. Blutiges Sekret aus der Magensonde kann ein klinischer Hinweis sein. Oft stehen Schmerzen durch die erhebliche Traumatisierung der Abdominalwand im Vordergrund, sodass peritoneale Zeichen zunächst nicht erkennbar sind. Von diagnostischer Seite kann in der primären CT-Untersuchung eine Verletzung am Magen-Darm-Trakt leicht übersehen werden. Daher müssen klinische Verlaufskontrollen und ggf. eine Röntgen-Übersichtsaufnahme des Abdomens in Linksseitenlage (Darstellung von freier Luft bei einer Perforation) durchgeführt werden. Bei Verdacht auf eine gedeckte Perforation oder Hämatome der Darmwand kann eine Wiederholung der CT-Untersuchung innerhalb von 24–48 Stunden sinnvoll sein. Operativ erfolgt bei perforierenden Dünn- oder Dickdarmverletzungen eine primäre Naht oder eventuell eine Resektion mit primärer Anastomose. Die Anlage eines Anus praeter ist selten notwendig. Magenperforationen liegen häufig im Bereich der großen Kurvatur und können in der Regel ebenfalls primär mit einer Naht versorgt werden.

3.9 Akutes Abdomen

Leitsymptome des akuten Abdomens sind plötzlich auftretende Schmerzen, peritonitische Zeichen sowie oft auch eine Ileussymptomatik. Zunächst ist eine sorgfältige und ausführliche Anamneseerhebung wichtig. Schmerzstärke, -verlauf und -lokalisation sollten dabei ebenso wie der letzte Stuhlgang mit eventuellen Auffälligkeiten sobald wie möglich erfragt werden. Auslösende oder verstärkende Faktoren (z. B. Nahrungsaufnahme) müssen ebenfalls eruiert werden. Assoziierte Symptome wie Fieber, Erbrechen, Diarrhö, Husten, Dysurie oder Hautveränderungen können auf spezifische Erkrankungen hinweisen. Die Häufigkeit der verschiedenen Ursachen eines akuten Abdomens ist abhängig vom Alter des Kindes. In Tabelle 3.7 sind verschiedene Differenzialdiagnosen aufgeführt.

In der *körperlichen Untersuchung* zeigt sich bei Neugeborenen und Säuglingen typischerweise ein aufgetriebenes Abdomen, eine glänzende, eventuell gerötete Bauchdecke mit vermehrter Gefäßzeichnung. Weitere typische Befunde sind Erbrechen, Rückfluss aus der Magensonde, keine oder auffällige Darmgeräusche und ggf. kein Absetzen von Stuhl. Ältere Kinder können häufig darüber hinaus schon zwischen einem lokalisierten (viszeralen) oder diffusen (somatischen) Schmerz unterscheiden. Bei ihnen kann auch häufig aufgrund der besseren Bauchdeckenspannung eine vorliegende Abwehrspannung eindeutiger getastet werden. Mögliche Begleitsymptome sind Blässe, kaltschweißige Haut oder Bewusstseinsstörungen. Bei der Palpation des Abdomens sollte immer auch die Leiste und das äußere Genitale begutachtet werden. Es folgen eine *Blutentnahme* (Blutbild, Differenzialblutbild, CrP, Glukosekonzentration, Leber-, Pankreas-, Nierenwerte, Gerinnung, Blutgase und evtl. eine Blutkultur) sowie die Durchführung eines *Urinstatus und einer bakteriologischen Urinuntersuchung.* In der Sonographie des Abdomens wird nach freier abdominaler Flüssigkeit im Douglas-Raum oder Morrison-Pouch gesucht. Die parenchymatösen Organe werden dargestellt und die Darmschlingen bezüglich ihrer Wanddicke, des Darminhalts und der Peristaltik beurteilt. Es wird nach einer abdominalen Raumforderung oder einem Abszess gesucht. Die Niere und ableitenden Harnwege sollten ebenfalls dargestellt werden. Bei entsprechender klinischer Verdachtsdiagnose sollte außerdem versucht werden, den Pylorus bzw. die Appendix darzustellen.

Eine *Röntgen-Abdomen-Übersicht* im Liegen a.-p. und Linksseitenlage mit horizontalem Strahlengang wird bei Verdacht auf Ileus oder auf eine Perforation durchgeführt. Hier können freie Luft, Darmluftverteilung und Spiegel beurteilt werden. Bei Darmobstruktionen kann zur Lokalisation der Stenose je nach Verdachtsdiagnose und klinischem Zustand des Kindes ein *Kolon-Kontrasteinlauf* zusätzlich durchgeführt werden. Allerdings besteht dabei auch immer die Gefahr einer Darmperforation. Eine *Magen-Darm-Passage* zur Beurteilung der Darmlage und -passage ist selten indiziert. Besteht der Verdacht auf eine Pneumonie, sollte eine Röntgenaufnahme des Thorax durchgeführt werden. Zur weiteren Beurteilung einer Raumforderung oder eines Abszesses kann eine *CT-Untersuchung* des Abdomens sinnvoll sein. Abhängig von der jeweiligen Verdachtsdiagnose muss dann das weitere Prozedere festgelegt werden.

Bei einer Darmobstruktion kommt es durch die Stase der Flüssigkeit in den dilatierten Darmschlingen zu einem Flüssigkeitsverlust, zu Elektrolytstörungen, einer bakteriellen Überwucherung mit Durchwanderungsperitontitis, einer bakteriellen Translokation und letztendlich zu einer Durchblutungsstörung der Darmwand. Infolgedessen wird der Darm nekrotisch und es droht eine Perforation mit Peritonitis. Ursachen können angeborene Fehlbildungen (z. B. Darmatresien, Malrotation, Volvulus, Morbus Hirschsprung), entzündliche Erkrankungen (NEC, CED), eine intrinsische Verlegung des Darmes (Mekonium-assoziierte Erkrankungen) oder erworbene Verwachsungen oder Strangulationen sein. Es sollte eine Entlastung über eine Magensonde erfolgen sowie der Versuch der Stuhlentleerung über ein Darmrohr. Abhängig vom Alter, der Verdachtsdiagnose und vom klinischen Zustand des Kindes muss jeder weitere diagnostische Schritt individuell abgewogen werden. Die Effizienz und Konsequenz der daraus zu erwartenden Information steht der Zeitverzögerung und damit verspäteten Laparotomie gegenüber. Bei Neugeborenen und Säuglingen besteht hauptsächlich die Sorge, einen Volvulus zu übersehen und so einen langstreckigen Darmverlust durch eine zu späte Operation hinnehmen zu müssen.

Tab. 3.7: Die häufigsten chirurgischen Differenzialdiagnosen des akuten Abdomens im Kindesalter.

Neugeborene/Säuglinge	Kleinkinder bis Jugendliche
hypertrophe Pylorusstenose	Appendizitis
Darmatresien	Invagination
NEC	Lymphadenitis mesenterialis
Volvulus	chronisch entzündliche Darmerkrankung
komplizierter Mekoniumileus	akute Hydronephrose
toxisches Megakolon (Morbus Hirschsprung)	Bridenileus nach Laparotomie
Darmperforation	Hodentorsion
abdominale Tumoren	(stielgedrehte) Ovarialzyste
Bridenileus nach Laparotomie	akute Pankreatitis
inkarzerierte Leistenhernie, Invagination	

3.10 Verbrennungen und Verbrühungen

Verbrennungen und Verbrühungen sind im Kindesalter leider häufig. Insgesamt sind etwa 50–60 % aller Menschen, die eine stationäre Behandlung aufgrund einer thermischen Verletzung benötigen, unter 16 Jahren. Nicht selten sind die Verletzungen ausgedehnt und tief, sodass eine lange Hospitalisationsdauer mit mehreren operativen Eingriffen notwendig ist. Nach Beendigung der Akutphase ist die Rehabilitationsphase ebenso wichtig und zudem sehr aufwendig, da trotz optimaler Akutbehandlung oft kosmetisch störende und vor allem im Laufe des Wachstums funktionell auch einschränkende Narben entstehen, die nicht selten mehrere rekonstruktive Eingriffe erfordern. Umso wichtiger ist es daher, dass Kinder mit thermischen Verletzungen von einem erfahrenen, darauf spezialisierten Team, idealerweise in einem Zentrum, betreut werden, welches neben den betreuenden Pflegenden und Chirurgen auch Psychologen, Sozialarbeiter, Ergo- und Physiotherapeuten beinhaltet, sowie eine entsprechende Infrastruktur mit z. B. Schulunterricht und Kindergarten während der Hospitalisationsphasen bieten kann.

Insbesondere bei Säuglingen und Kleinkindern stehen die Verletzungen durch heiße Flüssigkeiten im Vordergrund. Verbrühungen machen etwa 90 % der thermischen Verletzungen in der Altersgruppe der 0- bis 4-Jährigen aus. Im Schulalter und der Adoleszenz rücken dann Freizeitunfälle mit offenem Feuer mehr in den Vordergrund.

Nach einer thermischen Verletzung, egal ob Verbrühung oder Verbrennung, sind die wichtigsten Sofortmaßnahmen am Unfallort die Entfernung des Patienten aus der Gefahrenzone und das Sichern der Vitalfunktionen. Wichtig ist es dann, die Hitzeeinwirkung durch unmittelbares Kühlen mit Wasser zu unterbrechen. Empfohlen wird dabei eine Wassertemperatur von nicht kälter als 20–25 °C über eine Dauer von maximal 10–20 Minuten. Bei Verbrühungen kann dabei zunächst mit Kleidung gekühlt werden; erst danach erfolgt das Entfernen der nassen Kleider, um den Zeitverlust zu minimieren. Um eine Unterkühlung, insbesondere bei Säuglingen und Kleinkindern, zu verhindern, sollten diese anschließend gewärmt werden. Für den Transport in die erstversorgende Klinik oder das Zentrum ist eine Volumensubstitution mit initial 10 ml/kg als Bolus und 10–15 ml/kg in der folgenden Stunde einer kristallinen Infusionslösung sinnvoll.

In Rahmen der Erstversorgung muss bei Verbrennungen auf Hinweise für ein Inhalationstrauma geachtet werden, das nahezu ausschließlich nach Unfällen in geschlossenen Räumen vorkommt und insgesamt selten ist. Verbrennungswunden im Gesichtsbereich, versengte Nasenhaare, Konjunktivitis, Halsschmerzen, Heiserkeit oder Husten können hinweisend sein. Nach Sicherung der Vitalfunktionen und Abschätzung möglicher Begleitverletzungen (z. B. im Rahmen eines Sturzes) erfolgt die erste Einschätzung, Protokollierung und wenn möglich Fotodokumentation der Verbrennungsausdehnung bezogen auf die Gesamtkörperoberfläche (KOF) des Kindes. Der Alltag zeigt, dass die Verletzungsausdehnung im Kindesalter häufig überschätzt wird. Es sind daher unbedingt Schemata zu altersabhängigen Einschätzungen notwendig (Abb. 3.2). Im Vergleich zum Erwachsenen liegt der größte Unterschied der Propor-

Kinder 0–8 Jahre | Kinder 9–15 Jahre

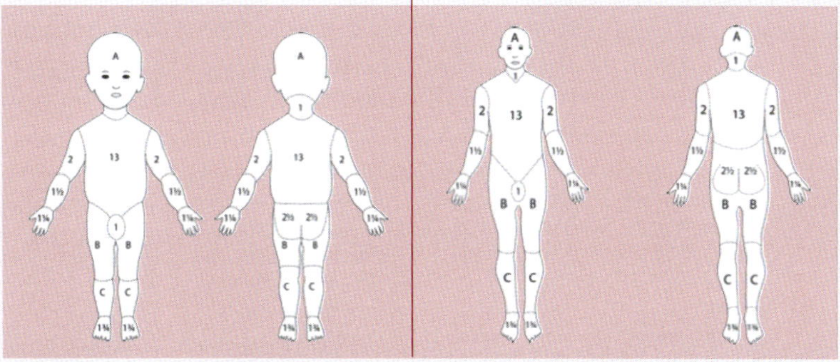

Körperteil	Alter in Jahren							
	0	1	3	5	7	9	12	15
A = 1/2 Kopf	9,5%	8,5%	7,5%	6,5%	6,0%	5,5%	5,0%	4,5%
B = 1/2 Oberschenkel	2,75%	3,25%	3,5%	4,0%	4,25%	4,25%	4,5%	4,5%
C = 1/2 Unterschenkel	2,5%	2,5%	2,75%	2,75%	2,75%	3,0%	3,0%	3,25%

Abb. 3.2: Verbrühungs-/Verbrennungsschemata zur Berechnung der betroffenen Körperoberfläche (in %) im Kindesalter.

tionen im Bereich von Kopf und unteren Extremitäten. Eine sehr gute Einschätzung ermöglicht auch die Abschätzung anhand der Hand (Handinnenfläche inklusive der Finger) des betroffenen Kindes, die 1 % seiner Körperoberfläche entspricht. Ebenfalls muss auf zirkulär betroffene Areale geachtet werden, die ggf. ein besonderes Management und Monitoring erfordern.

Leider sind thermische Verletzungen auch immer wieder Folge einer Kindsmisshandlung. Wichtig ist es, Unstimmigkeiten bei der Anamnese und entsprechende typische Verletzungsmuster zu erkennen. So sollten z. B. socken- oder handschuhartige Verletzungen und Kontaktverbrennungen mit z. B. Bügeleisenabdruck oder durch eine Zigarette unbedingt aufhorchen lassen. Die Einleitung entsprechender Schritte ist dann zwingend erforderlich (siehe Kapitel 3.11).

Die Tiefenausdehnung einer thermischen Verletzung ist anfangs nicht zuverlässig zu beurteilen und lässt sich oft erst im Verlauf von 3–7 Tagen endgültig festlegen. Vor allem die Tiefenausdehnung von Verbrühungen wird anfänglich häufig unterschätzt. Man unterscheidet bei Verbrennungen und Verbrühungen im Wesentlichen folgende Schweregrade (Tab. 3.8).

Tab. 3.8: Gradeinteilung mit Histologie, klinischem Befund, Prognose und Therapie von Verbrennungen und Verbrühungen.

	Histologie	Klinischer Befund	Prognose	Therapie
Grad I	Destruktion der Epidermis	„Sonnenbrand", Rötung, schmerzhaft	spontane Abheilung innerhalb weniger Tage	symptomatische Analgesie
Grad IIa	weitgehende Destruktion der Epidermis und oberflächlichen Dermis, große Anteile der Basalmembran sind erhaltenen	Wundgrund rot/rosig und feucht, Blasenbildung, schmerzhaft	Abheilung innerhalb von 8–14 Tagen ohne Narbenbildung, Hypopigmentation über einige Jahre häufig	konservativ
Grad IIb	vollständige Destruktion der Epidermis mit der Basalmembran und teilweise Destruktion der Dermis	Wundgrund gesprenkelt weißlich-rosa und trockene Blasenbildung, weniger schmerzhaft	spontane Abheilung über die Wundränder nicht vom Wundgrund ausgehend in >14 Tagen; Narbenbildung	Spalthaut-transplantation erforderlich
Grad III	Epidermis und gesamte Dermis mit Anhangs-gebilden sind zerstört, oft auch Subkutis mitbetroffen	Wundgrund weiß und trocken, schmerzarm	nach 2–3 Wochen entzündungs-bedingte Abstoßung der Nekrosen, oft mit Begleitinfektion, sehr langwierige Heilung von den Wundrändern, ausgeprägte Narbenbildung	Spalthauttransplantation erforderlich, ggf. zusätzlich Dermisersatz (Kollagen); bei bestimmten Lokalisationen (z. B. Gesicht, Hand) kann je nach Größe eine Vollhauttransplantation sinnvoll sein

Ein thermisches Trauma führt ab einer Ausdehnung von >10–15 % KOF neben der lokalen Verletzung der Haut auch zu einer systemischen Schädigung des gesamten Organismus (sogenannte Verbrennungskrankheit). Im Bereich der Verletzung kommt es zu einer Koagulationsnekrose, Vasokonstriktion und Thrombose. Dadurch vergrößert sich der Weichteilschaden. Freigesetzte toxische, vasoaktive Substanzen führen in den ersten 48 Stunden nicht nur zu einem lokalen, sondern auch zu einem generalisierten Ödem durch eine erhöhte Gefäßpermeabilität (capillary leak) mit Flüssigkeitsverlust ins Interstitium. Zudem kommt es zu Fieber, hyperzirkulatorischen Kreislaufverhältnissen, einer katabolen Stoffwechsellage sowie einer lokalen und systemischen Immunsuppression. Die Destruktion der Epidermis führt zum Verlust der Schutzfunktion der Haut mit weiteren Flüssigkeits-, Eiweiß- und Wärmeverlusten. Das Infektionsrisiko steigt zudem stark an. Mögliche Komplikationen sind u.a. Wundinfektionen, Sepsis, Lungenödem, respiratorische Insuffizienz, Hirnödem, Magen-Darm-Blutungen, paralytischer Ileus oder Niereninsuffizienz.

Unter anderem daraus ergeben sich die Indikationen zur Hospitalisation von Kindern mit thermischen Verletzungen und Wundflächen bei Säuglingen und Kleinkindern mit > 5 % bzw. bei Schulkindern mit > 10 % betroffene KOF. Verlegungskriterien in spezialisierte Zentren sind thermische Verletzungen von Gesicht/Hals, Anogenitalbereich, Händen, Füßen sowie zirkuläre Verletzungen und solche, die große Gelenke übergreifen, außerdem eine Ausdehnung von > 15 % KOF für zweitgradige und > 10 % für drittgradige Areale, Inhalationstrauma, Elektrotrauma und Verdacht auf Kindsmisshandlung.

Die Initialbehandlung im Zentrum umfasst Analgesie/Analgosedierung, Infusionstherapie und Wundversorgung:

1. Analgesie

Schon am Unfallort sollte eine rasche und ausreichende Analgesie erfolgen (z. B. Fentanyl intranasal, Ketamin i.v.), die konsequent in der Klinik weitergeführt werden muss. Hierfür werden in der Regel Opiate in Kombination mit Nichtopiaten (z. B. Paracetamol oder Metamizol) eingesetzt. Bei Bedarf muss zusätzlich eine Sedierung des Patienten erfolgen.

2. Infusionstherapie

Ab einer Wundfläche von > 15 % der KOF muss eine intravenöse Infusionstherapie mit Bilanzierung erfolgen. Zum Monitoring werden ein zentral venöser Katheter, Blasenkatheter, Laborkontrollen, tägliche Bilanzierung bzw. Gewichtskontrollen und eine Temperatursonde benötigt. Es gibt zahlreiche Formeln zur Berechnung des Flüssigkeitsbedarfs. Eine mögliche Formel sowie infrage kommende Infusionslösungen, -mengen und -geschwindigkeiten sind in Tabelle 3.9 für die ersten drei Tage dargestellt. Kolloidale Infusionen sind erst 24–48 Stunden nach dem Unfall sinnvoll, da sie aufgrund des Kapillarlecks vorher nicht intravasal verbleiben, sondern ins Interstitium gelangen würden und dort das Ödem noch verstärken.

Bei instabiler Kreislaufsituation wird ein Bolus einer kristalloiden Flüssigkeit gegeben (15–20 ml/kg). Bei dennoch persistierender Kreislaufsuppression sollte eine Dobutamin-Dauertropfinfusion versucht werden. In den ersten zwei Tagen ist der Patient durch eine Hypovolämie und Hyponatriämie gefährdet, anschließend drohen Hypervolämie und Hypernatriämie. Das Infusionsregime muss immer individuell angepasst werden. Eine Gewichtszunahme von max. 10–15 % kann in den ersten zwei Tagen toleriert werden. Zusätzlich sollte eine Ulkusprophylaxe erfolgen.

3. Wundversorgung

Erst nach initialer Stabilisierung des Patienten wird möglichst rasch die chirurgische Wundversorgung durchgeführt, meist ist dies in Analgosedierung möglich. Der Tetanusimpfschutz muss immer abgefragt werden und bei nicht vorhandenem oder nicht ausreichendem Schutz muss simultan geimpft bzw. eine Auffrischimpfung durchgeführt werden (siehe Kapitel 3.3).

Tab. 3.9: Beispiel für ein Infusionsregime bei Verbrennungen oder Verbrühungen > 10 % der KOF bei Kindern.

	Tag 1	Tag 2	Tag 3
Infusionslösung	NaCl 0,9 % + Glukose 5 % 1 : 1	NaCl 0,9 % + Glukose 5 % 1 : 2	NaCl 0,9 % + Glukose 5 % 1 : 4
Zusätze	Natrium-Bikarbonat 8,4 %: 15 ml auf 500 ml; sobald normale Urinausscheidung KCl 7,45 %: 5–10 mmol pro 500 ml	Humanalbumin 20 %: 50 ml auf 500 ml KCl 7,45 %: 5–10 mmol pro 500 ml	evtl. Humanalbumin 20 %: 50 ml auf 500 ml KCl 7,45 %: 5–10 mmol pro 500 ml
Infusionsmenge	Erhaltungsbedarf (A) + 5 ml × kg × % KOF (B)	Erhaltungsbedarf (A) + 3 ml × kg × % KOF (B)	Erhaltungsbedarf (A) + 1 ml × kg × % KOF (B)
Infusionsgeschwindigkeit (ml/h)	erste 4 h: A/24 + B/12 zweite 4 h: A/24 + B/24 nächste 16 h: A/24 + B/32	A + B/24	A + B/24
Oligurie (<0,5–1 ml/kg/h)	Bolusgabe 10–20 ml/kg NaCl 0,9 % oder z. B. Ringer-Lactat; ggf. Infusionsgeschwindigkeit in 10- bis 20 %-Schritten erhöhen	Bolusgabe 10–20 ml/kg NaCl 0,9 % oder z. B. Ringer-Lactat; ggf. Infusionsgeschwindigkeit in 10- bis 20 %-Schritten erhöhen	eventuell Furosemid

Wichtig ist, dass die Körpertemperatur des Patienten vor der ersten Wundversorgung mindestens im oberen Normbereich liegt. Zudem muss insbesondere bei ausgedehnten Verletzungen auf eine ausreichende Umgebungstemperatur durch „Vorheizen" des Operationssaals geachtet und auch während des Eingriffs regelmäßig die Körpertemperatur überprüft werden. Durch die freiliegenden Wundflächen kommt es oft zu einer raschen und unbemerkten, jedoch erheblichen Auskühlung des Patienten.

Es sollte eine Desinfektion bzw. ein Reinigungsbad z. B. mit Octenisept®-Lösung erfolgen. Blasen sollten eröffnet und abgetragen werden, da man unter anderem eine verzögerte Reepithelialisierung durch die Blasenflüssigkeit und ein Bakterienwachstum ausgehend von den Haarfollikeln annimmt. Bei bereits offenen Blasen werden die Blasenreste entfernt. Zu achten ist auf zirkuläre drittgradig betroffene Areale. Dort ist häufig und unverzüglich eine Escharotomie (Entlastungsschnitte durch den Verbrennungsschorf) zur Sicherung der Durchblutung der Peripherie bei den Extremitäten oder auch zur Vermeidung einer Atemwegskompromittierung an Hals und/oder Stamm notwendig. Spätestens im Rahmen dieser Erstversorgung muss die Verbrennungsausdehnung festgelegt werden, zudem sollten unbedingt Körpergewicht und Länge standardisiert erfasst werden als Berechnungsgrundlage für die Flüssigkeitssubstitution. Die Wunden werden abschließend mit dafür geeigneten Verbandsmaterialen bedeckt, von denen zahlreiche zur Verfügung stehen (z. B. Ialugen plus®, Mepilex Ag®, Acticoat® etc.).

Im Verlauf erfolgen dann regelmäßige Verbandswechsel. Bei den konservativ zu behandelnden, zweitgradig oberflächlichen (IIa) Verletzungen solange, bis die Wunden spontan reepithelialisiert sind. In der Regel ist dies nach 8 bis 14 Tagen der Fall, dann ist auch keine Nachbehandlung erforderlich, da nicht mit einer Narbenbildung zu rechnen ist.

Zweitgradig tiefe (IIb) und drittgradige thermische Verletzungen werden prinzipiell chirurgisch versorgt. Standard ist heutzutage die tangentiale Frühnekrosektomie bei Verbrennungen in den ersten 3–7 Tagen und die Defektdeckung mittels autologer Spalthauttransplantation. Für die weitaus größere Anzahl an Patienten mit Verbrühungen ist dies oft erst später (8–14 Tage) möglich, da typischerweise erst dann die definitive Tiefe der Verletzung bestimmt werden kann. In der Regel können bis zu einer Verletzungsausdehnung von 20 % KOF Nekrosektomie und Deckung in einer Sitzung erfolgen. Die Spalthautentnahmestelle der ersten Wahl ist im Kindesalter der behaarte Kopf, da die Komplikationsrate am geringsten ist, problemlos mehrfache Entnahmen möglich sind und es quasi nie zu einer Narbenbildung kommt. Kleinflächige thermische Verletzungen, die dorsalen Seiten der Hände und das Gesicht sollten aus ästhetischen Gründen immer mit ungemeshter Spalthaut gedeckt werden. Die Anogenitalregion dagegen erfordert aufgrund der hohen und dauerhaften Infektionsgefahr eher gemeshte Transplantate (Expansion 1 : 1,5/1 : 3) nach besonders gründlicher Vorbereitung der Wundfläche.

Die offene Wundbehandlung mit Gerbung durch Povidonjod hat heute nur noch für sehr kleinflächige Areale (ca. 1 cm^2) und beispielsweise im Bereich der Ohrmuscheln ihren Stellenwert.

Großflächige, schwere Verletzungen müssen im Zentrum behandelt werden. Ein umfassendes Behandlungskonzept ist notwendig. Die Nekrosektomie muss hier in mehreren Teileingriffen (ca. 20–30 % pro Eingriff) erfolgen, da der Eingriff sehr kreislaufbelastend ist, insbesondere durch hohe Blutverluste. Hier kommen außerdem besondere Techniken zur Defektdeckung in Betracht. Biosynthetische Produkte zum Dermisersatz (z. B. INTEGRA Artificial Skin® oder Matriderm®) werden eingesetzt, ebenso wie Keratinozytenkulturen, bei denen aus einer 5 cm^2 großen Hautbiopsie innerhalb von 2–3 Wochen etwa 1000–1500 cm^2 mehrschichtige Epidermistransplantate gezüchtet werden können. Da häufig initial nicht ausreichend Spenderareale zur Defektdeckung zur Verfügung stehen, wird intermediär häufig Kadaverhaut verwendet.

Die Nachbehandlung von Verbrennungen und Verbrühungen ist sehr aufwendig und zeitintensiv. Sie erfordert eine enorme Compliance von Patienten und Patienteneltern. Daher ist eine umfassende Informationen und regelmäßige Betreuung auch in dieser Zeit durch ein spezialisiertes Team essenziell. Besonders Kinder bilden häufig hypertrophe Narben oder Keloide aus. Die Nachbehandlung nach Spalthauttransplantation umfasst daher immer eine Kompressionsbehandlung für ca. 12 Monate zur Vermeidung einer Narbenhypertrophie, ggf. in Kombination mit einer Salben- oder Pflasterbehandlung der Narben mit Silikonprodukten, ggf. Lagerungsschienen zur Nacht bei gelenkübergreifenden Verletzungen und eine frühzeitige Physio- bzw. Ergotherapie. Treten im Verlauf insbesondere durch das Wachstum der Patienten funktionelle Störungen durch Strangbildungen oder Narben auf, müssen rekonstruktive Eingriffe durchgeführt werden. Dies betrifft vor allem den Gesichts-, Halsbereich und die Extremitäten (z. B. Lidektropium, Verziehen des Mundwinkels, Einschränkung der Kaumuskulatur, Behinderung der Nahrungsaufnahme, Bewegungseinschränkungen, Gelenkkontrakturen). Therapeutische Optionen sind dann z. B. Z-Plastiken, erneute Hauttransplantationen (z. B. Narbenrelease mit Dermisersatz und Spalthautdeckung, Vollhauttransplantationen) oder Lappenplastiken mit eventuell vorheriger Hautexpansion. Diese Korrekturoperationen sollten in der Regel frühestens 2 Jahre nach dem initialen Trauma durchgeführt werden, um eine abgeschlossene Narbenreifung erreicht zu haben. Zudem sind oft kosmetische Korrektureingriffe notwendig. Auch hier stehen die oben genannten Verfahren zur Verfügung, jedoch zusätzlich auch Dermabrasionen, Needling-Techniken oder ein sogenanntes „dermal overgrafting“, bei dem die Narbendermis geglättet und mit einer dünnen Spalthaut erneut gedeckt wird. Auch verschiedene Laseranwendungen kommen zum Einsatz.

3.11 Kindsmisshandlung

Unter einer Kindsmisshandlung versteht man nicht zufällige, bewusste oder unbewusste körperliche und/oder seelische Schädigungen eines Kindes, die zu Verletzungen, Entwicklungshemmungen oder zum Tode führen. Im Folgenden sollen einige wesentliche Punkte zu den körperlichen Misshandlungsformen und -folgen angesprochen werden.

Ein Verdachtsmoment für eine Kindsmisshandlung entsteht selten allein aufgrund eines Verletzungsmusters, sondern meist in Zusammenschau mit der Anamnese, dem Verhaltensmuster des Kindes, psychosomatischen Auffälligkeiten und Angaben zum sozialen Umfeld des Kindes (Tab. 3.10). In 90 % der Fälle zeigen sich Hämatome. Hier ist insbesondere auf die Lokalisation und Farbe zu achten, die mit dem angegebenen Unfallzeitpunkt und -hergang korreliert werden müssen. Unfallbedingte Hämatome liegen typischerweise über knöchernen Prominenzen (z. B. Stirn, Kinn, Knie), Hämatome, die im Rahmen einer Misshandlung entstanden sind, also durch Fremdeinwirkung, dagegen eher im Bereich der Körperrückseite, der Brust, im Genitalbereich, den Augen, Ohren, dem Mund und am Handrücken. Verbrennungen und Verbrühungen machen etwa 10 % aller Misshandlungsfälle aus. Typische verdächtige Muster sind z. B. strumpf- oder handschuhartige Verbrühungen oder Kontaktverbrennungen (Zigarettenabdrücke, Bügeleisenabdrücke etc.). Frakturen kommen bei bis zu 55 % der misshandelten Kinder vor, insbesondere bei Kindern unter drei Jahren. An eine Misshandlung sollte insbesondere bei Absprengungen von Metaphysenkanten am Ende der langen Röhrenknochen, Rippenfrakturen, Schädelfrakturen sowie Quer- und Spiralfrakturen von Femur, Humerus, Tibia oder Fibula bei jungen Kindern gedacht werden. Multiple Frakturen bzw. periostale Reaktionen in unterschiedlichen Heilungsstadien deuten ebenfalls auf eine Kindsmisshandlung hin. ZNS-Verletzungen (z. B. Schütteltrauma) machen ca. 10–20 % der Kindsmisshandlungsfälle aus, überwiegend kommen sie im ersten Lebensjahr vor. Durch gewaltsames/forciertes Hin- und Herschütteln des Säuglings oder Kleinkindes mit gleichzeitiger Fixation an den Oberarmen oder dem Rumpf kommt es unter anderem zu subduralen Hämatomen, retinalen Blutungen, diffusen Hirnschädigungen und/oder Frakturen. Äußerlich sichtbare Verletzungen fehlen oft gänzlich oder sind nur diskret. Sie stellen die häufigste misshandlungsbedingte Todesursache dar. Im Falle einer Kindsmisshandlung oder bei bestehendem Verdacht muss eine entsprechende ausführliche diagnostische Abklärung erfolgen und der Fall interdisziplinär (z. B. in

Zusammenarbeit mit einer Kinderschutzgruppe) aufgearbeitet werden. Das Kind muss bis zur Klärung der Umstände hospitalisiert bleiben, wenn möglich mit Einverständnis der Eltern. Die körperliche Untersuchung sollte kindgerecht und besonders sorgfältig sein und die erhobenen Befunde müssen fotografisch dokumentiert werden. Bei bestehendem Verdacht auf eine Kindsmisshandlung muss immer auch der Augenhintergrund mit der Frage nach retinalen Blutungen untersucht werden. Der begründete Verdacht auf eine Kindsmisshandlung stellt immer eine besondere Herausforderung für das betreuende Team dar. Oft ist es für dieses genauso wie für die Angehörigen des Patienten (möglicherweise gleichzeitig angeklagte Personen) eine enorme psychische Belastung. Ein strukturiertes Vorgehen, das idealerweise die rasche Miteinbeziehung einer Kinderschutzgruppe, bestehend aus nicht in die individuelle medizinische Behandlung eingebundenem geschultem Personal aus dem medizinischen, sozialpädagogischen und psychologischen Bereich beinhaltet, erleichtert diese Situation erheblich. Zudem muss es zur Sicherung der Professionalität zwingend gefordert werden.

Tab. 3.10: Mögliche Hinweise auf eine Kindsmisshandlung.

- ☐ fehlende, vage, unklare, missverständliche oder wechselnde Erklärungen für Verletzungen
- ☐ inadäquater Unfallmechanismus
- ☐ nicht plausible Verletzungen
- ☐ Verletzungen in unterschiedlichen Heilungsstadien
- ☐ verzögerte ärztliche Konsultation bei schweren Verletzungen
- ☐ Verletzungen, die angeblich durch das Kind selbst oder dessen Geschwister zugefügt wurden, was jedoch nicht plausibel ist
- ☐ Entdecken vorher nicht angegebener, zusätzlicher Verletzungen
- ☐ häufiger Wechsel der medizinischen Betreuung (Klinik, Kinderarzt) bei Verletzungen
- ☐ Hinweise von Dritten oder dem Kind selbst auf eine Misshandlung

4 Kinderradiologische Gesichtspunkte in der Kinderchirurgie

4.1 Besonderheiten der Röntgendiagnostik

Beachtung des Strahlenschutzes

Die Leitlinien der Bundesärztekammer und der EU-Kommission (www.med.unibo.it/rad2/Rad/Leggi/eur16261.pdf) sollen beachtet werden.

Darüber hinaus ist eine strenge Indikationsstellung immer erforderlich (siehe Berichte der Strahlenschutzkommission (SSK), Heft 51 (2006), H. Hoffmann GmbH-Fachverlag, sowie „Orientierungshilfe für radiologische und nuklearmedizinische Untersuchungen" (www.ssk.de)).

Ein exaktes und korrektes Einblenden ist immer notwendig.

Die altersabhängige Fixation des Kindes durch medizinisches Personal und Fixationshilfen, gegebenenfalls auch ein Einspannen in eine Babixhülle (insbesondere bei Thoraxaufnahmen und speziellen Durchleuchtungsuntersuchungen) ist zur Sicherstellung der korrekten Projektion notwendig.

Zum Ausschluss oder zur Bestätigung von Frakturen müssen immer Röntgenaufnahmen in zwei Ebenen erfolgen. Vergleichsaufnahmen der Gegenseite sind obsolet! Bei einfachen Schädelprellungen ohne neurologische Symptomatik ist die Röntgenaufnahme des Schädels nicht indiziert, alternativ kann ein transkranieller Ultraschall durchgeführt werden.

Einsatz von Röntgenkontrastmittel zur Darstellung des Gastrointestinaltrakts

Die Osmolalität des Kontrastmittels muss immer beachtet werden! Es sollte möglichst ein Angleich an die Blutosmolalität durch Verdünnen mit Aqua erreicht werden. Die Blutosmolalität liegt zwischen 265 mosmol/kg H_2O bei Frühgeborenen und 295 mosmol/kg H_2O bei Erwachsenen.

Die Bariumsuspension dissoziiert nicht und ist daher nicht osmotisch wirksam. Sie kommt bei der Darstellung des Magen-Darm-Trakts zur Anwendung. Nicht angewendet werden sollte sie bei Stenose, akutem Abdomen, perioperativ oder bei Aspirationsgefahr.

Isovist® (Iotrolan, Osmolalität bei 37 °C: 320 mosmol/kg H_2O): Es erfolgt eine unverdünnte Anwendung zur Darstellung des Tracheobronchialsystems oder bei Verdacht auf Aspiration.

Solutrast 300® (Iopamidol, Osmolalität bei 37 °C: 616 mosmol/kg H_2O) sollte verdünnt mit Aqua 1 : 1 oder alternativ 2 : 1 verwendet werden. Aufgrund der Wasserlöslichkeit kann es u. a. zur perioperativen Darstellung des Magen-Darm-Traktes verwendet werden.

Gastrografin® (Salz der Amido-(Dia-)trizoesäure, Osmolalität bei 37 °C: 2150 mosmol/kg H_2O) ist wegen der hohen Osmolalität nicht zur oralen Anwendung bei Kindern geeignet. Ein zusätzlicher Risikofaktor ist der hohe Natriumgehalt. Daher ist vor allem bei Neugeborenen, bei denen physiologischerweise die Ausscheidung von Natrium über die Nieren noch eingeschränkt ist, die Indikation zum Einsatz sehr eng zu stellen. Die Anwendung ist ausschließlich therapeutisch als sogenannte Gastrografin-Lavage beim Mekoniumileus. Hier ist Gastrografin verdünnt 1 : 2 mit Aqua rektal anwendbar, allerdings wird diese Fragestellung in der Literatur kontrovers diskutiert.

4.2 Spezielle radiologische Diagnostik einzelner Krankheitsbilder

Fremdkörpersuche

Hier ist nur der Nachweis von röntgendichten Strukturen (abhängig von der Ordnungszahl) möglich. Zunächst erfolgt eine Aufnahme des Abdomen a.-p. im Liegen. Falls hier kein Nachweis des vermeintlich verschluckten Fremdkörpers gelingt, erfolgt anschließend eine Aufnahme des Thorax seitlich im Liegen mit Hals und Nasopharynxbereich. Speichelt das Kind und besteht somit der klinische Verdacht auf einen Fremdkörper im Nasopharynx oder Ösophagus, sollte die Reihenfolge der Aufnahmen geändert werden.

Akutes Abdomen

Zunächst wird eine Leerdiagnostik mit einer Abbildung des gesamten Abdomens einschließlich des Zwerchfells bis zur Symphyse zum Nachweis von Spiegeln, freier Luft, ungleichem Luftverteilungsmuster, colon cut-off sign (Abbruch der Kolonluft) durchgeführt. Die Aufnahme erfolgt in Rückenlage a.-p. im Liegen und in Linksseitenlage. Vor dieser Aufnahme sollte das Kind mindestens 5–10 Minuten lang in Seitenlage gelagert werden, damit sich Spiegel und freie Luftansammlungen ausbilden können. Alternativ ist zum Nachweis freier Luft auch eine Aufnahme im Liegen mit horizontalem Strahlengang möglich.

Die Ultraschalldiagnostik wird alternativ oder ergänzend bei Verdacht auf Peritonitis, Volvulus, Invagination, Mekoniumpropf, Appendizitis oder nekrotisierende Enterokolitis durchgeführt.

Babygramm

Darstellung des Thorax und Abdomens einschließlich Symphyse in einer Aufnahme mit folgenden strengen Indikationen: Verdacht auf Ösophagusatresie, Zwerchfellhernie oder zur Nabelkatheter-Lagekontrolle.

Abdomenleerdiagnostik bei anorektalen Fehlbildungen

Die Abdomenaufnahme wird seitlich in Bauchhängelage in Columbia-Technik durchgeführt (siehe Abb. 4.1). Ein Invertogramm ist nicht mehr indiziert wegen möglicher zerebraler Schä-

1 2 3 4 5 6 7 8 9 10 11 12

digung. Die Aufnahme sollte frühestens im Alter von 24 Stunden durchgeführt werden, da die Luft diese Zeit benötigt, um den gesamten Gastrointestinaltrakt zu passieren.

Die Einteilung der Analatresie kann radiologisch auch anhand der I-Linie erfolgen: Parallele zur P-C-Linie (Oberrand Os pubis – Os coccygeum) durch den Unterrand des Os ischium. Liegt das luftgefüllte Rektum unterhalb dieser Linie, handelt es sich um eine tiefe Analatresie.

Es sollte unbedingt zusätzlich eine Beurteilung der eventuell assoziierten Os-sacrum-Fehlbildungen (kaudales Regressionssyndrom, VACTERL) erfolgen.

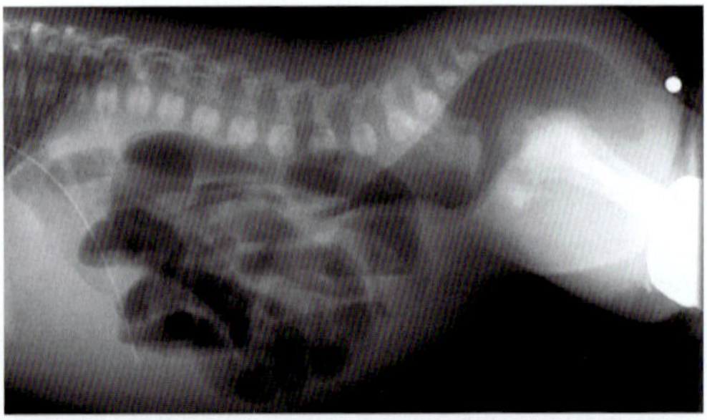

Abb. 4.1: Aufnahme einer Analatresie in Columbia-Technik (Bauchhängelage, Analgrübchen mit Bleikugel markiert). Der Abstand zwischen luftgefülltem Rektum und dem Analgrübchen beträgt knapp 1 cm, es liegt somit eine tiefe Form der Analatresie vor.

Immaturer Darm beim Frühgeborenen

Indikationen zur Diagnostik sind z. B. der Verdacht auf eine intestinale Obstruktion des Neonaten oder eine Kontrastmittel-Leckage.

Es wird eine fraktionierte Magen-Darm-Passage (MDP) mit verdünntem Solutrast® (1 : 1 mit Aqua) durchgeführt mit einer Gabe von insgesamt 5–7 ml/kg KG, wenn möglich fraktioniert. Das Kind sollte wegen der besseren Magenentleerung in Rechtsseitenlage gelagert werden. Die Magensonde muss unbedingt verschlossen werden wegen des sonst möglichen Rücklaufs. Es erfolgt die Durchführung einer Aufnahmeserie: nativ, 20 min, 1 h, 4 h, 6 h nach Kontrastmittelgabe. Optional sind noch spätere Aufnahmen bei ausgeprägter Passageverlängerung bzw. eine Entleerungsaufnahme notwendig.

Nekrotisierende Enterokolitis

Die Abdomenleerdiagnostik wird zur Darstellung von geblähten Darmschlingen, Doppelkontur der Darmwand als Zeichen einer Pneumatosis, Pfortadergas als Spätzeichen oder Perforation durchgeführt.

Verlaufsaufnahmen sollten zusätzlich in Linksseitenlage zur Darstellung freier Luft erfolgen. Im Intervall kann eine Kontrastmitteldarstellung des Darms zum Ausschluss von Atresien als Residuum der ausgeheilten NEC notwendig werden.

Mekoniumileus

Der Mekoniumileus tritt in der Regel als Erstmanifestation einer zystischen Fibrose auf. Die Differenzialdiagnose dieser tiefen intestinalen Obstruktion umfasst jedoch immer auch unter anderem folgende Erkrankungen: tiefer Dünndarmileus (z. B. durch eine Ileumatresie), Mekoniumpropfsyndrom, Morbus Hirschsprung, Kolonatresie.

Zunächst wird eine Abdomenleerdiagnostik in 2 Ebenen durchgeführt. Typisches Frühzeichen ist eine konkave Spiegelbildung. Es sollte keine orale Kontrastmittelgabe erfolgen.

Eine rektale Füllung über eine ungeblockte rektale Sonde wird zunächst mit Solutrast verdünnt mit Aqua 1 : 1 zum Ausschluss einer Kolonatresie durchgeführt. Bei einem unkomplizierten Mekoniumileus mit gleichmäßig luftgefüllten Dünndarmschlingen sollte anschließend der Darm mit verdünntem Gastrografin (1 : 2 mit Aqua) gefüllt werden. Dem umgebenden Gewebe wird durch die hohe Osmolalität Flüssigkeit entzogen, die in den Darm einströmt und das Mekonium löst. Zusätzlich wird dem Lösungsvermittler Twen20 eine therapeutische Wirkung zugeschrieben. Zu beachten sind Elektrolytentgleisungen. Das Füllen bis zum terminalen Ileum ist in bis zu 3 Prozeduren im Verlauf von 24–48 Stunden möglich mit konsekutivem Lösen des Mekoniums. Kontraindiziert ist dieses Vorgehen beim komplizierten Mekoniumileus. Abgebrochen werden muss, wenn eine bisher nicht bekannte oder vermutete Darmperforation diagnostiziert wird.

Invagination

Sonographisch (vgl. Kapitel 6.5) zeigt sich bei der Invagination typischerweise eine Kokarde (Schießscheibenzeichen, Pseudokidneyzeichen). Diese entsprechen den ineinandergestülpten Darmanteilen (wie eingestülpte Handschuhfinger). Häufig ist auch etwas freie Flüssigkeit darstellbar.

Wird eine Abdomenleerdiagnostik durchgeführt, zeigen sich typischerweise eine Aussparungsfigur im rechten Unterbauch und ein Abbruch der Kolonluft (colon cut-off sign).

Desinvagination

Zu beachten sind folgende Kontraindikationen: Anamnese > 12–24 Stunden und schlechter Allgemeinzustand des Kindes, mehr als 2–3 Re-Invaginationen, Peritonitis, (beginnender) Schockzustand (siehe Kapitel 6.5). Besteht der Verdacht auf eine Dünndarm-Dünndarm-Invagination ist abhängig von der Klinik eine Schnittbildgebung (MRT-Untersuchung) durchzuführen.

Es bestehen folgende Möglichkeiten zur Desinvagination:

1. hydrostatische Reposition mit 0,9 % Kochsalzlösung unter Ultraschallkontrolle
2. retrograde Luftfüllung unter Durchleuchtung
3. hydrostatische Reposition mit verdünntem, nicht ionischem Röntgenkontrastmittel unter Durchleuchtung

In der Regel wird zur hydrostatischen Desinvagination eine retrograde rektale Darmfüllung durchgeführt, welche über einen geblockten Ballonkatheter erfolgt. Das Gesäß wird mit einem Klebeband zusätzlich fest fixiert. Zunächst wird mit Solutrast 300® 1 : 1 mit Aqua verdünnt bis zum Querkolon gefüllt, dann erfolgt das weitere Füllen mit angewärmter Ringerlösung bis zur Darstellung des Invaginatkopfes. Die Lösung wird durch den hydrostatischen Druck durchgeführt, der durch die entsprechende Höhe des Beutels mit Installationslösung erzeugt wird. Zum Unterbrechen der Prozedur werden Klemmen gesetzt. Als Richtlinie kann die Dreier-Regel gelten: 3 Versuche von 3 Minuten Dauer bei einer Höhe von 3 feet (ca. 1 m) des Installationslösungsbeutels oberhalb des Patienten. Gefordert wird der Einstrom des Kontrastmittels in das terminale Ileum. Es sollte immer eine Entleerungsaufnahme angefertigt werden, die unbedingt Kontrastmittel im Ileum zeigen muss.

Zu beachten ist die Gefahr der Re-Invagination (5 %), die in etwa einem Drittel der Fälle bereits in den ersten 24 h, meist sogar innerhalb der ersten 6 h, auftreten. Als Komplikation kann eine Perforation auftreten.

Tracheoösophageale Fistel (H-Fistel)

Die Darstellung des Kontrastmittelübertritts sollte in Bauchhängelage bei eingespanntem Kind (Babixhülle) erfolgen. Durch Zurückziehen einer mit Kontrastmittel (Isovist®) angespritzten Magensonde kann eine Darstellung der Fistel ermöglicht werden. Das Kontrastmittel fließt dann nach vorne oben in den Tracheobronchialbaum.

Spezieller Teil

5 Neugeborenenchirurgie

5.1 Ösophagusatresie

Die Ösophagusatresie ist eine angeborene Fehlbildung des Ösophagus. Die häufigste Form weist einen proximalen Blindsack mit einer distalen tracheoösophagealen Fistel auf (Vogt IIIb). Die Ösophagusatresie ist häufig mit anderen Fehlbildungen assoziiert. Therapie der Wahl ist der Verschluss der Fistel und die primäre End-zu-End-Anastomose des Ösophagus. Die wichtigsten Komplikationen sind Strikturen, ein gastroösophagealer Reflux und eine Tracheomalazie.

Ätiologie und Pathogenese

Etwa in der vierten Gestationswoche haben sich normalerweise der dorsal gelegene Ösophagus und die ventral liegende Trachea, die aus einer gemeinsamen Anlage entstehen, voneinander separiert. Wird dieser kaudal beginnende physiologische Prozess gestört, entstehen tracheoösophageale Fehlbildungen.

Die Inzidenz der Ösophagusatresie wird mit 1 : 2500–4000 Lebendgeburten angegeben. Es besteht eine geringe Knabenwendigkeit. Die Ätiologie ist unklar, sie ist jedoch höchstwahrscheinlich multifaktoriell. Es gibt Hinweise auf eine genetische Ursache oder zumindest eine geringe Prädisposition, denn obwohl die überwiegende Zahl der Erkrankungen sporadisch auftritt, besteht unter Zwillingen eine Konkordanz von ca. 9 % und die Erkrankungswahrscheinlichkeit für Geschwisterkinder liegt um 1 %. Allerdings spielen bei der Entstehung der Ösophagusatresie Entwicklungsstörungen, z. B. Abnormitäten im Bereich der Neuropeptide, eine größere Rolle als genetische Faktoren. Über 50 % der Patienten haben weitere Fehlbildungen, darunter am häufigsten kardiale (ca. 30 %) und gastrointestinale (15 %), aber auch urogenitale oder muskuloskeletale Fehlbildungen (z. B. Rippenanomalien). Die sogenannte VACTERL-Assoziation fasst die häufigsten assoziierten Fehlbildungen zusammen. Dabei stehen die einzelnen Großbuchstaben für die möglicherweise ebenfalls von Fehlbildungen betroffenen anderen Organe (**v**ertebral, **a**norectal, **c**ardiac, **t**racheo-**e**sophageal, **r**enal, **l**imb). Etwa 17 % der Neugeborenen mit Ösophagusatresie weisen drei, etwa 1,5 % alle Komponenten der VACTERL-Assoziation auf. Auch bei der CHARGE-Assoziation (**c**oloboma, **h**eart defects, **a**tresia chonae, **r**etarded growth, **g**enital hypoplasia and **e**ar deformities), dem Potter-Syndrom (Nierenagenesie, Lungenhypoplasie und Gesichtsdysmorphie) und Spaltfehlbildungen (z. B. Omphalozelen, Lippen- und Gaumenspalten) liegt häufig zusätzlich eine Ösophagusatresie vor.

Die Klassifikation der Ösophagusatresie erfolgt meist nach *Vogt* und stammt aus dem Jahre 1929 (Abb. 5.1). Mit 85–90 % ist die Ösophagusatresie mit proximalem Blindsack und distaler tracheoösophagealer Fistel (Vogt IIIb, Abb. 5.1c) die weitaus häufigste Form. Dabei ist der distale Ösophagus typischerweise dünner und enger und hat über eine Fistel in Höhe der Carina

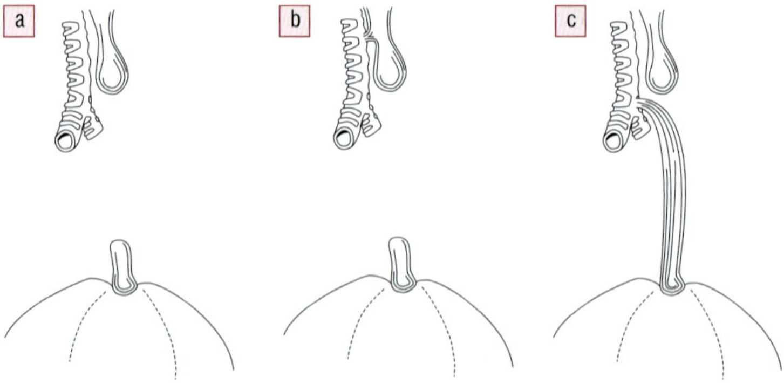

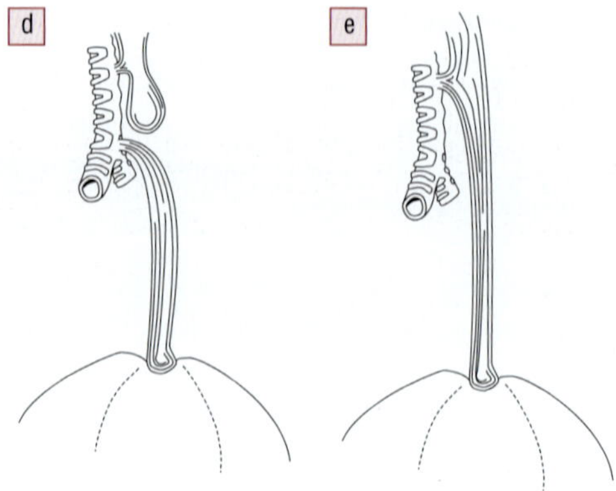

Abb. 5.1: Häufige Varianten der Ösophagusatresie:
a) Ösophagusatresie ohne tracheoösophageale Fistel (5–7 %) Vogt II
b) Ösophagusatresie mit proximaler tracheoösophagealer Fistel (2 %) Vogt IIIa
c) Ösophagusatresie mit distaler tracheoösophagealer Fistel, häufigste Form (85–90 %) Vogt IIIb
d) Ösophagusatresie mit proximaler und distaler tracheoösophagealer Fistel (1 %) Vogt IIIc
e) isolierte tracheoösophageale Fistel ohne Ösophagusatresie (H-Fistel, 4 %)

oder meist bis zu 1–2 cm darüber Kontakt zur Trachea. Der Abstand zwischen proximalem, blind endendem Ösophagus und der distalen Fistel ist sehr variabel und entscheidet über die Möglichkeit einer primären Anastomose. Die zweithäufigste Form (5–7 %) ist die Ösophagusatresie ohne tracheoösophageale Fistel (Vogt II, Abb. 5.1a). Proximaler und distaler Ösophagus enden dabei blind ohne jegliche Verbindung zur Trachea. Der obere Blindsack reicht meist bis etwa auf Höhe des zweiten Brustwirbelkörpers. Die isolierte tracheoösophageale Fistel bei anatomisch normalem, durchgängigem Ösophagus (Abb. 5.1e) kommt in etwa 4 % der Fälle vor. Dabei liegt die Fistel in der Regel in der unteren Zervikalregion. Weitere Formen sind die Ösophagusatresien mit proximaler (0,5–2 %, Vogt IIIa, Abb. 5.1b) oder proximaler und distaler tracheoösophagealer Fistel (3–5 %, Vogt IIIc, Abb. 5.1 d). Die Form Vogt I mit proximaler und distaler Aplasie des Ösophagus ist noch seltener.

Die Ösophagusatresie ist immer mit einer Motilitätsstörung des Ösophagus, vor allem im distalen Abschnitt, assoziiert. Zudem ist auch der Verschlussdruck des unteren Ösophagussphinkters erniedrigt und die Trachea abnorm. Die Trachealknorpelspangen sind typischerweise weicher und die quer verlaufenden Muskelfasern in der Hinterwand der Trachea länger.

Sind beide Veränderungen ausgeprägt, resultiert eine Tracheomalazie, bei der die Trachea in der Exspirationsphase kollabiert, sodass nur ein schlitzförmiges Lumen bleibt.

Klinische Symptomatik und Diagnostik

Je nach Form der Ösophagusatresie ist der Fetus nicht in der Lage, Fruchtwasser zu schlucken, sodass vor allem bei fehlender distaler Fistel in der Regel ein Polyhydramnion vorliegt (bei Vogt IIIb in 35 %, Vogt II in 95 %). Ein pränatal sonographisch festgestelltes Polyhydramnion ist relativ unspezifisch, zusammen mit einer fehlenden Magenblase jedoch verdächtig auf das Vorliegen einer Ösophagusatresie mit einem prädiktiven Wert von 56 %. Das Neugeborene mit einer Ösophagusatresie wird sehr rasch nach der Geburt symptomatisch mit vermehrtem Speicheln und Husten, da es das Sekret im oberen Pharynx statt es zu schlucken akkumuliert. Eine Nahrungsaufnahme wird nicht toleriert, das Kind reagiert mit vermehrtem Husten und kann zyanotisch werden. Dringender Verdacht auf eine Ösophagusatresie besteht schließlich, wenn der daraufhin unternommene Versuch, eine Magensonde zu legen, misslingt. Es sollte dann ein Babygramm durchgeführt werden, das typischerweise die im oberen Ösophagusblindsack umgeschlagene Magensonde zeigt (Abb. 5.2). Luft im Bereich des Magens und Darms beweist das Vorliegen einer distalen tracheoösophagealen Fistel, während ein luftleeres Abdomen entweder für eine Ösophagusatresie ohne Fistel oder mit nur einer proximalen Fistel spricht oder aber durch eine z. B. mit Schleim und Sekreten verlegte distale Fistel bedingt ist. Zeigt sich Luft nur in Magen und Duodenum, nicht jedoch weiter distal (Double-Bouble-Sign), muss zusätzlich eine Duodenalatresie vermutet werden. Ist der Befund nicht eindeutig, kann zur Sicherung der Diagnose einer Ösophagusatresie über die bereits liegende Magensonde Luft in den oberen Blindsack appliziert werden. Wichtig ist jedoch zu bedenken, dass radiologisch eine mögliche proximale Fistel übersehen werden kann (siehe auch Kap. 4.2). Aufgrund einer möglichen postnatalen Aspiration von pharyngealen Sekreten oder durch Reflux von Magensaft in den Tracheobronchialbaum über eine distale Fistel besteht die Gefahr der Ausbildung einer chemischen Pneumonitis. Im Babygramm zeigen sich als Hinweis hierfür möglicherweise Atelektasen oder Infiltrate. Auch mögliche begleitende Wirbel- oder Herzfehlbildungen sollten im Babygramm gleich mitbeurteilt werden.

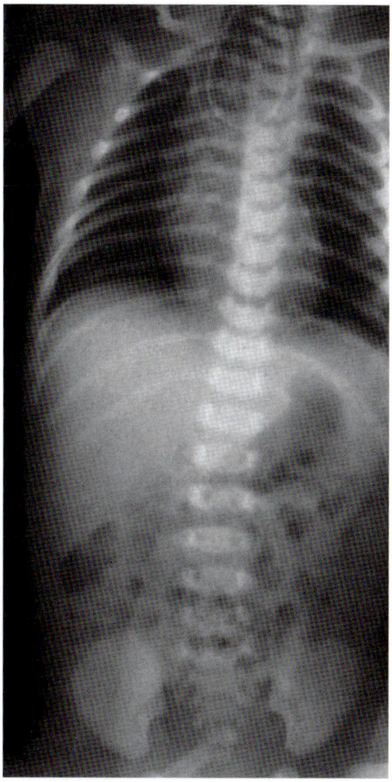

Abb. 5.2: Babygramm eines Neugeborenen mit einer Ösophagusatresie Vogt IIIb mit Abbildung der umgeschlagenen Magensonde im proximalen Blindsack und lufthaltigen Darmschlingen.

Neugeborene mit isolierter tracheoösophagealer Fistel zeigen häufig anfangs eine mildere Symptomatik, die oftmals zunächst verkannt wird und zur Verzögerung der Diagnosestellung führt. Typische klinische Zeichen sind erneut Husten oder Spucken nach der Nahrungsaufnahme, aber auch rezidivierende Pneumonien durch wiederholte Aspirationen. Zur Diagnosestellung und Lokalisation der Fistel dienen eine Kontrastmitteldarstellung sowie eine Bronchoskopie.

Ist die Diagnose einer Ösophagusatresie gesichert, sollte die Suche nach weiteren Fehlbildungen (siehe VACTERL-Assoziation) unbedingt rasch angeschlossen werden. An erster Stelle stehen hier die Durchführung einer Echokardiographie zur Beurteilung der kardialen Situation und des Verlaufs des Aortenbogens, die unbedingt präoperativ erfolgen sollte sowie eine Sonographie der Nieren und des Schädels.

Therapie

Sofort nach Diagnosestellung sollte das Neugeborene von der Geburtsklinik in eine kinderchirurgische Abteilung verlegt werden. Um das Aspirationsrisiko zu minimieren, sollte der Transport möglichst in Seitenlage erfolgen und spätestens zu diesem Zeitpunkt eine Schlürfsonde in den oberen Blindsack zur Dauerabsaugung (Sog 10 bis 15 cm H_2O) gelegt werden. Besteht eine respiratorische Insuffizienz, ist eine rasche endotracheale Intubation anzustreben. Idealerweise wird dabei versucht, das Tubusende distal der tracheoösophagealen Fistel zu platzieren.

Grundsätzlich ist die operative Korrektur der Ösophagusatresie kein Notfalleingriff. Die Neugeborenen werden in der Regel nach durchgeführter Diagnostik und Stabilisierung in den ersten beiden Lebenstagen operiert. Einzige Ausnahme ist das Frühgeborene mit schwerer respiratorischer Insuffizienz, das schlecht zu oxygenieren ist und hohe Beatmungsdrücke benötigt. Es gelangt meist sehr viel Luft über die distal des Tubusendes befindliche tracheoösophageale Fistel in den Magen, der zunehmend distendiert und letztlich zu rupturieren droht. Hier ist die notfallmäßige Ligatur der Fistel indiziert und, wenn das Kind intraoperativ stabilisiert werden konnte, eventuell auch die primäre Anastomose des Ösophagus.

Bei allen Formen der Ösophagusatresie ist sinnvoll und wünschenswert im Rahmen der operativen Versorgung in derselben Narkose eine Bronchoskopie zur Fisteldarstellung durchzuführen und somit die anatomischen Gegebenheiten klar darzustellen. Beim Typ Vogt IIIb erfolgt der Verschluss der tracheoösophagealen Fistel und eine primäre Ösophagusanastomose. Das Neugeborene wird auf die Seite gelagert, auf der der Aortenbogen verläuft, somit in der Regel eine Linksseitenlage. Es erfolgt die Inzision der Haut etwa 1 cm unterhalb der Skapula. Nach Präparation durch die Muskulatur erfolgt die extrapleurale Eröffnung des Thorax über den vierten Interkostalraum. Die Vena azygos wird in der Tiefe identifiziert und ligiert, um freien Zugang zum Ösophagus zu erlangen. Anschließend wird der distale Ösophagus freipräpariert und mobilisiert. Die Fistel wird dargestellt (Abb. 5.3a) und in unmittelbarer Nähe zur Trachea abgesetzt (Abb. 5.3b), sodass der Fistelverschluss das Lumen der Trachea jedoch nicht einengt. Auch zu diesem Zeitpunkt ist unter Umständen eine erneute Intubation der Fistel mit dem Bronchoskop durch den Anästhesisten sinnvoll und erleichtert dem Chirurgen die sicheren Identifikation der Fistelmündung erheblich. Unter dem Begriff TARTEF (**t**racheoscopy **a**ssisted **r**epair of **t**racheo-**e**sophageal **f**istula) wird dieses Verfahren zusammengefasst. Nun wird der proximale Ösophagus ebenfalls mobilisiert, bis die beiden Enden möglichst spannungsfrei End-zu-End anastomosiert werden können (Abb. 5.3c). Noch unter Sicht wird eine nasogastrale Sonde über die noch nicht vollständig genähte Anastomose vorgeschoben. Diese dient als Schienung und kann zudem postoperativ zur enteralen Ernährung verwendet werden. Eine Thoraxdrainage ist bei intakt gebliebener Pleura und „Blähen" der Lunge durch den Anästhesisten (Recruitment-Manöver) beim Verschluss des Thorax nicht notwendig. Beim Typ Vogt IIIb ist nahezu immer eine primäre Anastomose möglich, selbst bei größerem Abstand zwischen den beiden Ösophagusenden, eventuell allerdings unter noch tolerabler Spannung.

Gelingt dies in seltenen Fällen nicht, wird das distale Ende verschlossen und an der prävertebralen Faszie fixiert, um einer erneuten Retraktion vorzubeugen. Im Bereich des proximalen Pouchs muss dann eine Ösophagostomie zur Ableitung des Sekrets angelegt werden. Zusätzlich erhält das Kind zur Ernährung ein Gastrostoma. Nach 6–12 Wochen, wenn der Säugling gewachsen ist, erfolgt dann sekundär die Anastomose. Unterstützt und ggf. vom Zeitbedarf her verkürzt werden kann dies auch durch eine in regelmäßigen Abständen erfolgende Längsdehnung der Ösophagusstümpfe von proximal und distal in Narkose.

Zwischen dem zweiten und vierten postoperativen Tag kann mit der enteralen Ernährung über die transanastomotisch liegende Magensonde begonnen werden. Um den siebten bis zehnten postoperativen Tag wird in der Regel eine obere Magen-Darm-Passage mit Kontrastmittel durchgeführt. Zeigt sich darin keine Leckage und eine gut durchgängige Anastomose, wird unmittelbar anschließend die Magensonde entfernt und mit der oralen Ernährung begonnen.

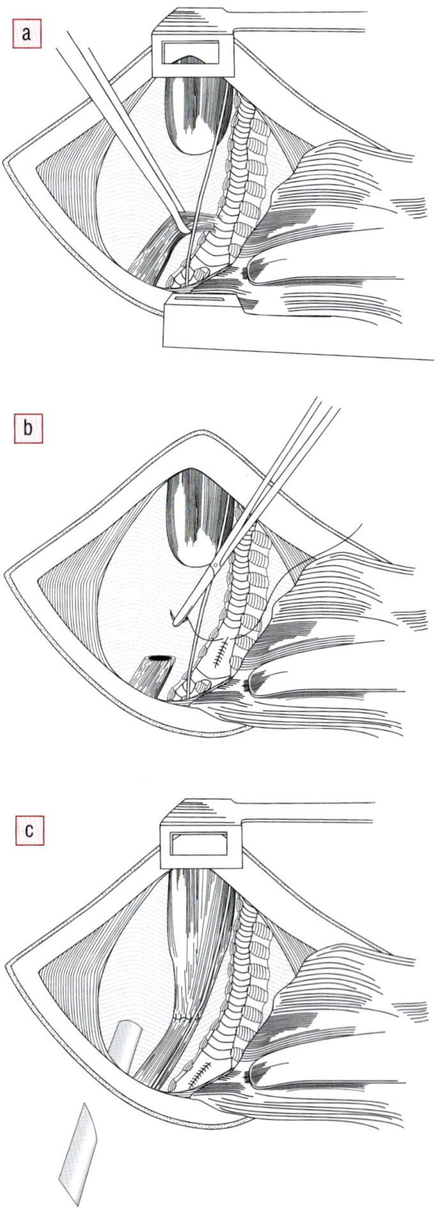

Abb. 5.3: Intraoperative Bilder der Versorgung einer Ösophagusatresie Typ IIIb: Darstellung der ösophagotrachealen Fistel (a), Absetzen der Fistel in unmittelbarer Nähe zur Trachea (b), End-zu-End-Anastomose des Ösophagus (c).

Auch bei allen anderen Formen der Ösophagusatresie klärt die präoperative Bronchoskopie die anatomische Situation in der Regel eindeutig und zeigt, dass keine Fistel vorliegt oder (zusätzlich) eine proximale. Liegt keine distale Fistel vor, ist der Abstand zwischen den beiden Ösophagusenden für die operative Versorgung entscheidend. Beträgt er > 3 Wirbelkörper, wie es z. B. beim Typ Vogt II oft der Fall ist, ist eine primäre Ösophagusanastomose wahrscheinlich nicht möglich. Hier kann zunächst eine linksseitige collare Ausleitung des Ösophagus und die Anlage einer Gastrostomie erfolgen. Über Letztere kann das Kind dann ernährt werden. Für das weitere operationstechnische Vorgehen bestehen erneut mehrere Möglichkeiten: die Interposition eines enterischen Segmentes (meist Magen) oder die Elongation der Ösophagusblindsäcke durch eine regelmäßige Längsdehnung.

Frühe Komplikationen nach einer primären Ösophagusanastomose sind die Leckage im Bereich der Anastomose sowie die Ausbildung von Strikturen (5–20 %) und Rezidivfisteln (5–15 %). Eine Leckage tritt in etwa 5–20 % der Fälle auf, vor allem dann, wenn die Anastomose unter großer Spannung steht. Meist genügt hier das vorübergehende Aussetzen der enteralen Ernährung bis zum spontanen Verschluss. Strikturen müssen in den ersten drei bis sechs Monaten in der Regel mehrfach bougiert oder dilatiert werden, sprechen aber meist gut auf diese Therapie an. Häufige Spätkomplikationen sind der gastroösophageale Reflux (20–40 %) und die Tracheomalazie (10–25 %). Viele der Patienten leiden unter Schluckbeschwerden mit „Steckenbleiben" der Nahrung, die nicht nur durch eine Striktur im Anastomosenbereich bedingt sind, sondern auch durch die obligate Motilitätsstörung des Ösophagus. Der gastroösophageale Reflux (GÖR) ist bedingt durch eine hiermit kombinierte schlechte Clearance des Ösophagus, einen nicht ausreichenden His'schen Winkel, einen erhöhten abdominalen Druck und eine erhöhte Atemarbeit bei Tracheomalazie. Folge davon können Aspirationen, rezidivierende Pneumonien oder eine Refluxkrankheit sein. Etwa die Hälfte der Patienten mit einem GÖR spricht nicht ausreichend auf eine medikamentöse Therapie an und benötigt schließlich eine chirurgische Intervention. Aufgrund der zusätzlichen Schluckstörung wird meist eine „floppy" Nissen-Fundoplikatio angelegt, die allerdings mit einer hohe Rezidivrate für den GÖR behaftet ist. Die Tracheomalazie zeigt sich klinisch mit einem exspiratorischen Stridor und Husten und kann zu akut lebensbedrohlichen Ereignissen mit Zyanose und Apnoe (ALTE = apparently life threatening event) führen. Bei den meisten Patienten „verwächst" sich die Tracheomalazie und es ist keine operative Intervention notwendig. Bei bronchoskopisch gesicherter ausgeprägter Symptomatik, obstruktivem Luftwege-Symptom-Komplex oder ALTE sowie einer Gefäßkompression der Trachea ist die Aortopexie die operative Therapie der Wahl.

Komplikationen nach Magenhochzug sind neben Anastomosenstenose (20 %) oder -insuffizienz (12 %) eine Dumping-Symptomatik und respiratorische Probleme mit Aspirationsereignissen bei schlechter Entleerung des intrathorakalen Magens.

Prognose

Frühgeburtlichkeit, eine Pneumonie oder schwerwiegende Begleitfehlbildungen erhöhen das Operationsrisiko sowie die postoperative Morbidität. Die Gesamtüberlebensrate liegt für Kinder mit Ösophagusatresie heute bei einem Geburtsgewicht >1500 g ohne begleitenden schweren Herzfehler bei 98 %, bei einem Geburtsgewicht < 1500 g oder einem schweren Herzfehler bei 82 % und bei einem Geburtsgewicht von < 1500 g mit schwerem Herzfehler bei 50 %.

5.2 Intestinale Atresien und Stenosen

Es handelt sich um angeborene Unterbrechungen der Kontinuität von Dünn- oder Dickdarm. Man unterscheidet dabei morphologisch Atresien und Stenosen. Sie stellen die häufigste Ursache einer intestinalen Obstruktion beim Neugeborenen dar. Die Diagnose wird in der Regel entweder bereits pränatal oder in der Neugeborenenperiode gestellt. Ätiologie, Inzidenz, klinische Symptomatik und Differenzialdiagnose sind je nach Höhe der Atresie unterschiedlich. Therapeutisches Ziel ist es, die Kontinuität des Magen-Darm-Trakts wiederherzustellen und dabei so viel funktionierenden Darm wie möglich zu erhalten.

5.2.1 Pylorusatresie

Die Pylorusatresie ist mit ca. 1 : 100 000 Lebengeburten die seltenste Atresie des Gastrointestinaltraktes (1 %). In der Regel tritt sie isoliert auf, in 30–40 % der Fälle liegen jedoch weitere Erkrankungen vor, am häufigsten assoziiert ist die Epidermiolysis bullosa sowie weitere gastrointestinale Atresien.

Pränatal kann ein Polyhydramnion vorliegen, postnatal besteht die typische klinische Symptomatik in nicht galligem Erbrechen. Die Diagnose wird in der Regel bereits über eine konventionelle Röntgenaufnahme gestellt, die eine distendierte, gasgefüllte Magenblase bei ansonsten luftleerem distalen Intestinaltrakt zeigt. Differenzialdiagnostisch kommen unter anderem eine proximale Duodenalatresie, die Malrotation mit Volvulus, der Magenvolvulus und die Pylorusduplikatur infrage.

Die Therapie ist in jedem Fall chirurgisch, das Vorgehen abhängig vom anatomischen Typ der Atresie (Web-Resektion, Pyloroplastik, Gastroduodenostomie). Bei isolierten Fehlbildungen ist die Prognose dann sehr gut.

5.2.2 Duodenalatresien und -stenosen

Ätiologie und Pathogenese

Kongenitale duodenale Obstruktionen zeigen eine Inzidenz von etwa 1 : 2500 Lebengeburten. Man unterscheidet Atresien im Sinne einer vollständigen bzw. Stenosen als inkomplette Obstruktionen. Die Duodenalatresie ist die häufigste Form der duodenalen Obstruktion und beruht vermutlich auf einer Störung der Rekanalisierung des Duodenums, die normalerweise zwischen der achten und zehnten Gestationswoche stattfindet. Neben solchen sogenannten intrinsischen Formen gibt es auch extrinische Obstruktionen, die durch Störungen der Entwicklung benachbarter Organe, z. B. des Pankreas, auftreten oder sekundär durch eine Obstruktion durch Ladd`sche Bänder im Rahmen einer Lageanomalie des Darms (Maloration). Da das

Duodenum auch an der Entwicklung des Pankreas und hepatobiliären Systems beteiligt ist, besteht eine eindeutige Assoziation zu folgenden Fehlbildungen: Pancreas anulare, Gallenblasenagenesie, Gallengangsatresie und -stenose.

Nahezu die Hälfte der betroffenen Patienten haben Begleitfehlbildungen (z. B. kardiale, anorektale oder urologische Anomalien) und 30–40 % eine Trisomie 21. Auch Konsanguinität, Wachstumsretardierung und Frühgeburtlichkeit werden häufiger beobachtet.

In der Regel ist die Obstruktion postampullär gelegen. Das proximale Duodenum und der Magen sind meist dilatiert, teilweise um ein Vielfaches ihrer normalen Größe. Der Pylorus ist ebenfalls distendiert und hypertrophiert. Distal der duodenalen Obstruktion ist das Darmlumen meist kollabiert, bei kompletter Atresie oft auch sehr dünnwandig.

Eine Stenose (inkomplette Obstruktion, siehe Abbildung 5.5) kann durch eine Membran oder ein Web mit einer sehr kleinen Öffnung bedingt sein. Ein sehr dünnes, segelförmiges Diaphragma, das sich nach distal vorwölbt, wird als „windsock"-Web bezeichnet. Atresien hingegen kommen mit oder ohne Unterbrechung der Kontinuität der Muskelschicht vor (siehe Abb. 5.4). Besteht eine Lücke zwischen den beiden atretischen Enden, wird diese meist durch Pankreasgewebe ausgefüllt.

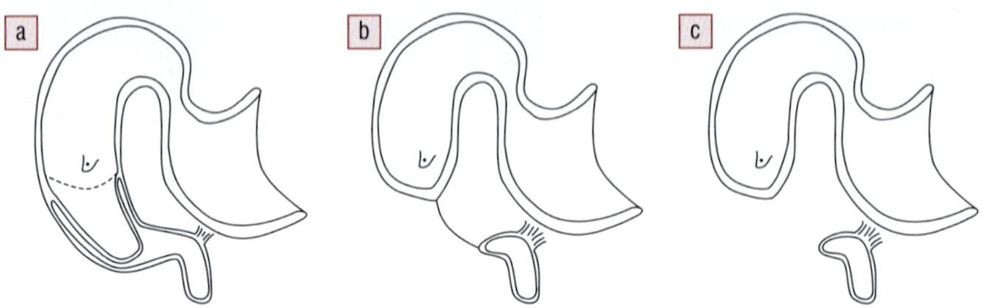

Abb. 5.4: Verschiedene Formen von Duodenalatresien: Atresie mit quergestelltem Web (a), Atresie, bei der die beiden Enden lediglich über einen dünnen fibrotischen Strang miteinander verbunden sind (b), Atresie ohne Verbindung zwischen proximalem und distalem Duodenum (c).

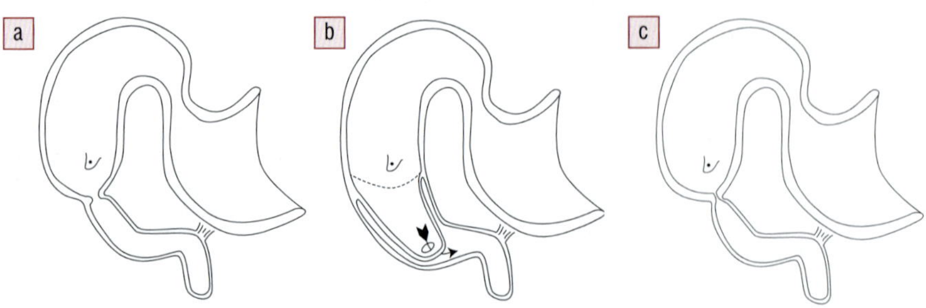

Abb. 5.5: Verschiedene Formen der Duodenalstenose: Stenose durch eine quergestelltes Diaphragma mit kleiner Öffnung (a), Stenose durch ein segelförmiges, nach distal vorgewölbtes Web („windsock"-Web) (b), eigentliche, meist kurzstreckige Stenose (c).

Klinische Symptomatik und Diagnostik

Die Diagnose einer duodenalen Obstruktion wird inzwischen häufig bereits pränatal gestellt. Sonographisch zeigen sich typischerweise Magen und Duodenum dilatiert und meist auch ein Polyhydramnion. Allerdings schließt ein unauffälliger pränataler Ultraschallbefund eine Duodenalatresie oder -stenose nicht aus.

Das Neugeborene mit Duodenalatresie erbricht in der Regel gallig, meist bereits in den ersten Lebensstunden. Das Abdomen kann distendiert sein und die Mekoniumpassage verzögert. Lassen sich mehr als 20 ml Flüssigkeit über eine nasogastrale Sonde aspirieren, ist dies hochverdächtig auf das Vorliegen einer intestinalen Obstruktion. Bei einer partiellen Obstruktion durch eine Stenose ist das Symptombild hingegen häufig weniger akut. In Einzelfällen wird die Diagnose dann sogar erst jenseits der Neugeborenenperiode gestellt. Eine verzögerte Diagnosestellung kann mit schwerer Dehydratation, Hyponatriämie und Hypochlorämie einhergehen.

In der konventionellen Abdomenübersichtsaufnahme, gelegentlich kombiniert mit Luftinsufflation (5–10 ml) zur besseren Kontrastierung, wird die Verdachtsdiagnose meist bestätigt. Typischerweise zeigt sich insbesondere bei der kompletten Obstruktion hier das sogenannte Double-Bouble-Sign: der dilatierte Magen und das proximale Duodenum sind als zwei luft- und flüssigkeitsgefüllte Blasen sichtbar bei ansonsten luftleerem Abdomen. Bei einer Stenose kann dies weniger eindrücklich sein, hier findet sich auch weiter distal im Darmlumen Luft. Zur Diagnosesicherung ist dann gelegentlich auch eine Kontrastmitteldarstellung notwendig.

Differenzialdiagnostisch sollte vor allem der hohe Dünndarmvolvulus ausgeschlossen werden. Ist dieser klinisch wahrscheinlich, eine Kontrastmitteldarstellung diesbezüglich jedoch nicht eindeutig, kann nur die Notfalllaparotomie definitive Klarheit bringen.

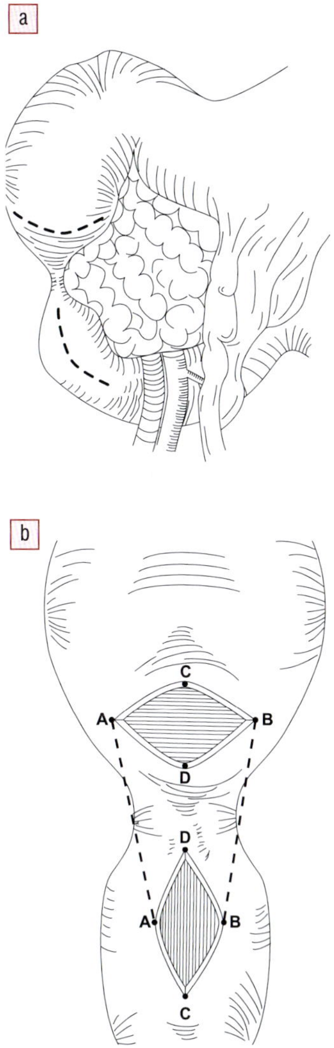

Abb. 5.6: Diamantenförmige Duodenoduodenostomie: Das proximale blinde Ende des Duodenums wird quer inzidiert, das distale Duodenum längs inzidiert (a). Anschließend erfolgt die Duodenoduodenostomie (b).

Therapie

Ist die Diagnose gesichert, stehen die intestinale und gastrale Dekompression sowie der Ausgleich von Elektrolytstörungen und die Rehydratation im Vordergrund. Beim stabilen Neugeborenen sollte unbedingt noch vor der operativen Therapie eine Sonographie des Schädels und der Nieren sowie eine Echokardiographie durchgeführt werden, um eventuelle Begleitfehlbildungen aufzudecken.

Über eine quere supraumbilikale Inzision oder eine mediane Längsinzision im Oberbauch wird dann das Duodenum durch Mobilisation des Kolon ascendens und transversum freigelegt. Gleichzeitig wird auf eine mögliche Rotationsanomalie geachtet, die bei bis zu 30 % der Patienten vorkommt. Das Duodenum wird dann über eine ausreichende Länge nach distal freigelegt. Anschließend erfolgt eine diamantenförmige Duodenoduodenostomie (Abb. 5.6). Dazu wird das proximale blinde Ende des Duodenums quer inzidiert und mit dem längs inzidierten distalen Duodenum anastomosiert. Besteht prinzipiell eine Wandkontinuität, aber z. B. mit Membran, kann versucht werden, über eine laterale Längs-Duodenotomie die Membran zu resezieren und anschließend quer zu vernähen.

Mögliche Komplikationen entstehen durch Anastomoseninsuffizienz, Strikturen und übersehene weitere Atresien. Im Verlauf treten bei 12–15 % Beschwerden durch Motilitätsstörungen, eine Cholezystolithiasis oder ein gastroösophagealer bzw. duodenogastraler Reflux auf.

Prognose

Die Prognose ist sehr gut mit einer Überlebensrate von >90 %. Die Restmortalität ist in der Regel durch Begleitanomalien bedingt.

5.2.3 Jejunale und ileale Atresien und Stenosen

Ätiologie und Pathogenese

Atresien kommen etwas häufiger im Jejunum als im Ileum vor, meist sind sie singulär, ca. 15 % der Patienten haben jedoch multiple Atresien. Die Gesamtinzidenz liegt bei etwa 1 : 5000 Lebendgeburten. Ätiologie und Pathogenese sind nicht vollständig geklärt. Angenommen wird, dass es bereits in utero lokal zu einer Ischämie und Nekrose mit anschließender Resorption des betroffenen Darmabschnittes kommt. Etwa 1/3 der Kinder mit jejunoilealen Atresien werden zu früh geboren oder sind untergewichtig.

Ähnlich wie die Duodenalatresien werden auch die jejunoilealen Atresien in mehrere Typen eingeteilt (siehe Abb. 5.7). Ist die Mukosa atretisch, die Muscularis jedoch intakt, spricht man von einer Typ-I-Atresie (Abb. 5.7a). Typ II bezeichnet eine Atresie mit intaktem Mesenterium, bei der der proximale und distale Darmabschnitt über einen fibrösen Strang miteinander verbunden sind (Abb. 5.7b), Typ III (a) dagegen einen V-förmigen Defekt zwischen den beiden Enden (Abb. 5.7c). Hinzukommen nun für die jejunoilealen Atresien noch Typ IIIb, die sogenannte „apple-peel"-Atresie (Abb. 5.7d), bei der das atretische Segment retrograd über

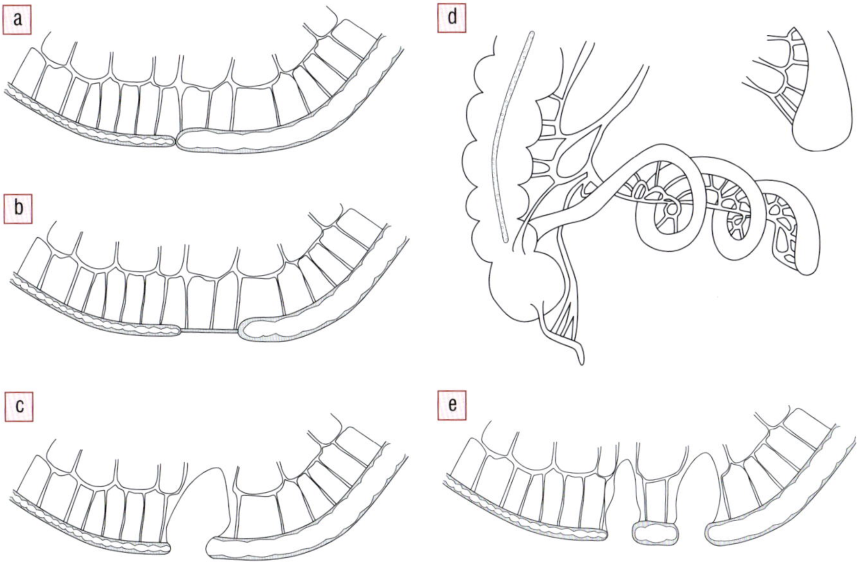

Abb. 5.7: Verschiedene Formen jejunaler oder ilealer Atresien:

Typ I: die Mukosa ist atretisch, die Muscularis jedoch intakt (a)
Typ II: Atresie mit intaktem Mesenterium (b)
Typ III (a): V-förmiger Defekt im Mesenterium (c)
Typ III b: „apple-peel"-Atresie (d)
Typ IV: multiple Atresien (e)

einen Abgang der Arteria ileocolica oder colica dextra versorgt wird und schließlich der Typ IV mit multiplen Atresien (Abb. 5.7e).

Klinische Symptomatik und Diagnostik

Auch jejunale oder ileale Atresien werden inzwischen häufig schon pränatal sonographisch diagnostiziert. Die klinische Symptomatik des Neugeborenen unterscheidet sich nicht wesentlich von den Kindern mit Duodenalatresie. Je höher die intestinale Atresie, desto früher und heftiger tritt galliges Erbrechen auf, je weiter distal, desto ausgeprägter ist die abdominale Distention. Typisch ist eine verzögerte oder fehlende Mekoniumpassage. Eine späte Diagnosestellung kann mit Dehydratation, Fieber, Hyperbilirubinämie und Aspirationspneumonien einhergehen und birgt das Risiko der Perforation.

Auch die jejunoilealen Atresien werden radiologisch in der Abdomenübersicht nachgewiesen. Zur besseren Kontrastierung wird Luft insuffliert. Je höher die Atresie, desto mehr Schlingen bleiben gasleer. Wird eine Stenose vermutet, kann etwas Kontrastmittel verabreicht werden. Weit distal gelegene Atresien sind oft schwierig von den selteneren Kolonatresien zu unterscheiden, da bei Neugeborenen die Haustren zur Differenzierung oft noch kaum ausgebildet sind. Der distal der Stenose gelegene Dickdarm imponiert als „unused colon“. Zusätzlich sollte auf Rotationsanomalien geachtet werden, die bei über einem Drittel der Patienten vorliegen.

Die Differenzialdiagnose umfasst alle anderen Erkrankungen, die zu einer intestinalen Obstruktion führen können. Vor allem an Kolonatresien, Volvulus, Mekoniumileus, Darmduplikaturen, innere Hernien und Hypothyreose sollte gedacht werden.

Therapie

Der chirurgische Eingriff erfolgt beim Neugeborenen mit gesicherter intestinaler Atresie nach Stabilisierung und Ausgleich des Flüssigkeits- und Elektrolythaushalts. Über eine quere supraumbilikale Inzision wird zunächst der gesamte Darm auf Rotationsanomalien, Atresien/Stenosen und Perforationen hin inspiziert. Eine vorliegende Malrotation wird korrigiert. Die Länge des makroskopisch als funktionstüchtig eingeschätzten Darms wird gemessen. Ist sie ausreichend (> 80 cm + Ileozökalklappe) kann das atretische Segment mitsamt des dilatierten proximalen Darmabschnittes reseziert werden und eine End-zu-End-Anastomose durchgeführt werden (Abb. 5.8). Ein mesenterialer Defekt wird gegebenenfalls verschlossen. Bei Volvulus, Mekoniumileus oder einer Typ-III(b)-Atresie kann eine primäre Anastomose kontraindiziert sein. In jedem Fall sollte so viel Darm wie möglich belassen werden bei gleichzeitig vertretbarem Risiko, dass die Anastomose nicht funktioniert. Insbesondere bei mehreren hintereinander liegenden Atresien kann es sinnvoller sein, den gesamten Darmabschnitt zu resezieren, als multiple Anastomosen durchzuführen, da diese eine erheblich höhere Morbidität zeigen.

Wichtige Komplikationen sind Strikturen, die Anastomoseninsuffizienz und das Kurzdarmsyndrom.

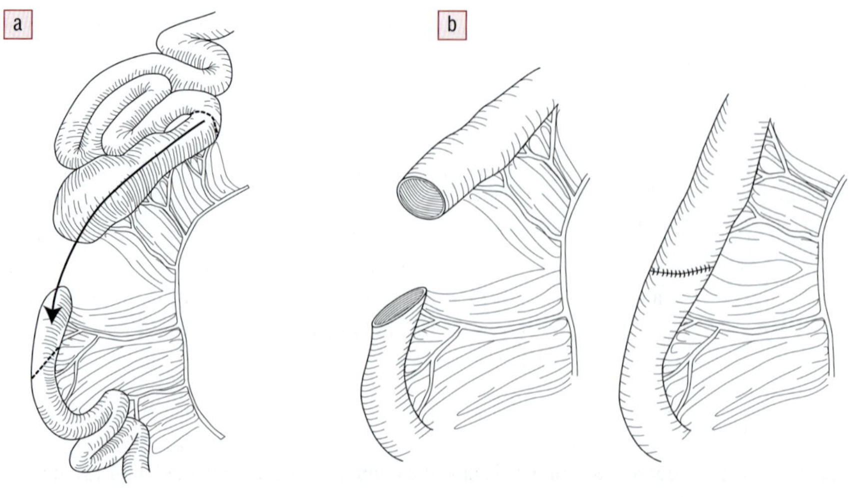

Abb. 5.8: Operationstechnik bei jejunalen oder ilealen Atresien: Resektion des hypertrophierten, dilatierten proximalen Darms (a) und anschließende primäre End-zu-Back-Anastomose (b).

Prognose

Die Prognose hat sich in den letzten Jahrzehnten wesentlich verbessert. Die Gesamtmortalität liegt derzeit bei ca. 10 %. Sie ist vor allem bei Typ-IIIb- und Typ-IV-Atresien höher sowie wenn zusätzlich eine Mekoniumperitonitis, ein Mekoniumileus oder eine Laparoschisis vorliegen.

5.2.4 Kolonatresien und -stenosen

Ätiologie und Pathogenese

Kolonatresien sind von den intestinalen Atresien die seltensten mit einer Häufigkeit von etwa 1 : 20 000 Neugeborenen. Pathogenetisch wird die Theorie eines intrauterinen Volvulus favorisiert. Betroffen sind hauptsächlich Colon transversum oder sigmoideum. Die Klassifikation entspricht der für Dünndarmatresien, allerdings kommen „apple-peel"-Atresien im Bereich des Kolons nicht vor. In einigen Fällen liegen zusätzlich Dünndarmatresien vor. Der Morbus Hirschsprung und die Laparoschisis sind bekannte Begleiterkrankungen, Kolonatresien mit komplettem Fehlen distaler Kolonabschnitte kommen bei Kindern mit Kloakenekstrophie vor.

Klinische Symptomatik und Diagnostik

In Einzelfällen wird bereits pränatal der Verdacht auf Vorliegen einer Kolonatresie gestellt. Postnatal stehen die typischen Zeichen einer intestinalen Obstruktion mit Erbrechen, verzögertem Mekoniumabgang und abdominaler Distention im Vordergrund. Mögliche Komplikationen sind Perforation und Sepsis, vor allem dann, wenn die Diagnose erst verzögert gestellt wird.

Die Abdomenübersichtsaufnahme weist auf eine distale Obstruktion hin. Häufig zeigt sich eine disproportionale, riesige Kolonschlinge, die dem proximal der Stenose oder Atresie gelegenen dilatierten Segment entspricht. Über eine Kolonkontrastdarstellung kann die Engstelle eindeutig nachgewiesen werden.

Therapie

Das chirurgische Vorgehen hängt vom Zustand des Neugeborenen, der Höhe der Atresie, dem Zustand des Darms proximal der Atresie sowie davon, ob zusätzlich Dünndarmatresien vorliegen, ab. In jedem Fall muss das gesamte Kolon inspiziert und die Durchgängigkeit distal der Atresie geprüft werden. Auch ein Morbus Hirschsprung sollte durch Entnahme von Biopsien immer ausgeschlossen werden. In der Regel wird zweizeitig vorgegangen und zunächst der betroffene Abschnitt reseziert und ein Kolostoma angelegt, das dann in einer zweiten Operation zurückverlagert wird.

Prognose

Die Prognose ist in der Regel sehr gut. Todesfälle kommen fast ausschließlich im Zusammenhang mit Begleitfehlbildungen vor.

5.3 Darmlageanomalien (Malrotation, Nonrotation)

Unter den Begriffen Malrotation und Nonrotation wird ein Spektrum anatomischer Lagevariationen des Darms aufgrund unvollständiger Rotations- und Fixationsprozesse in der Embryonalzeit zusammengefasst. Neugeborene oder Säuglinge können mit einer Passagestörung oder im schlimmsten Fall mit einem Dünndarmvolvulus symptomatisch werden. Die Behandlung ist dann chirurgisch und sollte so früh wie möglich nach Diagnosestellung erfolgen, um die Komplikationsrate gering zu halten.

Ätiologie und Pathogenese

Da Darmlageanomalien nicht obligat symptomatisch werden, kann die wirkliche Inzidenz nicht angegeben werden. Die Inzidenz derer, die zu einer klinischen Symptomatik führen, liegt bei etwa 1 : 6000 Lebendgeburten. Etwa in 0,5 % der Autopsien und bei ca. 0,2 % der Kontrastmitteldarstellungen zeigt sich eine komplette Nonrotation als asymptomatischer Zufallsbefund.

Etwa in der 4. Gestationswoche stellt sich der Mitteldarm als kurzer, gerader Schlauch dar. Seine arterielle Versorgung kommt aus der Arteria mesenterica superior, einer Abzweigung der Aorta. Man unterscheidet einen in der Mittellinie gelegenen proximalen oder präarteriell genannten Anteil, die duodenojejunale Schlinge und einen distalen, auch postarteriell genannten Anteil, der als ileozökale Schlinge später vom distalen Ileum bis zur Mitte des Colon transversum reicht und kaudal der oberen Mesenterialgefäße liegt. Nach ventral ist der Mitteldarm über den Ductus omphaloentericus mit dem Dottersack verbunden. In den folgenden Wochen wächst der Mitteldarm rascher als der übrige Organismus, weshalb er um die 5.–6. Embryonalwoche durch den Nabel aus der Peritonealhöhle herausherniert, um physiologischerweise etwa in der 10. Embryonalwoche wieder zurückzukehren. Während dieser Zeit findet ein starkes Längenwachstum statt und gleichzeitig Rotationsbewegungen des primitiven Darms. Insgesamt erfolgt eine gegen den Uhrzeigersinn gerichtete 270°-Drehung um eine von der Arteria mesenterica superior gebildete Achse. Dabei rotiert zunächst der präarterielle Teil mit dem Duodenum von rechts nach links sowie unter die Arteria mesenterica superior. Anschließend folgt der postarterielle Teil zurück in die Bauchhöhle und rotiert vom linken Oberbauch nach rechts und vorne über die Mesenterialwurzel hinweg, sodass das Zökum schließlich rechts der Arteria mesenterica superior zu liegen kommt (Abb. 5.9a). Durch das Eigenwachstum des proximalen Kolons senkt sich das Zökum anschließend allmählich bis in den rechten Unterbauch weiter ab (Abb. 5.9b). Die Positionierung sowohl der duodenojejunalen als auch der ileozökalen Schlinge ist entscheidend für die physiologische breite, diagonal verlaufende Fixierung des Mesenteriums an der hinteren Bauchwand, die etwa im 4.–5. Schwangerschaftsmonat stattfindet. Zum Schluss kommt es durch Verklebungen zur Fixierung des Zökums in der Fossa iliaca, des duodenojejunalen Übergangs über das Treitz'sche Band im linken Oberbauch links der Aorta abdominalis und vor der linken Nierenvene sowie des Colon ascendens und descendens retroperitoneal (Abb. 5.9c).

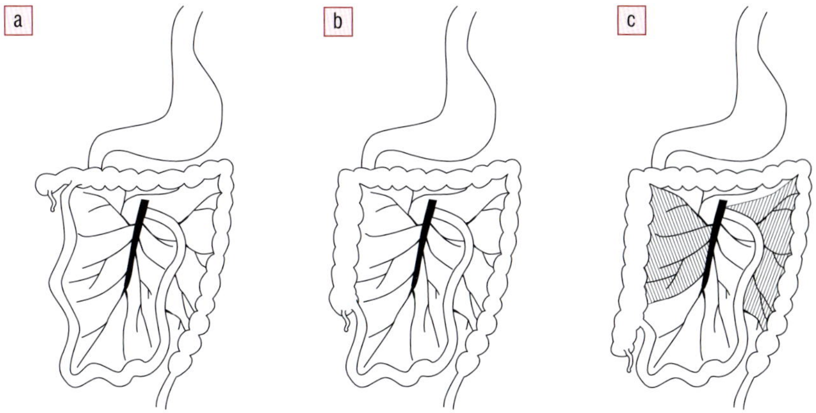

Abb. 5.9: Physiologische Rotations- und Fixationsvorgänge des Darms: Zunächst kommt das Zökum rechts der Arteria mesenterica superior zu liegen (a). Durch das Eigenwachstum des proximalen Kolons senkt es sich dann bis in den rechten Unterbauch ab (b). Zum Schluss besteht eine breite, diagonal verlaufende Fixierung des Mesenteriums an der hinteren Bauchwand. Das Zökum ist durch Verklebungen in der Fossa iliaca, der duodenojejunale Übergang über das Treitz'sche Band im linken Oberbauch fixiert und das Colon ascendens und descendens liegen retroperitoneal (c).

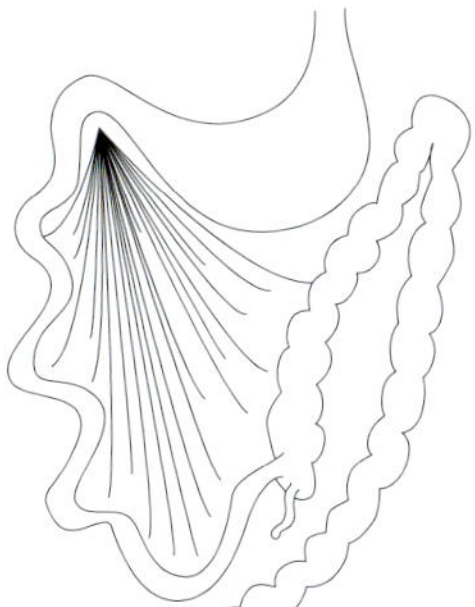

Abb. 5.10: Nonrotation: Der duodenojejunale Übergang verbleibt rechts der Wirbelsäule, das Ileum erreicht das etwa in der Mittellinie gelegene Zökum von rechts und das restliche Kolon liegt linksseitig.

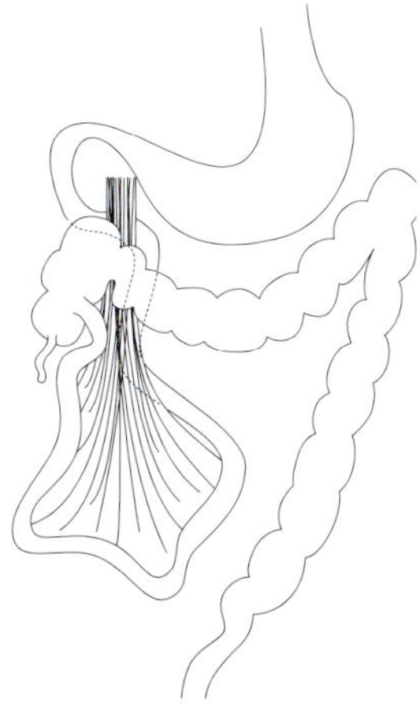

Abb. 5.11: Malrotation Typ I: Nach inkompletter Rotation um nur 180° liegt das Zökum im rechten Oberbauch vor dem Duodenum.

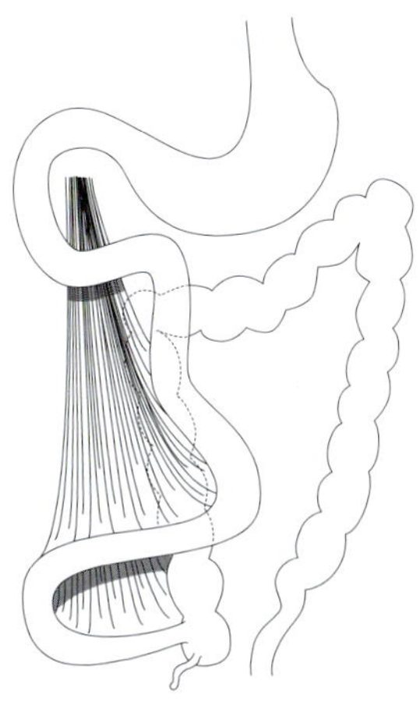

Abb. 5.12: Reverse Rotation als Beispiel einer Malrotation Typ II (gemischte Rotationsanomalien): Nach abnormer 90°-Drehung im Uhrzeigersinn liegen die Pars caudalis duodeni und die Arteria mesenterica superior vor dem Kolon transversum.

Eine Unterbrechung, Umkehrung oder ein Stop dieser komplizierten Rotations- und Fixationsvorgänge führt zu Rotationsanomalien und damit dem Risiko für die Entwicklung eines Volvulus aufgrund der sehr engen, statt breitbasigen Fixierung des Mesenteriums oder einer Obstruktion.

Am häufigsten ist die *Nonrotation.* Sie entsteht, wenn weder der duodenojejunale noch der ileozökale Anteil bei der Rückkehr in die Bauchhöhle eine komplette 270°-Drehung durchführen. Bei der Nonrotation hat entweder gar keine Rotation stattgefunden oder sie erreichte nicht mehr als 90°. Damit liegt der duodenojejunale Übergang rechts der Wirbelsäule, das Ileum erreicht das etwa in der Mittellinie gelegene Zökum von rechts und das restliche Kolon liegt linksseitig (Abb. 5.10). Der Darm ist nicht an der hinteren Bauchwand fixiert, es besteht das Risiko eines Volvulus oder einer extrinsischen duodenalen Obstruktion durch zökale Bänder (Ladd'sche Bänder).

Bei der *Malrotation Typ I,* die auch als inkomplette Rotation um lediglich 180° bezeichnet wird, liegt das Zökum im rechten Oberbauch vor dem Duodenum (Abb. 5.11). Hier kann es typischerweise zur Kompression und damit möglicherweise Obstruktion des Duodenums durch Ladd'sche Bänder, die das Zökum an der hinteren Bauchwand fixieren, kommen.

Die Malrotation Typ II (synonym: gemischte Rotationsanomalien) fasst eine heterogene Gruppe wesentlich seltenerer Rotationsanomalien zusammen, bei denen der Rotationsvorgang entweder des duodenojejunalen oder des ileozökalen Anteils unterbrochen bzw. angehalten wurde oder in die gegensätzliche Richtung erfolgte (reverse Rotation). So kann beispielsweise nach abnormer 90°-Drehung im Uhrzeigersinn die Pars caudalis duodeni und die Arteria mesenterica superior vor dem Colon transversum liegen, sodass es durch Anhebung des Kolons zur Komprimierung und damit möglicherweise zur Obstruktion des Duodenum oder der Gefäßversorgung kommen kann (Abb. 5.12). Es kann sich aber auch aus dieser Situation nach Verlagerung des Kolons nach rechts eine Hernia mesocolica ausbilden, bei der der Dünndarm sozusagen hinter dem Mesocolon transversum gefangen ist.

Rotationsanomalien können isoliert vorkommen, in bis zu 60 % zeigen sich jedoch weitere Fehlbildungen. Dabei handelt es sich meist um ebenfalls gastrointestinale Fehlbildungen (z. B. intestinale Atresien, Analatresien, Meckel-Divertikel, Morbus Hirschsprung), seltener sind andere Organsysteme betroffen. Die Nonrotation ist obligater Bestandteil der kongenitalen Zwerchfellhernie, Laparoschisis und Omphalozele.

Klinische Symptomatik und Diagnostik

Rotationsanomalien können sich klinisch sehr unterschiedlich manifestieren. Sie können bereits im Neugeborenenalter, oft dann mit einem schweren Krankheitsbild, manifest werden, erst im Laufe des Lebens, sogar erst im Erwachsenenalter symptomatisch werden oder sogar lebenslang asymptomatisch bleiben und fallen dann beispielsweise als Zufallsbefund im Rahmen späterer abdominaler Operationen aufgrund anderer Ursachen, einer Magen-Darm-

Passage oder postmortem in einer Obduktion auf. Das mögliche Symptomenspektrum reicht vom Dünndarmvolvulus über die duodenale Obstruktion bis hin zu chronischen Bauchschmerzen oder lediglich Gedeihstörungen. In 75 % treten jedoch Symptome in den ersten Lebensmonaten und in 90 % im ersten Lebensjahr auf.

Der *Volvulus* kann sich bereits in utero ereignen und resultiert dann in einer gastrointestinalen Atresie. Typischerweise sind es jedoch Neugeborene, die mit einem akuten Dünndarmvolvulus symptomatisch werden. Ein Dünndarmvolvulus präsentiert sich beim Neugeborenen meist als aus völliger Gesundheit plötzlich auftretendes hochakutes, schweres Krankheitsbild. Im Vordergrund steht in der Regel galliges Erbrechen, das mit weiterem Fortschreiten der Erkrankung und der Entwicklung von Nekrosen blutig wird. Typisch ist auch das Absetzen von blutigen Stühlen. Hinzukommen können eine abdominale Distention und Schmerzen, häufig gefolgt von einer raschen Verschlechterung des Allgemeinzustands mit Zeichen der Dehydratation, Lethargie und schließlich Sepsis. Bei der Symptomatik einer *duodenalen Obstruktion* steht ein galliges Erbrechen im Vordergrund. Vor allem bei älteren Kindern können auch chronische Verläufe auftreten, vor allem dann, wenn die duodenale Obstruktion unvollständig ist. Typisch sind dann unspezifische, intermittierende Bauchschmerzen, ein frühes Sättigungsgefühl, chronische Diarrhöen, Malabsorption und Gedeihstörungen.

Diagnostik: Besteht der Verdacht auf eine intestinale Obstruktion sollte von diagnostischer Seite aus als erstes eine *konventionelle Abdomenübersichtsaufnahme* in 2 Ebenen durchgeführt werden. Liegt eine Malrotation mit Volvulus vor, würde sich dies typischerweise als proximale intestinale Obstruktion mit distendiertem, luftgefülltem Magen und proximalem Duodenum bei auffällig wenig Luft weiter distal zeigen. Es entspricht einem Bild ähnlich dem für die Duodenalatresie pathognomischen Double-Bouble-Sign, bei dem der distale Darm jedoch in der Regel vollkommen luftleer ist. Unter Umständen zeigen sich aber lediglich Luft-Flüssigkeits-Spiegel in stark dilatierten Dünndarmschlingen als sehr unspezifisches Zeichen einer intestinalen Obstruktion. Eine unauffällige Abdomenübersichtsaufnahme schließt eine Malrotation jedoch nicht aus. Entscheidend sind immer die Anamnese und der klinische Befund. Bei stabilen Patienten ohne Anzeichen einer Peritonitis sollte zur definitiven Diagnosestellung eine *Kontrastmitteldarstellung des oberen Gastrointestinaltrakts* angeschlossen werden. Hier zeigt sich bei der Malrotation mit Volvulus normalerweise ein spiralförmiger Abbruch des Kontrastmittels im Bereich des Duodenums als Zeichen einer hohen Obstruktion. Liegt kein Volvulus vor, lässt sich die Malrotation an der atypischen Lage des duodenojejunalen Übergangs rechts der Wirbelsäule sowie unterhalb des Bulbus duodeni und weiter anterior als vermutet erkennen. Eine Ultraschalluntersuchung kann zum Nachweis einer Malrotation ebenfalls hilfreich sein. Während physiologischerweise die Vena mesenterica superior ventral und rechts der Arteria mesenterica superior zu finden ist, liegt sie bei der Malrotation hinter der Arterie. Auch der sogenannte „Midgut-Volvulus“ kann bei erfahrenem Untersucher teilweise sonographisch diagnostiziert werden durch die Darstellung der sich umeinander windenden Mesenterialgefäße (whirlpool-sign). Computer- oder Magnetresonanztomographie haben in der Akutdiagnostik keinen wesentlichen Stellenwert, sie werden gelegentlich bei älteren Kindern und chronischen Verläufen durchgeführt.

Therapie

Bei asymptomatischen Patienten, bei denen die Diagnose als Zufallsbefund gestellt wurde, wird die Indikation zur operativen Therapie kontrovers diskutiert. Bei Neugeborenen und Säuglingen sollte aufgrund des deutlich erhöhten Risikos für die Entwicklung eines Volvulus und damit verbundenen Darmnekrosen und einem möglichen Kurzdarmsyndrom elektiv operiert werden. Jede im Rahmen eines anderen chirurgischen Eingriffs auffallende Malrotation sollte ebenfalls unmittelbar korrigiert werden.

Der akute Dünndarmvolvulus ist ein schweres, lebensbedrohliches Krankheitsbild und somit ein kinderchirurgischer Notfall. Eine zeitliche Verzögerung von wenigen Stunden bis zur operativen Korrektur kann bereits darüber entscheiden, ob der Darm nekrotisch und damit zu resezieren ist. Die Kinder sollten immer bereits parallel zur diagnostischen Aufarbeitung intravenös rehydriert werden, eine Magensonde zur Dekompression erhalten und breit antibiotisch therapiert werden. Beim Neugeborenen mit typischer Anamnese eines plötzlichen Krankheitsbeginns, galligem Erbrechen und Zeichen einer Peritonitis sollte die Laparotomie nach einer konventionellen Röntgenaufnahme des Abdomens ohne weitere Zeitverzögerung durch zusätzliche Diagnostik erfolgen.

Der operative Zugang erfolgt über eine quere supraumbilikale oder mediane Längslaparotomie. Nach Eröffnung der Peritonealhöhle wird der gesamte Dünndarm herausluxiert und ebenso wie der Dickdarm und die Mesenterialwurzel inspiziert. Typischerweise zeigt sich nun die Fehllage des Zökums sowie des Colon ascendens. Ein vorhandener Dünndarmvolvulus wird durch Drehung gegen den Uhrzeigersinn detorquiert. Die Vitalität des Darms, der häufig ödematös und eventuell auch livide verfärbt bis nekrotisch erscheint, wird, nach Einpacken für einige Zeit in warme Bauchtücher, evaluiert. Oftmals haben sich Darmabschnitte, deren Gefäßversorgung zuvor stark komprimiert war, durch diese Maßnahmen bereits gut erholt. Erscheint ein Darmabschnitt weiterhin nekrotisch oder gangränös, wird er reseziert und es werden üblicherweise Stomata angelegt. Zusätzlich erfolgt eine sogenannte „Ladd`s procedure“: vorhandene Ladd'sche Bänder zwischen Duodenum und hinterer Bauchwand, die bei einer Malrotation für eine Obstruktion des Duodenums verantwortlich sein können, werden komplett durchtrennt (Kocher-Manöver), die schmale mesenteriale Gefäßbasis wird durch sorgfältige Präparation und Dissektion verbreitert und zum Schluss wird aufgrund der bestehenden Lageanomalie, die im Fall einer später auftretenden Appendizitis die Diagnosestellung wesentlich erschwert, eine Appendektomie durchgeführt. Das Zökum wird dann im Sinne einer Nonrotation in den linken unteren Quadranten und der Dünndarm auf die rechte Seite gelegt und die Bauchhöhle verschlossen. Eine Pexie des Zökums an seiner neuen Position wird nicht empfohlen.

Um dem Risiko eines Kurzdarmsyndroms durch eine zu ausgedehnte Resektion vorzubeugen, sollten nach Detorquierung, Erwärmung und angemessener Wartezeit sehr ausgedehnte oder den gesamten Dünndarm betreffende avitale Bereiche ebenso wie nicht eindeutig nekrotische Bereiche zunächst belassen und ein proximaler Anus praeter angelegt werden. 24 bis 36 Stunden später sollte dann im Rahmen eines „second looks“ eine Reevaluation erfolgen.

Zwischenzeitlich muss auf eine ausreichende parenterale Zufuhr von Elektrolyten, Flüssigkeit und vor allem Volumen geachtet werden, um die Perfusion zu optimieren, sodass sich der Darm nach Möglichkeit doch noch erholt und nicht oder zumindest weniger ausgedehnt sekundär reseziert werden muss.

Ein erneuter Volvulus nach operativer Korrektur ist extrem selten. Die häufigste Spätkomplikation einer Malrotation ist der Bridenileus infolge von Adhäsionen in bis zu 10 %. Die schwerwiegendste Komplikation ist sicherlich das Kurzdarmsyndrom nach ausgedehnter Darmresektion.

Prognose

Die operative Mortalität liegt zwischen 3 und 9 %. Prognostisch entscheidend sind eine frühe Diagnosestellung und rasche chirurgische Intervention, da dadurch der erheblichen Morbidität und Mortalität des Kurzdarmsyndroms mit allen weiteren Komplikationen der notwendigen langzeitparenteralen Ernährung vorbeugt werden kann. Dennoch tritt in bis zu 20 % beim Volvulus ein Kurzdarmsyndrom auf.

5.4 Mekoniumerkrankungen

Unter diesem Begriff werden der Mekoniumileus und das Mekoniumpfropfsyndrom zusammengefasst als wichtige Ursachen einer neonatalen intestinalen Obstruktion. Während der Mekoniumileus als Obstruktion des Dünndarms streng mit der zystischen Fibrose assoziiert ist, handelt es sich beim Mekoniumpfropfsyndrom in der Regel um eine Kolonobstruktion z. B. im Rahmen einer passageren Motilitätsstörung oder eines Morbus Hirschsprungs. Bei beiden Erkrankungen ist die Konsistenz des Mekoniums abnorm.

5.4.1 Mekoniumileus

Ätiologie und Pathogenese

Als Mekoniumileus bezeichnet man eine Obstruktion im terminalen Ileum durch verdicktes Mekonium, es handelt sich um eine der häufigsten Ursachen einer intestinalen Obstruktion beim Neugeborenen. Ursache ist eine abnorme Zusammensetzung des Mekoniums in Kombination mit einer Motilitätsstörung, in aller Regel im Rahmen einer zystischen Fibrose (CF, Mukoviszidose). Extrem selten kommt ein Mekoniumileus in Zusammenhang mit einer Pankreasaplasie oder einer totalen Aganglionose des Kolons vor. Der Mekoniumileus ist damit eine nicht seltene Ursache einer neonatalen Obstruktion und frühstmögliche klinische Manifestation der CF, die bei 16 % der Mukoviszidose-Patienten auftritt, und gilt als pathognomonisch für diese Erkrankung.

Die CF ist eine autosomal rezessive Erkrankung mit einer extrem hohen Heterozygotenfrequenz von ca. 1 : 29 innerhalb der weißen Bevölkerung und somit eine der häufigsten angeborenen lebenslimitierenden Erkrankungen im europäischen Raum. Ursache ist eine Mutation im CFTR-Gen (cystic fibrosis transmembrane (conductance) regulator), das einen cAMP-abhängigen Chloridkanal kodiert. Es kommt zur Veränderung der Zusammensetzung aller Sekrete, vor allem zu einer Erhöhung ihrer Viskosität. Das klinische Bild der CF ist charakterisiert durch die Triade aus chronischer Obstruktion und Infektion des Respirationstrakts, exokriner Pankreasinsuffizienz und erhöhter Chloridkonzentrationen im Schweiß. Die exokrine Pankreasinsuffizienz scheint zusammen mit intestinalen intraluminalen Faktoren (z. B. der veränderten Mucus-Zusammensetzung) dafür verantwortlich zu sein, dass das Mekonium des CF-Patienten in Vergleich zur Normalbevölkerung eine andere Zusammensetzung aufweist. Neben einem erniedrigten Wasseranteil von 65 % statt 75 % ist der Proteinanteil erhöht, der Kohlenhydratanteil und die Pankreasenzyme erniedrigt und damit das Mekonium insgesamt dicker und visköser.

Klinische Symptomatik und Diagnostik

Der Verdacht auf Mekoniumileus kann bereits pränatal gestellt werden, jedoch sind die sonographischen Befunde, die auf eine intestinale Obstruktion hinweisen, allein weder ausreichend sensitiv noch spezifisch. Ohne den entsprechenden genetischen Nachweis einer CF, der dann per Amniozentese erbracht wird, sind sie nicht aussagekräftig genug, um davon den weiteren Verlauf der Schwangerschaft inklusive der Frage nach einem Schwangerschaftsabbruch abhängig zu machen. Liegt eine CF vor, obliegt es den betreuenden Pädiatern und Kinderchirurgen die Eltern über das Krankheitsbild und die möglichen Komplikationen umfassend zu informieren.

Häufiger wird die Verdachtsdiagnose postnatal gestellt. Man unterscheidet dann zwei klinische Manifestationsformen: den einfachen und den komplizierten Mekoniumileus. Beim einfachen Mekoniumileus befindet sich das Neugeborene unmittelbar nach der Geburt zunächst in gutem Allgemeinzustand. Der fehlende Mekoniumabgang führt dann allerdings zunehmend zur abdominalen Distention und schließlich zu galligem Erbrechen. Während die Dünndarmschlingen häufig stark dilatiert sind, ist das Rektum und der Anus typischerweise eher eng, was gelegentlich als Analstenose fehlgedeutet wird.

50 % der Neugeborenen mit Mekoniumileus präsentieren sich jedoch bereits mit Komplikationen (komplizierter Mekoniumileus): Volvulus, Darmnekrosen, Perforation mit Mekoniumperitonitis. Der Verlauf ist wesentlich akuter und die Symptome entwickeln sich oft bereits in den ersten 24 Stunden postnatal. Die Perforation kann allerdings auch bereits intrauterin stattfinden, wobei die entstehende Mekoniumperitonitis dann zunächst steril ist. Postnatal kann sich jedoch dann ebenfalls ein lebensbedrohliches, septisches Krankheitsbild entwickeln. Die abdominale Distention kann dabei so massiv sein, dass sich dadurch zusätzlich respiratorische Probleme ergeben.

Von radiologischer Seite aus ist der unkomplizierte Mekoniumileus charakterisiert durch die typischen Zeichen eines Dünndarmileus mit stehenden, dilatierten Darmschlingen und gegebenenfalls zusätzlich Luft-Flüssigkeits-Spiegeln. Gelegentlich zeigt sich im rechten Unterbauch ein seifenblasenähnliches Muster, das durch die Vermischung von Luftblasen mit dickem Mekonium (sog. Neuhauser'sches Zeichen oder „soap bubble"-sign) entsteht. Grundsätzlich sind jedoch alle diese Auffälligkeiten nicht pathognomonisch, zusammen mit einer positiven Familienanamnese für die CF jedoch wegweisend. Beim komplizierten Mekoniumileus können zusätzlich freie Luft, vermehrte Spiegelbildungen oder auch versprengte Verkalkungen auffallen. Letztere sind hochverdächtig auf eine bereits intrauterin abgelaufene Perforation. Besteht letztlich der dringende Verdacht auf einen unkomplizierten Mekoniumileus, so sollte sowohl zur weiteren Diagnostik als auch als konservative Therapiemaßnahme eine Kontrastdarstellung des Kolons folgen (siehe unten).

Differenzialdiagnostisch muss an andere neonatale Ursachen einer intestinalen Obstruktion mit oder ohne Peritonitis durch Perforation gedacht werden: z. B. Malrotation, Dünndarmatresien, Volvulus, NEC, small left colon, Morbus Hirschsprung oder ein Mekoniumpfropfsyndrom.

Therapie

Erste Maßnahmen umfassen die Sicherung bzw. Stabilisierung des Allgemeinzustands. Über eine nasogastrale Sonde sollte der obere Magen-Darm-Trakt entlastet und es sollte eine intravenöse antibiotische Therapie begonnen werden. Beim unkomplizierten Mekoniumileus wird zunächst ein konservativer Therapieversuch unternommen. Über einen rektal eingeführten Katheter erfolgt die Füllung und Darstellung des Kolons mit wasserlöslichem, hyperosmolarem Kontrastmittel (z. B. verdünntes Gastrografin). Die osmotisch ins Darmlumen gezogene Flüssigkeit soll das zähe Mekonium weicher und flüssiger machen und es im Idealfall mit der eintretenden Diarrhö ausspülen. Dabei muss unbedingt darauf geachtet werden, dass das Neugeborene ausreichende Mengen parenteraler Flüssigkeit bekommt, um die erheblichen Verluste durch den Einlauf auszugleichen. Anschließend sollte eine frühe Perforation durch eine Übersichtsaufnahme ausgeschlossen werden, im Verlauf dienen weitere Kontrollaufnahmen vor allem der Dokumentation der erwarteten Auflösung der obstruktiven Situation. Falls notwendig können die Einläufe wiederholt werden. Die Erfolgsrate des Gastrografin-Einlaufs liegt zwischen 60 und 80 %. Entleert sich Mekonium, kann zusätzlich Acetylzystein über eine nasogastrale Sonde oder einen retrograden Einlauf verabreicht werden. Eine enterale Ernährung sollte erst begonnen werden, wenn alle Anzeichen einer intestinalen Obstruktion verschwunden sind. Bestätigt sich die Verdachtsdiagnose einer CF, sollten zusätzlich Pankreasenzyme substituiert werden.

Wenn auch 24–48 Stunden nach dem Gastrografin-Einlauf noch keine Mekoniumpassage stattgefunden hat, die Distention weiter zunimmt, sich der Allgemeinzustand des Neugeborenen verschlechtert oder Anzeichen einer Peritonitis hinzukommen, muss eine Laparotomie erfolgen. Ziel ist es dabei, die Obstruktion aufzulösen und gleichzeitig so viel Darm wie möglich zu erhalten. Das detaillierte chirurgische Vorgehen wird individuell auf die sich intraoperativ darstellende Situation abgestimmt. Erneut kann mithilfe von lokal ins Darmlumen über eine Enterotomie appliziertem, verdünntem Gastrografin oder Acetylzystein versucht werden, das Mekonium zu verflüssigen. Gelingt es, das gesamte Ileum sowohl proximal als auch distal der Obstruktion frei zu spülen, kann entweder die Enterotomie direkt verschlossen werden

1 2 3 4 5 6 7 8 9 10 11 12

oder nach Resektion eine primäre End-zu-End-Anastomose erfolgen, ggf. mit Einlage eines perkutanen, passageren Spülkatheters. Gelingt es nicht, besteht die Möglichkeit eine sogenannte Bishop-Koop-Anastomose anzulegen. Dabei wird nach Resektion des Ileumsegmentes, in dem die zähe Mekoniummasse festsitzt, der distale Ileumschenkel „Schornstein-ähnlich“ ausgeleitet und das proximale Ileum über eine End-zu-Seit-Anastomose einige Zentimeter unterhalb der Bauchdecke angeschlossen. Eine normale gastrointestinale Passage ist dann weiterhin möglich, im Falle einer distalen Obstruktion kann über einen Katheter aber jederzeit nochmals gespült werden. Die umgekehrte Variante mit Ausleitung des proximalen Schenkels und End-zu-Seit-Anastomose des distalen Schenkels wird als Santulli-Fistel bezeichnet. Sie erweist sich als günstig, wenn der proximale Schenkel intraoperativ nicht vollständig ausgeräumt werden konnte und hier mit erneuten Obstruktionsereignissen gerechnet werden muss.

In jedem Fall chirurgisch ist auch die Therapie beim komplizierten Mekoniumileus. Das Vorgehen ist dann abhängig vom sich darstellenden intraoperativen Befund (Volvulus, Atresie, Perforation, Peritonitis, ...). Atretische oder nekrotische Darmabschnitte sollten reseziert werden. Liegt keine Peritonitis vor, kann auch hier eine primäre Anastomose durchgeführt werden, eine Ausleitung über ein doppelläufiges Ileostoma (z. B. Mikulicz-Stoma) oder ebenfalls über eine Bishop-Koop-Fistel ist allerdings die sicherste Variante.

Prognose

Derzeit liegt die perioperative Mortalität bei 10–20 %. Die Langzeitprognose der Patienten wird im Wesentlichen durch die zystische Fibrose bestimmt, wobei sich im Verlauf die pulmonale Funktion von Patienten mit Z.n. Mekoniumileus nicht unterscheidet von der von CF-Patienten, die keinen Mekoniumileus durchgemacht hatten.

5.4.2 Mekoniumpfropfsyndrom

Ätiologie und Pathogenese

Beim Mekoniumpfropfsyndrom sind die Darmmotilität und/oder die Zusammensetzung des Mekoniums verändert. Normalerweise sind lediglich die ersten 1–2 cm Mekonium beim Neugeborenen sehr fest und zäh und bilden eine weißlichen Pfropf. Dieser wird in der Regel spätestens kurz nach der Geburt, teilweise aber auch bereits pränatal oder perinatal ausgeschieden. Bei ca. 0,05 % der Neugeborenen ist dieser Mekoniumpfropf jedoch länger und noch fester. Kann er nicht ausgeschieden werden, kommt es zum Mekoniumpfropfsyndrom als Form einer Kolonobstruktion.

Als mögliche Ursachen kommen neben einer passageren Motilitätsstörung im Rahmen einer Frühgeburtlichkeit in erster Linie die zystische Fibrose, das „small left colon syndrome“ und der Morbus Hirschsprung infrage. Seltener liegen dem Mekoniumpfropfsyndrom eine kongenitale Hypothyreose, eine intestinale neuronale Dysplasie oder ein Überhang an Narkotika bei der Mutter zugrunde.

Klinische Symptomatik, Diagnostik und Therapie

Die klinische Symptomatik des Mekoniumpfropfsyndroms ähnelt sehr der des Mekoniumileus. Typisch sind die fehlende Mekoniumpassage innerhalb der ersten 24–48 Stunden, galliges Erbrechen und ein geblähtes Abdomen. Die Röntgenübersichtsaufnahme weist auf eine distale Obstruktion mit Spiegelbildung hin. Häufig kommt die Passage nach digitaler Stimulation von Anus und Rektum und/oder rektalem Anspülen in Gang. Gelingt dies nicht, sollte zunächst eine Rektographie, dann ein Kolonkontrastmitteleinlauf durchgeführt werden, der als therapeutisch und diagnostisch anzusehen ist. Typisch ist ein dilatiertes Kolon proximal einer enggestellten Übergangszone an beliebiger Lokalisation des Kolonrahmens. In aller Regel löst sich die Obstruktion durch den Kontrastmitteleinlauf auf und der Allgemeinzustand des Neugeborenen bessert sich rasch. Eine Laparotomie ist nur sehr selten, z. B. bei einer Perforation, notwendig. Ein Schweiß-Test zum Ausschluss einer CF und eine TSH-Bestimmung sollten immer durchgeführt werden. Manche Kliniken halten eine Biopsie zum Ausschluss eines Morbus Hirschsprung für primär indiziert, in jedem Fall sollte sie bei persistierenden Motilitätsstörungen und Obstipation durchgeführt werden.

Prognose

Sofern keine zystische Fibrose oder ein Morbus Hirschsprung vorliegt, ist die Langzeitprognose in der Regel sehr gut.

5.5 Duplikaturen des Magen-Darm-Trakts

Duplikaturen können im gesamten Gastrointestinaltrakt vorkommen, die häufigsten Lokalisationen sind Ileum/Jejunum, Ösophagus und Kolon. Das Hauptmanifestationsalter ist das erste und zweite Lebensjahr. Häufig beinhalten sie ektope Magenschleimhaut, die peptisch ulzeriert und so u. a. zu Schmerzen und Blutungen führen kann.

Ätiologie und Pathogenese

Duplikaturen sind seltene Fehlbildungen (1 : 4500 Lebendgeburten), die im Bereich des gesamten Magen-Darm-Trakts zwischen Mundhöhle und Anus vorkommen können. Beide Geschlechter sind gleich häufig betroffen. Zur ihrer Ätiologie und Pathogenese gibt es bisher lediglich eine Vielzahl unterschiedlicher Theorien, die vor allem auf klinischen Erfahrungen beruhen, jedoch derzeit noch keine, welche die hohe Variabilität bezüglich Form, Länge und assoziierten Fehlbildungen hinreichend erklärt. Auch eine genetische Disposition konnte bisher nicht nachgewiesen werden. Es wird vermutet, dass Duplikaturen im Rahmen von Störungen der physiologischen Entwicklung des Magen-Darm-Trakts im Sinne einer kongenitalen Malformation entstehen.

30–50 % der Patienten haben zusätzlich andere Fehlbildungen der Wirbelsäule, des Spinalkanals oder des Urogenitalsystems. Duplikaturen können makroskopisch sehr unterschiedlich aussehen, die meisten sind zystisch, einige tubulär. In der Regel charakterisieren sie sich histologisch durch die Mukosa ihrer spezifischen Lokalisation. Bei etwa 30 % aller Duplikaturen findet sich ektopes Gewebe. Dabei handelt es sich meist um Magenschleimhaut, seltener endo- oder exokrines Pankreasgewebe. Werden sie im Kindesalter entdeckt, sind sie immer benigne.

Klinische Symptomatik, Diagnostik und Therapie

Duplikaturen können ein Leben lang asymptomatisch bleiben. Werden die Patienten jedoch symptomatisch, so meist (75 %) im Alter von unter zwei Jahren. Die klinische Symptomatik ist sehr variabel und abhängig von Lokalisation, Größe und Form der Duplikatur. Prinzipiell führen große Duplikaturen eher zu Symptomen durch Kompression benachbarter Organe und Strukturen, während kleinere typischerweise als sogenannte Leitstruktur von Invaginationen oder intestinalen Obstruktionen fungieren.

Auch die diagnostischen Möglichkeiten sind variabel. Sowohl konventionelle Röntgenaufnahmen von Thorax bzw. Abdomen als auch Kontrastmitteldarstellungen können hilfreich sein. Insbesondere bei unklaren Raumforderungen kann die Computertomographie die Differenzialdiagnosen eingrenzen und die Diagnosestellung erleichtern. Die Sonographie hat vor allem bei Darmduplikaturen einen hohen Stellenwert. Da sehr viele Duplikaturen Magenschleimhaut beinhalten, kann auch eine Technetium-Szintigraphie hilfreich sein.

Differenzialdiagnostisch kommen ebenfalls in Abhängigkeit von der jeweiligen Lokalisation der Duplikatur, z. B. bronchogene Zysten, pankreatische Pseudozysten, ein Meckel-Divertikel oder Tumoren infrage.

Oropharyngeale Duplikaturen (1 %): Sie imponieren meist als asymptomatische Zysten am Boden der Mundhöhle. Sie werden exzidiert und die Mundschleimhaut wird darüber wieder verschlossen.

Ösophagusduplikaturen (17 %): Der Ösophagus ist die zweithäufigste Lokalisation für Duplikaturen. Sie können in allen Segmenten vorkommen, am häufigsten jedoch reichen sie von rechts an den thorakalen Ösophagus heran. Typischerweise fallen sie in der Röntgenaufnahme des Thorax als mediastinale Raumforderung auf. Sie sind meist zystisch und haben in der Regel weder eine gemeinsame Wand mit der Speiseröhre noch Verbindung zu ihrem Lumen. Über die Hälfte beinhaltet Magenschleimhaut, sodass typische Symptome neben Dyspnoe und Stridor durch Kompression der Trachea sowie Dysphagie, okkulte Anämien oder eine Hämatemesis sind. Therapie der Wahl ist die Resektion, meist über eine rechtsseitige Thorakotomie oder thorakoskopisch.

Thorakoabdominale Duplikaturen (3 %): Selten reichen ösophageale Duplikaturen über den Hiatus ösophageus hinweg bis nach intraabdominal. Sie können sich beliebig weit nach distal ausdehnen, üblicherweise jedoch bis maximal zum Jejunum oder Ileum. Sie zeigen eine sehr hohe Assoziation mit Wirbelfehlbildungen. Typische klinische Beschwerden sind Dyspnoe, Stridor, Dysphagie und Erbrechen. Wenn möglich, werden auch sie in einem Zweihöhleneingriff einzeitig entfernt.

Magenduplikaturen (8 %): Magenduplikaturen befinden sich meist an der großen Kurvatur und sind zystisch. Sie werden häufig im frühen Kindesalter symptomatisch, Mädchen sind insgesamt häufiger betroffen. Leitsymptome sind nicht galliges Erbrechen, Meläna und Hämatemesis sowie Gedeihstörungen und Bauchschmerzen. Hervorzuheben ist die hohe Komplikationsrate mit Blutungen, Perforationen und, wenn unbehandelt, auch die maligne Entartung im Erwachsenenalter. Auch asymptomatische Duplikaturen des Magens sollten nach Diagnosestellung immer reseziert werden.

Duodenale Duplikaturen (6 %): Sie kommen in den ersten beiden Abschnitten des Duodenums vor, liegen meist mesenterial und haben keine Verbindung zum Darmlumen. In nur 20 % lässt sich ektopes Magengewebe nachweisen, meist handelt es sich stattdessen um duodenale Mukosa. Die klinische Symptomatik umfasst vor allem galliges Erbrechen, Ikterus und eine Pankreatitis. Wenn möglich, sollten duodenale Duplikaturen reseziert werden. Oft ist dies aber nicht möglich, ohne dabei die Blutversorgung des Duodenums selbst zu gefährden. Wurde kein ektopes Magengewebe im Schnellschnitt nachgewiesen, kann auch eine Y-Roux-Zysto-Jejunostomie zur Drainage durchgeführt werden.

Ileale und jejunale Duplikaturen (45 %): Sie stellen knapp die Hälfte aller Duplikaturen und können zystisch oder tubulär sein. Die Länge tubulärer Duplikaturen, die in der Regel mesenterial liegen, ist sehr variabel und reicht von wenigen Zentimetern bis zur gesamten Länge des Dünndarms. Sie können vollständig abgetrennt vom eigentlichen Darmlumen sein, daran direkt anliegen oder eine gemeinsame Wand haben. In der Regel haben sie eine gemeinsame Blutversorgung. Zystische Duplikaturen hingegen kommen vor allem am ileozökalen Übergang vor und haben mit dem Ileum immer Blutversorgung und Wand gemeinsam. Wenn ektopes Gewebe vorkommt, dann handelt es sich in der Regel um Magenschleimhaut (80 % der tubulären, 20 % der zystischen Duplikaturen). 75 % der Dünndarmduplikaturen werden in den ersten zwei Lebensjahren symptomatisch, davon wiederum die Hälfte in der Neugeborenenperiode. Dann steht meist eine obstruktive Symptomatik bei Volvulus im Vordergrund. Andere Symptome sind Melaena, Peritonitis nach Perforation oder eine palpable abdominale Raumforderung. Jenseits des zweiten Lebensjahres sind die rektale Blutung und Invagination typische klinische Präsentationen. Insgesamt wird die richtige Diagnose nur selten präoperativ gestellt, sondern erst im Rahmen der bei Ileussymptomatik durchgeführten Laparotomie. Üblicherweise erfolgt eine Segmentresektion und primäre End-zu-End-Anastomose, gelegentlich können zystische Duplikaturen enukleiert werden. Bei sehr langstreckigen, tubulären Duplikaturen kommt eine Resektion oft nicht infrage. Hier besteht die Möglichkeit lediglich die Schleimhaut zu resezieren (sogenanntes Stripping). Enthalten sie zudem Magenschleimhaut, kann man die tubuläre Duplikatur mit dem Magen anastomosieren, sodass die Magensäure, die in der Duplikatur produziert wird, abdrainiert werden kann.

Kolonduplikaturen (15 %): Sie kommen vor allem im Zökum vor, sind meist zystisch und liegen gewöhnlich antimesenterial. Da sie nur sehr selten ektopes Magengewebe beinhalten, werden sie auch in der Regel nicht durch Blutungen symptomatisch. Häufiger sind dagegen obstruktive Beschwerden im Rahmen eines Volvulus, einer Invagination oder durch Kompression. Komplette kolorektale Duplikaturen sind häufig assoziiert mit Dopplungen von Beckenorganen (z. B. Blase, Uterus, Vagina oder Anus). Zystische Duplikaturen können je nach Lokalisation eventuell enukleiert werden, meist jedoch ist eine Resektion und primäre Anastomose erforderlich. Die selteneren und sehr vielfältigen tubulären Duplikaturen sind häufig langstreckig und haben mehrere Verbindungen zum Darmlumen. Hier ist die chirurgische Therapie sehr komplex und individuell unterschiedlich.

Rektale Duplikaturen (5 %): Sie befinden sich meist präsakral. Typische klinische Symptome sind rektale Blutungen, Prolaps, Tenesmen und Obstipation. Bei 20–40 % besteht eine Fistel zum Rektum oder nach perineal mit der Gefahr der Abszessbildung. Bei Diagnosestellung sollten rektale Duplikaturen reseziert oder marsupialisiert werden.

Prognose

Nach chirurgischer Resektion ist die Prognose in der Regel gut, aber letztlich abhängig vom klinischen Zustand des Patienten bei Diagnosestellung sowie Morbidität und Mortalität eventueller Begleitfehlbildungen.

5.6 Nekrotisierende Enterokolitis

Die nekrotisierende Enterokolitis (NEC) ist eine schwere Erkrankung des Früh- und Neugeborenen nicht vollständig geklärter Ätiologie. Betroffen ist meist das terminale Ileum, gefolgt vom Kolon. Hauptsymptome sind abdominale Distention, Ileus und rektale Blutungen. Die Pneumatosis intestinalis ist das wichtigste radiologische Zeichen der NEC, das bei nahezu allen Patienten im fortgeschrittenen Stadium der Erkrankung nachweisbar ist, jedoch ebenso wie die klinischen Zeichen nicht spezifisch ist. Der erste Therapieversuch ist immer konservativ. Das Pneumoperitoneum nach Darmperforation ist die einzige absolute Operationsindikation.

Ätiologie und Pathogenese

Die nekrotisierende Enterokolitis ist der häufigste gastrointestinale Notfall im Neugeborenenalter. Etwa 5 % der Patienten, die auf eine neonatologische Intensivstation verlegt werden, erkranken an einer NEC. Man schätzt die Gesamtinzidenz auf etwa 3 : 1000 Lebendgeburten, bei Neugeborenen mit einem Geburtsgewicht unter 1500 g liegt sie mit ca. 7 % deutlich höher. Eine NEC kann beim reifen Neugeborenen auftreten, 90 % der Patienten sind allerdings Frühgeborene. Je geringer das Gestationsalter, desto höher ist die Inzidenz, der Schweregrad der Erkrankung und die Wahrscheinlichkeit, dass eine chirurgische Intervention notwendig wird.

Kongenitale Herzfehler sind häufig assoziiert. Andere Risikofaktoren sind maternaler Drogenabusus, niedriger APGAR-Score, prolongierter Hypotonus, persistierende respiratorische Insuffizienz, Hypothermie und Sepsis.

Ätiologie und Pathogenese der NEC sind leider bis heute noch nicht vollständig geklärt, höchstwahrscheinlich ist sie multifaktoriell bedingt und kann quasi als klinisch manifest werdender Endpunkt einer Gewebsschädigung verstanden werden. Es scheint gesichert, dass nicht ein einziger, sondern mehrere Faktoren daran beteiligt sind, den eigentlichen Krankheitsprozess in Gang zu bringen. Dazu zählen enterale Ernährung, intestinale Ischämie (z. B. durch eine Embolie) und Mikroorganismen des Gastrointestinaltrakts. Diese Faktoren führten auch in Tierversuchen in einem sehr hohen Prozentsatz zur Entwicklung einer NEC. Welche Rolle sie jedoch genau beim Menschen spielen, ist noch immer Gegenstand der Forschung. Eine NEC entwickelt sich in 90 % der Fälle, nachdem die Neugeborenen enteral ernährt wurden und die bakterielle Kolonisation des Darms begonnen hat. Meist handelt sich nicht um Muttermilch, sondern um käufliche Milchnahrungen. Die Nahrung bildet ein Substrat der bakteriellen Fermentation und kann den Darm zudem durch ihre höhere Osmolarität direkt schädigen. Ein weiterer wesentlicher pathogenetischer Faktor ist der unreife Gastrointestinaltrakt mit seiner geringen Motilität, weniger mukosalen Schutzmechanismen und einer veränderten Autoregulation der intestinalen Durchblutung. Er ist deshalb wesentlich anfälliger für Entzündung und Nekrose als der eines reifen Neugeborenen. Ist die Erkrankung erst einmal ausgebrochen, macht man vor allem Gewebsmediatoren, die im Zuge von Entzündung, Ischämie und Reperfusion freigesetzt werden, dafür verantwortlich, den Prozess zu unterhalten und die letztliche Schädigung des Gewebes zu verursachen. So können bei Neugeborenen mit einer NEC hohe Spiegel des Tumornekrosefaktors-α (TNF-α) gemessen werden, der bekanntermaßen vor allem im Rahmen ischämischer Ereignisse freigesetzt wird und eine Schädigung des Gewebes bewirkt. Eine ähnliche Rolle scheint auch PAF (platelet activating factor) zu haben, das zum einen die Expression von TNF-α induziert und zum anderen als wichtiger Bestandteil diverser inflammatorischer Kaskaden wiederum über andere Zytokine, Wachstumsfaktoren und Zelladhäsionsmoleküle die Gewebsschädigung mitverursacht und unterhält.

Histopathologisch zeigt sich in der Regel im resezierten Darmabschnitt eine ischämische Nekrose, in etwa je der Hälfte der Fälle sind Dünn- und Dickdarm betroffen. Perforationen treten meist antimesenterial auf und überwiegend im Übergangsbereich zwischen vitalem und nekrotischem Darm. Ca. 19 % der Patienten erleiden eine NEC totalis, bei der mehr als 75 % des Darms betroffen sind.

Klinische Symptomatik und Diagnostik

Der Beginn der klinischen Symptomatik ist abhängig vom Körpergewicht des Neugeborenen. Bei einem Gewicht $<$1500 g treten in über 75 % der Fälle die Symptome erst nach dem 10. Lebenstag, bei einem Gewicht $>$1500 g vor dem 10. Lebenstag auf. Bei Frühgeborenen mit einem Gestationsalter unter der 28. SSW oder einem Geburtsgewicht unter 1000 g sieht man nicht selten eine isolierte Perforation, dann meist im distalen Ileum. In diesen Fällen ist die

Diagnosestellung oft besonders schwierig und die Mortalität höher. Sie benötigen eine besonders frühzeitige Operation.

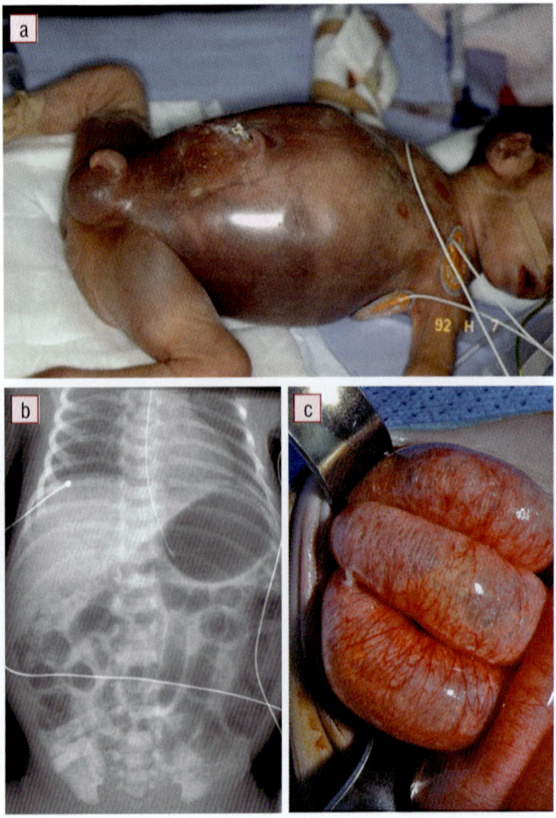

Abb. 5.13: Klinisches Bild eines Frühgeborenen mit einer NEC (a). Röntgenaufnahmen des Abdomens (a.-p.) eines Frühgeborenen mit NEC mit geblähten Darmschlingen, Pneumatosis der Darmwand und Pfortadergas als Spätzeichen (b). Intraoperatives Bild nach Laparotomie bei V.a. fortgeschrittene NEC (c): Gut sichbar ist hier auch makroskopisch die Pneumatosis intestinalis.

Normalerweise handelt es sich primär immer um gastrointestinale Symptome. Typisch sind Nahrungsunverträglichkeit oder -verweigerung, abdominale Distention und Druckschmerzhaftigkeit, große Magenreste, sowie eventuell galliges Erbrechen und bereits in der Frühphase blutige Stühle. Häufig kommen allgemeine klinische Zeichen einer beginnenden Sepsis mit Temperaturinstabilität, Lethargie, intermittierenden Apnoen und Bradykardien bereits in der Initialphase hinzu. Das Fortschreiten der Erkrankung ist gekennzeichnet durch die Entwicklung einer metabolischen Azidose, einer Thrombozyto- und Neutropenie sowie ggf. einer disseminierten intravasalen Gerinnung (DIC). Das Abdomen wird ausladender, die Bauchhaut ist dann häufig livide verfärbt, glänzend und gespannt (Abb. 5.13a), es besteht eine peritonitische Abwehrspannung. Gelegentlich kann lokal im rechten Unterbauch eine Resistenz im Sinne eines Abszesses tastbar sein.

Von radiologischer Seite aus sollte immer eine Abdomenübersicht in Rücken- und Linksseitenlage erfolgen. Diese Aufnahmen können im sehr frühen Krankheitsstadium noch unauffällig sein oder das unspezifische Bild eines Subileus zeigen. Im weiteren Verlauf kommen jedoch die typischen Zeichen einer NEC mit zunehmender Dilatation der Darmschlingen und Pneumatosis intestinalis (intramurales Gas) hinzu. Mit fortschreitender Erkrankung zeigen sich dann portalvenöse Luft (Abb. 5.13b), Aszites und letztlich ein Pneumoperitoneum als Hinweis auf eine stattgehabte Perforation. Vor allem die Frage nach Luft im portalvenösen System kann auch sehr gut sonographisch geklärt werden. Die Kombination aus Pneumatosis intestinalis und portalvenösem Gas ist mit einer Spezifität von 100 % pathognomonisch für die NEC. Fehlen diese Zeichen, schließt dies die Erkrankung jedoch keinesfalls aus. Besteht der klinische Verdacht auf das Vorliegen einer NEC, sollten die Neugeborenen in 4- bis 6-stündlichem Abstand klinisch und radiologisch evaluiert werden, um die Dynamik der Erkrankung richtig zu erfassen und gegebenenfalls den Zeitpunkt für eine notwendige chirurgische Intervention früh- bzw. rechtzeitig zu erkennen. Die Klassifikation von *Bell* et al. aus dem Jahre 1978 fasst die genannten klinischen und radiologischen Befunde zusammen und nimmt eine Stadieneinteilung vor, die für die Wahl der richtigen Therapie unter Umständen sehr hilfreich sein kann (Tab. 5.1).

Tab. 5.1: Modifizierte Bell-Klassifikation der NEC.

Stadium	Systemische Zeichen	Gastrointestinale Zeichen	Radiologische Zeichen
I Verdachtsdiagnose NEC	Temperaturinstabilität Apnoen, Bradykardien, Lethargie	schlechtes Gedeihen, Magenreste, *galliges Erbrechen, okkulte rektale Blutungen,* geringgradige abdominale Distention	Subileus/ geringgradiger Ileus
II definitive NEC	zusätzlich: *metabolische Azidose,* Thrombozytopenie	zusätzlich: *blutige Stühle,* mäßige Abwehrspannung, geringgradiges Erythem der Bauchwand, evtl. Resistenz im rechten Unterbauch	zusätzlich: *Pneumatosis intestinalis,* mäßig- bis hochgradiger Ileus mit dilatierten, stehenden Darmschlingen, evtl. *portalvenöses Gas*
III fortgeschrittene NEC	zusätzlich: metabolische und respiratorische Azidose, Neutropenie, Sepsis mit Hypotension, Schock, Bradykardie und DIC	zusätzlich: *generalisierte Peritonitis,* hochgradige abdominale Distention und Verfärbung, Resistenz im rechten Unterbauch	zusätzlich: portalvenöses Gas, *Pneumoperitoneum*

Therapie

Alle Patienten werden zunächst konservativ therapiert. Schon bei Verdacht auf NEC sollte die enterale Zufuhr gestoppt werden. Die Patienten erhalten eine voll parenterale Ernährung und ausreichend Flüssigkeit, um die intestinale Perfusion zu optimieren. Eine nasogastrale Sonde sollte zur Entlastung des distendierten Abdomens gelegt werden. Zudem ist eine breite antibiotische Therapie sinnvoll, die sowohl grampositive als auch gramnegative Erreger abdeckt (z. B. Ampicillin, Clindamycin, Vancomycin). Bei erfolgtem Erregernachweis und Vorliegen eines Antibiogramms sollte die Therapie entsprechend angepasst werden. Engmaschige klinische und radiologische Kontrollen sind obligat und geben das weitere Procedere vor. In der Regel zeigt sich bereits in den ersten 24 Stunden der Erkrankung, ob eine chirurgische Intervention notwendig ist.

Absolute Indikation für ein chirurgische Intervention ist das Pneumoperitoneum, während dilatierte, stehende Darmschlingen auf mehreren aufeinanderfolgenden Röntgenaufnahmen, portalvenöses Gas, ein palpierbarer Tumor, ein Bauchwanderythem und das Fortschreiten der Erkrankung trotz maximaler konservativer Therapie relative Indikationen darstellen. Erfolgt eine Laparotomie (quere Oberbauchlaparatomie), wird das weitere Vorgehen vom sich intraoperativ zeigenden Befund nach gründlicher Inspektion des gesamten Darms abhängig gemacht. In jedem Fall sollten Abstriche genommen werden. Handelt es sich um einen fokalen Befall mit isolierter Perforation, erfolgt in der Regel eine Resektion mit Anlage eines Enterostomas. In Einzelfällen kann auch eine primäre Anastomose durchgeführt werden, die sich häufig positiv auf den weiteren Verlauf auswirkt, vor allem was Hospitalisationsdauer und Dauer des Nahrungsaufbaus anbelangt. Demgegenüber steht allerdings, dass im Falle einer Anastomoseninsuffizienz die zu erwartenden Folgen wesentlich schwerwiegender sind als die möglichen Komplikationen eines Enterostomas.

Sind jedoch größere Darmabschnitte betroffen, muss die chirurgische Therapie in erster Linie zum Ziel haben, so viel Darm wie möglich zu erhalten und somit die Gefahr der Entwicklung eines Kurzdarmsyndroms mit notwendiger langzeitparenteraler Ernährung und Hepatopathie zu minimieren. Es sollte nicht um jeden Preis eine Resektion bis zum sicher vitalen Darm erfolgen. Ebenso ist auch die Anlage zahlreicher Enterostomata, die die Gesamtlänge des Darms durch notwendige weitere Resektionen im Rahmen der Rückverlagerung letztlich verringern, nicht sinnvoll. Stattdessen sollte so wenig Darm wie möglich reseziert werden und nur Abschnitte, die offensichtlich nekrotisch sind. Im Rahmen eines „second looks“ kann dann innerhalb der nächsten 36 Stunden reevaluiert werden. Man kann bei sehr ausgedehnten Befunden auch als einzige Maßnahme ein proximales Enterostoma anlegen, um den befallenen distalen Darm zu entlasten, und ebenfalls 1–2 Tage später eine erneute Laparotomie durchführen. Eine weitere Möglichkeit ist es, primär lediglich eindeutig nekrotischen Darm zu resezieren und die Enden blind zu verschließen („clip and drop back“-Technik). Nach 24–72 Stunden erfolgt dann die erneute Exploration (Second-look-Laparotomie) und ggf. Anastomose oder Darmresektion.

Eine weitere mögliche chirurgische Intervention ist die peritoneale Drainage. Sie kann bettseitig unter Lokalanästhesie als perkutane Punktion oder „Mini-Laparotomie“ durchgeführt werden. Es werden ein oder zwei Drainagen in die Peritonealhöhle eingelegt, in der Regel in den rechten unteren Quadranten. Es hat sich gezeigt, dass man damit unmittelbar eine Besserung des klinischen Zustands des Neugeborenen erreichen kann. In manchen Fällen bleibt die Drainage sogar die einzig notwendige Maßnahme, in der Regel ist jedoch im Verlauf dennoch eine Laparotomie erforderlich. Eine Überlegenheit der perkutanen Drainage gegenüber der primären Laparotomie oder umgekehrt konnte bisher nicht nachgewiesen werden. In jedem Fall ist die peritoneale Drainage eine mögliche Alternative bei extremen Frühgeborenen in sehr kritischem Zustand.

Hauptkomplikationen der operativen Therapie sind die Ausbildung von Stenosen und Strikturen (30 %), die vor allem im Kolon, distalen Ileum und Jejunum auftreten, die Anastomoseninsuffizienz und das Kurzdarmsyndrom.

Postoperativ ist vor allem auf ein optimales Management des Flüssigkeits- und Elektrolythaushaltes des Neugeborenen zu achten. Zu erwarten sind teilweise erhebliche Verluste in den dritten Raum, die wiederholte zusätzliche Volumen- und Flüssigkeitsgaben notwendig machen. In der Regel bleiben die Kinder einige Tage lang beatmet, werden total parenteral ernährt und für 7–10 Tage weiter antibiotisch therapiert. Bei gutem Gedeihen kann das Enterostoma elektiv nach sechs Wochen bis mehreren Monaten zurückverlagert werden. Gelingt die Umstellung auf eine rein enterale Ernährung nicht, muss die Rückverlagerung des Stomas gegebenenfalls früher erfolgen.

Prognose

Überlebt das Neugeborene die Initialphase der Erkrankung, liegt die Langzeit-Überlebenschance nahezu bei 90 %. Da die Neugeborenen jedoch in der Regel fast ihre kompletten biologischen Reserven im Kampf gegen die NEC aufgebraucht haben, sollte man jedoch nicht erwarten, dass sich diese Kinder völlig normal entwickeln. Sie sind häufiger psychomotorisch retardiert, insbesondere die Kinder mit sehr niedrigem Geburtsgewicht und sie liegen bezüglich Körpergröße und -gewicht meist unterhalb der 25., die Hälfte der Patienten sogar unterhalb der 5. Perzentile. Die NEC totalis hat eine Mortalität von nahezu 100 %.

5.7 Anorektale Fehlbildungen

Anorektale Malformationen treten in verschiedenen Formen auf. Klassifiziert werden sie anhand der Lokalisation der Fistel und können dann auch prognostisch bezüglich der zu erwartenden Stuhlkontinenz eingeteilt werden. Assoziierte Fehlbildungen sind häufig und müssen frühzeitig abgeklärt werden. Operativer Standard zur Versorgung der Analatresie ist die Technik nach *Pena*. Entscheidend für das operative Ergebnis ist nicht nur die technisch einwandfreie Operation, sondern auch die regelrechte postoperative Nachbetreuung.

Ätiologie und Pathogenese

Anorektale Malformationen (ARM) treten bei ca. 1 : 4000–5000 Lebendgeburten auf, wobei Jungen häufiger betroffen sind als Mädchen (m : w = 1,3 : 1). Das Wiederholungsrisiko liegt bei 1,4 %, bei einer perinealen oder vestibulären Fistel bei bis zu 3 %. Die Ursache anorektaler Malformationen ist bisher nicht bekannt. Genetische Faktoren werden vermutet, aber auch exogene Faktoren (z. B. Thalidomid, Insulin, Tridione, Retinolsäure) scheinen eine Rolle zu spielen. Pathogenetisch wird ein Defekt der dorsalen Anteile der Kloakenmembran und deren angrenzender dorsaler Kloake diskutiert. Chromosomale Anomalien liegen in 8–11 % vor. Die Klassifikation erfolgt nach *Krickenbeck* anhand der anatomischen Lage der Fistel.

Daraus lassen sich die therapeutischen Strategien und die Prognose ableiten. „Tiefe“ ARM sind häufiger als „hohe“ ARM. Beim Jungen ist die häufigste Form die rektourethrale Fistel, beim Mädchen die rektovestibuläre Fistel. Die funktionelle Prognose ist abhängig von der Anlage der Sphinktermuskulatur und dem Vorhandensein einer normalen Anatomie des Beckens und Os sacrums.

Männliche Formen

☐ *Perineale Fistel:* Der tiefste Anteil des Rektums liegt anterior der Sphinktermitte und der Anus mündet ventralisiert. Dieser ist meist eng und kann von einer dünnen Membran bedeckt sein. Der Sphinkter und das Os sacrum sind meist normal ausgebildet. Andere assoziierte Defekte sind sehr selten (Abb. 5.14a).

☐ *Rektourethrale Fistel:* Das Rektum mündet in die posteriore Urethra, meist bulbär (tiefe Form, Abb. 5.14b) und selten prostatisch (hohe Form, Abb. 5.14c). Proximal der Fistel haben das Rektum und die Urethra eine gemeinsame Wand. Bei der bulbären Fistel ist noch ein großer Anteil des Rektums von Levatormuskulatur umgeben. In der Regel zeigt sich ein normal ausgebildetes Os sacrum, eine prominente Mittellinie und ein Analgrübchen. Bei der prostatischen Fistel liegt nur noch ein kurzer Teil des Rektums zentralisiert im Levatormuskel, meist zeigt sich ein abnormes Os sacrum, ein flaches Perineum und kein Analgrübchen.

☐ *Rektovesikale Fistel:* Das Rektum mündet in den Blasenhals. Die Sphinktermuskulatur ist schwach ausgebildet, das Perineum flach, das Os sacrum hypoplastisch und das Becken ist unterentwickelt (Abb. 5.14d). Die Inzidenz assoziierter Anomalien ist hoch.

☐ *Anorektale Agenesie ohne Fistel:* Das Rektum endet blind ca. 3 cm vor der perinealen Haut. Diese Form kommt am häufigsten beim Down-Syndrom vor (ca. 50 %). Es ist eine gute Sphinktermuskultatur und ein gut ausgebildetes Os sacrum vorhanden.

☐ *Rektumatresie (sehr selten):* Bei normaler Anlage des Analkanals zeigt sich ca. 1 cm oberhalb des Perineums eine Atresie oder ausgeprägte Stenose. Sphinktermuskulatur und Sensibilität sind normal.

Weibliche Formen

☐ *Perineale Fistel:* Das Rektum mündet ventralisiert mit einer engen Fistel zwischen äußerem weiblichem Genitale und Zentrum des Sphinkters. Der Sphinkter und das Os sacrum sind wie bei der männlichen Form meist normal ausgebildet und andere assoziierte Defekte sind sehr selten (Abb. 5.15a).

☐ *Vestibuläre Fistel:* Das Rektum mündet im Bereich des Vestibulums direkt hinter dem Hymen. Der Fistelgang kann von einigen Millimetern bis zu 2–3 cm lang sein. Proximal der Fistel haben Rektum und Vagina eine gemeinsame Wand (Abb. 5.15b). Die Sphinktermuskulatur ist meist gut und das Os sacrum normal ausgebildet. Eine vaginale Fistel ist mit <1 % sehr selten.

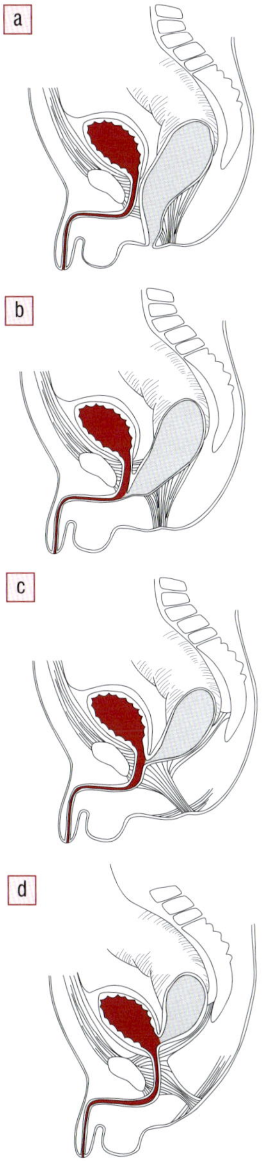

Abb. 5.14: Männliche Formen der anorektalen Malformation: Perineale Fistel (a), rektobulbäre Fistel (b), rektourethrale Fistel zur Pars prostatica der Harnröhre (c), rektovesikale Fistel (d).

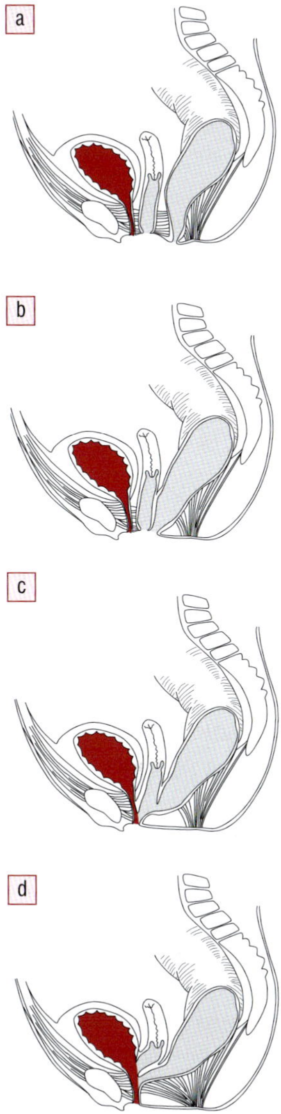

Abb. 5.15: Weibliche Formen der anorektalen Malformation: Perineale Fistel (a), vestibuläre Fistel (b), Kloakenfehlbildung mit kurzem (c) bzw. langem (d) gemeinsamem Gang.

- ☐ *Anorektale Agenesie ohne Fistel:* Hier zeigt sich der gleiche Befund wie beim Jungen (s.o.).

- ☐ *Persistierende Kloake:* Diese Malformation ist definiert als eine Fehlbildung mit einer Fusion von Rektum, Vagina und Urethra in einen gemeinsamen Gang (Abb. 5.15 c–d). Die Inzidenz liegt bei 1 : 50 000. Die Länge des gemeinsamen Ganges liegt zwischen 1 und 10 cm und korreliert mit der Schwere der Fehlbildung und der funktionellen Prognose. Ab einer Länge von 3,5 cm ist von einem komplexen Defekt auszugehen. Es kann durch einen Sekretstau zu einem Hydrokolpos kommen. Andere Fehlbildungen des inneren Genitale, z. B. eine Duplikation der Vagina oder des Uterus oder eine Atresie der Zervix können assoziiert sein. Bei einem kurzen gemeinsamen Kanal ist die Sphinktermuskulatur meist gut ausgebildet und das Os sacrum normal. Bei einem langen gemeinsamen Kanal ist die Sphinktermuskulatur schlecht ausgebildet, das Perineum flach, das Os sacrum hypoplastisch und es besteht eine hohe Inzidenz anderer Fehlbildungen, vor allem im Bereich des Urogenitaltraktes.

Assoziierte Fehlbildungen

50–60 % der Patienten mit anorektalen Anomalien haben weitere Fehlbildungen. Meist betrifft dies den Harntrakt. Bei hohen kloakalen Fehlbildungen liegt die Rate der Harntraktfehlbildungen bei 90 %, bei perinealen Fisteln bei nur 10 %. Neugeborene sind durch eine Harnwegsinfektion bis hin zur Urosepsis gefährdet. Sämtliche urologische Fehlbildungen können auftreten, die häufigsten sind der vesikoureterale Reflux (VUR), die unilaterale Nierenagenesie, der Megaureter und die Hypospadie. Skelettale Fehlbildungen betreffen am häufigsten das Os sacrum und die Wirbelsäule. Eine Fehlbildung des Os sacrum bedeutet eine schlechte funktionelle Prognose. Die Kombination aus anorektaler Malformation, Sacrumfehlbildung und präsakraler Raumforderung (Dermoidtumor, Teratom oder anteriore Meningomyelozele) wird als Currarino-Triade bezeichnet. Diese ist ebenfalls mit einer schlechten funktionellen Prognose verbunden. Bei ca. 25 % aller Patienten mit einer ARM liegt ein „tethered cord“ vor, vor allem bei hohen Formen der ARM. Außerdem sind kardiale und gastrointestinale Fehlbildungen, wie z. B. eine Ösophagusatresie oder Darmatresien, zu finden.

Das gemeinsame Auftreten von mindestens zwei der unten aufgeführten Fehlbildungen wird als VATER oder VACTERL-Assoziation bezeichnet (dabei stehen die Buchstaben für die einzelnen Fehlbildungen: V= vertebral, A= anal, C= cardial, T= tracheal, E= eosophageal, R= renal/radial, L= limb. Die Inzidenz wird unterschiedlich angegeben und liegt bei ca. 11–18 %). Syndromale Fehlbildungen werden bei ARM ebenfalls beobachtet: z. B. Down-Syndrom, OEIS-Komplex (omphalocele-exstrophy-imperforate anus-spinal defect), Currarino-Syndrom oder Cat-Eye-Syndrom (numerische Aberration des Chromosoms 22 mit ARM, präaurikulärer Fistel oder Ohranhängseln, Herzfehlbildungen, Nierenfehlbildungen, Gallengangsatresie oder Morbus Hirschsprung).

Klinische Symptomatik, Diagnostik und Therapie

Bisher ist keine zuverlässige pränatale Diagnose möglich. In den ersten 48 Stunden stehen bei einem Neugeborenen mit einer ARM die Abklärung möglicher Begleitfehlbildungen und die Klassifikation der ARM zur Festlegung des therapeutischen Vorgehens im Vordergrund. Nach der körperlichen Untersuchung mit Inspektion des Perineums wird eine Sonographie des Abdomens zur Beurteilung des Harntrakts durchgeführt. Eine Herzechographie sollte zum Ausschluss einer kardialen Fehlbildung ebenfalls erfolgen. Durch das Vorschieben einer Magensonde kann die Durchgängigkeit des Ösophagus überprüft werden. Das Neugeborene wird parenteral ernährt und man beobachtet über 24–48 Stunden, ob Stuhl über eine Fistel abgesetzt wird oder ob sich Stuhl im Urin zeigt.

Bei einer *perinealen Fistel* kann diese abhängig von der Stuhlentleerung und Weite der Fistel bougiert werden, um die Stuhlentleerung zu verbessern. Ein Kolon-Kontrasteinlauf gibt Aufschluss über eine mögliche Dilatation des Kolons. Besteht keine Dilatation, kann im Alter von ca. einem Monat eine minimale posteriore sagittale Anorektoplastik (PSARP, siehe unten) geplant werden. Liegt eine Kolondilatation vor und ist die Stuhlentleerung problematisch, sollte zunächst eine Kolostomie angelegt werden. Im Alter von 1–2 Monaten erfolgt dann nach präoperativer Kontrastmitteldarstellung des abführenden Schenkels mit Fisteldarstellung die PSARP.

Entleert sich *Mekonium über den Urin oder das weibliche Genitale* erfolgt ein Röntgen-MCU (Miktionszystourethrogramm) bzw. beim Mädchen ein MCU mit Genitogramm zur Fistelsuche. Dann erfolgt die Kolostoma-Anlage. Im Alter von 1–2 Monaten wird dann die PSARP durchgeführt. Zuvor sollte über eine Zystomanometrie und Restharnbestimmung auch die Blasenentleerung abgeklärt werden. Eine Sonographie der Wirbelsäule dient zur Bestimmung des Konusstands. Bei Verdacht auf ein „tethered cord“ sollte eine MRT der Wirbelsäule und des Beckens angeschlossen werden. Präoperativ erfolgt auch in diesem Fall eine Kontrastmitteldarstellung des abführenden Schenkels mit Fisteldarstellung.

Besteht *keine Fistel* oder handelt es sich um einen *unklaren* Befund, sollte nach 24–48 Stunden eine Columbia-Aufnahme (Bauchhängelage, vgl. Kapitel 4.2) durchgeführt werden. Der Abstand zwischen Kolon und Haut bestimmt dann das therapeutische Vorgehen. Bei einem Abstand < 1 cm kann primär eine PSARP durchgeführt werden und bei einem Abstand > 1 cm muss zunächst eine Kolostomie mit zweizeitiger PSARP erfolgen.

Bei Vorliegen einer *Kloake* werden vor der Anlage des Kolostomas ein MCU und ein Genitogramm durchgeführt. Dann erfolgen die weiteren diagnostischen Schritte mit Zystomanometrie, Restharnbestimmung, Sonographie der Wirbelsäule und eventuell MRT Becken/Wirbelsäule. Im Alter von etwa drei Monaten erfolgt wieder nach Kontrastmitteldarstellung des abführenden Schenkels die posteriore sagittale Anorektovaginourethroplastik (PSARVUP) (siehe unten). Der Algorithmus ist in Abb. 5.16 dargestellt.

1 2 3 4 5 6 7 8 9 10 11 12

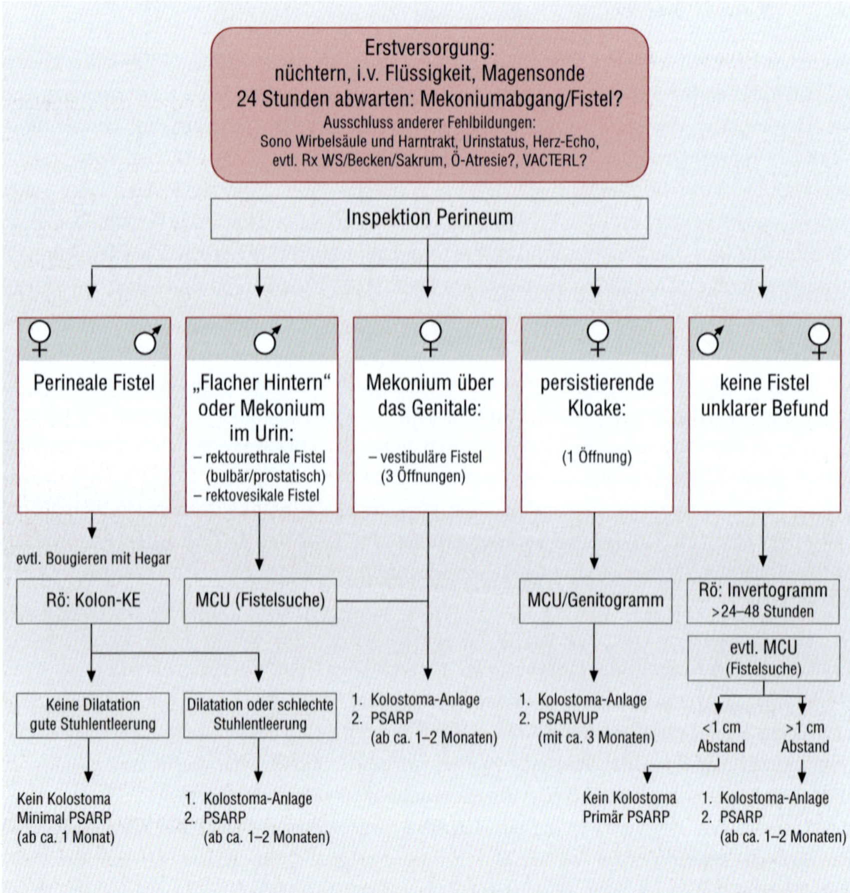

Abb. 5.16: Vorschlag zum diagnostischen und therapeutischen Vorgehen bei Patienten mit anorektalen Malformationen (PSARP = posteriore sagittale Anorektoplastik, PSARVUP= posteriore sagittale Anorektovaginourethroplastik).

Außerdem besteht beim Neugeboren zusätzlich die Möglichkeit einer perinealen sonographischen Darstellung der ARM zur Bestimmung der Lage des Rektumblindsacks und der Ausprägung der Beckenbodenmuskulatur.

Operative Therapie

☐ Anlage eines Kolostomas

Es werden zwei endständige Kolostomata im Bereich des distalen Colon descendens angelegt. Dadurch kann einerseits eine Dekompression des Kolons erreicht werden, andererseits wird nur wenig Darm aus der Kontinuität ausgeschaltet und es ist noch ausreichend Kolonlänge für die zweizeitige Durchzugsoperation vorhanden. Die beiden Stomata sollten weit genug voneinander entfernt sein, um einen Stuhlübertritt zu verhindern. So lässt sich eine Dilatation des Rektumblindsacks vermeiden und bei vorhandener Fistel zum Harntrakt die Infektionsgefahr senken. Der so kürzere, abführende Schenkel lässt sich außerdem leichter freispülen. Darüberhinaus besteht über die Fistel zum Harntrakt auch ein Rückfluss des Urins ins Kolon. Ist das Kolonsegment distal des Anus praeters zu lang, kann der Urin von der Kolonschleimhaut aufgenommen werden mit der Gefahr der Entstehung einer metabolischen Azidose. Nach Anlage des Anus praeters sollte das distale Kolonsegment regelmäßig gespült werden, um eine Dekompression zu erreichen.

Heutzutage wird in der Regel zur Korrektur der ARM eine posteriore sagittale Anorektoplastik (PSARP) durchgeführt. Diese wurde erstmals 1982 von *Pena* und *de Vries* beschrieben. Diese Technik ermöglicht eine Darstellung der anatomischen Komponenten und einen korrekten, zentralisierten Durchzug des Rektums durch die vorhandene Muskulatur, sodass ein optimales Ergebnis bezüglich der Kontinenz erreicht werden kann.

☐ PSARP bei der perinealen Fistel

Ziel ist es, den anorektalen Kanal zentral in die Sphinktermuskulatur hinein zu platzieren und einen ausreichend weiten Analkanal zu schaffen. Meist reicht eine minimale PSARP aus. In Bauchlage mit erhöhtem Steiß erfolgt dazu eine Hautinzision in der Medianlinie im Bereich der Fistel. Der superfiziale Anteil des Sphinkters wird median durchtrennt und die Fistel herausgelöst. Es erfolgt eine Dissektion des Rektums unter Schonung der Urethra, die durch einen während der Präparation eingelegten Katheter geschient werden sollte. Ist eine ausreichende Rektumlänge erreicht, erfolgt die Rekonstruktion der Muskulatur (perineal body). Das Rektum wird am Sphinkter mit einigen Nähten fixiert. Anschließend erfolgt die Anoplastik mit Einnähen des Rektums in die Haut.

☐ PSARP bei der rektourethralen Fistel

Es erfolgt zunächst die Anlage eines Blasenkatheters. Der Patient wird in Bauchlage mit erhöhtem Becken gelagert. Die Hautinzision erfolgt in der Mittellinie zwischen der Spitze des Os sacrums und dem Analgrübchen. Die parasagittale Muskulatur und der Muskelkomplex werden streng in der Mittellinie durchtrennt. Der Muskelkomplex verläuft peripendikulär zur parasagittalen Muskulatur von der Haut bis zum sogenannten Levatormechanismus und vereint sich mit diesem in einem 90°-Winkel. Es wird so eine Art Muskeltunnel gebildet, der das Rektum umgeben soll. Der Levatormuskel, der umso tiefer liegt, je höher die Malformation ist, wird ebenfalls in der Mittellinie durchtrennt und anschließend wird der Rektumblindsack aufgesucht (Abb. 5.17a). Dieser wird an der posterioren Wand zwischen Haltenähten eröffnet. Die Fistel wird dargestellt und es erfolgt eine Trennung des Rektums von der Urethra mithilfe von Haltenähten an der Fistel und der Rektumwand (Abb. 5.17b). Hier besteht eine dünne, gemeinsame Wand zwischenUrethra und Rektum, welche die Separation erschwert. Das Rektum wird weiter bis auf eine ausreichende Länge mobilisiert, wozu eine Durchtrennung der fixierenden Faszie lateral und posterior notwendig ist. Eventuell erfolgt nun ein Tapering des Rektums. Die urethrale Fistel wird verschlossen (Abb. 5.17c). Danach erfolgt die Rekonstruktion des „perineal body“ durch Naht der anterioren Anteile des externen Sphinkters. Das Rektum wird vor den Levatormuskel innerhalb der Grenzen des Muskelkomplexes platziert (Abb. 5.17d). Der posteriore Anteil des Muskelkomplexes wird vernäht, dabei wird bei jedem Stich die posteriore Rektumwand mitgefasst. Die restliche Wunde wird verschlossen und eine Anoplastik durchgeführt (Abb. 5.17e).

☐ PSARP bei der rektovesikalen Fistel

Die Fistel befindet sich so hoch, dass zusätzlich eine Laparotomie oder ggf. Laparoskopie durchgeführt werden muss, um das Rektum ausreichend mobilisieren zu können. Dafür wird die gesamte untere Körperhälfte des Patienten desinfiziert, sodass intraoperativ problemlos steril eine Umlagerung erfolgen kann. Die Operation beginnt posterior sagittal. Die Sphinktermuskulatur wird wie oben beschrieben in der Mittellinie durchtrennt, ohne dass der Rektumblindsack aufgesucht wird. Eine große Sonde wird im präsakralen Raum hinter der Urethra platziert und der „perineal body“, der Levatormuskel und der Muskelkomplex werden über der Sonde rekonstruiert. Der Patient wird dann auf den Rücken umgelagert und es wird eine Laparotomie durchgeführt. Das Rektosigmoid wird dargestellt und die Fistel zum Blasenhals lokalisiert. Die Fistel wird durchtrennt und übernäht. Das Rektum wird entlang der Sonde nach anal durchgezogen, eventuell erfolgt vorher ein Tapering des Rektums. Anschließend wird eine Anoplastik durchgeführt und das Abdomen verschlossen.

Bei der Analatresie ohne Fistel erfolgt identisch zum Vorgehen bei einer rektourethralen Fistel eine PSARP. Obwohl keine Fistel vorhanden ist, besteht auch hier eine gemeinsame Wand zwischen Urethra und Rektumblindsack.

☐ PSARP beim Mädchen

Bei der Operation einer Analatresie mit perinealer Fistel wird gleich vorgegangen (Minimal-PSARP) wie beim Knaben. Beim Vorliegen einer vestibulären Fistel wird ebenfalls wie oben beschrieben eine PSARP durchgeführt. Hier muss beachtet werden, dass eine gemeinsame Wand zwischen Vagina und Rektum besteht.

☐ PSARVUP bei Kloakenfehlbildung

Nach einer mitsagittalen Hautinzision erfolgt die Durchtrennung der Sphinktermuskulatur in der Mittellinie. Meist trifft man zunächst auf den Rektumblindsack, selten stellt sich die Vagina posterior des Rektums dar. Es erfolgt eine Inzision der Hinterwand des Rektums, die nach kaudal verlängert wird. Jetzt kann die Länge des gemeinsamen Kanals genau ausge-

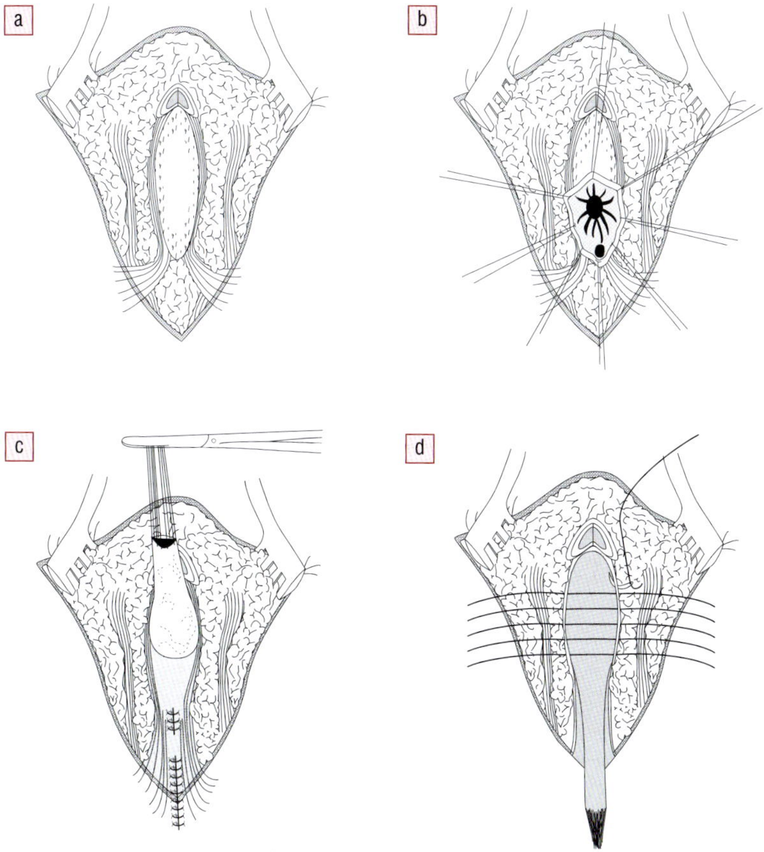

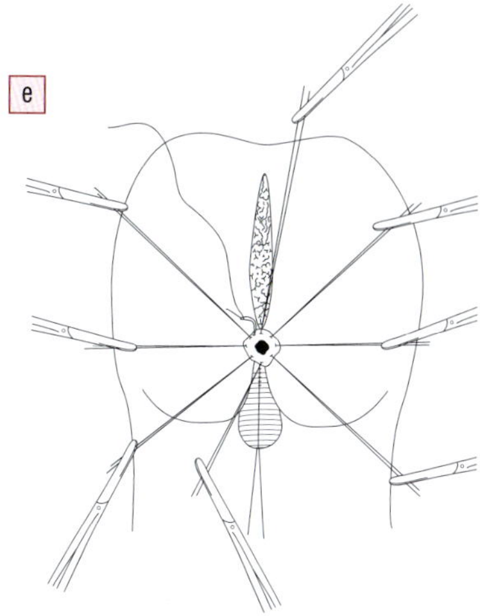

Abb. 5.17: Operationsschritte der PSARP bei einer rektourethralen Fistel: Posteriore sagittale Inzision und Separation der parasagittalen Muskelfasern mit Durchtrennung des Muskelkomplexes und der Levatormuskulatur. Das Rektum stellt sich nun dar (a). Haltenähte an die Hinterwand des Rektums. Eröffnen des Rektums in der Mittellinie und Weiterführen der Inzision bis zur Fistel. Setzen von Haltenähten (b). Separation des Rektums von der Urethra mit weiterer perirektaler Dissektion und Verschluss der urethralen Fistel (c). Rekonstruktion der perinealen Muskulatur. Platzierung des Rektums vor die Levatormuskulatur und Naht des Muskelkomplexes (d). Anoplastik und Wundverschluss (e).

messen werden. In die Urethra wird ein Katheter eingebracht. Das Rektum wird nun von der Vagina entlang der langen gemeinsamen Wand getrennt. Dann erfolgt eine totale urogenitale Mobilisation mit Verlagerung nach kaudal, ohne dabei Urethra und Vagina zu trennen. Dazu wird das Ligamentum suspensorium der Urethra und des Blasenhalses durchtrennt. Bei einem gemeinsamen Kanal >2–3 cm Länge muss zusätzlich noch eine Separation von Vagina und Urethra erfolgen. Die Urethra wird anschließend tubularisiert. Kann dadurch die Vagina nicht ausreichend nach unten gebracht werden, ist eine Laparotomie erforderlich, um eine ausreichende Präparation durchführen zu können.

Postoperativ kann der Blasenkatheter nach 5 Tagen, bzw. bei Rekonstruktion der Urethra nach 10 Tagen, entfernt werden. Nach 14 Tagen erfolgt eine Kalibrierung des Analkanals und es wird direkt eine Bougierungstherapie angeschlossen (Abb. 5.18). Die Anus-praeter-Rückverlagerung erfolgt nach ca. drei Monaten bzw. wenn eine ausreichende Weite des Analkanals erreicht ist.

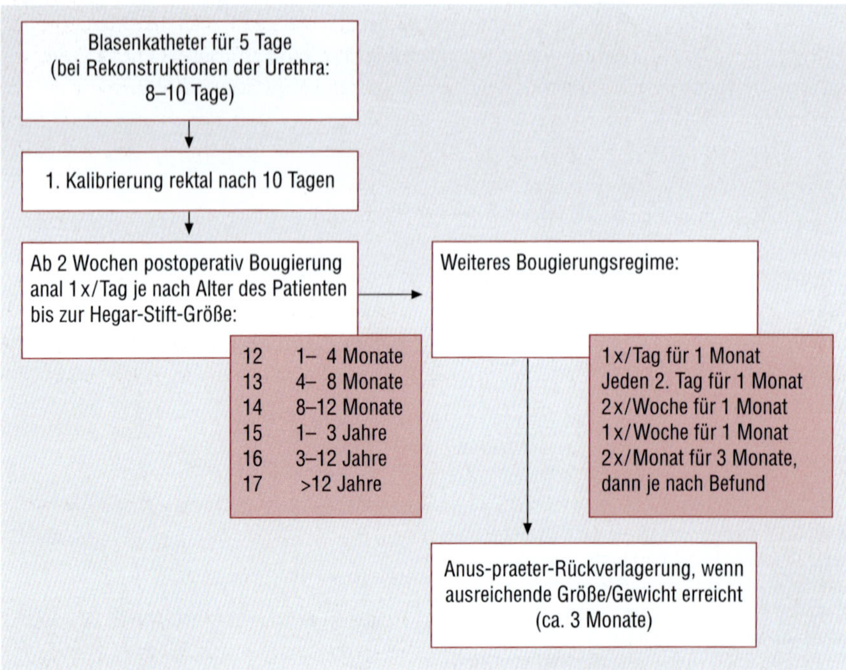

Abb. 5.18: Postoperatives Regime bei Patienten mit einer ARM nach einer PSARP.

Komplikationen und funktionelle Resultate

Wundinfektionen sind selten. Zudem heilt eine alleinige Infektion der Haut und des Subkutangewebes folgenlos aus. Eine Stenose oder Striktur ist meist Folge einer intraoperativen Devaskularisierung des Rektums und tritt nur sehr selten auf. Eine urethrovaginale Fistel tritt in bis zu 10 % und eine Vaginalstenose in bis zu 25 % nach einer Korrektur der Kloake auf.

Das Erreichen einer Stuhlkontinenz ist hauptsächlich abhängig von der vorhandenen Muskulatur, der Sensibilität und der Darmmotilität. Insbesondere die Form der Analatresie ist entscheidend für die Prognose. Bei den Formen der ARM mit guter Prognose ist vom Erreichen einer Stuhlkontinenz bis zum Alter von drei Jahren auszugehen. Hier ist die konsequente Therapie einer Obstipation entscheidend, um eine Überlaufenkopresis zu verhindern. Bei den Formen mit schlechterer Prognose sollte im Alter von etwa drei Jahren mit einem Stuhlmanagement begonnen werden. Hier kann zum Beispiel ein sogenanntes „bowel management" mit täglichen Einläufen durch die Eltern durchgeführt werden. Damit wird eine Kontinenz über 24 Stunden erreicht. Ist teilweise eine selbstständige Darmentleerung möglich, kann zunächst auf die Behandlung durch tägliche Einläufe verzichtet werden. Es muss ein Beckenbodentraining und eine Schulung der Koordination der Stuhlentleerung (Pressen bei Entspannung des Beckenbodens) im Rahmen eines interdisziplinären Stuhltrainings erfolgen. Zusätzlich kann die Kontinenz durch Optimierung der Stuhlkonsistenz durch eine entsprechende Ernährung und den eventuellen Einsatz von Laxanzien ebenfalls positiv beeinflusst werden. Ist das tägliche Anspülen dauerhaft notwendig, kann im Verlauf bei einigen Patienten eine Malone-Operation (kontinentes Appendikostoma) zur anterograden Darmspülung sinnvoll sein.

Die Obstipation ist ein häufiges Problem nach Korrektur einer Analatresie. Ursache scheint eine verminderte Motilität des Rektosigmoids zu sein. Ein doppelläufiger Anus praeter mit Überlauf von Stuhl in den Rektumblindsack fördert eine Dilatation und spätere Obstipation. Wichtig ist daher, nach Anus-praeter-Rückverlagerung vor allem auf eine gute Stuhlregulierung zu achten.

In der Tabelle 5.2 sind die Ergebnisse im Hinblick auf die selbstständige Darmentleerung, Stuhlschmieren, Kontinenz und Obstipation für die einzelnen Patientengruppen aufgeführt.

Tab. 5.2: Postoperative Ergebnisse bei Patienten mit Analatresie (*Levitt, Peña* 2005).

	Perineale Fistel	Vestibuläre Fistel	Bulbäre Fistel	Prostatische Fistel	Kloake < 3 cm	Kloake >3 cm
Selbstständige Darmentleerung	100 %	92 %	82 %	73 %	71 %	44 %
Stuhlschmieren	20 %	36 %	54 %	77 %	63 %	87 %
Totale Stuhlkontinenz	90 %	71 %	50 %	31 %	50 %	28 %
Obstipation	56 %	61 %	64 %	45 %	40 %	35 %

1 2 3 4 5 6 7 8 9 10 11 12

Eine Harninkontinenz kann bei Patienten mit einer vaginalen Fistel in 20 %, mit einer bulbären Fistel in 3 %, mit einer prostatischen Fistel in 8 %, mit einer vesikalen Fistel in 18 %, mit einer Kloakenfehlbildung bei einem gemeinsamen Kanal <3 cm in 28 % und bei einem Kanal >3 cm in 77 % auftreten. Meist ist bei suffizientem Blasenhals eine Einmalkatheterisierung möglich. Bei Jungen oder tiefen Formen der Analatresie kann die Harninkontinenz Folge einer intraoperativen Komplikation sein.

Prognose

Die Prognose der ARM ist abhängig von der Form und damit der vorhandenen Muskulatur und Sensibilität, aber auch von der Qualität der operativen Versorgung und der postoperativen Nachbetreuung. Heutzutage lässt sich bei allen Patienten eine Stuhlkontinenz erreichen, auch wenn diese erst durch ein tägliches Stuhlmanagement möglich ist. Störungen der Sexualität und Fertilität stehen in der Pubertät und im Erwachsenalter im Vordergrund. Teils sind diese bedingt durch nervale Störungen aufgrund der Fehlbildung selbst oder im Sinne einer operativen Komplikation. Dies betrifft vor allem Patientinnen mit Kloakenfehlbildungen (Vaginalstenosen/-atresie, vaginale Duplikaturen, persistierende Kloake, Fertilitätsstörungen) oder männliche Patienten mit hohen ARM (gestörte Ejakulation, Entzündungen der Nebenhoden, Erektionsstörungen).

5.8 Bauchwanddefekte

Die wichtigsten angeborenen Bauchwanddefekte sind die Omphalozele und die häufiger vorkommende Laparoschisis. Während die hernierten abdominalen Organe bei der Omphalozele von einem peritonealen Sack bedeckt sind, liegen sie bei der Laparoschisis frei in der Amnionhöhle. Die Therapie der Wahl ist jeweils der primäre chirurgische Verschluss, die Prognose ist vor allem abhängig von den Begleitfehlbildungen, die bei der Omphalozele sehr häufig vorkommen und schwerwiegend sein können.

5.8.1 Omphalozele

Ätiologie und Pathogenese

Die Inzidenz der Omphalozele liegt bei etwa 1 : 4000 Lebendgeburten mit einer deutlichen Knabenwendigkeit. Es handelt sich um einen von einem dünnen Sack bzw. einer Membran bedeckten zentralen Nabelringdefekt, in den Baucheingeweide hernieren. Die Omphalozele entsteht etwa in der dritten Gestationswoche als Hemmungsmissbildung durch Ausbleiben der Fusion der embryonalen lateralen Bauchwandanteile. Die Tatsache, dass es sich um ein sehr frühes Ereignis handelt, das noch vor Abschluss der Organogenese stattfindet, erklärt auch, dass die Kinder mit einer Omphalozele in 30–70 % weitere Fehlbildungen aufweisen. Dies sind vor allem kardiale, gastrointestinale oder renale Anomalien sowie chromosomale Aberrationen.

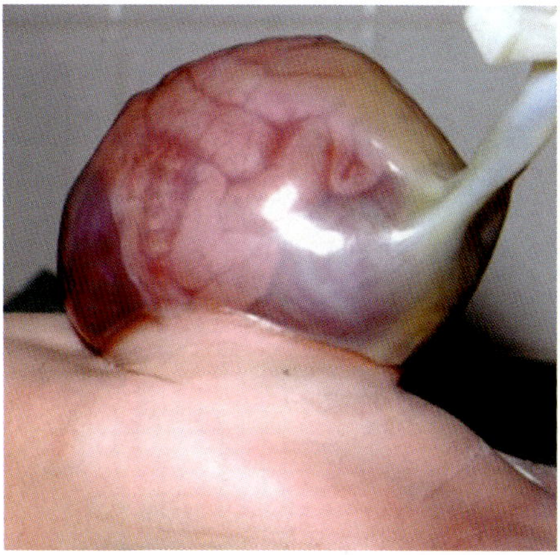

Abb. 5.19: Klinisches Bild einer Omphalozele.

Der Defekt selbst ist groß (2–10 cm) und beinhaltet meist sowohl Darm als auch die Leber, grundsätzlich können jedoch auch andere Abdominalorgane prolabieren. Der darüber liegende Sack, an dem die Nabelschnur inseriert, besteht aus einer äußeren Amnionepithel- und einer inneren peritonealen Schicht (Abb. 5.19). Die Musculi recti abdominis inserieren weiter lateral am Rippenbogen und treffen nicht in der Mittellinie aufeinander. Durch die extraabdominale Lage der Bauchorgane in utero ist die Peritonealhöhle in der Regel eher klein. Zusätzlich liegen Rotations- oder Fixationsanomalien vor und auch das Vorkommen eines Meckel-Divertikels ist vergleichsweise häufiger. Lediglich von einer „hernia into the cord“ spricht man bei Zelen unter 2 cm Durchmesser, bei denen auch ausschließlich Darm herniert ist. Die Assoziation mit einem Meckel-Divertikel ist hier besonders häufig.

Klinische Symptomatik und Diagnostik

Eine Omphalozele kann pränatal sonographisch diagnostiziert werden und stellt dann eine Indikation zur Amniozentese dar, um eventuelle chromosomale Anomalien frühzeitig zu entdecken. Außerdem sollte ebenfalls sonographisch aufmerksam nach Begleitanomalien gesucht werden. Häufig findet sich eine Erhöhung des Alphafetoproteins in der Amnionflüssigkeit bei Kindern mit einer Omphalozele, auch ohne dass gleichzeitig Neuralrohrdefekte vorliegen. Die Kinder können sowohl vaginal als auch per Sectio caesaria geboren werden. Bisher konnte kein eindeutiger Vorteil des einen im Vergleich zum anderen Geburtsmodus nachgewiesen werden. In jedem Fall sollte der Zeitraum zwischen Diagnosestellung und Geburt für ausführliche Gespräche mit den Eltern über das peri- und postpartale Vorgehen und selbstverständlich soweit möglich auch über die Prognose in Abhängigkeit von vorliegenden Begleitanomalien durch das betreuende Ärzteteam (Gynäkologen, Kinderchirurgen und ggf. Pädiater) genutzt werden.

Sobald das Kind geboren ist, erfolgt eine gründliche körperliche Untersuchung inklusive des Legens einer nasogastralen Sonde und einer rektalen Untersuchung, um die meisten der häufig assoziierten anderen angeborenen Fehlbildungen auszuschließen bzw. zu diagnostizieren. Zusätzlich sollte eine Ultraschalluntersuchung des Harntrakts sowie eine Echokardiographie durchgeführt werden.

Therapie

Unmittelbar postpartal sollte das Neugeborene über eine nasogastrale Sonde dauerabgesaugt werden, um das Intestinum zu dekomprimieren. Zusätzlich werden ein transurethraler Blasenkatheter und ein intravenöser Zugang gelegt, über den Flüssigkeit, Elektrolyte sowie Antibiotika parenteral verabreicht werden können. Der Bauchwanddefekt wird mit warmen, feuchten Tüchern bedeckt und in der Regel zusätzlich in einen sterilen Plastiksack eingepackt, um einer Hypothermie, einer Infektion und erheblichen Flüssigkeitsverlusten vorzubeugen. Anschließend wird der Patient zügig aus der Geburtsklinik in ein kinderchirurgisches Zentrum verlegt.

Ist der die Abdominalorgane bedeckende Omphalozelensack intakt, schützt er den Darm zunächst ausreichend und es besteht keine Notfallindikation für den Verschluss. Er sollte jedoch innerhalb der ersten 24 Stunden erfolgen, um möglichen Komplikationen durch z. B. Einreißen des Sacks zuvorzukommen.

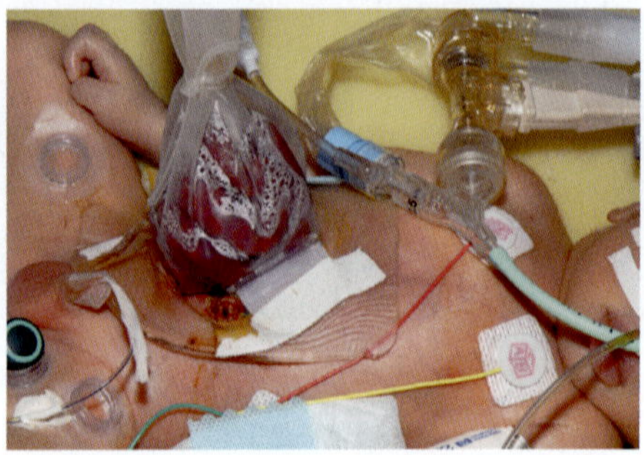

Abb. 5.20: Darstellung der Silo-Technik zur Therapie bei angeborenen Bauchwanddefekten.

Es wird immer der primäre operative Verschluss angestrebt. In Allgemeinanästhesie wird der Omphalozelensack in der Ebene von Haut und Faszie exzidiert. Anschließend werden die Umbilikalgefäße und der Urachus sorgfältig ligiert. Die Abdominalorgane werden inspiziert, auf mögliche Begleitfehlbildungen untersucht und die Bauchwand wird zur Vorbereitung des Verschlusses manuell aufgedehnt. Die Haut wird angehoben und ringsum scharf von der darunter liegenden Faszie abpräpariert, bevor schließlich nach Möglichkeit der primäre Faszienverschluss mit Einzelknopfnähten erfolgt. Anschließend wird die Haut darüber verschlossen. Der primäre Faszienverschluss kann zu einer raschen Erhöhung des intraabdominalen Drucks führen und damit negative Auswirkungen auf Ventilation und venösen Rückstrom zum Herzen haben. Toleriert das Neugeborenen in diesem Sinne den primären Verschluss nicht oder ist der Defekt zu groß, gibt es zwei Möglichkeiten fortzufahren. Man kann einen sich selbst unterhalb des Faszienrandes über einen Ring aufspannenden Silo-Bag einbringen bzw. eine Schusterplastik anlegen, sodass darin die Bauchorgane wie in einem extraintestinalen Pouch zu liegen kommen (Abb. 5.20). Sein Volumen wird dann in den Folgetagen auf der Intensivstation nach und nach reduziert, bis die Eingeweide (nahezu) vollständig zurück in die Peritonealhöhle gleiten. Meist gelingt dies über einen Zeitraum von 5–10 Tagen, sodass dann sekundär der Faszien- und Hautverschluss möglich sind. Oder aber man näht, vor allem bei sehr großen Omphalozelen, bei denen ohnehin ein mehrzeitiges Vorgehen notwendig erscheint, ein Patch ein und schließt darüber die Haut. In jedem Fall muss nach erfolgtem Bauchdeckenverschluss an die Möglichkeit der Entwicklung eines abdominellen Kompartmentsyndroms als schwerwiegende Komplikation gedacht werden und diese entsprechend monitorisiert (z. B. Messung des Blasendrucks, Diureseüberwachung) werden, ggf. muss die notfallmäßige Revision erfolgen.

In der Regel muss das Neugeborene postoperativ zunächst weiter beatmet werden. Meist kann jedoch nach 48–72 Stunden die Extubation erfolgen, dies sollte jedoch unbedingt mit einem eventuellen sekundären Defektverschluss abgestimmt werden.

Prognose

Die Prognose ist abhängig von der Größe des Defekts, einer eventuellen Frühgeburtlichkeit mit ihren eigenen Risiken und typischen Komplikationen und davon, ob der Omphalozelensack einreißt oder intakt bleibt. Vor allem aber aufgrund der wesentlich häufiger assoziierten Begleitfehlbildungen ist die Gesamtmortalität der Omphalozele mit etwa 34 % nahezu dreimal so hoch wie die der Laparoschisis. Neugeborene mit einer Omphalozele ohne zusätzliche chromosomale Abberationen oder Herzfehler haben allerdings auch eine 94 %ige Überlebenschance.

5.8.2 Laparoschisis

Ätiologie und Pathogenese

Als Laparoschisis wird ein Bauchwanddefekt lateral des Nabels, fast ausschließlich rechtsseitig, bezeichnet. Die Nabelschnur selbst ist in der Regel normal ausgebildet. Die Laparoschisis kommt mit 1 : 1,5 bis 1 : 2 etwas häufiger vor als die Omphalozele. Pathogenetisch liegt der Fehlbildung zugrunde, dass sich keine Zölomhöhle ausbildet, in die der Darm ausgelagert werden kann. In der kleinen Peritonealhöhle hat er jedoch nicht genügend Platz zu wachsen, sodass die vordere Bauchwand an ihrer schwächsten Stelle, rechts der Nabelschnur, in dem Bereich, wo sich die rechte Nabelvene zuvor zurückgebildet hat, einreißt. Damit entsteht die Laparoschisis im Vergleich zur Omphalozele erst in einer späteren Gestationswoche und assoziierte Fehlbildungen sind insgesamt sehr viel seltener. Die Inzidenz gastrointestinaler Fehlbildungen ist allerdings mit 10–15 % ebenso wie die Wahrscheinlichkeit einer Frühgeburtlichkeit deutlich höher. Anders als bei der Omphalozele sind die evertierten Abdominalorgane bei der Laparoschisis nicht von einem peritonealen Sack überzogen, sondern hernieren ungeschützt in die Amnionhöhle. Dadurch sind sie unmittelbar der aggressiven Amnionflüssigkeit (pH 7,0) ausgesetzt, sodass die Gefahr einer chemischen Peritonitis besteht. Dies zeigt sich z. B. als Ödem der Darmwand mit teilweise erheblicher Exsudation.

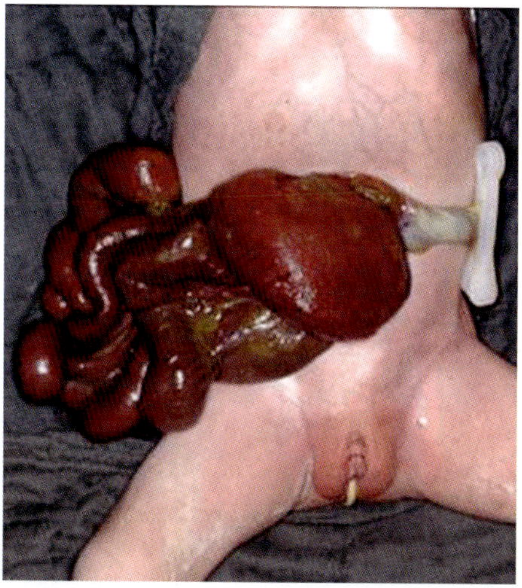

Abb. 5.21: Neugeborenes mit einer Laparoschisis. Deutlich sichtbar ist der rechts des Nabels liegende Bauchwanddefekt.

Der Defekt ist in der Regel kleiner als bei der Omphalozele mit einer Länge von ca. 2–4 cm. Typischerweise liegen Dünn- und Dickdarm sowie Magen außerhalb der Bauchhöhle (Abb. 5.21). Die Leber ist nur selten ausgelagert, gelegentlich aber die Ovarien und Tuben bei Mädchen oder nicht deszendierte Hoden beim Jungen.

Klinische Symptomatik und Diagnostik

Auch die Laparoschisis kann bereits im pränatalen Ultraschall erkannt werden. Der Geburtsmodus ist nicht strikt vorgeben, ebenso nicht der Geburtstermin. Noch konnte nicht sicher nachgewiesen werden, dass eine geplante frühzeitige Entbindung vor der 38. SSW (vaginal oder per Sectio caesaria) das Outcome der Patienten verbessert. In jedem Fall sollte die Schwangere an ein Perinatalzentrum mit neonatologischer Intensivstation und kinderchirurgischer Abteilung überwiesen werden.

Ist das Kind geboren, ist Folgendes besonders zu beachten. Zum einen verliert das Neugeborene über die frei liegenden Bauchorgane immense Mengen an Flüssigkeit und Eiweißen mit der Gefahr der Hypovolämie, zum anderen drohen Sepsis und Hypothermie.

Therapie

Das präoperative Management ähnelt sehr dem von Neugeborenen mit einer Omphalozele. Auch bei der Laparoschisis sollte eine nasogastrale Sonde zur intestinalen Dekompression und ein Blasenkatheter zur Bilanzierung des Flüssigkeitshaushaltes gelegt sowie eine antibiotische Therapie begonnen werden. Die gesamte untere Körperhälfte des Kindes wird bis hoch zur Axilla beidseits in einen sterilen Plastikbeutel eingepackt. Wichtig ist die frühzeitige und ausreichende Substitution von Flüssigkeit, da der Verlust ernorm ist. Der Bedarf in den ersten 24 Stunden kann 2- bis 3-mal so hoch sein wie der eines gesunden Neugeborenen. Je entzündlicher der Darm erscheint, desto mehr Flüssigkeit muss substituiert werden. Erst wenn die Urinausfuhr stabilisiert und die metabolische Azidose korrigiert ist, wird das Kind in den Operationssaal gebracht.

Intraoperativ wird zunächst der evertierte Darm gesäubert und desinfiziert. Anschließend muss der gesamte Gastrointestinaltrakt sorgfältig auf das Vorliegen weiterer Fehlbildungen untersucht werden. Dann wird der Defekt nach kranial und kaudal erweitert und nach erneuter Dekompression des Darms nach oral und aboral ein primärer Verschluss der Bauchwand versucht. Dazu wird die Bauchwand zusätzlich manuell aufgedehnt. In 80–85 % der Fälle gelingt der primäre Verschluss, für die restlichen Patienten stehen dieselben alternativen Verfahren für einen sekundären Verschluss (Silo-Bag, Patch), die bereits im Rahmen der operativen Versorgung der Omphalozele ausführlich erläutert wurden, zur Verfügung. Liegen bei den Kindern zusätzlich intestinale Atresien vor, muss vor allem bei hochentzündlichem Darm statt einer primären Anastomose ggf. eine Enterostomie angelegt werden. Auch hier ist das abdominelle Kompartmentsyndrom ähnlich nach Bauchdeckenverschluss eine gefürchtete Komplikation.

Da die Laparoschisis in der Regel aufgrund der mehr oder minder ausgeprägten Peritonitis mit einem paralytischen Ileus einhergeht, gestaltet sich der postoperative Nahrungsaufbau oft schwierig und kann nur sehr zögerlich vorangetrieben werden. Häufig müssen die Kinder über einen längeren Zeitraum voll oder teilweise parenteral ernährt werden im Vergleich zu Kindern mit einer Omphalozele.

Prognose

Die Überlebensrate liegt bei der Laparoschisis mittlerweile bei über 90 %. Die meisten Todesfälle stehen in Zusammenhang mit der im Vergleich zur Omphalozele wesentlich häufigeren Frühgeburtlichkeit, einer durchgemachten Sepsis oder späten Komplikationen im Sinne eines Kurzdarmsyndroms.

5.9 Kongenitale Zwerchfellhernie

Meist handelt es sich um eine Verlagerung von Bauchorganen in den Thorax durch einen linksseitigen Defekt des Zwerchfells, der als Hemmungsmissbildung im ersten Trimenon der Schwangerschaft entsteht. Die Erkrankung geht mit einer schweren beidseitigen Lungenhypoplasie einher, die prognostisch entscheidend ist. Nach Stabilisierung des Neugeborenen erfolgt der chirurgische Verschluss des Defekts.

Ätiologie und Pathogenese

Das Zwerchfell entsteht zwischen der vierten und achten Gestationswoche. Es kommt dabei zu einer Fusion mehrerer embryonaler Komponenten (Septum transversum, posteriolateral gelegene pleuraperitoneale Membranen, interkostale Muskulatur, Mesenterium des Ösophagus und des Mesoderms). Es unterteilt dann das bisherige Zölom (die primäre Leibeshöhle) in eine Peritoneal- und zwei Pleurahöhlen. Ist diese Fusion fehlerhaft, entsteht eine Zwerchfelllücke. Da sich die linke Zwerchfellhälfte erst nach der rechten verschließt, sind 80–90 % der Zwerchfellhernien linksseitig. Sie beinhalten meist Dünndarm, Milz, Magen und Kolon, seltener auch den linken Leberlappen. Bei rechtsseitigen Zwerchfellhernien dagegen liegen der rechte Leberlappen und Darm im Thorax.

Kongenitale Zwerchfellhernien haben eine Inzidenz von 1 : 2000–5000 Lebendgeburten. Bezüglich der Lokalisation ist zu sagen, dass etwa 80 % der Hernien linksseitig sind, beidseitige Defekte sind extrem selten und meist mit schweren anderen kongenitalen Anomalien assoziiert. Am häufigsten ist ist die posteriolaterale, sogenannte Bochdalek'sche Hernie. Die Größe des Defekts ist äußerst variabel, sie reicht von einer schlitzförmigen Lücke bis hin zum völligen Fehlen einer gesamten Zwerchfellhälfte. Wesentlich seltener (2–6 %) sind retrosternale, anteriore Hernien (Morgagni-Hernie), gefolgt von kongenitalen zentralen Hernien im Bereich des Hiatus oesophageus. In nur 10–20 % der Fälle findet man einen Bruchsack im eigentlichen Sinne.

Die Ätiologie der kongenitalen Zwerchfellhernie ist noch nicht endgültig geklärt. Obwohl die meisten Fälle sporadisch auftreten, weisen familiäre Häufungen der Erkrankung darauf hin, dass auch genetische Faktoren eine Rolle spielen. Außerdem treten Zwerchfellhernien häufiger bei einer Trisomie 21, 13 oder 18 sowie beim Turner-Syndom und anderen chromosomalen Anomalien auf. Auch Umwelteinflüsse sind an der Ätiologie der Zwerchfellhernie beteiligt, z. B. die Noxen Nitrofen, Thalidomid und Diphenyle.

Verschiedene Einflussgrößen können bei der Entstehung der kongenitalen Zwerchfellhernie gestört sein: die fetale Lungenflüssigkeit (Expansion der Lunge), die Amnionflüssigkeit, die intrathorakale Masse, die fetalen Atemzüge am Ende der Schwangerschaft, der pleuroperitoneale Verschluss des Zwerchfells und die posthepatische mesenchymale Platte, die das Wachstum des Zwerchfells triggert. Eine Assoziation zu anderen Anomalien (z. B. kardiovaskuläre Fehlbildungen, Nieren- oder Genitalfehlbildungen, gastrointestinale Fehlbildungen, Meningomyelozelen, Enzephalozelen) ist sehr häufig. Sie bestimmen die Gesamtprognose entscheidend mit. So haben 95 % der Totgeburten mit Zwerchfellhernien Begleitanomalien. Mehr als 60 % der Neugeborenen, die sich nicht bis zur operativen Versorgung stabilisieren lassen und versterben, haben assoziierte Fehlbildungen, während Neugeborene, die bis zur Operation überleben, in unter 10 % der Fälle weitere Fehlbildungen zeigen.

Im Zentrum der Pathophysiologie steht die beidseitige Lungenhypoplasie. Lange Zeit galt als erwiesen, dass die Lungenentwicklung direkt aufgrund der in den Thorax hernierten Bauchorgane, die eine Kompression auf das Lungengewebe ausüben, gestört ist und somit bereits in utero entsteht. Neuere Experimente erbrachten jedoch Hinweise, dass es bereits in der frühen Embryogenese, noch bevor die Bauchorgane in den Thorax hernieren, zum Entstehen einer Lungenhypoplasie kommt. Möglicherweise ist sogar ein primärer Lungendefekt verantwortlich für eine Fehlbildung des fetalen Zwerchfells. Die Lungenhypoplasie betrifft immer auch die kontralaterale Lunge. Sie ist dort zwar nie so stark ausgeprägt wie auf der ipsilateralen Seite, aber dennoch häufig schwerwiegend. Dies verstärkt sich, wenn eine Mediastinalverlagerung vorliegt und das kontralaterale Lungengewebe somit direkt unter Kompression steht. Die Mediastinalverlagerung an sich ist aber nicht Voraussetzung für die Hypoplasie der kontralateralen Lunge wie anfangs vermutet wurde.

Die Lungenhypoplasie bei der kongenitalen Zwerchfellhernie ist sowohl durch eine Reduktion an Lungenmasse (die Zahl der bronchogenen Aufzweigungen und der Alveolen ist deutlich vermindert) als auch durch einen abnormen anatomischen Aufbau bedingt. Die Alveolarsepten sind verdickt und die Alveolen bei Geburt unreif. Auch ein relativer Mangel an Surfactant liegt vor. Die Hypoplasie der Lunge ist Ursache eines inadäquaten Gasaustauschs und ist höchstwahrscheinlich für die zu beobachtende Hyperkapnie der Patienten verantwortlich. Darüber hinaus ist aber auch die vaskuläre Struktur der Lunge hypoplastisch. Die Lungenarteriolen weisen eine muskuläre Hypertrophie auf und sind hyperreaktiv. Die Kombination aus Hyperkapnie, Azidose und Hypothermie führt zur pulmonalen Hypertonie, die bei Neugeborenen mit kongenitaler Zwerchfellhernie häufig bereits sehr ausgeprägt, oftmals sogar therapierefraktär ist. Die pulmonale Hypertonie ist verantwortlich für die Persistenz des fetalen Kreislaufs mit Rechts-Links-Shunt über den Ductus arteriosus und das Foramen ovale. So entsteht ein Circulus vitiosus, denn die Shunts führen ebenfalls zur systemischen Hypoxie, die wiederum die Persistenz des fetalen Kreislaufs und die pulmonale Hypertonie unterhalten bzw. aggravieren.

Klinische Symptomatik und Diagnostik

In 50–60 % der Fälle erfolgt die Diagnosestellung bereits pränatal sonographisch. Der Zeitpunkt liegt meist zwischen der 15. und 24. Gestationswoche. Typischerweise sieht man in der Ultraschalluntersuchung Darmschlingen oder zumindest eine echoreiche Formation im Thorax, eine intrathorakal gelegene Leber und/oder Magenblase oder eventuell eine deutliche Mediastinalverlagerung. Gelegentlich fällt auch ein im Vergleich zur errechneten Gestationswoche extrem geringer Bauchumfang des Feten auf. Auch ein Polyhydramnion ist häufig. Es ist zwar an sich sehr unspezifisch, aber ein Hinweis auf eine sehr ausgeprägte Zwerchfellhernie. Wird bereits pränatal eine Zwerchfellhernie diagnostiziert, so werden intrathorakale Leberanteile, eine schlechte „lung-to-head-ratio" (LHR) bzw. niedrige Lungenvolumina, ein kleiner linker Ventrikel, ein Hydrops fetalis sowie eine Diagnosestellung vor der 25. Gestationswoche als prognostisch ungünstig angesehen. Wichtigster prognostischer Wert, der auch für das weitere Vorgehen mit entscheidend ist, ist dabei die bereits erwähnte Relation zwischen Kopfdurchmesser und Lungengröße (= lung-to-head-ratio (LHR)), die sonographisch bestimmt werden kann. Bei Hochrisikopatienten kann in einer Kernspinuntersuchung zusätzlich das Lungenvolumen bestimmt werden. Für die Spätschwangerschaft (34. SSW) ergeben sich folgende Prognosewerte: Eine LHR <1,5 oder ein Lungenvolumen <25 ml wird als Grenzwert für einen ECMO-Bedarf angesehen (LHR normal 1,8–3,0, Lungenvolumen normal 70 ml), von einem fraglichen Überleben geht man bei LHR <0,9 bzw. Lungenvolumia <9 ml aus. Nach einer ausführlichen pränatalen Beratung der Eltern sollte die Vorbereitung der Geburt in einem Perinatalzentrum, wo die adäquate Versorgung des Neugeborenen sichergestellt ist, geplant werden. Für die Hochrisikogruppe wird eine Sectio in der 36.–27.SSW in einem tertiären Zentrum mit der Möglichkeit einer aufwendigen Primärbehandlung inklusive ECMO empfohlen.

Postnatal ist das Leitsymptom der symptomatischen Hernie die Atemnot bzw. respiratorische Insuffizienz, die unmittelbar nach der Geburt oder aber erst nach einer initial weitgehend stabilen Phase mit nur geringen klinischen Symptomen nach 24 bis 48 Stunden auftreten kann. Neugeborene, die bereits in den ersten sechs Stunden symptomatisch werden, haben ein besonders hohes Morbiditäts- und Mortalitätsrisiko. Erste klinische Anzeichen sind Tachydyspnoe, Einziehungen, Blässe und Zyanose sowie Hypoxie, Hyperkapnie und eine Azidose. Sobald das Neugeborene Luft schluckt, nimmt die Distention des Magens und der Darmschlingen zu, der Druck auf das Lungengewebe und Mediastinum steigt und die respiratorische Situation verschlechtert sich weiter. Bei der körperlichen Untersuchung fallen ein eingefallenes Abdomen und eine prominente ipsilaterale Thoraxhälfte auf. Bei der Auskultation zeigt sich ein abgeschwächtes oder gar fehlendes Atemgeräusch auf der ipsilateralen Seite, bei ausgeprägter Mediastinalverlagerung ggf. eine Dextrokardie. Äußerst selten lassen sich über dem Thorax tatsächlich Darmgeräusche auskultieren.

Die Diagnosesicherung erfolgt postnatal durch eine Röntgenaufnahme des Thorax, die im Falle einer linksseitige Hernie intrathorakal gelegene Darmschlingen, eine im intrathorakal gelegenen Magen liegende nasogastrale Sonde und den fehlenden oder zumindest unvollständigen Zwerchfellschatten auf der betroffenen Seite zeigt (Abb. 5.22). Gegebenenfalls ist auch eine Verlagerung des Mediastinums und des Herzens sichtbar. Manchmal ist radiologisch eine Abgrenzung zur zystisch adenomatösen Malformation oder zum Lungensequester schwierig.

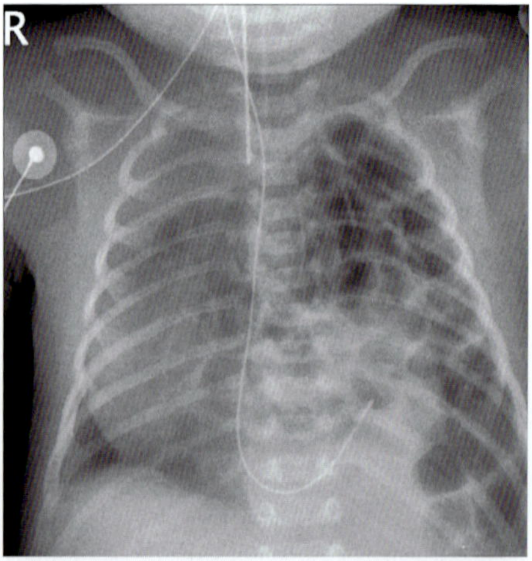

Abb. 5.22: Zwerchfellhernie links mit Darmschlingen ausgefüllte li Thoraxapertur, die nach rechts hernieren und das Herz und die Lunge verdrängen bei kleiner Lunge rechts. Die Magensonde projiziert sich intrathorakal.

Manche Patienten mit kongenitalen Zwerchfellhernien bleiben aufgrund eines eher kleinen Defekts und/oder einer entsprechend erst spät in der Schwangerschaft aufgetretenen Herniation der Abdominalorgane in den Thorax zunächst asymptomatisch und die Diagnose wird erst im Säuglings-, Kleinkindesalter oder noch später gestellt. Solche Kinder haben eine sehr gute Prognose, da die assoziierte Lungenhypoplasie und die pulmonale Hypertension nur sehr gering ausgeprägt sind oder nahezu ganz fehlen. Diese sogenannten sekundär symptomatischen Hernien können mit einem plötzlichen Schmerz im Rahmen einer plötzlichen abdominalen Druckerhöhung (z. B. im Rahmen der ersten Bronchitis oder eines Sturzes), die zur Herniation führt, einhergehen. Patienten mit einer kongenitalen Zwerchfellhernie weisen oft auch eine Darmlageanomalie auf, da die Verlagerung der Bauchorgane in den Thorax noch vor der Fixation des Darms an der hinteren Bauchwand stattfindet. Deshalb kommt es auch vor, dass Kinder mit einer bisher nicht entdeckten Zwerchfellhernie erstmals z. B. aufgrund einer Darmpassagestörung (z. B. Subileus, Ileus, Volvulus) symptomatisch werden.

Therapie

Die pränatale Diagnosestellung ermöglicht eine umfassende Aufklärung der Eltern durch die betreuenden Gynäkologen, Neonatologen und Kinderchirurgen sowie die Vorbereitung der postnatalen Versorgung. In jedem Fall sollte der Karyotyp bestimmt werden werden, um eventuelle Chromosomenanomalien, die mit Syndromen oder schweren Missbildungen einhergehen, frühzeitig aufzudecken und in die Entscheidung über das weitere Prozedere bzw. die Überlegung, einen Schwangerschaftsabbruch durchzuführen, mit einzubeziehen. Fetale Operationen (fetoscopic endoluninal tracheal occlusion) sind noch als experimentell anzusehen, da größere Studien fehlen. Teilweise zeigt sich hier jedoch ein Verbesserung der Überlebensrate in den prognostisch schlechtesten Gruppen.

Alle Neugeborenen mit einer kongenitalen Zwerchfellhernie benötigen eine operative Therapie, das Entscheidende im frühen Management dieser Patienten ist dafür den richtigen Zeitpunkt zu finden. Während vor einiger Zeit die Operation quasi noch als Notfalleingriff angesehen wurde, um möglichst früh die Bauchorgane zurück ins Abdomen zu verlagern und somit der ipsilateralen Lunge die Entfaltung zur ermöglichen, weiß man heute, dass die Operation meist keinen unmittelbar positiven Effekt auf die Lungenfunktion hat. Vielmehr ist bekannt, dass die postoperative Prognose überwiegend vom Ausmaß der bestehenden Lungenhypoplasie und der pulmonalen Hypertonie bestimmt wird und somit zunächst das nicht chirurgische Management zur Optimierung dieser Parameter und damit zur Stabilisierung der Vitalfunktionen im Vordergrund stehen und erst danach die operative Versorgung durchgeführt werden sollte.

Bei unproblematischen Fällen mit bekannt guter LHR steht einer Spontangeburt nichts im Wege. Besonders bei der Hochrisikogruppe ist die unmittelbare postpartale Intubation essenziell, um eine Maskenbeatmung zu vermeiden, durch die nur zusätzliche Luft in den Magen-Darm-Trakt gelangt und die Kompression auf die ipsilaterale Lunge sowie konsekutiv auch die Mediastinalverlagerung noch größer wird. Ziel der Beatmung ist im Sinne einer „gentle ventilation" eine ausreichende Oxygenierung sicherzustellen und gleichzeitig eine Schädigung der hypoplastischen und unreifen Lunge (z. B. im Sinne eines iatrogenen Barotraumas) zu verhindern. Deshalb müssen beispielsweise unbedingt hohe inspiratorische Spitzendrücke (PIP <25 cm H_2O) vermieden werden (gentle ventilation). Meist ist zunächst eine hohe FiO_2 notwendig, um die arterielle Sauerstoffsättigung über 85 % zu halten. Eine moderate Hyperkapnie (pCO_2 45–65 mmHg) kann noch toleriert werden, wenn der pH-Wert damit nicht unter 7,35 absinkt, ansonsten muss die Atemfrequenz weiter angehoben bzw. auf eine Hochfrequenzoszillation (HFOV) gewechselt werden. Allen Neugeborenen mit kongenitaler Zwerchfellhernie sollte eine nasogastrale Sonde zur Dekompression der in den Thorax hernierten Magen- und Darmanteile gelegt werden. Zum Monitoring gehören neben einer arteriellen Blutdruckmessung die Messung der prä- und postduktalen Sauerstoffsättigung (Zielwerte mindestens 60 bzw. 40 mmHg) sowie die Bilanzierung der Ausscheidung. Hypo- und Hypervolämien sollten unbedingt durch eine entsprechende Flüssigkeitsrestriktion bzw. -verabreichung vermieden werden. Präoperativ sollte außerdem eine Echokardiographie durchgeführt werden, um eventuelle Begleitfehlbildungen zu entdecken sowie das Shuntvolumen, die Ventrikelfunktion und das Ausmaß der pulmonalen Hypertonie messen und im Verlauf monitorisieren zu können. Bei hohem Shuntvolumen oder erhöhtem Druck im rechten Ventrikel kann der inhalative Einsatz von NO als potenter und selektiver pulmonaler Vasodilatator sinnvoll sein. Der Einsatz von Katecholaminen sollte nicht routinemäßig erfolgen, ist aber indiziert, um den systemischen arteriellen Druck hoch zu halten und damit das Shuntvolumen zu minimieren. Da die Lungen unreif sind, kann zusätzlich auch ein Mangel an Surfactant vorliegen. Durch eine Surfactant-Therapie konnte allerdings in den bisherigen klinischen Studien noch kein direkter Benefit nachgewiesen werden. Ist die respiratorische Insuffizienz trotz all dieser Maßgaben nicht beherrschbar, kann auf eine Hochfrequenzbeatmung umgestellt werden. Prinzipiell stehen zur Senkung des pulmonalen Widerstandes somit eine Surfactant-Gabe, eine NO-Beatmung oder eine Medikation mit einem α-Rezeptor-Blocker zur Verfügung. Wichtig ist allerdings unbedingt die Vermeidung von Azidose, Hypothermie und Hypokapnie. An letzter Stelle der möglichen Maßnahmen und gleichzeitig als invasivste Möglichkeit steht schließlich die ECMO(extrakorporale Membranoxygenierung)-Therapie in entsprechend ausgerüsteten Zentren zur Verfügung, wenn sich durch alle aufgeführten Maßnahmen die PaO_2 postduktal nicht über 40 bzw. 50 mmHg präduktal anheben lässt. Relative Kontraindikationen für eine ECMO-Therapie sind ein Gestationsalter unter 34. SSW, schwere Begleitanomalien, letale Chromosomenabberationen und intrakranielle Hämorrhagien.

Der Zeitpunkt der Operation wird weiterhin kontrovers diskutiert. Für eine zeitlich später terminierte Operation spricht, dass die chirurgische Intervention den Gasaustausch nicht verbessert und zwischenzeitlich Zeit für die Umstellung vom fetalen Kreislauf und für ein Remodelling der pulmonalen Gefäße bleibt. Die Kinder sind unter Umständen in einem wesentlich stabileren Zustand. In der Praxis wird derzeit in den meisten Zentren das Erreichen und insbesondere Halten sogenannter Honeymoon-Kriterien (präduktale PaO_2-Werte >80 mmHg und rückläufiger Shunt über den Ducuts arteriosus Botalli) über einen Zeitraum von 24–48 h gefordert. Erst dann erfolgt der operative Verschluss der Zwerchfellhernie. Grundsätzlich ist auch eine Operation unter laufender ECMO-Therapie möglich, jedoch wird in der Regel die Entwöhnung angestrebt. Durchschnittlich werden die Patienten ca. 7 Tage ECMO-therapiert.

Üblicherweise erfolgt der Verschluss über einen abdominellen Zugang (subcostal oder obere mediane Längslaparotomie), sodass sowohl der Zwerchfelldefekt als auch die in den Thorax hernierten Bauchorgane gut einsehbar sind (vgl. Abb 5.23). Die Organe werden äußerst vorsichtig in den Bauchraum zurückverlagert. Ist ein Bruchsack vorhanden, muss dieser unbedingt entfernt werden, da sonst eine Zyste im Thorax zurückbleiben kann, die möglicherweise das Lungengewebe erneut komprimiert. Anschließend wird nach einem eventuellen Lungensequester gesucht und zum Schluss der Zwerchfelldefekt angegangen. Hierfür müssen die Grenzen des Zwerchfelldefektes dargestellt werden. Verwachsungen werden solange gelöst, bis sich von medial nach lateral ein ausreichender Steg darstellt. Kleinere Defekte können primär verschlossen werden. Bei größeren Defekten muss ggf. ein Patch in Dom-Konfiguration eingenäht werden, um unbedingt einen spannungsfreien Verschluss zu erzielen. Die Nähte sollten bei meist nicht ausreichendem Steg durch zusätzliches Umstechen der Rippe

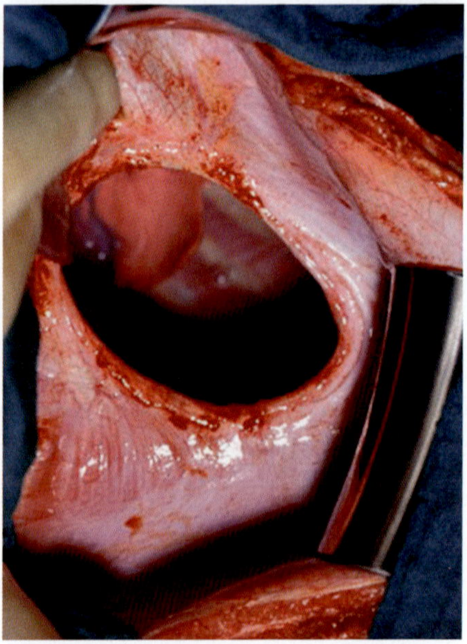

Abb.5.23: Intraoperatives Bild einer linksseitigen Zwerchfellhernie mit Blick in den Thorax von abdominal.

fixiert werden. Alternativ ist ein Schwenklappen aus dem Musculus latissimus dorsi oder dem Musculus transversus abdominis möglich, wird jedoch seltener durchgeführt. Eine Thoraxdrainage, welche ohne Sog an ein Wasserschloss angeschlossen wird, kann eingelegt werden, ist jedoch nicht zwingend notwendig. Anschließend wird die Bauchwand soweit möglich ebenfalls primär verschlossen. Besteht ein zu hoher intraabdominaler Druck, wird ein (weiterer) Patch in die Bauchdecke eingenäht und diese dann sekundär verschlossen. Bei ausgewählten Patienten wird in einigen Zentren die Operation thorakoskopisch durchgeführt.

Das postoperative Beatmungsregime unterscheidet sich kaum vom präoperativen. Es muss ebenfalls unbedingt ein pulmonaler Hypertonus und ein Barotrauma vermieden werden. Durch den operativen Verschluss verringert sich die Compliance des Thorax, was möglicherweise einen gegensätzlichen Effekt auf die notwendigen inspiratorischen Beatmungsdrücke hat. Häufige, früh postoperativ auftretende Komplikationen sind neben der wiederkehrenden pulmonalen Hypertension, Blutungen, die Entwicklung eines Chylothorax und die Bildung von Briden. Im weiteren Verlauf sind vor allem ein Rezidiv der Hernie (5–20 %), ein gastroösophagealer Reflux (bis zu 80 %) und eine Skoliose oder Brustwanddeformität (ca. 30–50 %) als mögliche Komplikationen zu nennen.

Prognose

Die Gesamtüberlebensrate wird durchschnittlich mit ca. 70 % angegeben. Mit der Möglichkeit einer ECMO-Therapie liegt sie sogar bei 70–90 %. Die Ursachen für die Letalität sind meist assoziierte schwere Fehlbildungen. Die meisten Patienten erreichen später eine normale Lungenfunktion. Im Alter von 2 Jahren haben noch 30–50 % der Kinder ein zu geringes Körpergewicht und mit einem neurologischen Defizit muss in 45 % der Fälle gerechnet werden.

5.10 Meckel'sches Divertikel und persistierender Ductus omphaloentericus

Ca. 30 bis 40 cm proximal der Bauhin'schen Klappe kann aufgrund einer Persistenz des Ductus omphaloentericus ein Meckel'sches Divertikel oder auch ein fibröser Strang bzw. eine offene Verbindung zwischen Ileum und Nabel verbleiben. Komplikationen sind eine intestinale Blutung aufgrund von ektoper Magenschleimhaut im Bereich des Divertikels, Darmobstruktionen, Divertikulitis oder ein nässender, entzündeter Nabel. Die Divertikulitis weist eine ähnliche Symptomatik wie eine akute Appendizitis auf. Die Therapie ist immer chirurgisch mit Resektion des Divertikels bzw. des persistierenden Ductus omphaloentericus.

Ätiologie und Pathogenese

Der Ductus omphaloentericus verbindet in der frühen Embryonalphase die Darmanlage und den Dottersack. Er bildet sich in der 5./6. Schwangerschaftswoche zurück. Persistieren Teile des Ductus omphaloentericus, entsteht ein Divertikel am Ileum (Meckel'sches Divertikel), persistiert der gesamte Gang, verbleibt eine offene Verbindung oder ein fibröser Strang zwischen Ileum und Nabel, spricht man von einem persistierenden Ductus omphaloentericus. In der Regel befinden sich diese Veränderungen ca. 30 bis 40 cm proximal der Bauhin'schen Klappe. Histologisch kann im Meckel'schen Divertikel ektopes Gewebe, meist Magenschleimhaut, selten Pankreas, Jejunum oder Kolon, vorhanden sein.

Klinische Symptomatik und Diagnostik

Das Meckel'sche Divertikel ist mit einer Inzidenz von 2 % sehr häufig, symptomatisch werden allerdings nur ca. 4 % der Betroffenen. Bei über der Hälfte treten die Symptome innerhalb der ersten zwei Lebensjahre auf. Am häufigsten kommt es zu folgenden Symptomen und Komplikationen:

- ☐ Rezidivierende intestinale Blutungen, die in der Regel nicht schmerzhaft sind und meist nur durch Teerstuhl oder Eisenmangelanämie auffallen. Nur in seltenen Fällen kommt es zu Hb-wirksamen Blutungen.
- ☐ Eine akute Darmobstruktion aufgrund einer Invagination, wobei das Meckel'sche Divertikel den sogenannten „leading point" darstellt, zeigt sich klinisch durch akute Bauchschmerzen und Erbrechen.
- ☐ Eine Divertikulitis zeigt ähnliche Symptome wie eine akute Appendizitis, allerdings liegt der maximale Druckschmerz eher periumbilikal. Bei verzögerter Diagnosestellung kann es zu einer Perforation kommen.

Diagnostisch kann eine intestinale Blutung durch einen positiven Hämoccult®-Test im Stuhl nachgewiesen werden. Ektope Magenschleimhaut stellt sich häufig im 99m-Technetium-Pertechnetat-Szintigramm dar. Allerdings können nur verstärkte, akute Blutungen szintigraphisch mittels markierter Erythrozyten oder einer Angiographie nachgewiesen werden. Eine Kapselendoskopie kann zusätzlich wichtige Hinweise auf das Vorliegen eines symptomatischen Meckel'schen Divertikels liefern.

Der persistierende Ductus omphaloentericus kann postpartal durch einen nässenden oder entzündlich veränderten Nabel auffallen. Selten kommt es auch zu einer sichtbaren Stuhlausscheidung am Nabel. Verbleibt ein fibröser Strang zwischen Dünndarm bzw. Meckel'schem Divertikel und Nabel, kann es zu einem mechanischen Ileus bis zur Entstehung eines Volvulus kommen. Klinisch kann bei persistierendem Ductus omphaloentericus oft ein Gang sondiert werden, der sowohl sonographisch als auch mit Kontrastmittel radiologisch darstellbar ist.

Therapie

Die Therapie des Meckel'schen Divertikels ist bei Symptomen oder Komplikationen chirurgisch. Bei Verdacht auf Divertikulitis oder chronischer intestinaler Blutung erfolgt meist eine Laparoskopie mit Absetzen des Divertikels mittels Stapler. Allerdings sollte bei einer sehr breiten Basis des Divertikels eine keilförmige Exzision oder eine Segmentresektion erfolgen, die meist extrakorporal durch eine Erweiterung des Zugangs erfolgt. Zeigt sich im Rahmen einer

Appendektomie als Zufallsbefund ein Meckel'sches Divertikel, wird dies ebenfalls reseziert. Der persistierende Ductus omphaloentericus muss ebenfalls vollständig exzidiert werden, meist über eine semizirkuläre Inzision am Nabelunterrand.

Eine akute Darmobstruktion mit Zeichen eines mechanischen Ileus wird wie in Kapitel 6.5 zur Invagination oder wie ein Verdacht auf Volvulus behandelt.

Prognose

Die Prognose des Meckel'schen Divertikels oder des persisitierenden Ductus omphaloentericus ist sehr gut, außer bei Auftreten einer Darmobstruktion mit schwerer Darmischämie und Darmnekrosen, die im schlimmsten Fall sogar in einem Kurzdarmsyndrom enden können.

6 Pädiatrische Viszeralchirurgie

6.1 Nabelhernien und abdominale Hernien

Nabelhernien sind mit 10–25 % im Kindesalter sehr häufig. Da sie sich in der weit überwiegenden Zahl der Fälle spontan im Laufe der Jahre verschließen, besteht bei klinischer Beschwerdefreiheit zunächst keine Indikation zur chirurgischen Therapie. Andere Bauchwandhernien sind im Kindesalter wesentlich seltener, hier ist die Therapie der Wahl allerdings der chirurgische Verschluss.

6.1.1 Nabelhernien

Ätiologie und Pathogenese

Die Inzidenz der umbilikalen Hernien liegt bei ca. 10–25 %, sie ist signifikant höher bei afrikanischen und afroamerikanischen Kindern sowie Frühgeborenen. Kinder mit einem Geburtsgewicht unter 1500 g weisen in 75–84 % eine Nabelhernie auf. Es besteht eine Assoziation mit verschiedenen Syndromen und Erkrankungen wie z. B. der Trisomie 21, Mukopolysaccharidosen, dem Beckwith-Wiedemann-Syndrom oder der kongenitalen Hypothyreose.

Physiologischerweise ist der Nabelring nahezu während der gesamten Schwangerschaft offen, verschmälert sich aber zunehmend. Bei Geburt ist der Nabel von einem festen Faszienring umgeben, der einen Defekt der Linea alba darstellt. Verstärkt wird dieser Ring zusätzlich durch die an ihm anheftenden Strukturen (Umbilikalarterien, Umbilikalvene, Urachus), die Basis des Nabels darüberhinaus durch einen Teil der Fascia transversalis. Fehlt diese Faszie oder ist sie nur schwach ausgeprägt, kann vor allem bei Erhöhung des intraabdominalen Drucks ein mit Peritoneum überzogener Bruchsack durch den Nabelring prolabieren. Dies zeigt sich nach Abfall des Nabels als typische, häutig überzogene direkte Nabelhernie.

Klinische Symptomatik und Diagnostik

Die meisten Nabelhernien werden nach Abfallen des Nabels in den ersten Lebenswochen erkannt, jedoch in der Regel spätestens bis zum Ende des sechsten Lebensmonats. Eine klinische Symptomatik oder Komplikationen im Sinne einer Inkarzeration oder Perforation sind im Zusammenhang mit Nabelhernien extrem selten. Die überwiegende Anzahl der Nabelhernien verschließt sich spontan, prognostisch spielt hier vor allem der Durchmesser der Bruchpforte, jedoch nicht die Größe des Bruchsacks eine Rolle. Nabelhernien mit einem Nabelringdurchmesser von unter 1–1,5 cm bilden sich sehr wahrscheinlich im Laufe der nächsten Lebensmonate oder -jahre zurück.

Therapie

Aufgrund der hohen Rate an Spontanverschlüssen und dem extrem niedrigen Komplikationsrisiko sollte die Indikation zur chirurgischen Therapie einer Nabelhernie äußerst zurückhaltend gestellt werden. Vor allem bei Kleinkindern und Säuglingen besteht hier keine Indikation. Viele Kliniken warten meist mindestens bis zum Schulalter ab und verschließen dann vor allem noch persistierende große Nabelhernien (> 1,5 cm). Allerdings sind auch im jugendlichen Alter durchaus noch Spontanverschlüsse möglich. Vielerorts wird den Eltern ab dem Kleinkindesalter angeboten, eine bestehende Nabelhernie operativ zu verschließen, falls aufgrund einer anderen Indikation eine Allgemeinnarkose erforderlich ist (z. B. HNO-Eingriffe).

Absolute Operationsindikationen sind die bereits angesprochenen, sehr selten auftretenden Komplikationen sowie klinische Beschwerden mit zunehmender Größe der Nabelhernie oder bei nachvollziehbaren Beschwerden im Rahmen der ausgetretenen Nabelhernie. Der elektive Nabelhernienverschluss kann tagesstationär in Allgemeinnarkose durchgeführt werden. Es erfolgt eine infraumbilikale semizirkuläre Inzision der Haut. Der Bruchsack wird umfahren, am Hals zirkulär inzidiert und eröffnet. Prolabierendes Omentum wird zurückgedrängt und die Bruchsackränder werden mit Einzelknopfnähten adaptiert. Darüber wird eine Z-Naht gelegt, um die Faszie zu verstärken. Dann wird der Nabelgrund an die neu rekonstruierte vordere Bauchwandfaszie pexiert sowie die Haut verschlossen.

Das Komplikationsrisiko dieser Operation ist sehr gering. Äußerst selten kommen Wundinfektionen oder eine Verletzung intestinaler Organe vor.

Prognose

Diese ist aufgrund der hohen Rate an Spontanverschlüssen und sehr seltener Komplikationen sehr gut.

6.1.2 Andere abdominale Hernien

☐ Epigastrische Hernie

Als epigastrische Hernie wird die Protrusion abdominaler Inhalte durch eine Lücke der sich kreuzenden Fasern (Linea alba) der vorderen Bauchwandfaszie bezeichnet. Typischerweise kommen sie im jungen Erwachsenenalter vor, jedoch auch bei etwa 5 % aller Kinder, überwiegend bei Jungen. Sie können isoliert oder multipel auftreten. Üblicherweise prolabiert lediglich präperitoneales Fett durch die Bruchpforte. Klinisch manifest werden epigastrische Hernien meist entweder allein durch eine sichtbare und palpable Vorwölbung, einen ausschließlich tastbaren Defekt oder zusätzlich im Bereich der Hernie lokalisierte intermittierende Schmerzen.

Da epigastrische Hernien keine Spontanremission zeigen, ist die Therapie der Wahl der chirurgische Verschluss in Allgemeinnarkose. Dazu erfolgt eine Inzision in der Mittellinie oder quer über dem zuvor beim wachen Patienten markierten Defekt. Präperitoneales Fett wird exzidiert und die Faszie quer verschlossen. Komplikationen und Rezidive sind selten.

☐ Spiegel'sche Hernie

Spiegel'sche Hernien sind selten und betreffen überwiegend Mädchen. Sie entstehen an der Kreuzungsstelle zwischen der Linea semilunaris (laterale Begrenzung des Musculus rectus abdominis) und der Linea semicircularis (kaudale Begrenzung des hinteren Blattes der Rektusscheide), häufiger auf der rechten Seite. Der Defekt bezieht meist den Musculus transversus abdominis und den Musculus obliquus internus abdominis mit ein. Somit liegt diese Hernie zwischen den Faszienblättern, weshalb von außen nicht immer die typische derbe Vorwölbung unterhalb des Nabels tastbar ist. Häufig ist der Bruchsack groß, obwohl die eigentliche Bruchpforte in der Regel klein ist. Im Gegensatz zur epigastrischen Hernie besteht bei der Spiegel'schen Hernie häufig eine klinische Symptomatik. Anfangs geben die Patienten eher intermittierende Schmerzen an, später häufig progrediente, dauerhafte Beschwerden. Mitunter ist die klinische Untersuchung beim unruhigen Kind sehr schwierig. Dann kann eine Ultraschalluntersuchung oder in seltenen Fällen eine Computertomographie zur Diagnosesicherung beitragen.

Da die Gefahr einer Inkarzeration mit 20 % wesentlich höher ist als bei den anderen abdominalen Hernien, ist die chirurgische Therapie in jedem Fall indiziert. Dazu erfolgt eine quere Inzision über der Vorwölbung oder dem Defekt, der Bruchsack wird dargestellt und exzidiert. Anschließend wird der Fasziendefekt verschlossen. Die Rezidivrate ist gering.

6.2 Gastroösophagealer Reflux/ gastroösophageale Refluxkrankheit

Ätiologie und Pathogenese

Ein gastroösophagealer Reflux (GÖR) kommt bei allen Menschen vor und ist per se nicht als pathologisch anzusehen. Besonders Neugeborene und Säuglinge, bei denen der untere Ösophagussphinkter noch unreif ist, haben häufig einen Reflux. Aufgrund der häufigen Mahlzeiten handelt es sich hier aber um einen nicht sauren Reflux ohne Krankheitswert. 60–65 % der Kinder, die innerhalb der ersten sechs Lebenswochen aufgrund dessen symptomatisch werden, sind ohne Therapie im Alter von zwei Jahren beschwerdefrei.

Bei gesunden Menschen verhindern mehrere funktionelle und anatomische Faktoren das Zustandekommen eines übermäßigen gastroösophagealen Refluxes. An erster Stelle steht hier die Anti-Reflux-Schranke im Bereich des gastroösophagealen Übergangs. Dazu zählt man den His-Winkel (Winkel am Übergang von distalem Ösophagus zur Kardia). Er ist physiologischerweise spitzwinklig, sodass beim Versuch zu erbrechen Mageninhalt in den Fundus statt direkt in den distalen Ösophagus gepresst wird. Durch eine vermehrte Fundusfüllung wird der His-Winkel zudem weiter verengt und gleichzeitig der distale Ösophagus mechanisch komprimiert und somit ein Reflux von Magenflüssigkeit verhindert. Ist der His-Winkel hingegen stumpf (z. B. im Rahmen eines Brachyösophagus, einer Hiatushernie oder Ösophagusatresie), gelangt der Nahrungsbrei direkt in den distalen Ösophagus. Ähnlich wichtig ist auch die Rolle des sogenannten unteren Ösophagussphinkters, der streng genommen anatomisch gar nicht existiert, da an dieser Stelle nur eine asymmetrische Muskelverdickung nachweisbar ist. Man spricht daher auch von einem funktionellen unteren Ösophagussphinkter, der zwingend an ein ausreichend langes intraabdominales Ösophagussegment gebunden ist. Durch den im Vergleich zum intrathorakalen Druck höheren intraabdominalen Druck kollabiert der distale, intraabdominal gelegene Ösophagus, sodass der gastroösophageale Übergang verschlossen wird. Ebenfalls im Bereich dieses funktionellen Sphinkters setzt auch die Wirkung der schlingenartig aufgespannten Muskelfasern des rechten Zwerchfellschenkels am Hiatus ösophageus an, die sich durch das Tiefertreten des Zwerchfells bei Inspiration anspannen und so ebenfalls zur Lumenverengung des distalen Ösophagus führen. Darüber hinaus spielen verschiedene Mediatoren (z. B. Gastrin, Prostaglandine, Katecholamine) eine wichtige Rolle bei der physiologischen Reflux-Prävention. Sind diese Schutzmechanismen gestört oder zumindest teilweise beeinträchtigt, kommt es zum klinisch relevanten/pathologischen Reflux. Es konnte nachgewiesen werden, dass es durch eine Dehnung des Fundus zu transienten Relaxationen des unteren Sphinkters (transient lower esophageal sphincter relaxation = TLESR) kommt, wodurch auch beim Gesunden ein Reflux in den Ösophagus ausgelöst werden kann. Diese TLESR sind bei Patienten mit einem GÖR deutlich leichter und häufiger auszulösen. Außerdem kann dies verstärkt werden durch eine verzögerte Magenentleerung beispielsweise aufgrund einer Obstruktion am Magenausgang oder einer Erhöhung des intraabdominalen Drucks sowie durch eine Störung des zentralen Nervensystems (z. B. mentale Retardierung). Eine genetische Ursache wird ebenfalls diskutiert. Auf Chromosom 13 konnte ein assoziierter Genlokus identifiziert werden. Weiterreichende Erkenntnisse und pathophysiologische Zusammenhänge eines familiär gehäuften Auftretens eines GÖR sind jedoch noch unklar.

Liegt ein pathologischer GÖR vor, sind folgende Faktoren für eine mögliche Schädigung des Epithels im Ösophagus verantwortlich: Salzsäure (HCl), Gallensalze, das proteolytisch wirksame Pepsin und Pankreasenzyme. Diese allein verursachen jedoch noch keine gastroösophageale Refluxkrankheit (GÖRK). Vermutlich muss gleichzeitig auch eine Hypomotilität des Ösophagus vorliegen, wodurch sich die natürliche Clearance-Funktion des Ösophagus verschlechtert und sich der Kontakt der schädlichsten Agenzien Salzsäure und Pepsin mit der Schleimhautoberfläche verlängert. Aufgrund eines lang andauernden gastroösophagealen Refluxes kann eine Ösophagitis entstehen. Deren Hauptkomplikationen sind die Entwicklung von Strikturen sowie eines Barrett-Ösophagus (Zylinderepithelmetaplasie des Ösophagus) mit der möglichen Progression zum Adenokarzinom, das im Kindesalter jedoch äußerst selten vorkommt.

Klinische Symptomatik und Diagnostik

Regurgitationen und Erbrechen sind die häufigsten Symptome eines GÖR, vor allem im Säuglings- und Kleinkindesalter. Allerdings ist ein weder blutiges noch galliges sowie nicht im Schwall geschehendes Erbrechen bzw. Spucken vor allem im frühen Säuglingsalter sehr häufig und nahezu als physiologisch anzusehen. Oft tritt es nach der Nahrungsaufnahme auf, wenn die Säuglinge beispielsweise wieder ins Bett gelegt werden. Diese Art von Erbrechen ist in der Regel selbstlimitierend und die Kinder gedeihen dabei normal („happy spitter"). Jedoch gibt es auch Säuglinge, bei denen das Erbrechen schwerwiegender ist und persistiert. Aufmerksam sollte man spätestens dann werden, wenn die Kinder eine Gedeihstörung entwickeln und unterernährt sind, weil durch das häufige Erbrechen keine ausreichende Kalorienzufuhr möglich ist. Auch respiratorische Symptome wie beispielsweise Husten, inspiratorischer Stridor nach Aspiration oder sogar lebensbedrohliche Apnoen bzw. ein ALTE (apparently life threatening event) können klinische Hinweise für einen GÖR sein.

Bei älteren Kindern sind Regurgitationen seltener und es stehen meist ebenso wie bei Erwachsenen die Symptome der Ösophagitis im Vordergrund. Typisch sind daher retro- und substernales Brennen oder Schmerzen, die sich nach Verzehr säurehaltiger Säfte verschlechtern und durch die Einnahme von Antazida bessern. Auch dysphagische Beschwerden sind häufig. Im Rahmen einer peptischen Ösophagitis kann es auch zu einem chronischen Blutverlust kommen, der sich in einer Eisenmangelanämie zeigt.

Zu erwähnen ist auch das Sandifer-Syndrom. Betroffene Kinder zeigen sekundär aufgrund eines vorliegenden gastroösophagealen Refluxes auffällige Bewegungen von Kopf, Hals und Rumpf. Opisthotone Körperhaltungen und ein Torticollis ohne Spasmus der Halsmuskulatur werden dabei beobachtet. Häufig wird fälschlicherweise zunächst an neurologische oder psychiatrische Erkrankungen gedacht. Nach adäquater Therapie des GÖR verschwinden die Symptome jedoch meist vollständig.

Kinder mit angeborenen Fehlbildungen des Ösophagus oder Magens können häufiger einen GÖR und eine GÖRK aufweisen. Dies betrifft vor allem Kinder nach Korrektur einer Ösophagusatresie, aber auch nach Zwerchfellhernienverschluss. Kinder mit Asthma bronchiale leiden in 13 % an einem GÖR, bei stark ausgeprägtem Asthma bronchiale sind es sogar bis zu 75 %. Bedingt ist dies wahrscheinlich durch eine erhöhte Atemarbeit mit einem erhöhten intraabdominalen Druck. Axiale oder paraösophageale Hiatushernien sind ebenfalls mit einem GÖR assoziiert. Sie sprechen meist schlecht auf eine konservative Therapie an, sodass hier fast immer eine operative Korrektur indiziert ist.

Diagnostik: Bis heute ist die Abklärung des GÖR bzw. der GÖRK eine nicht einheitliche Stufendiagnostik. Zur Verfügung stehen nachfolgend erläuterte Untersuchungen mit unterschiedlicher Aussagekraft.

Die obere Magen-Darm-Passage (Kontrastmittel-Breischluck mit Wasser-Siphon-Test) ist gut geeignet, um den gastroösophagealen Reflux darzustellen und gleichzeitig auch die anatomische Situation zu evaluieren. Hiatushernien, Motilitäts- und Schluckstörungen, Irregularitäten der Schleimhaut und Strikturen lassen sich gut darstellen. Lediglich eine genaue Quantifizierung bezüglich der Häufigkeit des Refluxes sowie eine detaillierte Aussage über die Magenentleerung sind nicht möglich. Diese beiden Parameter lassen sich dagegen besser in einer Szintigraphie untersuchen. Außerdem lässt sich keine Aussage darüber treffen, ob es sich um einen sauren Reflux handelt.

Dies lässt sich hervorragend in der 24h-pH-Metrie beurteilen. Über eine nasogastrale Sonde wird dabei im Bereich des mittleren bis unteren Ösophagusdrittels kontinuierlich der pH-Wert gemessen, um so auch okkulte Refluxepisoden sicher nachzuweisen. Diese Methode wird heutzutage mit einer Impedanz-Messung verbunden, als sogenannte Impedanz-pH-Metrie. Damit lässt sich sowohl die Frage nach einem sauren Reflux klären als auch eine retrograde Bolusbestimmung durchführen.

Besteht primär der Verdacht auf das Vorliegen einer Ösophagitis, also eine GÖRK, ist eine Ösophagogastroskopie mit Entnahme von Probebiopsien indiziert. Die mikroskopische Diagnose hat eine Sensitivität und Spezifität von 95 %. Ebenso können auch Ulzera, Strikturen, ein Barrett-Ösophagus und Fisteln (z. B. bei Z. n. Ösophagusatresie) endoskopisch nachgewiesen werden. Die Endoskopie wird auch zur Verlaufskontrolle der GÖRK eingesetzt.

Mithilfe einer Manometrie können zwar Motilitätsstörungen untersucht und der Druck im Bereich des unteren Ösophagussphinkters gemessen werden, ein direkter Nachweis des GÖR oder eines Schleimhautschadens (GÖRK) ist jedoch nicht möglich, weshalb im Kindesalter derzeit andere Untersuchungsmethoden bevorzugt werden.

Eine szintigraphische Untersuchung ermöglicht nicht nur die Bestimmung der Magenentleerungszeit, sondern kann auch refluxbedingte Aspirationen nachweisen.

Bei Verdacht auf eine Atemwegserkrankung, z. B. im Sinne einer chronischen Pneumopathie infolge von GÖR, muss zusätzlich eine Röntgenaufnahme des Thorax und eine Bronchoskopie erfolgen. Die Aspiration selbst lässt sich in der Szintigraphie und gelegentlich auch in der Röntgendarstellung mit Kontrastmittel nachweisen.

Differenzialdiagnostisch kommen vor allem im Säuglingsalter in erster Linie andere Ursachen eines rezidivierenden Erbrechens infrage: Schluckstörungen, Magenentleerungsstörungen, intestinale Obstruktionen, Motilitätsstörungen des Dünndarms, Infektionen, Hirndruck, Lebensmittelallergien und Stoffwechselerkrankungen. Stehen klinisch respiratorische Symptome oder retrosternale Schmerzen und Brennen im Vordergrund, sollte zudem an angeborene Herzerkrankungen, neurologische Erkrankungen, eine tracheoösophageale Fistel und primäre Lungenerkrankungen gedacht werden.

Therapie

Die Entscheidung zwischen konservativer oder operativer Therapie sollte unter Berücksichtigung der anatomischen Gegebenheiten, Alter des Kindes, Schwere und Dauer der Erkrankung sowie des sozialen Umfeldes des Patienten individuell getroffen werden. Der primäre Therapieversuch sollte allerdings immer konservativ sein.

Diese konservative Therapie umfasst neben der Gabe von Medikamenten auch folgende grundsätzliche Empfehlungen: aufrechte oder zumindest halbsitzende Position (30–40 °) zu den Mahlzeiten, Andicken der Nahrung sowie möglichst häufige, dafür kleinere Mahlzeiten. Ältere Kinder sollten auf Tee, Kaffee, Schokolade, kohlensäurehaltige Getränke und scharfe Speisen weitgehend verzichten. Liegen schwerwiegende Komplikationen vor oder ist eine ausreichende Kalorienzufuhr ansonsten nicht gewährleistet, kann bis zum Ansprechen der medikamentösen Therapie oder präoperativ auch eine Sondierung (via Gastrostomie, PEG oder Jejunalsonde) oder eine total parenterale Ernährung sinnvoll sein. Medikamentös kommen im Kindesalter Protonenpumpenhemmer (z. B. Omeprazol) zum Einsatz. H_2-Antagonisten werden wegen der nur geringgradigen Magensäureblockade kaum mehr verwendet. Der Einsatz von Prokinetika bei Kindern wurde weitgehend verlassen.

Eine Operation sollte erwogen werden, wenn die medikamentöse Therapie nicht zum Erfolg führt, eine schwere Ösophagitis, ein Barrett-Ösophagus oder schwere Strikturen bestehen oder eine ausreichende Compliance für eine konservative Therapie nicht gegeben ist. Der Zeitpunkt, wann eine operative Therapie sinnvoll ist, hängt auch vom Gedeihen und Wachstum des Kindes und dem Verlauf der extraintestinalen Beschwerden ab. Vor allem bei Zustand nach Korrektur einer Ösophagusatresie profitieren die Kinder oft von einer Fundoplikatio.

Über viele Jahre haben sich letztlich die Operationsverfahren nach *Thal* bzw. *Boix-Ochoa* und *Nissen* als die effektivsten erwiesen. Alle können sowohl offen über eine Inzision in der Medianlinie oder einen linken subkostalen Zugang als auch laparoskopisch durchgeführt werden. Die laparoskopische Technik hat sich in den meisten Kliniken als Verfahren der ersten Wahl durchgesetzt, jedoch ist ihr Einsatz abhängig vom Vorliegen anderer Begleiterkrankungen sowie von abdominalen Voroperationen. Zunächst wird bei allen Operationsverfahren in der Regel eine Hiatusplastik (= Einengung des Hiatus ösophageus durch Annähern der Zwerchfellschenkel) durchgeführt. Bei der Fundoplikatio nach *Nissen* wird nach Mobilisierung des unteren Ösophagus aus dem Magenfundus eine 360 °-Manschette um den intraabdominalen Ösophagus gebildet. Dabei müssen in der Regel die Arteriae gastricae brevis zumindest teilweise ligiert und durchtrennt werden. Die Enden der Manschette werden anterior miteinander vernäht. Zudem wird der obere Rand der Manschette an den Hiatus ösophageus fixiert. Diese Manschette sollte dabei relativ locker um den Ösophagus gelegt werden. Über sie wird der intraabdominale Druck auf den unteren Ösophagussphinkter übertragen. Nachteil dieses Verfahrens ist, dass die Kinder nicht mehr erbrechen können und quasi eine funktionelle Obstruktion am gastroösophagealen Übergang besteht, sodass oftmals nicht mal Gase aus dem Magen entweichen können (Gefahr des Gasbloat-Syndroms). Diese funktionelle Obstruktion ist besonders bei psychomotorisch retardierten Kindern und Kindern mit Anfallsleiden zu beachten, da diese häufig auch eine Motilitätsstörung im mittleren Ösophagus zeigen. Beides zusammen erhöht die Gefahr einer Nahtinsuffizienz und damit des erneut auftretenden Refluxes erheblich. Bei diesen Kindern muss meist gleichzeitig eine Gastrostomie angelegt werden.

Bei der anterioren Fundoplikatio nach *Thal* wird lediglich der vordere Anteil des Magens auf die Vorderwand des Ösophagus gebracht, sodass eine etwa 180 ° umfassende Manschette entsteht, die am Ösophagus selbst und am Hiatus ösophageus fixiert wird. Ganz ähnlich ist auch die Methode nach *Boix-Ochoa*. Sie unterscheidet sich vom Verfahren nach *Thal* lediglich dadurch, dass der verbleibende Magenfundus an die Unterseite der linken Zwerchfellhälfte fixiert wird, um so das Bestehenbleiben des HIS-Winkels sicherzustellen. Bei beiden Techniken bleibt den Patienten die Fähigkeit zu erbrechen erhalten und die Komplikationsraten sind insgesamt etwas niedriger.

Die Ergebnisse aller drei Verfahren sind gut. Die Rate der Reflux-Rezidive liegt bei 10–40 %, sie entstehen durch eine Nahtinsuffizienz an der Manschette oder durch Herniation der Manschette durch den Hiatus ösophageus. Risikofaktoren für Refluxrezidive sind eine vorliegenden mentale Retardierung, Kinder <6 Jahre und zusätzliche angeborene Fehlbildungen des Gastrointestinaltrakts. Eine weitere wichtige Komplikation ist der postoperative Dünndarmileus durch Briden, der mit einer Häufigkeit von 15–25 % vorkommt. Eine postoperativ verzögerte Magenentleerung durch eine intraoperative Schädigung des Nervus vagus kann ebenfalls auftreten, genauso wie nicht gut definierbare allgemeine Motilitätsstörungen von Magen und Dünndarm. Bei einer gleichzeitigen Pyloromyotomie besteht die erhebliche Gefahr eines postoperativen Dumpings.

Prognose

Die Erfolge der konservativen Therapie der GÖRK sind gut, daher sollte sie immer als primäre Therapie angewendet werden. Die operative Therapie (Fundoplikatio) ist jedoch bei einem ausgewählten Patientenkollektiv eine sinnvolle Therapieoption, deren Indikation jeweils in Abwägung mit der Komplikationsrate individuell abgeklärt werden sollte.

6.3 Hypertrophe Pylorusstenose

Häufigste Ursache einer Magenausgangsobstruktion im frühen Säuglingsalter mit deutlicher Knabenwendigkeit, die mit schwallartigem Erbrechen nach der Mahlzeit auffällt, gefolgt von Dehydratation und Gewichtsverlust. Nach sonographischer Diagnosestellung erfolgt die operative Therapie durch eine Pyloromyotomie.

Ätiologie und Pathogenese

Im frühen Säuglingsalter (meist 3. bis 10. Lebenswoche) kommt es durch eine Hypertrophie der zirkulären Pylorusmuskulatur zu einer Stenosierung des Magenausgangs. Die Inzidenz liegt bei 1–3 Kindern auf 1000 Lebendgeburten mit einer Bevorzugung des männlichen Geschlechts (4:1) sowie der weißen Bevölkerung. Die Ursache dieser Erkrankung scheint multifaktoriell bedingt zu sein. Eine Rolle spielen genetische Faktoren, worauf eine familiäre Häufung hinweist. Bekannt ist, dass männliche Neugeborene von Müttern, die selbst eine Pylorusstenose im Säuglingsalter hatten, in nahezu 100 % der Fälle auch eine Pylorusstenose entwickeln. Weitere Theorien sind eine gastrische Hyperazidität mit nachfolgendem Muskelspasmus und Hypertrophie oder eine abnorme pylorische Innervation und Motilität. In 7 % werden assoziierte Fehlbildungen beobachtet, z. B. eine Malrotation, obstruktive Uropathie, Ösophagusatresie oder Hiatushernie.

Klinische Symptomatik und Diagnostik

Durch progredientes, schwallartiges, nicht galliges Erbrechen kommt es bei den Säuglingen mit einer Pylorusstenose zur Exsikkose mit resultierenden Störungen des Säure-Base- und Elektrolythaushaltes sowie zum Gewichtsverlust mit Gedeihstörung. Das Erbrechen tritt meist nach den Mahlzeiten auf, teilweise mit sichtbarer peristaltischer Welle im linken Oberbauch. Der Säugling erscheint ständig hungrig und die Magenperistaltik bereitet Schmerzen.

Klinisch lässt sich manchmal eine verschiebliche Olive als Raumforderung im rechten Oberbauch tasten. Laborchemisch zeigen sich eine hypochlorämische metabolische Alkalose und eine Hypokaliämie. Die Diagnosesicherung gelingt in fast allen Fällen sonographisch durch eine Darstellung des Pyloruskanals mit einer Länge > 17 mm, einem Durchmesser > 15 mm und einer Wanddicke > 4 mm. In Ausnahmefällen erfolgt eine radiologische Kontrastmitteluntersuchung mit der typischen Darstellung des verengten Pyloruskanals (string sign) und dem ins Duodenum vorgewölbten hypertrophen Pylorusmuskel (Schulterzeichen) mit einer verzögerten Pyloruspassage.

Differenzialdiagnosen: schwerer gastroösophagealer Reflux, Gastroenteritis, Adrenogenitales Syndrom (AGS) mit Salzverlust, Hirndruck, Stoffwechselstörungen, Nahrungsmittelunverträglichkeiten usw.

Therapie

Therapie der Wahl ist die Pyloromyotomie nach *Weber-Ramstedt*. Präoperativ sind eine Rehydratation sowie die Korrektur des Säure-Base- und Elektrolythaushaltes zur Stabilisierung des Säuglings obligat. Bei der offenen Operation wird in der Regel über einen semizirkulären Zugang oberhalb des Nabels der verdickte Pylorus hervorluxiert und der Muskel in Längsrichtung an der ventralen Zirkumferenz inzidiert. Anschließend werden die Muskelfasern stumpf auseinandergedrängt, bis die Mukosa komplett frei liegt, die selbst nicht verletzt werden darf (Abb. 6.1). Dieser Eingriff kann alternativ auch laparoskopisch durchgeführt werden. Bei gleicher Effektivität konnte bisher keine Überlegenheit dieser Methode nachgewiesen werden. Postoperativ kann bereits nach einigen Stunden mit dem Nahrungsaufbau begonnen werden, der in der Regel

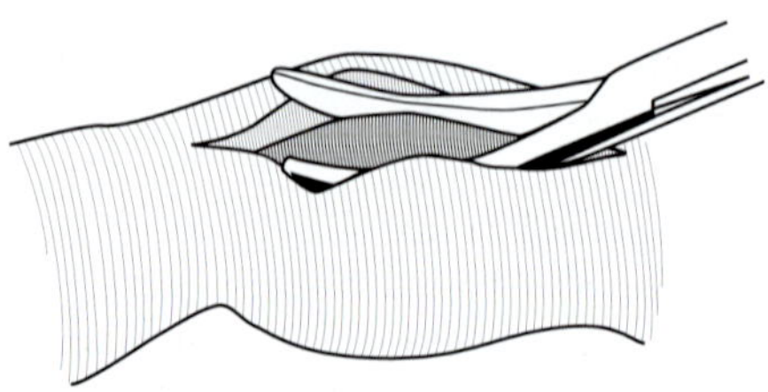

Abb. 6.1: Pyloromyotomie nach *Weber-Ramstedt:* Nach Längsinzision des Muskels an der ventralen Zirkumferenz werden die Muskelfasern stumpf auseinandergedrängt bis die Mukosa komplett frei liegt. Sie selbst darf dabei nicht verletzt werden.

nach 24–36 Stunden abgeschlossen ist. Anzumerken für die Praxis ist, dass es während des beginnenden Nahrungsaufbaus postoperativ noch vereinzelt zu Erbrechen kommen kann, das jedoch in der Regel rasch selbstlimitierend ist.

Komplikationen sind sehr selten. Intraoperative Schleimhautperforationen treten in 1–4 % auf, Wundinfektionen in 1 %. Schwerwiegend kann eine Peritonitis durch eine nicht bemerkte Perforation der Magen- oder Duodenalschleimhaut sein. Postoperativ anhaltendes oder rezidivierendes Erbrechen kann in < 1 % Folge einer ungenügenden Myotomie sein oder Ausdruck eines persistierenden gastroösophagealen Refluxes, entstanden während der Pylorusstenose (Roviralta-Syndrom).

Prognose

Die Prognose ist bei fehlenden Spätkomplikationen ausgesprochen gut.

6.4 Morbus Hirschsprung

Durch das Fehlen von Ganglienzellen in einem von anal nach proximal reichenden Dickdarmabschnitt unterschiedlicher Länge kommt es zur funktionellen Obstruktion und segmentalen Peristaltikstörung. Leitsymptome sind Obstipation, abdominale Distention, Gedeihstörung sowie der fehlende Mekoniumabgang innerhalb von 24 Stunden beim Neugeborenen. Die schwerwiegendste Komplikation ist das toxische Megakolon. Nach Diagnosesicherung ist die kontinenzerhaltende Resektion des aganglionären Segments die Therapie der Wahl.

Ätiologie und Pathogenese

Der Morbus Hirschsprung (Synonym: Aganglionose, Megacolon congenitum) tritt mit einer Inzidenz von 1 : 5000 Lebendgeburten auf, wobei Knaben mit einem Verhältnis von 4 : 1 deutlich häufiger betroffen sind als Mädchen. Die Diagnose wird in ca. 50 % der Fälle im Neugeborenenalter bzw. meist bis zum vollendeten 2. Lebensjahr gestellt. Bei verhältnismäßig milden klinischen Verläufen ist die Diagnosestellung häufig deutlich verzögert. Das Erkrankungsrisiko ist für Geschwister betroffener Knaben ca. 130-mal und von Mädchen sogar 360-mal höher verglichen mit der Allgemeinbevölkerung. Erhöht ist das Risiko auch, wenn bei Angehörigen ein sehr langes Darmsegment betroffen ist. Zahlreiche von einander unabhängige Genmutationen (darunter insbesondere des RET-Gens), die mit der Erkrankung assoziiert sind, konnten bereits identifiziert werden und bekräftigen den Verdacht auf das Vorliegen einer genetischen Prädisposition. Keines der untersuchten Gene zeigt jedoch eine vollständige Penetranz und die Ausprägung der Erkrankung unter mehreren betroffenen Familienmitgliedern ist dementsprechend sehr unterschiedlich. Bei gleichzeitig sehr hohem Anteil sporadisch auftretender Fälle ist deshalb von einer multifaktoriellen Genese auszugehen. Auch die Häufigkeit beobachteter Begleitanomalien ist sehr variabel. Für Geschwister und Nachkommen von ebenfalls Betroffenen liegt sie bei 25 %, während nur etwa 10 % der sporadisch erkrankten Kinder assoziierte Fehlbildungen zeigen. Dabei handelt es sich vor allem um Fehlbildungen des Urogenitalsystems (11–23 %), des kardiovaskulären Systems (6 %) und des Gastrointestinaltrakts (6 %). Etwa 10 % der Patienten sind ehemalige Frühgeborene und bei ca. 2–3 % lassen sich Chromosomenanomalien nachweisen, am häufigsten eine Trisomie 21.

Pathogenetisch liegt dem Morbus Hirschsprung durch das Fehlen propulsiver Wellen im betroffenen Darmabschnitt und der gleichzeitig gestörten oder gar fehlenden Relaxation des Musculus sphincter ani internus eine ausgeprägte Peristaltikstörung zugrunde. Ursache hierfür ist eine Aganglionose, Hypoganglionose oder Dysganglionose des Darms. Physiologischerweise entsteht Peristaltik durch eine Kontraktion der zirkulären Muskulatur oberhalb und eine reflektorischen Relaxation unterhalb eines intraluminal gelegenen Bolus. Gleichzeitig kontrahiert sich die Längsmuskulatur und sorgt für einen nach aboral gerichteten Weitertransport. Die durch Distention und chemische Stoffe im Darmlumen ebenfalls ausgelösten elektrischen Impulse werden über afferente cholinerge Nervenfasern zu sogenannten Interneuronen im Plexus submucosus und myentericus übermittelt. Diese Interneurone transportieren das Signal mittels Acetylcholin (ACh) und Substanz P weiter an exzitatorische Neurone im weiter oral gelegenen Darmabschnitt, wo es schließlich zur Kontraktion der Muskulatur kommt. Gleichzeitig werden die Signale auch analwärts zu nicht adrenergen, nicht cholinergen (NANC), sondern Adenosintriphosphat(ATP)-, vasointestinalem Peptid(VIP)- und NO-abhängigen Neuronen geleitet, die wiederum direkte Wirkung auf die glatte Muskulatur haben und die Relaxation vermitteln. Bei Patienten mit Morbus Hirschsprung ist dieser sogenannte peristaltische Reflex erheblich gestört. Es liegt eine ausgeprägte neuronale Malformation des intrinsischen Nervensystems vor, die durch das Fehlen aller drei Typen von Ganglienzellen (cholinerge Neurone, NANC-Interneurone und peptinerge Neurone) charakterisiert ist. Stattdessen kommt es zur Proliferation cholinerger Axone des sakralen parasympathischen Plexus direkt in die Darmwand. Diese beeinflussen unmittelbar die glatten Muskelzellen und bewirken eine unkoordinierte, nicht inhibierte Kontraktion im aganglionären Segment. Das an diesen Nervenendigungen vermehrt freigesetzte Acetylcholin (ACh) wird durch eine ebenso erhöhte Menge Acetylcholinesterase (AChE) gespalten, die durch histologische Färbung im Präparat nachgewiesen werden kann und der Diagnosesicherung dient. Somit verbleibt das aganglionäre Segment in einem permanent kontrahierten Zustand und ist nicht in der Lage zu relaxieren, weil die entsprechenden NANC-Interneurone und vor allem auch das NO fehlen.

Basierend auf der embryonalen Aussprossung der nervalen Versorgung des Darms von oral nach aboral findet sich diese dem Morbus Hirschsprung zugrunde liegende Störung immer anorektal und dehnt sich über einen unterschiedlich langen aganglionären Darmabschnitt Richtung oral aus. In 75 % reicht die aganglionäre Zone bis zum Rektosigmoid. Es kann aber auch ein weitaus längerer Darmabschnitt betroffen sein bis hin zur totalen Aganglionose des Kolons in 3–8 % mit möglicher Mitbeteiligung von Ileum oder Jejunum, dem sogenannten Suelzer-Wilson-Syndrom. Ebenfalls bekannt ist die Variante des sogenannten ultrakurzen aganglionären Segments, bei dem die AChE-Aktivität nur in der Lamina propria mucosae und im Plexus submucosus erhöht ist, nicht jedoch im Plexus myentericus. Die sogenannte Hypoganglionose wird einerseits als eigene Entität angesehen, bei der klassischen Form des Morbus Hirschsprung beschreibt sie andererseits die sogenannte Übergangszone. Hypoganglionose bedeutet, dass die Anzahl der Ganglienzellen um den Faktor 10 und die Dichte der Nervenfasern um den Faktor 5 reduziert ist, eine Proliferation cholinerger Fasern liegt dabei selten vor. Abzugrenzen davon ist die intestinale neuronale Dysplasie, der eine Reifungsstörung der intrinsischen Nervenplexus zugrunde liegt und bei der eine Restperistaltik im Bereich der Dysgangliose vorhanden sein kann. Sie kommt in zwei Formen vor (A und B) und kann lokalisiert oder generalisiert auftreten. Typisch ist eine unkoordinierte Peristaltik durch eine nahezu chaotische Anordnung AChE-positiver Ganglienzellen, eine erhöhte Nervenfaserdichte und eine gesteigerte AChE-Aktivität. Auch hier kontrahiert sich der Musculus sphincter ani internus pathologisch.

Klinische Symptomatik und Diagnostik

In den meisten Fällen werden die Patienten bereits im Neugeborenenalter auffällig mit dem klinischen Bild einer tiefen intestinalen Obstruktion oder einer Passagestörung in Kombination mit abdominaler Distention, Erbrechen und einem fehlenden Mekoniumabgang innerhalb der ersten 24 h (94 %). Insgesamt ist das klinische Bild jedoch in seiner Ausprägung sehr variabel, die Verläufe sehr unterschiedlich. Bei Neugeborenen kann der Morbus Hirschsprung auch primär durch eine Sepsis im Rahmen einer begleitenden Enterokolitis manifest werden. In solchen Fällen ist die richtige Diagnosestellung und entsprechend frühe Therapie besonders dringlich. Andere Kinder haben in den ersten Lebensmonaten lediglich sehr geringe Symptome, die deshalb kaum wahrgenommen werden. Diese Patienten fallen erst einige Zeit später durch eine chronische Obstipation auf, die oft nach dem Abstillen oder beim Zufüttern in Erscheinung tritt. Darüber hinaus haben sie in der Regel oft ein geblähtes Abdomen und rezidivierende enterokolitische Episoden. Neben der typischen Obstipation kann es aber auch zu Diarrhöen durch eine bakterielle Zersetzung des Stuhls im Sinne einer paradoxen Diarrhö kommen. Gelegentlich wird ein Morbus Hirschsprung auch im Rahmen der Abklärung einer Gedeihstörung diagnostiziert. Beim körperlichen Status kommt es oft bei der rektalen Untersuchung zur explosionsartigen Entleerung von Stuhl, die für kurze Zeit Beschwerdelinderung bringt. Der anale Sphinktertonus ist hoch und das Rektum typischerweise leer. Die schwerwiegendste Komplikation ist die Enterokolitis, die bei bis zu 60 % der Patienten auftritt. Vermutet wird, dass es durch massiven Stuhlverhalt zu Ischämie und Nekrose im proximal des aganglionären Segments liegenden Darmabschnitt kommt. Dies begünstigt eine zunehmende bakterielle Besiedlung. Es besteht die Gefahr der Perforation und Sepsis. Das Vollbild wird als toxisches Megakolon bezeichnet. Betroffene Patienten befinden sich in einem sehr schlechten, septischen Allgemeinzustand und sind vital gefährdet. Klinisch präsentieren sich die Kinder zudem mit einem stark distendierten Abdomen, galligem oder sogar fäkalem Erbrechen und einer „spritzenden" Diarrhö.

Die Diagnostik des Morbus Hirschsprung erfolgt in drei Schritten: Rektomanometrie, Rektographie (evtl. Kolonkontrastmitteleinlauf) und Rektumbiopsie. Befindet sich der Patient in gutem Allgemeinzustand, wird diese Reihenfolge der Diagnostik eingehalten und somit mit der nicht invasiven Diagnostik begonnen. In der Situation des akuten Abdomens wird zunächst die konventionelle Abdomen-Übersichtsaufnahme durchgeführt, die Hinweise auf eine intestinale Obstruktion geben kann sowie ggf. freie Luft in der seitlichen Aufnahme zeigt. Hier kann im Verlauf die Reihenfolge der notwendigen weiteren Diagnostik (siehe oben) verändert werden.

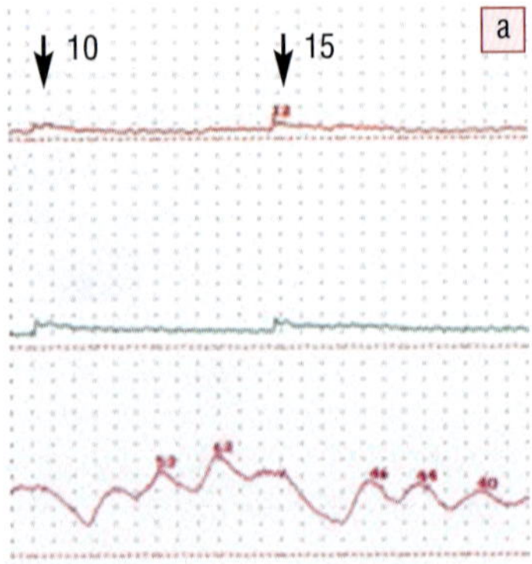

Abb. 6.2a: Normalbefund in der Rektomanometrie mit regelrechter Fluktuation und normal konfigurierten Internusrelaxationen.

Abb. 6.2b: Rektomanometrischer Befund bei Vorliegen eines Morbus Hirschsprungs mit nicht möglichem Auslösen einer Internusrelaxation (1) und Nachweis einer anorektalen Überempfindlichkeit mit Darstellung von „mass contractions“ nach Stimulation (2).

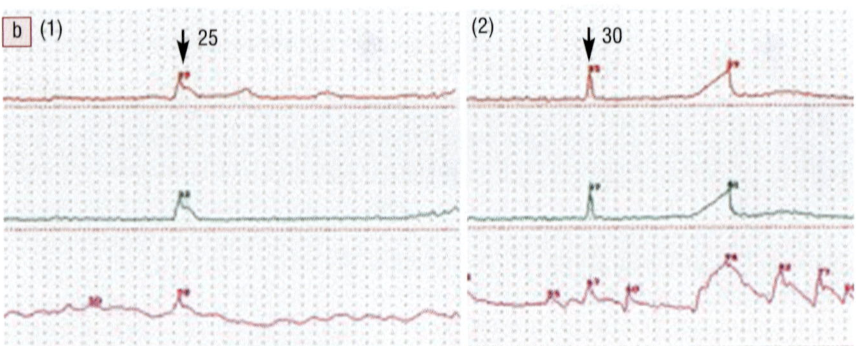

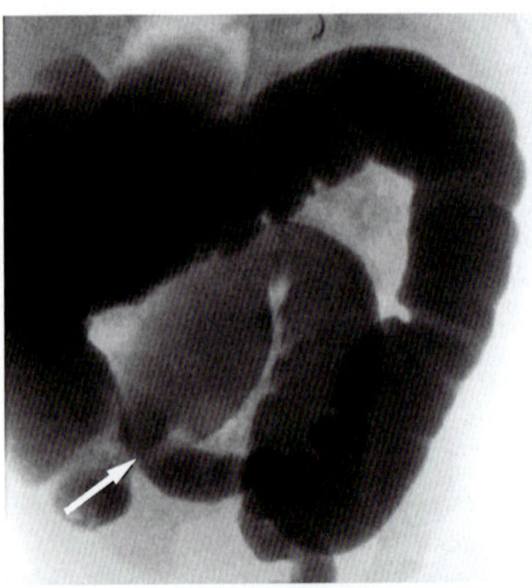

Abb. 6.3a: Kolonkontrasteinlauf eines drei Tage alten Neugeborenen mit Morbus Hirschsprung: Es zeigt sich ein enggestelltes Rektum und distales Sigma sowie dann ein Kalibersprung (Pfeil), an dem der Darm glattwandiger und breiter wird.

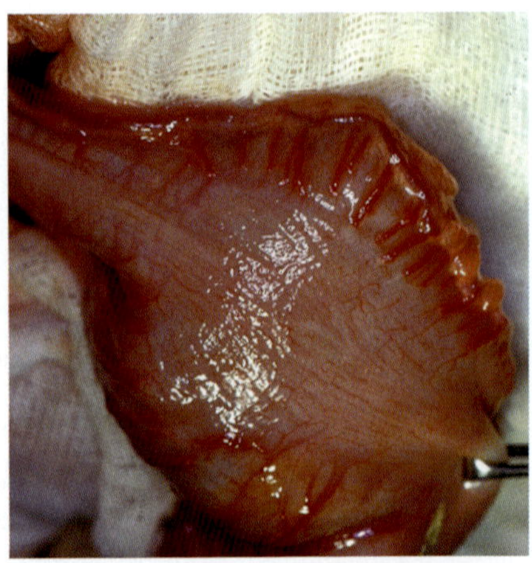

Abb. 6.3b: Intraoperativer Befund eines Morbus Hirschsprung (anderer Patient als 6.3a, Blick ins kleine Becken von intraabdominal. Deutlich sieht man einen Kalibersprung im Bereich des Rektosigmoids.

In der *Rektomanometrie* kann nach hervorgerufener Dilatation des Rektums mittels Luft oder über einen Ballonkatheter die physiologische Relaxation des internen Sphinkterapparats dargestellt werden. Kann diese Relaxation nicht nachgewiesen werden, besteht der Verdacht auf einen Morbus Hirschsprung (Abb. 6.2). Limitierte Aussagekraft besitzt diese Methode beim Neugeborenen, da hier der rektosphinkterische Reflex noch nicht ausgereift ist und somit falsch positive Ergebnisse entstehen können. Die Diagnosesicherheit der Rektomanometrie liegt bei 85 %. Der nächste diagnostische Schritt ist eine *Rektographie, bzw. eventuell ein Kolonkontrastmitteleinlauf.* Hier zeigt sich ein normalkalibriges bis enggestelltes distales Darmsegment mit darüber liegendem trichterförmig erweitertem Segment, das der Übergangszone entspricht. Nach aboral folgt dann ein dilatierter Kolonabschnitt (Abb. 6.3). Um den Kalibersprung nicht zu übersehen, erfolgt daher zunächst ein vorsichtiges Auffüllen mit einer Rektumspritze. Bei Vorliegen einer totalen Aganglionose ist das Kolon nicht enggestellt und es zeigt sich somit kein Kalibersprung. Hier kann ein Kontrastmittelübertritt in das distendierte Ileum wegweisend für die Diagnosestellung sein. Der Prozentsatz der mittels Kolonkontrastmitteldarstellung richtig gestellten Diagnosen eines Morbus Hirschsprung liegt bei 74–90 %. Vor allem bei Neugeborenen kann dies schwierig sein durch ein „Überspritzen" der Engstellung und des Kalibersprungs. Letztlich beweisend für einen Morbus Hirschsprung ist der histologische Nachweis der Aganglionose sowie der erhöhten Acetylcholinesterase-Aktivität im entsprechenden Darmabschnitt. Dazu müssen entweder *Rektum-Saugbiopsien oder Vollwandbiopsien* gewonnen werden. Es sollten in jedem Fall unbedingt Biopsien auf verschiedenen Etagen ab ano entnommen werden, da die Ausdehnung des aganglionären Segments bei der späteren Resektion bekannt sein muss.

Tab. 6.1: Differenzialdiagnose des Morbus Hirschsprung.

Mechanische Obstruktion	Funktionelle Obstruktion
Mekoniumileus	Sepsis
Mekoniumpfropfsyndrom	intrakranielle Hämorrhagien
Malrotation und Volvulus	Hypothyreose
inkarzerierte Hernien	Drogenmissbrauch oder -abhängigkeit der Mutter
Dünn- oder Dickdarmatresien	Nebennierenrindeneinblutungen
gastrointestinale Duplikaturen	Hypermagnesiämie
Invagination	Hypokaliämie
NEC	medikamenteninduzierte Hypomotilität
small left colon	Nahrungsmittelunverträglichkeiten
	Urämie
	ZNS-Erkrankungen
	Kollagenosen
	chronische Obstipation unklarer Genese

Differenzialdiagnostisch kommen zahlreiche andere Ursachen einer tiefen intestinalen Obstruktion infrage (Tab. 6.1). Besonders in der Neonatalperiode kann die Unterscheidung mitunter sehr schwierig sein, sodass erst nach Ausschöpfung aller diagnostischen Möglichkeiten eine klare Abgrenzung des Morbus Hirschsprungs von anderen Erkrankungen möglich ist.

Therapie

Meist steht zu Beginn zunächst eine mechanische Entlastung. Diese kann bei Neugeborenen über eine nasogastrale Sonde sowie über eine rektale Sonde mit Anspülen oder vorsichtigen Einläufen erfolgen. In schwerwiegenden Fällen kann auch die dringliche oder sogar notfallmäßige Anlage eines Anus praeters notwendig sein. Sie ist auch dann anzuraten, wenn eine definitive Therapie ohnehin aufgrund der Gesamtkonstellation des Patienten nicht in absehbarer Zeit möglich ist, da sie einer Enterokolitis vorbeugt. Die Enterostomie kann direkt proximal der Übergangszone angelegt werden („leveling colostomy"), sodass der proximale Darm weiter wachsen kann und die spätere definitive operative Versorgung somit erleichtert wird. Teils wird aber auch eine Enterostomie im rechtsseitgen Colon transversum oder gar eine Ileostomie bevorzugt. Auf gar keinen Fall darf die Stomie im noch aganglionären Bereich liegen. Im Rahmen der Anlage der Enterostomie werden zur Feststellung der Ausdehnung des Morbus Hirschsprung Biopsien des gesamten Kolonrahmens und des terminalen Ileums genommen. Erfolgt die Diagnosestellung erst beim älteren Kind, sollte dieses ebenfalls zunächst von rektal, aber auch, wenn möglich, von oral abgeführt werden. Bis zum Zeitpunkt der geplanten Operation muss auf eine Stuhlregulierung mit regelmäßiger Entleerung über diätetische Maßnahmen, Laxanzien und/oder Einläufe geachtet werden. So können oft auch längere Zeiträume gut überbrückt werden. Eine Enterostomie ist bei älteren Kindern daher seltener notwendig.

Für die definitive Therapie (in der Regel im Alter zwischen 6 Wochen und 4 Monaten) sind zahlreiche Operationsverfahren bekannt. Allen gemeinsam ist das Prinzip der Resektion des aganglionären Segments mit anschließender Anastomose des gesunden proximalen Darmabschnitts (gesichert über eine intraoperative Schnellschnittdiagnostik) mit dem Rektumstumpf. Unterschiede der verschiedenen Verfahren liegen vor allem im technischen Ablauf bei der Präparation des Rektosigmoids und der Lokalisation der Anastomose. In jedem Fall werden die Patienten in Steinschnittlage gelagert und erhalten eine perioperative antibiotische Prophylaxe. Unterschieden wird zwischen Durchzugsoperationen (Swenson, Duhamel, Soave) und einer anterioren Resektion (Rehbein).

Das Verfahren nach *Swenson* (abdominoperineale Rektosigmoidektomie) gilt als erstes erfolgreiches Verfahren aus dem Jahre 1949. Über eine Laparotomie werden das proximale ganglionäre Kolon und anschließend das aganglionäre Segment mobilisiert. Die Präparation des rektosigmoidalen Stumpfes ist anspruchsvoll, denn sie muss bis tief ins Becken unmittelbar entlang der Rektumwand erfolgen mit dem Risiko einer Verletzung von für Blasen-, Rektum- und Sexualfunktion verantwortlichen Nervenfasern. Diese Technik wurde daher vollständig verlassen.

Die Operation nach *Duhamel* (= retrorektaler, transanaler Durchzug) wurde 1956 entwickelt, um eine Dissektion im kleinen Becken möglichst zu vermeiden und so das Risiko der Verletzung nervaler Strukturen zu minimieren. Von abdominal erfolgt eine primäre Resektion des aganglionären Darmabschnitts unter Belassen eines Rektumstumpfes. Nach Inzision der Hinterwand des Afterkanals proximal der Linea dentata wird das mobilisierte ganglionäre Kolon retrorektal durchgezogen. Dabei werden ca. 2/3 des internen analen Sphinkters erhalten. Die Anastomose erfolgt durch eine Naht der Vorderwand des durchgezogenen normalen Kolons mit der Hinterwand des Rektumblindsacks und anschließender Vervollständigung der Anastomose im Bereich der Hinterwand des normalen Kolons zum Analkanal (Abb. 6.4a). Die gemeinsame Wand des alten Rektumblindsacks und des neuen Kolons wird mittels eines Staplers durchtrennt, sodass ein ausreichend großer Pouch entsteht. Dieser sollte ventral keine Tasche bilden, die ansonsten Stuhl zurückhalten und zu einer Obstruktion oder rezidivierenden Entzündungen (Pouchitis) führen kann.

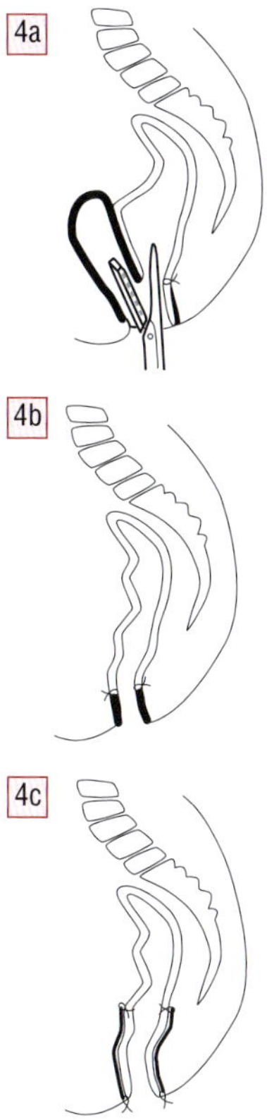

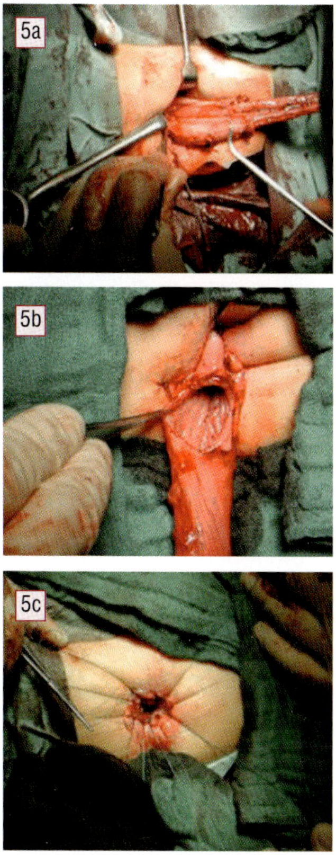

Abb. 6.4 a–c: Schematische Darstellung der verschiedenen Durchzugstechniken und Anastomoseformen nach *Duhamel* (a), *Rehbein* (b) und *Soave* (c).

Abb. 6.5: Operationsschritte des transanalen endorektalen pull-through (TERPT): Nach Inzision der Mukosa erfolgt eine zirkuläre Mukosektomie bis zur Darstellung der peritonealen Umschlagfalte. Dann wird das Peritoneum eröffnet und das Rektosigmoid mobilisiert durch Ligatur der rektosigmoidalen Gefäße (a). Nach ausreichender Mobilisation erfolgt die Eröffnung des Kolons mit Durchführung einer Schnellschnittbiopsie (b). Absetzen des Präparats und Durchführung der koloanalen Anastomose (c).

Die transabdominelle Rektosigmoidektomie nach *Rehbein* wurde 1956 erstbeschrieben. Hier handelt es sich um eine tiefe vordere kolorektale End-zu-End-Anastomose, sodass etwa 4–5 cm des aganglionären Rektums belassen werden (Abb. 6.4b). Durch die Stapler-Technik sind allerdings kürzere Abstände von bis zu 1–2 cm möglich geworden. Noch intraoperativ muss eine Sphinkterdilatation erfolgen. Postoperativ wird ein Bougierungs-Regime durchgeführt. Da im Verlauf eventuell eine anorektale Myotomie notwendig ist, wird diese Technik kaum mehr angewendet.

Die endorektale, transanale Durchzugsoperation nach *Soave*, 1963 erstbeschrieben, hat als Zielsetzung die Vermeidung von Nervenverletzung durch Belassen des Muskelmantels des distalen Rektums. Außerdem wird eine Kontamination der Bauchhöhle durch Stuhl vermieden. Über eine Laparotomie wird das distale Rektum kurz oberhalb der peritonealen Umschlagsfalte zirkulär bis auf die Mukosa inzidiert. Anschließend wird die Mukosa von dem umgebenden Rektummantel abgelöst bis etwa 1–1,5 cm oberhalb des Anus. Der so entstandene Mukosaschlauch wird von anal her evertiert und anschließend kurz oberhalb der Linea dentata inzidiert. Durch diese Inzision wird unter Sicht der ganglionäre Darm durchgezogen und End-zu-End mit dem Mukosaschlauch auf dieser Höhe anastomosiert (Abb. 6.4c). Nach zahlreichen Modifikationen dieses Verfahrens entwickelte schließlich *de la Torre* den *transanalen endorektalen pull-through* (TERPT) (Abb. 6.5). Die beim Verfahren nach *Soave* beschriebene Mukosektomie, die Resektion des aganglionären Segments bis zu 30–40 cm und der Durchzug des ganglionären Kolons mit anschließender Anastomose werden von rektal durchgeführt, wodurch eine Laparotomie vermieden werden kann. Die enggestellte, aganglionäre Rektummanschette muss dorsal inzidiert werden, um späteren Entleerungsstörungen vorzubeugen.

Hauptkomplikationen aller Verfahren sind Stuhlinkontinenz (0–10 %), Anastomoseninsuffizienz (0–11 %), persistierende Obstipation (0–21 %) und Enterokolitis (2–34 %). Die Komplikationsraten unterscheiden sich dabei für die verschiedenen Techniken nur wenig. Jedoch sind Blasenentleerungsstörungen oder eine Stuhlinkontinenz bei der Technik nach *Swenson*, eine Anastomoseninsuffizienz oder Striktur bei der Technik nach *Rehbein* und eine Obstipation im Langzeitverlauf bei den Techniken nach *Duhamel* und *Soave* häufiger.

Das früher obligate operative Vorgehen in drei Schritten (Anus-praeter-Anlage, Resektion, Anus-praeter-Rückverlagerung) wird zunehmend verlassen. Laparoskopisch assistierte Durchzugsoperationen als einzeitige Operation werden inzwischen durchgeführt und erzielen gute Ergebnisse. Hier erfolgen meist Modifikationen der Techniken nach *Soave* oder *Duhamel*.

Bei Patienten mit totaler Aganglionose des Kolons hat 1972 die Modifikation der Duhamel-Durchzugsoperation nach *Martin* einen therapeutischen Fortschritt gebracht. Die lange Seit-zu-Seit-Anastomose zwischen Ileum und aganglionärem Kolon, Sigma und Rektum kann die Absorption von Elektrolyten und Wasser bei den oft parenteral ernährten Patienten steigern. Die Komplikationsraten liegen allerdings bei den erheblich aufwendigeren und somit risikoreicheren Operationsverfahren deutlich höher.

Prognose

Die Prognose des Morbus Hirschsprung wird wesentlich durch das Auftreten von Enterokolitiden bestimmt, deren Risiko durch eine frühe Diagnosestellung verringert werden kann. Die Mortalität der Erkrankung ist aufgrund der guten diagnostischen Möglichkeiten und der früheren Diagnosestellung in Verbindung mit ständig weiterentwickelten operativen Verfahren auf 2–5 % gesunken. Postoperativ können trotz eines optimalen Ergebnisses Obstipationen und Stuhlentleerungsstörungen mit Stuhlinkontinenz verbleiben. Trotz vollständiger Resektion des aganglionären Segments kann es auch postoperativ noch zu Enterokolitiden kommen.

6.5 Invagination

Häufige Ursache einer intestinalen Obstruktion im Säuglings- und Kleinkindesalter, die durch eine Einstülpung eines proximalen Darmanteils in einen distalen Anteil (am häufigsten ileokolisch) entsteht und mit akut einsetzenden, krampfartigen Bauchschmerzen einhergeht.

Ätiologie und Pathogenese

Invaginationen kommen in jedem Lebensalter vor mit einem Häufigkeitsgipfel zwischen dem 5. und 9. Lebensmonat (insgesamt ereignen sich >50 % im Säuglingsalter und nur 10–25 % bei Kindern >2 Jahre). Jungen sind häufiger betroffen. Der weit überwiegende Anteil der Invaginationen ist ileokolisch, aber auch ileoileale, kolokolische und jejunojejunale Formen sind möglich. Pathogenetisch findet man meist eine Hypertrophie des lymphatischen Gewebes (Peyer'sche Plaques), die in 50 % nachweislich infektiös bedingt ist (z. B. Adenoviren, Rotaviren) und so die häufig zu beobachtende Koinzidenz mit kürzlich abgelaufenen gastrointestinalen oder respiratorischen Infektionen erklärt. Die sich ins Darmlumen vorwölbenden geschwollenen Peyer-Plaques initiieren höchstwahrscheinlich den Invaginationsvorgang. Da das Mesenterium des proximalen Darmanteils mit in den distalen Anteil gezogen wird, kommt es zur Kompression und venösen Obstruktion mit konsekutivem ödematösen Anschwellen der Darmwand. Findet dann keine Reposition statt, entsteht im weiteren Verlauf zusätzlich eine arterielle Unterversorgung mit der Gefahr der Entwicklung einer Darmwandnekrose. Etwa 90–95 % der Invaginationen sind idiopathisch, nur bei sehr wenigen lässt sich ursächlich eine sogenannte Leitstruktur nachweisen (v.a. Meckel-Divertikel, aber auch Polypen, die Appendix vermiformis, Karzinoidtumoren, submuköse Hämorrhagien bei Purpura Schönlein-Henoch, Non-Hodgkin-Lymphome), häufiger finden sich diese bei älteren Kindern, die eine Invagination zeigen.

Klinische Symptomatik und Diagnostik

Es kommt in der Regel zu kolikartigen Bauchschmerzen, die urplötzlich aus völligem Wohlbefinden oder aus dem Schlaf heraus beginnen. Der Allgemeinzustand der Patienten ist schlecht, sie sind oft dehydriert, teilweise lethargisch bis hin zum Vollbild eines septischen Schocks in weiter fortgeschritteneren Stadien. Häufig ziehen die Kinder die Beine an, um sich so selbst Schmerzlinderung zu verschaffen. Zwischen den einzelnen Schmerzattacken schlafen die Patienten oft erschöpft ein. Im weiteren Verlauf kommt es häufig zum Erbrechen und auch zum Absetzen schleimig-blutiger Stühle (himbeergeleeartig) als Zeichen der fortschreitenden intestinalen Ischämie.

Bei der klinischen Untersuchung fällt oft im schmerzfreien Intervall ein flacher, eher leer erscheinender rechter Unterbauch auf, teilweise lässt sich die Invagination selbst als Walze im rechten Oberbauch oder epigastrisch tasten.

Die Diagnosestellung gelingt meist über eine Abdomen-Sonographie. Typischerweise zeigt sich die Invagination im Längsschnitt als sogenanntes „pseudokidney sign“ bzw. als „Schießscheibenformation“ im Querschnitt (Abb. 6.6a). Die Sonographie ist bei geübtem Untersucher der konventionellen Röntgenaufnahme weit überlegen, die nur in 50 % wegweisend ist.

Therapie

Besteht sonographisch der Verdacht auf eine Invagination sollte eine parenterale Rehydrierung begonnen und eventuell eine Magensonde gelegt werden. Zu empfehlen ist zunächst die Diagnosesicherung und der Versuch einer Desinvagination durch hydrostatische Reposition mittels Kolonkontrastmitteleinlauf unter Durchleuchtung. Hier zeigt sich typischerweise ein Stop des Kontrastmittels mit einer „krebsscherenartigen Formation“ im Bereich des Invaginatkopfes (Abb. 6.6b). Alternativ kann auch pneumatische Retention durch rektale Luftfüllung unter Durchleuchtung erfolgen.Die Erfolgsraten einer Desinvagination liegen zwischen 50 und 94 %. Die Gefahr der Perforation liegt bei 0,1–2 %. Prinzipiell ist auch eine sonographische Darstellung des Invaginatkopfes mit hydrostatischer Desinvagination möglich. Hier erweist sich allerdings die sichere Darstellung der freien Passage ins Ileum als deutlich schwieriger.

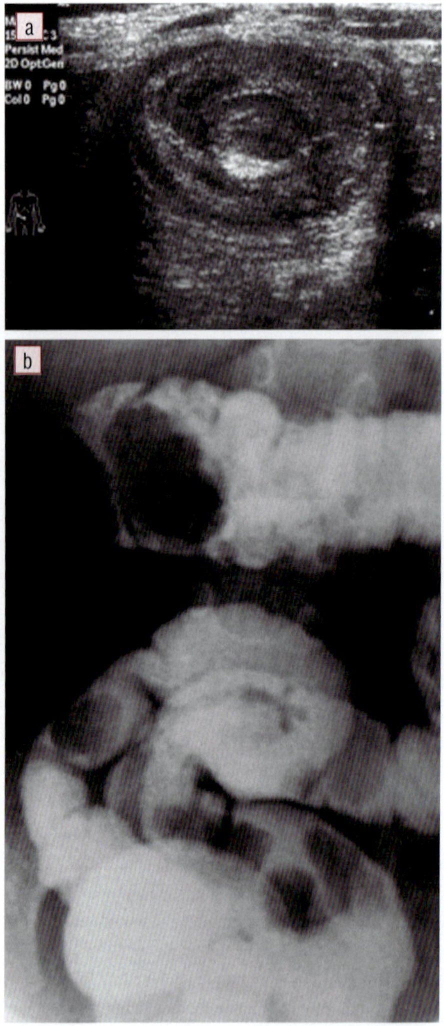

Abb. 6.6a: Sonographischer Befund einer Invagination mit dem typischen Befund eines „Schießscheibenphänomens“.

Abb. 6.6b: Radiologische Darstellung der ileokolischen Invagination im Kolonkontrasteinlauf mit Darstellung des Invaginatkopfes („Krebsschere“) im Bereich des rechtsseitigen Colon transversum.

Bleibt der konservative Versuch wiederholt erfolglos, zeigen sich klinisch Zeichen der Peritonitis oder lässt sich eindeutig eine Leitstruktur nachweisen, sollte unter Antibiotikaprophylaxe eine Laparotomie im rechten Unterbauch erfolgen. Die Reposition sollte unbedingt durch vorsichtiges Drücken statt Ziehen am Invaginationskopf versucht werden, um Serosaeinrisse oder Perforationen der Darmwand zu vermeiden. Auch bei erfolgreicher Desinvagination kann die Vitalität des Darms reduziert sein, sodass ggf. eine Resektion notwendig wird. In jedem Fall sollte der Invaginatkopf auf das Vorhandensein einer Leitstruktur untersucht werden.

Prognose

Die Rezidivrate liegt bei 2–20 %, unabhängig davon, ob konservativ oder operativ desinvaginiert wurde. Dabei treten 1/3 der Rezidive bereits innerhalb eines Tages und > 50 % innerhalb von sechs Monaten nach dem Erstereignis auf.

6.6 Chronisch entzündliche Darmerkrankungen

6.6.1 Morbus Crohn

Die Häufigkeit chronisch entzündlicher Darmerkrankungen (CED) nimmt sowohl im Kindes- als auch im Erwachsenenalter deutlich zu. Der Morbus Crohn kann als transmurale Entzündung den gesamten Gastrointestinaltrakt befallen, am häufigsten betroffen ist das terminale Ileum. Klinisch stehen rezidivierende Schmerzen, Diarrhöen und eine Gedeihstörung im Vordergrund. Die Therapie ist in erster Linie konservativ, chirurgische Maßnahmen sind vor allem bei auftretenden Komplikationen indiziert.

Ätiologie und Pathogenese

Der Morbus Crohn wird häufig als Erkrankung des Jugendlichen und jungen Erwachsenen angesehen, da das Hauptmanifestationsalter das zweite bis dritte Lebensjahrzehnt darstellt. Jedoch tritt die Erkrankung in allen Altersgruppen auf und kommt häufig bereits im Kindesalter vor. Die Inzidenz liegt bei etwa 3 : 100 000, die Prävalenz bei 1 : 1000 Kindern. Ingesamt ist sowohl im Kindes- als auch im Erwachsenenalter eine Zunahme der Zahl der Erkrankungen zu verzeichnen. Während Frauen etwas häufiger betroffen sind als Männer, erkranken im Kindesalter Jungen und Mädchen gleichermaßen häufig. Im Kindesalter kommt es leider häufig erst verspätet zur Diagnosestellung, da chronisch entzündliche Darmerkrankungen vielerorts noch immer fälschlicherweise als Erkrankungen des Erwachsenen angesehen und somit zunächst nicht in Betracht gezogen werden.

Die Ätiologie des Morbus Crohn ist nicht bekannt. Es scheinen jedoch eindeutig eine genetische Prädisposition sowie bisher noch nicht sicher identifizierte Umweltfaktoren eine Rolle zu spielen. Diskutiert werden Infektionen, autoimmune Reaktionen, eine allergische Hypersensibilität gegenüber Kuhmilch und anderen Nahrungsmitteln. Auch Passivrauchen scheint im

Kindesalter ein Risikofaktor zu sein. Eindeutig ist die zu beobachtende familiäre Häufung der Erkrankung. Angehörige von an Morbus Crohn erkrankten Patienten haben ein etwa 10-fach erhöhtes Risiko, ebenfalls an einer entzündlichen Darmerkrankung zu erkranken. Die Konkordanz unter eineiigen Zwillingen liegt bei 50 %. Auch die Lokalisation der Erkrankung, der befallene Darmabschnitt, stimmt in 88 % der Fälle innerhalb einer Familie überein.

Pathogenetisch-anatomisch handelt es sich um eine transmurale Entzündung der Darmwand, die in allen Abschnitten des Gastrointestinaltrakts vorkommen kann. In der Regel kommt sie segmental vor (sogenannte „skip lesions") mit dazwischen liegenden unauffälligen Darmabschnitten. Am häufigsten betroffen ist das terminale Ileum. Bei etwa der Hälfte der Patienten zeigt sich ein gleichzeitiger Befall des Kolons und bei 10–20 % ist das Kolon isoliert betroffen. In den beteiligten Darmabschnitten zeigt sich zunächst eine Hyperplasie der Lymphfollikel, später entwickeln sich Fissuren und Ulzerationen. Da die Mukosa zwischen diesen Ulzerationen meist normal ist, entsteht makroskopisch das typische „Pflastersteinrelief". Histologisch findet man häufig Granulome, vor allem in Dünndarmabschnitten. Der Morbus Crohn kann fortschreiten mit Bildung von Fisteln, Strikturen, Abszessen und perforierenden Entzündungen, die ihn zur akuten chirurgischen Erkrankung machen können.

Klinische Symptomatik und Diagnostik

Die klinische Symptomatik des Morbus Crohn ist abhängig von Ausdehnung, Krankheitsaktivität und Lokalisation der chronischen Entzündung. Als Leitsymptome sind rezidivierende abdominale Schmerzen und Diarrhöen sowie Anämie, Gewichtsabnahme, Wachstumsstörungen und Anorexie zu nennen. Eine chronische Malabsorption führt häufig zur Dystrophie und einem verzögerten Pubertätsbeginn (30–40 %). Die anorektale Beteiligung (z. B. perianale Abszesse und Fisteln) kann den intestinalen Manifestationen und Symptomen vorausgehen, ebenso wie extraintestinale klinische Beschwerden (z. B. Arthritiden, Exantheme, Episkleritis).

Die häufigsten Komplikationen der Erkrankung sind intraabdominale Abszesse, Subileus oder Ileus, Perforationen, Fisteln und die Bildung eines Megakolons. Sie alle gehen meist mit einem akuten, teils fulminant verlaufenden klinischen Symptomenbild einher.

Gerade die extraintestinalen Manifestationen sind zunächst häufig bei der Diagnosefindung irreführend und verzögern diese. Grundsätzlich wird die Diagnose eines Morbus Crohn immer aus der Zusammenschau anamnestischer Angaben sowie klinischer, histologischer und radiologischer Befunde gestellt. Laborchemisch zeigen sich eine Leukozytose sowie eine normo- oder mikrozytäre Anämie. Meist ist die Blutkörperchensenkungsgeschwindigkeit erhöht, die Werte für Serumalbumin, Vitamine und Spurenelemente können erniedrigt sein.

Unter den bildgebenden Verfahren wird das Enteroklysma nach *Sellink* heute zunehmend abgelöst von der Hydro-MRT. Die Darstellung des Dünn- und Dickdarms im MRT gewinnt immer mehr an Bedeutung und kann die konventionelle Röntgendiagnostik schon teilweise ersetzen. Mithilfe dieser Untersuchungen können Darmwandverdickungen, Stenosen und eventuell sogar Schleimhauterosionen nachgewiesen werden und somit in der überwiegenden Zahl der Fälle bereits die Diagnose eines Morbus Crohn gestellt werden. Konventionelle Abdomenübersichtsaufnahmen sind weitaus weniger spezifisch, allerdings können Spiegelbildungen, Konglomerate, Perforationen oder ein Megakolon einfach dargestellt werden. Eine Ösophagogastroduodenoskopie zum Nachweis einer Mitbeteiligung des oberen Gastrointestinaltrakts (30 %) sowie eine Koloskopie mit Darstellung des terminalen Ileums sind ebenfalls indiziert. Dabei sollten in jedem Fall Biopsien zur histologischen Untersuchung entnommen werden. In 30–40 % der Fälle gelingt darüber der Nachweis von Granulomen, die den Morbus Crohn sichern.

Im Verlauf erfolgt zur Beurteilung der Krankheitsaktivität die wiederholte Bestimmung von Entzündungsparametern. Dies umfasst verschiedene laborchemische Parameter im Blut sowie die Untersuchung von Calprotectin im Stuhl.

Differenzialdiagnostisch ist in erster Linie die Colitis ulcerosa abzugrenzen, aber auch das Reizdarmsyndrom, Nahrungsmittelunverträglichkeiten und parasitäre, virale oder bakterielle Darmerkrankungen können ähnliche klinische Symptomkonstellationen hervorrufen.

Therapie

Die konservative Therapie richtet sich nach Alter, Krankheitsaktivität und Befallsmuster. Da die Ätiologie der Erkrankung noch unklar ist, gibt es derzeit noch keine kausalen Therapieansätze. Erstes und wichtigstes Ziel ist es somit, der Dystrophie entgegenzusteuern und die Malabsorption auszugleichen, um eine normale körperliche Entwicklung zu ermöglichen. Entsprechende Ernährungspläne müssen erstellt sowie Vitamine und Spurenelemente substituiert werden. Im akuten Schub kann eine vorübergehende parenterale Ernährung erforderlich sein. Es kommt eine Vielzahl von Medikamenten zum Einsatz, darunter Antibiotika wie Sulfasalazin und Metronidazol, durch die häufig eine rasche Besserung der Symptomatik erreicht wird. Zusätzlich kommen vor allem in der Langzeittherapie Immunsuppressiva (z. B. Azathioprin, Methotrexat, Ciclosporin A) oder biologische Therapeutika (TNF-alpha) zum Einsatz. Die Basis der medikamentösen Therapie eines Morbus Crohn bilden nach wie vor jedoch die systemischen Glukokortikoide. Durch ihre antiinflammatorische Wirkung kann in fast 70 % der Fälle eine Remission erreicht werden, allerdings ist die Rezidivrate nach Absetzen der Therapie ebenfalls sehr hoch. Sowohl die Steroidtherapie als auch insbesondere die immunsuppressive Therapie haben bekanntermaßen erhebliche Nebenwirkungen, die ebenfalls beachtet werden müssen.

Die chirurgische Therapie des Morbus Crohn ist nicht kurativ und mit einer hohen Rezidivrate behaftet. Daher ist sie lediglich bei Komplikationen indiziert sowie wenn trotz Ausreizung der konservativen Therapie aufgrund der hohen Krankheitsaktivität eine fortschreitende Dystrophie und Inflammation nicht zu beherrschen ist. Indikationen sind z. B. intestinale Strikturen oder Obstruktionen, Darmperforationen oder Konglomerattumoren, die unter medikamentöser Therapie nicht ausreichend behandelt werden können. Resektionen sollten so sparsam wie möglich erfolgen und auf die von z. B. Fisteln oder Perforationen betroffenen Darmabschnitte sowie bei Versagen der konservativen Therapie auf die am schwersten befallenen Lokalisationen beschränkt werden. Strikturen sollten nicht primär exzidiert, sondern es sollte eine Strikturoplastik durchgeführt werden. Dazu wird entweder über der Striktur längs inzidiert und anschließend quer vernäht oder bei längerstreckigen Strikturen eine Seit-zu-Seit-Anastomose der betroffenen Darmabschnitte angelegt. Für die schwere Kolitis bestehen die Optionen einer partiellen oder totalen Kolektomie mit Ileostomie oder ileorektaler Anastomose bzw. die totale Proktokolektomie. Perianale Abszesse sollte inzidiert und drainiert werden. Anale Fissuren bedürfen in der Regel keiner operativen Therapie, sondern heilen unter medikamentöser Therapie ab. Perianale Fisteln hingegen stellen oft eine schwierige therapeutische Situation dar. Operative Fistelrevisionen sollten möglichst unterlassen werden, eventuell ist eine Drainage mittels Faden über einen längeren Zeitraum bis zur Abheilung der Fistel notwendig.

Prognose

Wenn die Diagnose frühzeitig gestellt wird, sodass eine gute, individuelle Betreuung und Therapie der Patienten möglich ist, erreichen die meisten Kinder eine normale Körpergröße und entwickeln sich gut. Die Rezidivrate nach Resektionen ist hoch, dennoch gelingt es nach der Operation zumindest zeitweise die Glukokortikoidtherapie zu reduzieren, was sich wiederum vor allem günstig auf Wachstum und Entwicklung auswirkt. Ingesamt benötigen etwa 86 % der Kinder innerhalb von 15 Jahren nach Erstmanifestation der Erkrankung einen operativen Eingriff. Aufgrund der chronischen Entzündung mit möglicher Dysplasie besteht langfristig ein geringgradig erhöhtes Karzinomrisiko, vor allem bei kolorektalem Befall.

6.6.2 Colitis ulcerosa

Die Colitis ulcerosa verläuft rezidivierend in Schüben. Die Entzündung ist beschränkt auf die Mukosa von Kolon und Rektum, weshalb es im Gegensatz zum Morbus Crohn mit dem Verfahren der Kolektomie, rektalen Mukosektomie und ileoanalen Pouchanlage einen kurativen chirurgischen Therapieansatz gibt. Die Patienten erreichen damit eine gute Lebensqualität bei bestehender Kontinenz ohne Notwendigkeit eines Ileostomas. Patienten mit einer Colitis ulcerosa haben ein deutlich erhöhtes Karzinomrisiko, die Erkrankung selbst gilt als Präkanzerose.

Ätiologie und Pathogenese

Für die Colitis ulcerosa werden in den letzten Jahren stetig steigende Inzidenzen von derzeit ca. 0,5–4,3/100 000 Kindern angegeben. Das Haupterkrankungsalter liegt am Ende der zweiten bzw. in der dritten Lebensdekade. Dennoch treten bei etwa 4 % der Patienten erste Symptome bereits vor dem zehnten Lebensjahr auf und etwa 20 % der Erkrankten sind unter 20 Jahre alt, weshalb die Erkrankung durchaus auch Pädiater und Kinderchirurgen angeht.

Ähnlich wie beim Morbus Crohn ist auch die Ätiologie der Colitis ulcerosa nicht bekannt. Es gibt zahlreiche Theorien dazu. Als gesichert gilt bisher nur, dass die Genese multifaktoriell ist. Wahrscheinlich handelt es sich um eine komplexe Interaktion zwischen genetischen, immunologischen und Umweltfaktoren (z. B. Rauchen, Stillen, Klima, Bildungsniveau, Stress, Ernährung). Erstaunlich ist, dass Rauchen das Risiko, an einer Colitis ulcerosa zu erkranken, reduziert und einen positiven Effekt auf den Krankheitsverlauf hat, während es das Risiko für die Entwicklung eines Morbus Crohn bekanntermaßen erhöht. Die genetische Assoziation ist ebenfalls sicher, jedoch ist bisher kein Vererbungsmodus nachgewiesen oder ein bestimmter Genort identifiziert worden. Die Konkordanz unter eineiigen Zwillingen liegt im Vergleich zum Morbus Crohn niedriger und wird mit 10–20 % angegeben. 30–40 % der Patienten mit Colitis ulcerosa haben einen Verwandten ersten Grades, der ebenfalls betroffen ist.

Pathogenetisch handelt es sich bei der Colitis ulcerosa um eine chronisch entzündliche Darmerkrankung, die ausschließlich die Mukosa von Rektum und Kolon betrifft. Das Rektum ist in über 95 % der Fälle befallen. Die Erkrankung breitet sich im Gegensatz zum segmentalen Befallsmuster beim Morbus Crohn kontinuierlich von distal nach proximal aus. Bei der Pankolitis, die im Kindesalter im Vergleich zum Erwachsenenalter häufiger vorkommt, sind immer Rektum und Colon sigmoideum am stärksten betroffen. Mikroskopisch ist das Mischbild aus Kryptenabszessen, Ulzerationen und Pseudopolypen charakteristisch. In der akuten Phase der Erkrankung kommt es zur Distention des Kolons, Abnahme der Peristaltik und Ausdünnung der Muscularis, während im chronischen Verlauf die Haustren abflachen und die Mukosa atrophiert und fibrosiert, sich langfristig eventuell sogar dysplastisch verändern kann. So besteht für die Colitis ulcerosa anders als beim Morbus Crohn auch ein deutlich erhöhtes Karzinomrisiko, die Erkrankung selbst gilt als Präkanzerose. Die Karzinomentstehung hängt dabei von der Erkrankungsdauer, der Ausdehnung sowie dem Alter bei Erstdiagnose ab. Besonders ab dem zehnten Jahr nach Erkrankungsbeginn ist von einem deutlich erhöhten Risiko auszugehen, das anschließend mit jedem weiteren Jahr um etwa 1–1,5 %/Jahr ansteigt.

Klinische Symptomatik und Diagnostik

Gewichtsabnahme, rektale Blutungen, Anämie, Diarrhö und krampfartige Bauchschmerzen sind die am häufigsten vorkommenden klinischen Beschwerden bei Erstvorstellung. Oft sind die Symptome anfangs mild und unspezifisch. Im weiteren Verlauf kommt es durch die chronische Entzündung zu Anorexie, Wachstumsretardierung und Verzögerung der sexuellen Reifung. Die meisten Kinder entwickeln rezidivierende Kolitiden, die häufig nach Stresssituationen oder Infektionen auftreten und befinden sich zwischen diesen Episoden häufig in Remission. Gelegentlich gibt es auch dauerhafte Remissionen. Die überwiegende Zahl der Patienten entwickelt jedoch eine chronische Kolitis mit immer kürzer dauernden und seltener werdenden Phasen der Remission. Bei ca. 15 % der Patienten verläuft bereits die Erstmanifestation der Colitis ulcerosa fulminant mit profusen, blutigen Diarrhöen, schwersten krampfartigen Schmerzen, Fieber oder sogar als septisches Krankheitsbild. Auch bei der Colitis ulcerosa sind extraintestinale Manifestationen häufig und auch hier können sie die Diagnosestellung erschweren oder verzögern. Zu nennen sind dabei vor allem Hautläsionen (Erythema nodosum, Pyoderma gangraenosum), Arthralgien, Osteoporose und -malazie, Nephrolithiasis, Uveitis, Stomatitis und die primär sklerosierende Cholangitis. Letztere ist im Erwachsenenalter sehr häufig, im Kindesalter selten.

Bei der Diagnosestellung gelten ähnliche Vorgaben wie beim Morbus Crohn. So stehen eine genaue Anamneseerhebung und eine komplette körperliche Untersuchung mit Erfassung der Wachstumsperzentilen an erster Stelle. Die laborchemische Bestimmung von Anti-Saccharomyces-cerevisiae-Antikörper (ASCA) sowie perinukleärer antineutrophiler zytoplasmatischer Antikörper (pANCA) ist sinnvoll, da diese für chronisch entzündliche Darmerkrankungen sehr spezifisch sind. Zusätzlich sollten in jedem Fall das Blutbild mit Retikulozyten und der Blutkörperchensenkungsgeschwindigkeit, die Elektrolyte, Albumin und Transferrin bestimmt werden. Auch Stuhluntersuchungen zum Ausschluss einer infektiösen Genese sowie zur Feststellung einer möglichen Malabsorption sind unabdingbar.

Von radiologischer Seite aus spielen konventionelle Abdomenübersichtsaufnahmen vor allem in der Akutsituation zur Beurteilung möglicher Komplikationen wie Perforation, Obstruktion oder eines toxischen Megakolons eine Rolle. Ansonsten sind Kontrastmitteldarstellungen (obere und untere Magen-Darm-Passage) und CT- oder MRT-Untersuchungen entscheidend in Bezug auf Diagnosestellung und insbesondere auch die Abgrenzung zum Morbus Crohn. Knochendichtemessungen und die Bestimmung des Knochenalters sollten ebenfalls durchgeführt werden, als Ausgangswert, aber auch zur Verlaufsbeurteilung. Ähnlich wie beim Morbus Crohn haben bei der Colitis ulcerosa endoskopische Untersuchungen mit Entnahme von Probebiopsien aus den betroffenen Darmabschnitten zur histologischen Sicherung der Diagnose einen hohen Stellenwert. Jedoch kann auch hierdurch in bis zu 10 % der Fälle zwischen den beiden Erkrankungen nicht unterschieden werden (indeterminierte Colitis).

Die Differenzialdiagnose umfasst neben der klinisch und therapeutisch wichtigen Abgrenzung des Morbus Crohn vor allem andere häufige Ursachen für Bauchschmerzen. So sollten beispielsweise Obstipation, gastroösophagealer Reflux, Ulkuskrankheit, gynäkologische Erkrankungen, Harnwegsinfektionen, infektiöse Gastroenteritiden und eine Appendizitis ausgeschlossen werden. Andere Ursachen einer rektalen Blutung wie Invagination, Hämorrhoiden, infektiöse Kolitiden, Analfissuren und ein Meckel-Divertikel müssen differenzialdiagnostisch in Betracht gezogen werden.

Therapie

Die medikamentöse Therapie der Colitis ulcerosa ist nach wie vor unspezifisch. Ihr Ziel ist es, klinisch und histologisch eine Remission zu erreichen bei gleichzeitig so wenig unerwünschten Nebenwirkungen wie möglich. Milde klinische Verläufe werden mit Sulfasalazin oder antibiotisch (Metronidazol oder Ciprofloxacin) behandelt. Für Patienten, die schwerwiegender betroffen sind, sind Kortikosteroide nach wie vor Mittel der ersten Wahl mit einer Ansprechrate von bis zu 90 %. Sie wirken effektiv und schnell, bringen jedoch keinen weiteren Benefit in der Langzeittherapie, dann jedoch erhebliche Nebenwirkungen, sodass sie so bald wie möglich wieder reduziert werden sollten. Zu vermeiden sind Steroide bei Patienten mit erheblicher Wachstumsretardierung oder bereits deutlich reduzierter Knochendichte. Patienten, die unter der Kortisontherapie eine Remission erreicht haben, können dann auf Immunsuppressiva wie Mercaptopurin oder Azathioprin umgesetzt werden im Sinne einer Erhaltungstherapie.

Da diese erst sehr spät nach Therapiebeginn ihre Wirkung entfalten, eignen sie sich nicht zur Akuttherapie und Induktion einer Remission. Für Patienten, die weder auf Steroide noch auf Antibiotika oder Immunsuppressiva ansprechen, steht als weitere Option Infliximab als monoklonaler Antikörper gegen den Tumornekrosefaktor-α zur Verfügung.

In der Akuttherapie kann auch eine vorübergehende Umstellung auf eine rein parenterale Ernährung sinnvoll sein und Beschwerdelinderung bringen. Alle Patienten sollten von erfahrenen pädiatrischen Gastroenterologen betreut werden. Regelmäßige Kontrollen von Körpergewicht und -größe sowie die Bestimmung von Vitaminen und Spurenelementen und deren Substitution sind dabei selbstverständlich.

Im Gegensatz zum Morbus Crohn ist die Colitis ulcerosa potenziell chirurgisch heilbar. Da die Entzündung auf die Mukosa von Kolon und Rektum beschränkt ist, kann diese komplett reseziert werden, ohne dass die normale Entwicklung des Kindes negativ beeinflusst wird. So werden neben den Notfalloperationen aufgrund von Blutungen, toxischem Megakolon, Ileus und Perforation bei Colitis-ulcerosa-Patienten auch elektive Operationen durchgeführt. Letztere sind indiziert, wenn die Patienten auf die medikamentöse Therapie nicht ansprechen, ein ausgeprägter Minderwuchs oder eine Dysplasie bzw. Neoplasie vorliegen. Wie bereits angesprochen, ist die totale Proktokolektomie als kurativ anzusehen. Sie kann je nach Zustand des Patienten unter Anus-praeter-Schutz (Ileostomie) durchgeführt werden. Die Notwendigkeit dieser Maßnahme, die eine zweite Operation zur Rückverlagerung des Stomas nach einigen Monaten erfordert, ist umstritten. Das eigentliche Verfahren der Kolektomie mit rektaler Mukosektomie und ileoanaler Pouchanlage ist inzwischen die am häufigsten bei der Colitis ulcerosa durchgeführte Operation. Sie erfolgt über einen Längsschnitt im Unterbauch, über den das gesamte Kolon und Omentum reseziert wird. Anschließend erfolgt eine transanale rektale Mukosektomie, bevor dann das Ileum mobilisiert wird. Aus den distalen 10–12 cm Ileum wird ein Pouch geformt (meist J-förmig), dessen proximales blindes Ende verschlossen und das distale durch den Rektumkanal geleitet und dort Höhe der Linea dentata anastomosiert wird. Wird eine passagere Ileostomie angelegt, so sollte diese etwa 15 cm proximal des neu angelegten Reservoirs liegen und endständig ausgeleitet werden. Das distale Ileum wird verschlossen. Heutzutage ist diese Operation auch minimalinvasiv durchführbar.

Nach dieser Operation treten in 35–65 % der Fälle Komplikationen auf. Die häufigste ist dabei die Pouchitis (10–40 %). Ihre Ursache ist unklar. Sie zeigt sich typischerweise mit krampfartigen Unterbauchschmerzen und einer erhöhten Stuhlfrequenz. Am häufigsten tritt sie in den ersten zwei Jahren nach der Operation auf und kann in der Regel durch orale Gabe von Metronidazol gut behandelt werden. Andere Komplikationen sind Dünndarmobstruktionen oder -dysfunktionen, Abszesse und Fistelbildungen, Stenosen und Verschlüsse im Bereich der Ileostomie und Wundinfektionen. Etwa 15–45 % der Patienten müssen sich im weiteren Verlauf einer erneuten Operation unterziehen.

Prognose

Die Colitis ulcerosa verläuft im Kindesalter oft schwerwiegender als beim Erwachsenen. Entscheidend sind die rasche Diagnosestellung und engmaschige Kontrolle von Wachstum und Entwicklung. Fällt die Entscheidung für die kurative Operation nicht bis spätestens zum späten Adoleszentenalter, besteht die Gefahr, dass die Kinder die Wachstumsretardierung nicht mehr aufholen können und andere Nebenwirkungen der medikamentösen Therapie im Kindesalter bereits zu bleibenden Schäden geführt haben.

6.7 Appendizitis

Jenseits des Säuglingsalters ist die Appendizitis die Hauptursache des akuten Abdomens in allen Altersklassen. Im Säuglings- und Kleinkindesalter ist die Diagnosestellung oft wegen unspezifischer Symptome verspätet und zeigt daher oft schwerere Verläufe. Nach laparoskopischer oder offener Appendektomie ist der Verlauf meist komplikationslos. Selten treten Wundinfektionen, intraabdominielle Abszesse oder Beschwerden bei Briden auf.

Ätiologie und Pathogenese

Das Risiko, im Laufe des Lebens an einer akuten Appendizitis zu erkranken, liegt bei ca. 7–9 %. Alle Altersgruppen können betroffen sein, am häufigsten jedoch die 10- bis 18-Jährigen. Ursache ist wahrscheinlich eine Obstruktion im Lumen der Appendix vermiformis aufgrund einer lymphatischen Hyperplasie, eines Fäkolithen oder eines ingestierten Fremdkörpers. Pathogenetisch spielen zusätzlich Infektionen mit enteropathogenen Keimen (z. B. Yersinien, Salmonellen, Shigellen, Mumps-, Adeno- oder Coxsackieviren und Parasiten) eine wichtige Rolle. Bei Säuglingen und Neugeborenen ist die Appendizitis sehr selten, hier tritt sie oft im Rahmen der Manifestation einer anderen Erkrankung (v.a. Morbus Hirschsprung, zystische Fibrose oder nekrotisierende Enterokolitis) auf und verläuft dann, da leider häufig lange verkannt, oftmals sehr schwerwiegend. Liegt eine Obstruktion im Lumen der Appendix vor, kommt es zur vermehrten Schleimproduktion und bakteriellen Proliferation mit Gasbildung. Dies führt zum Ansteigen des intraluminalen Drucks mit nachfolgendem Ödem. Es kommt zunächst zur venösen Stase, dann auch zur Verschlechterung der arteriellen Versorgung und im weiteren Verlauf zu Ischämie, Nekrose und schließlich zur Perforation.

Klinische Symptomatik und Diagnostik

Die „typische Appendizitis" beginnt mit Appetitlosigkeit und periumbilikalen, eher noch leichtgradigen Bauchschmerzen. Innerhalb einiger Stunden wandern die zunehmenden Schmerzen in den rechten Unterbauch. Meist kommt es erst jetzt zu Übelkeit und Erbrechen. Häufig besteht eine Obstipation, aber auch eine Diarrhö ist nicht selten. Sie kommt insbesondere bei der perforierten Appendizitis vor. Die Kinder haben in der Regel eher geringgradiges Fieber, erst zum Zeitpunkt der Perforation werden Körpertemperaturen über 39 °C beobachtet.

Die körperliche Untersuchung ist für die Diagnosestellung entscheidend, stellt aber immer wieder eine Herausforderung dar. Es zeigt sich eine Klopf- und Druckschmerzhaftigkeit im rechten Unterbauch, meist mit Punctum maximum in der Gegend des McBurney-Punktes (Bereich im mittleren Drittel einer gedachten Linie zwischen Spina iliaca anterior superior rechts und Bauchnabel). Eine Abwehrspannung und ein Loslassschmerz deuten bereits auf eine peritonitische Reizung hin. Aufgrund der hohen Lagevariabilität der Appendix kann die Schmerzlokalisation sehr unterschiedlich sein und insbesondere bei retrozökaler Lage (15 %) sind Druckschmerz und Abwehrspannung oft weniger ausgeprägt. Die Auskultation der Darmgeräusche kann unauffällig sein. Eine Verminderung weist auf einen Subileus hin, während eine Hyperaktivität eher an eine Gastroenteritis denken lässt. Weitere verwertbare klinische Zeichen sind das Psoas-Zeichen und die Tatsache, ob die Kinder noch stehen und hüpfen können, was oftmals bei akuter Appendizitis nicht mehr möglich ist. Die Notwendigkeit der rektalen Untersuchung beim Kind ist umstritten. Es ist unwahrscheinlich, dass sie für die Diagnose einer Appendizitis hilfreich ist. Sie kann allerdings wichtige Hinweise bei V.a. Abszess im kleinen Becken oder das Ovar betreffende Pathologien geben.

Diagnostik: Leider gibt es keine eindeutigen laborchemischen Parameter, die eine Appendizitis beweisen oder ausschließen. Die Leukozytenzahl ist bei etwa 90 % der Patienten erhöht mit Werten von 10 000–16 000/l, kann aber durchaus auch im Normbereich liegen. Typisch ist zudem eine geringgradige Linksverschiebung im Differenzialblutbild. Noch höhere Leukozytenzahlen weisen auf eine Perforation hin. Das C-reaktive Protein ist ebenfalls meist erhöht und korreliert in der Höhe mit dem Grad der Entzündung. Die ebenfalls durchzuführende Urinanalyse sollte keine Bakterien anzeigen. Häufig lassen sich jedoch auch bei einer Appendizitis einige Erythrozyten und Leukozyten im Urin nachweisen, vor allem dann, wenn die entzündete Appendix vermiformis in unmittelbarer Nachbarschaft zu Harnblase oder Ureteren liegt. Zur bildgebenden Diagnostik bietet sich in erster Linie die Sonographie mit einer Spezifität von >90 % an. Sie dient vor allem auch der Abgrenzung gegenüber wichtigen Differenzialdiagnosen. Das sonographische Kriterium für eine Appendizitis ist das Vorhandensein einer tubulären, nicht komprimierbaren Struktur im rechten Unterbauch mit einem Durchmesser von ≥ 6 mm. Hinweisend können eine peritoneale Flüssigkeitsansammlung und „stehende" Dünndarmschlingen im rechten Unterbauch sein. Die konventionelle Röntgenaufnahme des Abdomens wird nicht routinemäßig durchgeführt, ggf. aber zur Abklärung anderer Differenzialdiagnosen. Sie kann über einzelne stehende Darmschlingen oder eine milde Skoliose durch einen Spasmus des Musculus psoas lediglich in Einzelfällen Hinweise auf eine Appendizitis geben. Stellt sich jedoch wie in etwa 15 % ein verkalkter Fäkolith im rechten Unterbauch dar, gilt dies in Zusammenhang mit der entsprechenden Klinik als pathognomonisch. CT und MRT haben aufgrund des vergleichsweise hohen technischen Aufwandes und der häufigen Notwendigkeit einer Sedierung beim Kind in der Regel nur einen sehr geringen Stellenwert in der Akutdiagnostik.

Wichtige Differenzialdiagnosen: Gastroenteritis, Harnwegsinfektion, Lymphadenitis mesenterialis, schwere Obstipation, Meckel-Divertikel, Invagination, Pneumonie, Pankreatitis, Cholezystitis/Cholezystolithiasis, chronisch entzündliche Darmerkrankungen, Urolithiasis,

Ovarialtorsionen und -zysten, extrauterine Gravidität, Purpura Schönlein-Henoch, hämolytisch-urämisches Syndrom.

Therapie

Aufgrund der sehr variablen Klinik ist die Entscheidung, wann und ob eine Appendektomie indiziert ist, oft sehr schwierig. Gegebenenfalls sollten die Kinder bei unklarem Befund zunächst stationär aufgenommen werden, um sie unter Nahrungskarenz und parenteraler Flüssigkeitssubstitution engmaschig im Verlauf zu beurteilen. Bei Beschwerdepersistenz oder zunehmender Symptomatik im Sinne einer Appendizitis wird dann die Appendektomie durchgeführt. Bei vorliegender Peritonitis wird vereinzelt auch zunächst eine intravenöse antibiotische Behandlung durchgeführt und erst im beschwerdefreien Intervall nach 8–12 Wochen appendektomiert. Bei Progredienz der Symptomatik unter Antibiotikatherapie muss jedoch rasch die Indikation zur Operation gestellt werden. Die Appendektomie kann offen oder laparoskopisch erfolgen, bei gangränöser oder perforierter Appendizitis sollte perioperativ eine Antibiotikatherapie (z. B. Ceftriaxon + Metronidazol) begonnen werden. Die offene Appendektomie wird über einen queren Hautschnitt und anschließenden Wechselschnitt oder über einen pararektalen Zugang im rechten Unterbauch durchgeführt. Nach Darstellung und Freipräparation der Appendix werden die appendikulären Gefäße ligiert, die Appendix abgesetzt, der verbleibende Stumpf invertiert und die zuvor angelegte Tabaksbeutelnaht geknüpft. Zeigt sich die Appendix bereits perforiert, wird die Bauchhöhle anschließend gründlich mit angewärmter isotoner Kochsalzlösung gespült und eventuell eine Drainage eingelegt. Die laparoskopische Appendektomie wird vielerorts routinemäßig durchgeführt. Andere setzen sie selektiv unter Berücksichtigung des klinischen Befundes, Alter und Habitus des Patienten ein, da bisher im Kindesalter noch keine eindeutigen Vorteile einer der Methoden bewiesen werden konnte. Hauptkomplikationen beider Verfahren sind Wundinfektionen (3–11 %), intraabdominale Abszesse (1–2 %) und die Entwicklung eines Bridenileus.

Prognose

Bei weiterhin hoher Morbidität der perforierten Appendizitis (25 % innerhalb von 24 h nach Symptombeginn, 50 % innerhalb von 36 h und 80 % innerhalb von 48 h) liegt die Gesamtmortalität inzwischen dank effektiver Antibiotikatherapie bei < 1 %, in der Neonatalperiode ist sie jedoch wesentlich höher.

6.8 Erworbene anorektale Erkrankungen

Hierunter werden die anorektalen Abszesse, Fisteln und Analfissuren zusammengefasst. Alle Erkrankungen betreffen meist das Säuglings- und Kleinkindesalter. Treten sie später auf, sollte immer an eine mögliche Assoziation mit chronisch entzündlichen Darmerkrankungen, insbesondere einem Morbus Crohn, gedacht werden.

6.8.1 Perianale und perirektale Abszesse

Perianale oder perirektale Abszesse kommen im Säuglingsalter häufig vor, Jungen und Mädchen sind gleichermaßen betroffen. Jenseits des ersten Lebensjahres verschiebt sich das Verhältnis allerdings zu Ungunsten der Jungen. Ursache der im Säuglingsalter in der Regel oberflächlichen perianalen Abszesse ist meist eine infizierte Windeldermatitis. Es lassen sich Staphylokokken oder gramnegative Keime nachweisen. Bei Kindern im Alter > 1 Jahr treten zunehmend häufiger eher perirektale Abszesse auf. Ätiologisch gehen diese tiefer liegenden Infektionen im Bereich des Analkanals oder des perirektalen Gewebes üblicherweise auf eine Infektion in der Tiefe der Krypten zurück. Dementsprechend lassen sich hier meist aerobe und anaerobe Keime der Darmflora nachweisen. Diese wesentlich komplizierteren Abszesse stellen nicht selten die Erstsymptomatik eines Morbus Crohn dar.

Klinisch zeigt sich meist eine druckdolente, indurierte Rötung und Schwellung lateral des Anus. Solange diese noch nicht fluktuiert, kann der perianale Abszess mit Sitzbädern therapiert werden. Damit bringt man etwa 1/3 dieser oberflächlichen Abszesse zur Abheilung. Der überwiegende Teil erfordert jedoch eine chirurgische Abszessspaltung und Drainage mit Lascheneinlage oder eine offene Wundbehandlung. Eine antibiotische Therapie ist nicht zwingend erforderlich, die orale Verabreichung zudem in der Regel nicht wirksam. Tiefer gelegene perirektale Abszesse hingegen, die häufig neben der beschriebenen Lokalsymptomatik mit Allgemeinsymptomen wie Fieber und einem ausgeprägten Krankheitsgefühl einhergehen, müssen meist sofort chirurgisch gespalten werden. Hier empfiehlt sich zusätzlich frühzeitig mit einer systemischen antibiotischen Therapie zu beginnen. Etwa 30 % der Abszesse rezidivieren im weiteren Verlauf und nahezu 50 % der Patienten entwickeln eine perianale Fistel.

6.8.2 Perianale Fisteln

Perianale Fisteln kommen häufiger bei Jungen vor, Hauptmanifestationsalter ist auch hier das erste Lebensjahr. Durch eine Entzündung einer Proktodealdrüse kommt es zur Abszedierung mit Ausbreitung des Pus in den verschiedenen Schließmuskelanteilen. Typischerweise werden diese Patienten wegen eines perianalen Abszesses vorgestellt, der rezidivierend meist spontan eitrig sezerniert. Nach Behandlung mit Sitzbädern oder oralen Antibiotika heilt dieser zunächst ab und wird nach Wochen oder Monaten erneut symptomatisch. Der Fistelausgang liegt in der

Regel lateral des Anus, selten in der Mittellinie. Hier kann eine komplette Fistel mit durchgehender Verbindung, eine inkomplette innere oder äußere Fistel vorliegen. Die Einteilung erfolgt im Bezug auf den M. sphincter ani externus:

- ☐ *Intersphinktäre Fistel:* submuköse Fistel im Spatium intersphincterium.
- ☐ *Transsphinktäre Fistel:* sie verläuft durch den M. sphincter ani externus und internus unterhalb der Puborektalisschlinge.
- ☐ *Suprasphinktäre Fistel:* bei dieser seltenen Form verläuft die Fistel über die Puborektalisschlinge hinaus und durchbricht eventuell auch die Levatorplatte.
- ☐ *Extrasphinktäre Fistel:* diese sehr seltene Form durchbricht den Sphinkter und die Levatorplatte mit Mündung in das Rektum.

Die Therapie der Wahl ist chirurgisch. In Allgemeinanästhesie wird im Rahmen einer Rektoskopie der Fistelgang sondiert und die Verbindung in den Analkanal dargestellt. Zur Unterstützung kann gefärbte Flüssigkeit in den Fistelgang injiziert werden. Besteht ein akuter Abszess, erfolgt zunächst eine Entlastung und bei darstellbarer Fistel eine Markierung und Drainage über einen Faden. Nach Besserung der entzündlichen Symptomatik wird in einer erneuten Operation bei einer intersphinktären und oberflächlichen transsphinktären Fistel mit einer kleinen Muskelbrücke eine Spaltung über die gesamte Fistellänge durchgeführt. Hier besteht bei normalem Sphinkter keine Gefahr eines Kontinenzverlustes. Die Wunde wird anschließend mit Sitzbädern offen behandelt. Handelt es sich um höhere Analfisteln, muss eine Fistulektomie mit Herausschälen des Fistelgangs und der entzündeten Proktodealdrüse mit Vermeidung einer wesentlichen Schädigung des Schließmuskels erfolgen. Der Wundkanal im Muskel wird vernäht und mit einem Schleimhautlappen abgedeckt. Die Prognose ist bei vollständiger Darstellung und Spaltung bzw. Entfernung des Fistelganges gut und Rezidive sind nach korrekter Durchführung selten.

6.8.3 Analfissuren

Analfissuren kommen vor allem im Kleinkindesalter vor. Meist besteht ein zeitlicher Zusammenhang zur Umstellung der Ernährung auf zunehmend festere Nahrung, die gleichzeitig mit einer erhöhten Stuhlkonsistenz einhergeht. Häufig geht der Analfissur eine Phase der Obstipation voraus. Bei der Entleerung von hartem Stuhl kommt es zum Einreißen der Schleimhaut im Bereich der hinteren Mittellinie des Anus. Dies bereitet Schmerzen, sodass die Kinder versuchen, eine erneute Stuhlentleerung zu unterdrücken. Die Obstipation verstärkt sich, weshalb sich die Fissur mit jedem weiteren Stuhlgang verschlimmert. Durch die Schmerzen und den daraus resultierenden erhöhten Schließmuskeltonus entsteht ein Teufelskreis. Durch den erhöhten Druck auf die Schleimhaut mit schlechterer Durchblutung heilt der Wundgrund nicht ab und infiziert sich. Dadurch entstehen stärkere Schmerzen, die wiederum die Stuhlentleerung verzögern. Eine Abheilung ist nicht mehr möglich.

Die klinische Symptomatik umfasst neben den typischen von den Eltern geschilderten Schmerzen beim Stuhlgang, der Obstipation und dem Lokalbefund einer sichtbaren Fissur auch Blutauflagerungen auf dem Stuhl.

Aus therapeutischer Sicht kommen bei der akuten Analfissur in erster Linie Sitzbäder, Stuhlweichmacher und Analgetika infrage, um den beschriebenen Circulus vitiosus zu unterbrechen. Lokale Exzisionen bei chronischen Analfissuren sind nur sehr selten erforderlich. Bei älteren Kindern und Teenagern muss auch bei einer Analfissur oder einem Analulkus an die Möglichkeit der Assoziation mit einer chronisch entzündlichen Darmerkrankung gedacht werden. Eine häufig vorliegende Obstipation muss unter anderem zur Rezidivprophylaxe abgeklärt und therapiert werden.

6.9 Leber- und Gallengangserkrankungen

6.9.1 Gallengangsatresien

Es liegt eine fortschreitende Obliteration und Sklerosierung der intra- und/oder extrahepatischen Gallengänge vor. Die rasche Diagnosestellung und operative Therapie mit Anlage einer Portoenterostomie sind entscheidend für die Prognose, die sich letztendlich erst durch die Möglichkeit der Lebertransplantation deutlich verbessert hat.

Ätiologie und Pathogenese

Die Inzidenz liegt bei 1 : 10 000. Die Gallengangsatresie ist eine progressive Erkrankung. Manche Kinder zeigen bei Geburt noch eine Exkretion von Galle. Im Verlauf kommt es dann zu einer fortschreitenden Obliteration und Sklerosierung der Gallengänge. Ursächlich kommt eine Cholangitis durch eine virale Infektion infrage. Jedoch werden auch andere Hypothesen diskutiert, wie der Ablauf einer immunologischen Cholangitis, zusätzliche toxische Schäden oder Ischämien, genetische Faktoren sowie ein Fehler in der Rekanalisation der Gallengänge. Histologisch zeigt sich eine entzündliche, sklerosierende Obliteration der Gallengänge mit Veränderungen des Lebergewebes im Sinne einer periportalen Fibrose, die in einem zirrhotischen Bild endet. In 15 % der Fälle treten andere Fehlbildungen auf, darunter häufig ein Polysplenie-Syndrom (Polysplenie, Malrotation, präduodenale V. portae, Situs inversus und fehlende V. cava).

Klassifikation: Es werden drei Typen der Gallengangsatresie unterschieden (Abb. 6.7):

☐ komplette Obliteration der Gallengänge
☐ Obliteration der intrahepatischen Gallengänge bei intaktem distalem System
☐ Obliteration der extrahepatischen Gallengänge bei intaktem proximalem System

Die Gallenblase ist meist klein, das Lumen geschrumpft oder vollständig fehlend.

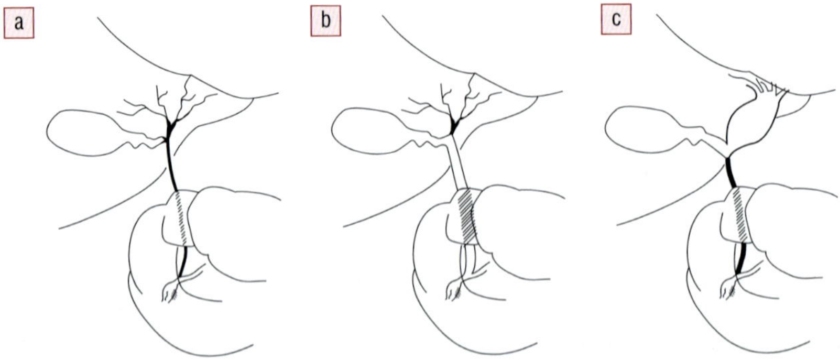

Abb. 6.7: Formen der Gallengangsatresie: komplette Obliteration der Gallengänge (a), Obliteration der intrahepatischen Gallengänge bei intaktem distalem System (b) und Obliteration der extrahepatischen Gallengänge bei intaktem proximalem System (c).

Klinische Symptomatik und Diagnostik

Bei Neugeborenen, die eine persistierende Hyperbilirubinämie über zwei Wochen mit einem hohen Anteil an konjugiertem Bilirubin aufweisen, sollte dies diagnostisch abgeklärt werden. Patienten mit einer Gallengangsatresie sind bei Geburt zunächst unauffällig. Meist ist die Stuhlfarbe anfänglich normal. Laborchemisch findet sich neben der Hyperbilirubinämie mit 50 % konjugiertem Bilirubin eine Erhöhung der Transaminasen, eine erhöhte alkalische Phosphatase und γ-Glutamattranspeptidase. Die Leberfunktion ist normal.

Von diagnostischer Seite aus sollten ein Hepatitis-Suchprogramm und eine TORCH-Serologie (Toxoplasmose, Others, Rubella, Cytomegalie, Herpesviren) zum Ausschluss einer infektiologischen Ätiologie durchgeführt werden. Ein α1-Antitrypsin-Mangel kann eine Gallengangsatresie vortäuschen und muss ebenso wie das Alagille-Syndrom ausgeschlossen werden. In der *Sonographie* stellt sich beim nüchternen Kind die Gallenblase klein oder gar nicht dar. Die Echogenität der Leber ist erhöht und die Gallengänge sind entsprechend der Form der Gallengangsatresie nicht darstellbar. Ein *Hepatobida-Test* (Technetium-99m-Iminodiacetic acid) zeigt eine Anreicherung im Bereich der Leber, aber auch in den Spätaufnahmen keine Exkretion in den Darm. Es sollte dann eine transkutane Stanzbiopsie entnommen werden. Histologisch zeigt sich typischerweise eine reaktive Proliferation der kleinen Gallengänge. Nach Erhalt der definitiven Diagnose erfolgt dann möglichst ohne weitere Zeitverzögerung die Laparotomie zur Durchführung der Kasai-Operation. Ist die histologische Diagnose nicht eindeutig, kann im Rahmen dieser Laparotomie zunächst eine Cholangiographie zur weiteren Abklärung durchgeführt werden.

Therapie

Die einzigen Therapieoptionen der Gallengangsatresie mit langzeitiger Erfolgschance sind die Portoenterostomie nach *Kasai* (1959) und die Lebertransplantation. Bei der Portoenterostomie werden die obliterierten, extrahepatischen Gallengänge und die Gallenblase entfernt und der fibrotische Gallengang im Bereich des Leberhilus hinter der Aufzweigung der Pfortader abgesetzt. Es erfolgt dann eine biliodigestive Anastomose mit einer retrokolisch hochgezogenen 30–40 cm langen Roux-Y-Schlinge. Der Erfolg dieser Operation hängt davon ab, ob ein Gallefluss in die Darmschlinge möglich ist. Bei der Typ-B-Gallengangsatresie ist eventuell eine Variation dieser Operation mit einer Portocholezystostomie, bei der Typ-C-Gallengangsatresie eine Hepatico-Jejunostomie möglich. Postoperativ erfolgen eine antibiotische Therapie und eine Ableitung der Magensonde bis zum möglichen enteralen Nahrungsaufbau. Dann sollte unbedingt auch Ursodesoxycholsäure verabreicht werden. Die Erfolgsrate der Kasai-Operation mit Gallefluss über die Anastomose liegt bei Kindern mit einem Lebensalter von < 10 Wochen zum Zeitpunkt der Operation bei 80 %. Insgesamt leben nach 5 Jahren dennoch nur noch 50 % der Patienten. Daher ist die Lebertransplantation für viele Patienten die einzige Überlebenschance. Entscheidend ist, inwieweit es gelingt durch die Kasai-Operation die Synthesefunktion der Leber zu erhalten und die Entstehung einer portalen Hypertension hinauszuzögern. Hauptkomplikation nach Kasai-Operationen ist die Cholangitis, welche meist innerhalb der ersten zwei Jahre auftritt. Bei plötzlichem Sistieren des Galleflusses mit acholischen Stühlen kann der Versuch einer Prednison-Stoßtherapie erfolgreich sein. Eine portale Hypertension und die Ausbildung einer Leberzirrhose sind Folgen des Versagens der Kasai-Operation.

Prognose

Entscheidend für die Prognose der Kinder nach Hepatoportoenterostomie sind die Zeit zwischen Diagnosestellung und operativer Therapie bzw. das Ausmaß der Leberparenchymerkrankung bei Diagnosestellung, das Alter des Patienten zum Operationszeitpunkt, ein erfolgreicher Gallefluss postoperativ, der histologische Nachweis von Gallengangsstrukturen im Leberhilus und die technisch korrekte Durchführung der Operation. Die Überlebensraten liegen nach Kasai-Operation bei 50 % nach 5 Jahren. Bei erfolgloser Kasai-Operation und Z.n. Lebertransplantation liegt die Überlebenschance bei 90 %.

6.9.2 Choledochuszysten

Die klinische Symptomatik der Choledochuszysten ist oft dezent mit lediglich geringgradigem Ikterus. Die Diagnose kann sonographisch gestellt werden. Die operative Therapie richtet sich nach dem Typ der Choledochuszyste. Die Prognose ist bei den meisten Formen gut.

Ätiologie und Pathogenese

Eine Erklärung für die Entstehung von Choldeochuszysten könnte eine Störung der Rekanalisation während der Entwicklung der Gallengänge sein. Allerdings wird auch eine alleinige distale Stenosierung der Gallengänge diskutiert. Favorisiert wird aktuell die „Common channel“-Theorie: durch einen Reflux von Pankreassekret in den Gallengang kommt es zu einer Zerstörung der Mukosa mit Fibrosierung und sekundärer Dilatation. Da sich dadurch nicht alle Formen der Choledochuszysten erklären lassen, kommt eventuell eine Kombina-

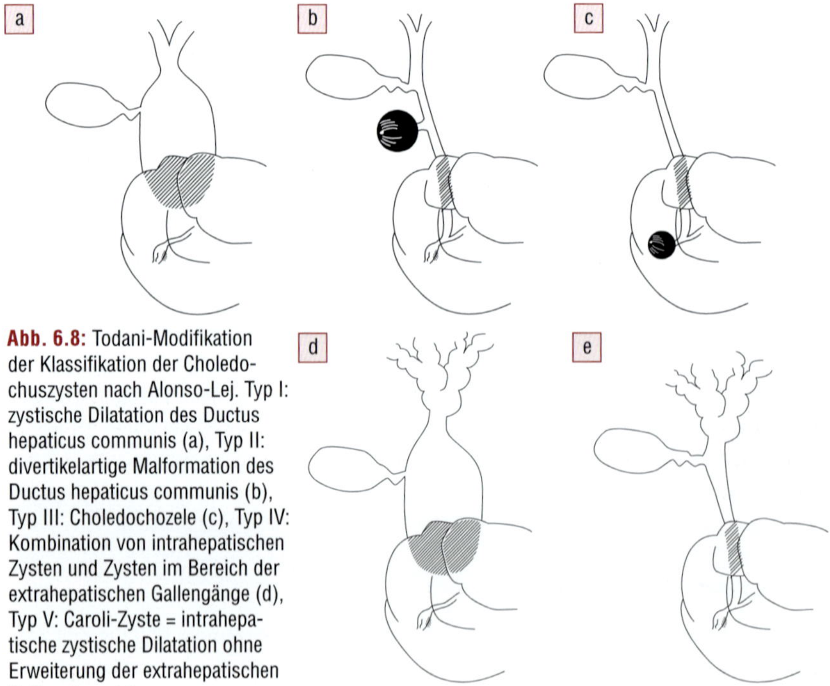

Abb. 6.8: Todani-Modifikation der Klassifikation der Choledochuszysten nach Alonso-Lej. Typ I: zystische Dilatation des Ductus hepaticus communis (a), Typ II: divertikelartige Malformation des Ductus hepaticus communis (b), Typ III: Choledochozele (c), Typ IV: Kombination von intrahepatischen Zysten und Zysten im Bereich der extrahepatischen Gallengänge (d), Typ V: Caroli-Zyste = intrahepatische zystische Dilatation ohne Erweiterung der extrahepatischen Gallengänge (e).

tion dieser Ursachen infrage. Die Inzidenz liegt bei 1 : 100 000 und Choledochuszysten sind dreimal häufiger bei Mädchen. Die Klassifikation der Choledochuszysten erfolgt nach *Todani* (1977, Abb. 6.8).

Klinische Symptomatik und Diagnostik

Zunächst fallen die Patienten, wenn überhaupt, meist nur mit einem geringgradigen Ikterus auf. Die klassische Triade aus Bauchschmerzen, Ikterus und tastbarer abdomineller Raumforderung ist nur bei einem Drittel der Patienten zu finden. Komplikationen wie eine Pankreatitis, Cholangitis oder Ruptur der Zyste mit dem klinischen Bild eines akuten Abdomens können auftreten. Im Verlauf kann es zu einer Zirrhose und portalen Hypertension kommen. Laborchemisch finden sich eine Hyperbilirubinämie mit erhöhtem indirektem Bilirubin und einer erhöhten alkalischen Phosphatase. Sonographisch ist die Diagnosestellung meist möglich. Die Zyste, die intrahepatischen Gallengänge, die Gallenblase und der Pankreasgang lassen sich gut darstellen und beurteilen. Bei unklaren Befunden ist ein Hepatobida-Test und eventuell eine MRCP notwendig.

Therapie

Die Therapie der Choledochuszyste ist chirurgisch. Bei Typ I und IV erfolgt eine Entfernung der Choledochuszyste und der Gallenblase mit Drainage der Galle über eine Roux-Y-Anastomose. Typ-II-Choldochuszysten werden entfernt und es erfolgt eine primäre Anastomose des Gallengangs über einen Stent. Ein transduodenaler Zugang mit Entdeckelung der Zyste und Sphinkteroplastik wird bei Typ-III-Choledochuszysten durchgeführt. Caroli-Zysten (Typ V) können bei Befall eines Leberlappens durch eine Hemihepatektomie geheilt werden, ansonsten muss eine passagere Drainage erfolgen mit anschließender Lebertransplantation. Die Operationen sollten unter antibiotischer Therapie erfolgen.

Prognose

Eine maligne Entartung wird in bis zu 5 % beschrieben, daher sollte die Zyste auf jeden Fall vollständig entfernt werden. Die postoperativen Ergebnisse sind meistens gut. Selten treten im Verlauf Komplikationen auf, wie z. B. eine Striktur der Gallengänge, eine Sepsis, ein Leberversagen oder eine portale Hypertension.

6.9.3 Cholezystolithiasis und Cholezystitis

Mögliche Ursachen einer Cholezystitis sind Pigmentsteine bei hämolytischen Erkrankungen, nach lang andauernder total parenteraler Ernährung, nach Ileumresektionen oder Cholesterinsteine. Die Standardtherapie für Patienten mit symptomatischer Cholezystolithiasis oder nach Cholezystitis ist die laparoskopische Cholezystektomie im beschwerdefreien Intervall.

Ätiologie und Pathogenese

Gallensteinleiden sind im Kindesalter selten mit einer Gesamtprävalenz von ca. 0,1 %. Im Kindesalter kommen Pigmentsteine in 70 %, Cholesterinsteine in 25 % und gemischte Steine in 5 % der Fälle vor. Am häufigsten treten Pigmentsteine bei Kindern mit hämolytischen Erkrankungen auf (z. B. hereditäre Sphärozytose, Sichelzellanämie oder Thalassämie). Andere Ursachen für Pigmentsteine sind eine lang andauernde total parenterale Ernährung oder ein Zustand nach Ileumresektion. Diese Steine entstehen durch ein erhöhtes unkonjugiertes Calcium-Bilirubin in der Galle. Cholesterinsteine entstehen bei Kindern im Rahmen derselben Grunderkrankungen wie beim Erwachsenen. Sie sind allerdings vor dem 5. Lebensjahr extrem selten. Andere Risikofaktoren für Gallensteine sind Stoffwechselerkrankungen (Mukoviszidose, Morbus Wilson), Immunglobulinmangel, angeborene Gallengangsanomalien, Leberzirrhose, verschiedene Medikamente (Furosemid, Ceftriaxon, Methadon) sowie eine positive Familienanamnese.

Klinische Symptomatik und Diagnostik

Typische Symptome fehlen im Kindesalter oft. Erst bei Jugendlichen treten die bekannten Symptome wie Beschwerden im rechten Oberbauch oder Übelkeit nach dem Essen auf. Wichtig ist die anamnestische Abklärung möglicher ikterischer Phasen oder einer Pankreatitis. Die Diagnose wird sonographisch bei ausreichend nüchternen Patienten (6–8 Stunden) gestellt. Hier lassen sich die Gallenblase und deren Wand, Konkremente in der Gallenblase oder im Ductus choledochus sowie die Weite der intra- und extrahepatischen Gallengänge als indirektes Zeichen intrahepatischer Steine oder Gallengangssteine darstellen. Hinweise auf eine akute Cholezystitis sowie die Leber- und Pankreasfunktion sollten laborchemisch abgeklärt werden. Bei unklarer Ätiologie der Gallensteine ist eine ausführliche internistische Abklärung notwendig. Bei Patienten mit einer Dilatation der Gallengänge oder anamnestischer Pankreatitis sollte eine MRT-Cholangiographie durchgeführt werden. Die Indikation zur endoskopischen retrograden Choledocho-Pankreatikographie (ERCP) als invasive Diagnostik wird im Kindesalter kontrovers diskutiert. Eingesetzt wird die ERCP bei Verdacht auf intrahepatische Erkrankungen, auf Erkrankungen der Gallenwege oder des Ductus choledochus. Aufgrund der Komplikation einer Pankreatitis und der notwendigen Narkose sollte die ERCP nur bei einem selektiven Patientengut durchgeführt werden. Bei Choledochussteinen ist nach einer intraoperativen Cholangiographie im Rahmen der Cholezystektomie, die Konkremente im Ductus choledochus zeigt, eine anschließende ERCP sinnvoll.

Therapie

Indikationen für eine Cholezystektomie sind die symptomatische Cholezystolithiasis, durchgemachte Komplikationen (Cholezystitis, Pankreatitis oder Verschlussikterus) und eventuell auch ein Kurzdarmsyndrom bei lang andauernder total parenteraler Ernährung. Bei asymptomatischen Patienten ist die Grunderkrankung entscheidend. Bei hämolytischen Erkrankungen sollte die Indikationsstellung zur Operation immer in Absprache mit dem betreuenden Pädiater erfolgen. Hier sollte auch je nach Grunderkrankung eine gleichzeitige (subtotale) Splenektomie diskutiert werden. Auf jeden Fall sollte nach Cholezystitis eine perioperative antibiotische Therapie erfolgen. Operativer Standard ist auch im Kindesalter die laparoskopische Cholezystektomie, meist in Vier-Trokar-Technik. Die Cholezystotomie wird als alternative Therapie diskutiert, da sich bei Erwachsenen eine geringfügige Zunahme des Cholangiokarzinoms nach Cholezystektomie gezeigt hat. Allerdings spielen hier als wichtiger Risikofaktor rezidivierende Cholezystitiden eine entscheidende Rolle und nach Cholezystotomie besteht zudem ein hohes Risiko für das erneute Auftreten von Gallensteinen (bis zu 35 %). Reine Cholesterinsteine sprechen leider nur selten auf eine konservative Therapie mit Desoxycholsäure in Kombination mit diätetischen Maßnahmen an. Sludge in der Gallenblase lässt sich etwas häufiger auflösen. Die medikamentöse Therapie mit Desoxycholsäure ist als Prävention von Cholesterinsteinen aber einsetzbar.

Prognose

Wie im Erwachsenenalter sind die postoperativen Ergebnisse der laparoskopischen Cholezystektomie sehr gut. Eine Konversion auf eine offene Operation ist selten (<1 %) notwendig.

6.9.4 Portale Hypertension

Die häufigste Ursache einer portalen Hypertension im Kindesalter ist eine intrahepatische Obstruktion. Die schwerwiegendste Komplikation ist eine massive obere gastrointestinale Blutung. Die Therapie der portalen Hypertension beinhaltet neben einer medikamentösen Behandlung verschiedene Shunt-Operationen oder als ultima ratio die Lebertransplantation.

Ätiologie und Pathogenese

Ursache der portalen Hypertension ist ein erhöhter Widerstand des venösen Durchstroms der Leber. Es kann eine prä-, intra- und suprahepatische Ätiologie vorliegen. Im Kindesalter handelt sich am häufigsten um eine Leberzirrhose im Sinne einer intrahepatischen Obstruktion. Hier kommen ursächlich die Gallengangsatresie, die kongenitale Leberzirrhose, seltene metabolische Erkrankungen, der α1-Antitrypsin-Mangel, die zystische Fibrose, die chronisch aktive Hepatitis und Nebenwirkungen einer Chemotherapie infrage. Ursachen prähepatischer Obstruktionen sind Thrombosen der Pfortader durch einen Nabelvenenkatheter, eine intraabdominale Sepsis, eine schwere Dehydratation, eine vaskuläre Anomalie oder eine Hyperkoagulopathie. Suprahepatische Obstruktionen mit Verlegung der Lebervene (Budd-Chiari-Syndrom) sind im Kindesalter selten.

Der erhöhte portale Druck führt zu einer Dilatation der portosystemischen Kollateralen. Es entstehen Ösophagusvarizen, ein Caput medusae und Hämorrhoiden. Erstes Zeichen einer portalen Hypertension ist häufig eine Splenomegalie mit möglichen Blutbildveränderungen bei Fibrose der Milz.

Klinische Symptomatik und Diagnostik

Häufigstes Symptom sind rezidivierende obere gastrointestinale Blutungen mit Hämatemesis oder Meläna. Bei Hypersplenismus ist eine Leukopenie, Thrombozytopenie und später auch eine Anämie nachweisbar. Die Leberparenchymerkrankung zeigt sich bei der körperlichen Untersuchung mit den typischen Befunden: z. B. Ikterus, Aszites, Splenomegalie usw.

In der Sonographie können Lebergröße und Echogenität beurteilt werden. Mittels Doppler-Untersuchung kann eine gute Darstellung der Gefäßsituation erfolgen. Eine MRT-Angiographie ersetzt meist die Splenoportographie. Die Ausprägung von Ösophagusvarizen kann in einer Ösophagogastroduodenoskopie festgestellt werden oder auch radiologisch dargestellt werden. Laborchemische Untersuchungen umfassen regelmäßige Kontrollen von Blutbild, Leberwerten, Gerinnungsparametern und krankheitsspezifischen Werte.

Therapie

☐ Therapie der oberen gastrointestinalen Blutung

Parallel zum Monitoring der Vitalparameter muss der Patient zunächst durch Legen venöser Zugänge, Volumenersatztherapie und ggf. Transfusion von Blutprodukten stabilisiert werden.

1
2
3
4
5
6
7
8
9
10
11
12

Gelingt dies, kann eine konservative Therapie mit Somatostatin oder Vasopressin versucht werden. Bei massiver Blutung ist eine Tamponade mit einer Sengstaken-Blakemore-Sonde notwendig. Hierfür muss eine Sedierung, Intubation und Ventilation erfolgen. Nach erfolgreicher Stabilisierung mit Sistieren der Blutung wird eine Doppler-Untersuchung der Vena portae durchgeführt und der obere Gastrointestinaltrakt endoskopisch beurteilt. Bei einer aktiven Blutung kann eine Sklerosierung erfolgen, die teils mehrfach wiederholt werden muss. Alternativ dazu steht ein endoskopisches Varix-Banding zur Verfügung. Steht die Blutung, wird eine Betaadrenozeptor-Blockade mit z. B. Propranolol (1–2 mg/kg/Tag) begonnen, welche im weiteren Verlauf als Prophylaxe fortgeführt werden kann. Abhängig von der Leberfunktion, der Grunderkrankung und der Ausprägung der portalen Hypertension sind weitere therapeutische Schritte notwendig. Bei Okklusion der Pfortader gibt eine Leberbiopsie und eine weitere Bildgebung Auskunft darüber, ob eine Shunt-Operation sinnvoll ist. Bei intraparenchymaler Lebererkrankung entscheidet der Verlauf der Leberfunktion über die eventuelle Notwendigkeit einer Lebertransplantation.

☐ Medikamentöse Therapie

Neben den oben genannten Medikamenten zur Akuttherapie der Blutung werden nicht selektive Betaadrenozeptorantagonisten eventuell in Kombination mit Isosorbid-5-Mononitrat zur Blutungsprophylaxe eingesetzt. Es besteht aber dennoch auch unter medikamentöser Therapie ein Risiko von fast 70 % für eine erneute Blutung.

☐ Shunt-Operationen

Sind die Blutungen refraktär auf eine medikamentöse und endoskopische Therapie, kann zur Überbrückung der Wartezeit auf eine Lebertransplantation in seltenen Fällen ein transjugulärer intrahepatischer portosystemischer Shunt (TIPS) sinnvoll sein. Der Eingriff erfolgt über die Jugularvene. In der Regel wird eine portosystemische Verbindung zwischen der rechten oder mittleren Lebervene und dem rechten Pfortaderhauptstamm hergestellt, die mit einem Stent gesichert wird. Ziel ist die Senkung des portosystemischen Druckgradienten. Komplikationen sind eine Stenose oder Thrombose des Shunts, welche häufig in den ersten 6 Monaten auftreten.

Bei Kindern wird etwas häufiger ein distaler, splenorenaler Shunt angelegt. Die Milzvene wird proximal ligiert und an die linke Nierenvene oder Nebennierenvene anastomosiert. Ziel ist eine Entlastung der Ösophagusvarizen mit Erhalt der hepatotrophischen Durchblutung, um so eine Enzephalopathie verhindern zu können.

Bei einer Thrombosierung des splenoportalen Systems ist eine direkte mesenterico-cavale Anastomose, der H-Graft, möglich. Autologes Material, Vena jugularis oder Vena iliaca interna, wird als Interponat zwischen der Vena mesenterica superior und der Vena cava inferior distal der Nierenveneneinmündung eingesetzt.

Postoperativ erfolgt eine low-dose Heparinisierung und eine dopplersonographische Kontrolle zur Dokumentation der Reduktion der portalen Hypertension. Weitere Zeichen eines funktionierenden Shunts sind eine Verbesserung des Hypersplenismus mit einer geringeren Milzgröße.

☐ Lebertransplantation

Bei portaler Hypertension im Endstadium mit Leberzirrhose ist dies die einzige Therapiechance.

Prognose

Bei intakter Leberfunktion können die Komplikationen der portalen Hypertension, vor allem die Blutungen, lebenslimitierend sein. Verschlechtert sich die Leberfunktion sehr rasch, wird der Patient ohne Lebertransplantation im Verlauf versterben. Im Kindesalter sind jedoch auch Verläufe mit spontaner Verbesserung der portalen Hypertension möglich. Eine gefürchtete Komplikation nach Shuntoperation ist die Enzephalopathie. Auch bei initial gutem Verlauf kann sich später eine Verschlechterung der kognitiven Fähigkeiten entwickeln.

6.10 Erkrankungen von Pankreas und Milz

6.10.1 Pankreatitis

Als Ursachen einer Pankreatitis kommen im Kindesalter vor allem angeborene Fehlbildungen infrage oder es handelt sich um eine hereditäre Form. Traumatische, infektiologische oder metabolische Ursachen bzw. eine idiopatische Form sind ebenfalls möglich. Diagnostisch sind typische Laborveränderungen, der sonographische und der CT-Befund entscheidend. Die Therapie ist primär konservativ und nur bei Komplikationen operativ.

Ätiologie und Pathogenese

Als mögliche Ursachen einer akuten Pankreatitis im Kindesalter sind Traumen, Choledochuszysten, Pankreasgang- oder Gallengangsanomalien, metabolische Entgleisungen, Infektionen oder Medikamente (z. B. Glukokortikoide, Valproatsäure) zu nennen. Oft liegt allerdings eine idiopatische Form vor. Pathogenetisch führt eine Aktivierung der Proenzyme des Pankreas zur Autodigestion. Das Gewebetrauma erfolgt durch Aktivierung von Elastase, Phospholipase und freien Radikalen. Nach Zerstörung von eigenem Pankreasgewebe breitet sich die Entzündung in den Retroperitonealraum aus. Kommt es zu einer Chronifizierung der Pankreatitis, zeigt sich das Bild einer kalzifizierenden oder obstruktiven Form. Die kalzifizierende Form kommt häufig bei der hereditären Pankreatitis (autosomal dominant) vor, die meist im Alter von ca. zehn Jahren beginnt, chronifiziert und in einer schleichenden Pankreasinsuffizienz endet. Typischerweise zeigen sich hier in der ERCP Strikturen und Steine im Pankreasgang. Der obstruktiven Pankreatitis liegt meist ein Pancreas divisum oder eine Choledochuszyste zugrunde, aber auch die zystische Fibrose kann hier ursächlich sein.

Klinische Symptomatik und Diagnostik

Im akuten Stadium stehen abdominale Schmerzen im Vordergrund. Diese sind typischerweise gürtelförmig und strahlen in den Rücken aus. Es kommt zu Übelkeit, Erbrechen sowie subfebrilen Temperaturen. Bei einer nekrotisierenden Pankreatitis können sich bei der Untersuchung eine Flankenrötung (Grey-Turner-Zeichen) oder eine periumbilikale Rötung (Cullen-Zeichen) zeigen. Laborchemisch sind Amylase und Lipase und eventuell das Cholesterin erhöht. Prognostisch ungünstig sind Hypoglykämie, Hypokalziämie oder Hypoproteinämie. In der Röntgenübersichtsaufnahme des Abdomens zeigt sich eine isoliert stehende Schlinge im Oberbauch („sentinel loop") oder ein „Colon cut-off"-Phänomen des Querkolons. Sonographisch zeigt sich eine herabgesetzte Echogenität und ein Ödem des Pankreas und es sollte nach einem peripankreatischen Flüssigkeitsverhalt gesucht werden. In der CT- und MRT-Untersuchung des Abdomens lassen sich mögliche Komplikationen der Pankreatitis genauer darstellen. Die ERCP spielt im Kindesalter keine entscheidende Rolle bei der akuten Pankreatitis. Hier kann alternativ die MRCP genaueren Aufschluss geben.

Bei der chronischen Pankreatitis zeigt sich neben der typischen Schmerzsymptomatik eine schleichende Pankreasinsuffizienz mit Steatorrhö und Diabetes mellitus. CT-morphologisch finden sich gegebenenfalls Mikrokalzifikationen, Steine im Pankreasgang, Zeichen einer Entzündung und manchmal Pseudozysten im Pankreasgewebe. In der ERCP oder MRCP kann die exakte Anatomie des Pankreasgangs dargestellt werden.

Therapie

Bei der akuten Pankreatitis sind eine Nahrungskarenz mit Magensäureblockade, eine Magensonde und eine parenterale Ernährung notwendig. Die Fettzufuhr sollte unter engmaschiger Kontrolle der Serumlipide erfolgen. Zusätzlich benötigt der Patient eine ausreichende Analgesie, hier sollte wegen eines möglichen Spasmus des Sphinkter oddi auf Morphin verzichtet werden. Es besteht ein deutlich erhöhter Flüssigkeitsbedarf. Gleichzeitig muss jedoch auf begleitende Pleuraergüsse oder ein Lungenödem geachtet werden. Zusätzlich sollte eine antibiotische Therapie, z. B. mit Imipinem, durchgeführt werden. Den Verlauf kann eine Anämie, Sepsis, Niereninsuffizienz oder Hyperglykämie komplizieren. Chirurgische Maßnahmen sind selten notwendig, außer zum Debridement oder zur Abszessdrainage bei der nekrotisierenden Pankreatitis. Pankreaspseudozysten nach einem Trauma oder einer abgelaufenen Pankreatitis sollten zunächst beobachtet werden. Wenn diese nicht rückläufig sind, kann eine interne oder externe Drainage oder bei distalen Zysten eine Exzision erfolgen. Bei der chronischen Pankreatitis steht die Linderung der Symptome im Vordergrund. Die Substitution von Verdauungsenzymen wirkt oft zusätzlich schmerzlindernd. Chirurgische Eingriffe sind bei Obstruktionen oder bei Komplikationen durch Pseudozysten notwendig. Bei anatomischen Pathologien mit chronischen Beschwerden kann eine endoskopische Papillotomie, ein Stent oder auch die Drainage über eine Pankreatiko-Jejunostomie (Roux-Y-Anastomose) in Erwägung gezogen werden.

Prognose

Meist heilen akute Pankreatitiden im Kindesalter folgenlos aus. Allerdings gibt es bei schweren, hämorrhagischen Pankreatitiden, z. B. nach Immunsuppression, auch heutzutage noch letale Verläufe. Bei chronischen Pankreatitiden verbleiben selten auch nach Pankreasteilresektion chronische Schmerzzustände.

6.10.2 Pankreaszysten

Differenzialdiagnostisch kommen angeborene Zysten und Pseudozysten, erworbene Retentionszysten oder zystische Neoplasien infrage. Pathologien im Pankreasschwanzbereich lassen sich oft in toto resezieren, ansonsten ist eine Roux-Y-Zystojejunostomie zu erwägen.

Ätiologie und Pathogenese

Die meisten Zysten des Pankreas sind Pseudozysten, angeborene Zysten oder nach Trauma bzw. Pankreatitis entstandene Zysten. Eine häufige Lokalisation ist der distale Anteil des Pankreas. Erworbene Retentionszysten des Pankreas entsprechen einer Ektasie des Pankreasganges. Zystische Neoplasien des Pankreas sind im Kindesalter sehr selten. Hauptsächlich treten benigne, seröse oder muköse Zystadenome oder seltener Zystadenokarzinome auf. Muköse Zystadenome treten wie Pseudozysten typischerweise im Pankreasschwanz auf und bergen das Risiko einer malignen Entartung.

Klinische Symptomatik und Diagnostik

Angeborene Pankreaszysten fallen meist im frühen Kindesalter aufgrund einer symptomatischen Kompression der Umgebung oder als Zufallsbefund auf. Sonographisch ist eine Organzuweisung möglich, die genaue Darstellung erfolgt im CT oder MRT des Abdomens. In der ERCP oder MRCP lässt sich eine eventuelle Kommunikation mit dem Pankreasgang darstellen.

Therapie

Angeborene Zysten lassen sich aufgrund der Lokalisation im Bereich des Pankreasschwanzes meist lokal entfernen, sodass ausreichend Restpankreasgewebe verbleibt. Erworbene Pseudozysten sollten bei Größenzunahme drainiert werden (Gastro- oder Duodeno-Pseudozystostomie). Retentionszysten können je nach Lokalisation und Größe eventuell lokal reseziert oder mit einer Roux-Y-Zystojejunostomie versorgt werden. Bei Verdacht auf eine zystische Neoplasie sollte eine Biopsie durchgeführt werden. Seröse Zystadenome können bei asymptomatischen Patienten belassen werden, ansonsten muss eine vollständige Resektion erfolgen.

Prognose

Komplikationen der Pseudozysten sind eine Ruptur mit Blutung oder eine Infektion. Die operative Resektion von Pankreaszysten sollte wegen der hohen Komplikationsrate möglichst nur im Pankreasschwanzbereich durchgeführt werden. Insbesondere ist auf eine Schonung der Milzdurchblutung zu achten.

6.10.3 Infantile, persistierende hyperinsulinämische Hypoglykämie

Die infantile persistierende, hyperinsulinämische Hypoglykämie (PHHI, früher: Nesidioblastose) ist eine seltene angeborene Erkrankung, bei der es zu einer unkontrollierten, überschießenden Insulinproduktion des Pankreas kommt. Vor allem im Hinblick auf die chirurgische Therapie ist die Differenzierung zwischen der diffusen und fokalen Form wichtig.

Ätiologie und Pathogenese

Die infantile, persistierende hyperinsulämische Hypoglykämie (PHHI) wurde früher auch als Nesidioblastose bezeichnet. Nesiodioblasten sind embryonale Progenitorzellen in den Gängen des Pankreas. Man nahm lange Zeit an, dass eine überschießende Proliferation dieser Zellen für das klinische Bild der PHHI verantwortlich ist. Inzwischen weiß man jedoch, dass bei diesen Patienten eine Mutation auf Chromosom 11q15.1 vorliegt, die in den Bereich von vier Genen fällt, die für die Fähigkeit der β-Zellen, die Insulinausschüttung zu regulieren, verantwortlich sind. Im Einzelnen codieren diese vier Gene für den Sulfonylharnstoffrezeptor (SUR-1), den Kaliumkanal (Kir6.2), die Glutamatdehydrogenase (GDH) und die Glukokinase (GK). Aufgrund einer trunkierenden Mutation am SUR-1 des ATP-abhängigen Kaliumkanals ist die normale Feedback-Regulation der Insulinproduktion durch den Serumglukosespiegel gestört.

Histopathologisch lassen sich zwei Formen der PHHI unterscheiden: fokal (30 %) und diffus (70 %). Die klinische Symptomatik ist allerdings bei beiden gleich. Bei der fokalen Form kommt es zu einer fokalen Aggregation einer Inselzellhyperplasie, während bei der diffusen Form eine generelle Funktionsstörung aller β-Zellen mit ungesteuerter Insulinproduktion vorliegt.

Klinische Symptomatik und Diagnostik

In der Regel haben die Patienten bereits kurz nach der Geburt Hypoglykämien, es gibt jedoch auch Patienten, die erst im weiteren Verlauf oder sogar erst im Erwachsenenalter symptomatisch werden. Die klinische Symptomatik ist bedingt durch die Hypoglykämie und umfasst somit Schwindel, Verhaltensveränderungen, Zittrigkeit und Krampfanfälle. Diagnostisch entscheidend ist die gleichzeitige Messung der Insulin- und Glukosekonzentration im Serum, da der absolute Insulinmesswert bei der PHHI auch normal sein kann, während der Quotient Insulin-/Glukosekonzentration immer pathologisch ist. Dies ermöglicht auch die differenzialdiagnostische Abgrenzung zum Pankreasadenom, bei dem meist die absoluten Insulinserumspiegel erhöht sind. Darüberhinaus lässt sich bei der PHHI die Insulinproduktion im Gegensatz zum Adenom auch einfacher mit Somatostatin oder dessen Analoga supprimieren.

Zusätzlich sind jedoch bei Verdacht auf das Vorliegen einer PHHI eine Sonographie und eine MRT indiziert und es kann versucht werden, über eine radiologisch kontrollierte perkutane, transhepatische, portale Katheterisierung der Milzvene serielle Blutproben zur Bestimmung von Insulin und Glukose zu entnehmen, die, wenn nur in wenigen oder einzelnen Abschnitten des Pankreas pathologisch, die seltene fokale Form der PHHI sehr wahrscheinlich machen. Wird dieses Verfahren mit einer selektiven arteriellen Kalziumstimulation der verschiedenen Pankreasabschnitte kombiniert, zeigt sich im Fall einer fokalen PHHI nur in bestimmten Abschnitten ein signifikanter Anstieg der Insulinkonzentration. Ist mithilfe dieser interventionellen Verfahren keine Differenzierung zwischen diffuser und fokaler Form möglich, diese aber notwendig, kann eine molekulargenetische Abklärung weiterhelfen.

Therapie

Zunächst sollte möglichst rasch eine konservative Therapie mit Glukosesubstitution begonnen werden, um das Risiko der ansonsten zu befürchtenden schweren zerebralen Folgeschäden der Hypoglykämien zu reduzieren. Müssen mehr als 15 mg/kg KG/h Glukose infundiert werden, um Hypoglykämien zu vermeiden, ist eine PHHI wahrscheinlich. Die weitere Therapie sollte dann unbedingt durch einen erfahrenen pädiatrischen Endokrinologen erfolgen. Infrage kommen Diazoxid und langwirkende Somatostatinanaloga sowie Glukokortikoide und das β-Zell-toxische Streptozotocin.

Können die Hypoglykämien unter der oben genannten konservativen Therapie nicht unter Kontrolle gebracht werden, ist ein chirurgisches Vorgehen indiziert. Dabei sollte aber bereits die Differenzierung zwischen fokaler und diffuser PHHI erfolgt sein, da die Therapie unterschiedlich ist. Bei der fokalen Form werden nach Mobilisierung des Pankreas die hyperplastischen Inseln mithilfe einer Lupenbrille oder eines Operationsmikroskops aufgesucht und exzidiert. Die Trefferquote kann zusätzlich durch intraoperative Schnellschnittuntersuchungen erhöht werden. Handelt es sich stattdessen um eine diffuse Form, sollte eine subtotale Pankreasresektion durchgeführt werden, um die Masse der ungesteuert Insulin produzierenden Inselzellen zu reduzieren. Empfohlen wird eine 90–95 %ige Pankreatektomie, sodass im duodenalen C und im Bereich des Ductus choledochus ein schmaler Saum Pankreasgewebe stehen bleibt. Hauptkomplikationen sind dabei die Entwicklung einer exokrinen Pankreasinsuffizenz oder eines Diabetes mellitus, aber auch schwerwiegende Verletzungen von Gefäßen oder des Ductus choledochus sind möglich. Deshalb wird mancherorts favorisiert, zunächst nur eine 75 %ige Resektion durchzuführen. Kommt es im Anschluss daran zu einer persistierenden Hypoglykämie unter konservativer Therapie erfolgt eine zweite Operation zur weiteren Resektion.

Prognose

Die Langzeitprognose ist im Wesentlichen vom Alter bei Erstmanifestation, das mit der Schwere der Erkrankung korreliert, sowie von der raschen Diagnosestellung abhängig. Bei verzögerter Diagnosestellung steigt die Inzidenz neurologischer Defizite signifikant an. Langfristig gesehen scheint sich auch unter konservativer Therapie mit zunehmendem Alter der Patienten eine Besserung der Hypoglykämien einzustellen, die auf eine reduzierte Aktivität der β-Zellen zurückgeführt wird und auch die Entwicklung eines Diabetes mellitus bei einem Teil der pankreatektomierten Kinder im Schulalter erklärt.

6.10.4 Milzanomalien

☐ Asplenie und Polysplenie

Die Asplenie ist mit schweren Herzfehlern, Situs inversus, Malrotation und Anomalien der Symmetrie (Heterotaxie-Syndrom) assoziiert. Der Schweregrad des Herzfehlers ist ausschlaggebend für die Morbidität des Kindes. In den Erythrozyten finden sich Howell-Jolly-Körper. Die Patienten sollten auf eine entsprechende Asplenie-Prophylaxe gesetzt werden (Penicillin-Prophylaxe, Pneumokokken-, Haemophilus-influenza-B- und Hepatitis-B-Impfung).

Das Polysplenie-Syndrom geht mit multiplen Milzen, meist lokalisiert entlang der großen Kurvatur des Magens, einher.

☐ Akzessorische Milz

Eine akzessorische Milz kommt bei 10–25 % aller Kinder vor. Meist ist sie im Bereich des Milzhilus oder der Ligamente der Milz zu finden. Jedoch sind sämtliche embryologische Ursprungsorte der Milz mögliche Lokalisationen (z. B. Omentum, kleines Becken, Mesenterium). Wird eine akzessorische Milz bei der Splenektomie übersehen, kann diese rasch wachsen und rezidivierende Symptome der hämatologischen Grunderkrankung bedingen.

☐ Wandermilz

Bei nicht ausreichender Entwicklung des ligamentären Halteapperates der Milz im linken Oberbauch kann diese im gesamten Abdomen frei fluktuieren. Es kann zu einer Torsion der Milzgefäße mit Infarzierung der Milz kommen. Häufiger treten rezidivierende, abdominale Beschwerden auf. Die Diagnose wird sonographisch gestellt. Die Milz befindet sich bei der Untersuchung nicht im linken Oberbauch. Bei Diagnosestellung sind 60 % der Patienten unter 10 Jahre. Die Therapie umfasst die operative Fixierung der Milz im linken Oberbauch mit einem Netz oder bei einer nekrotischen Milz die Splenektomie.

6.10.5 Milzzysten und Milztumoren

☐ Milzzysten

Milzzysten sind selten kongenital, häufiger erworben: parasitär (Echinokokken) oder posttraumatisch. Die Patienten sind oft beschwerdefrei. Ab einem Durchmesser von > 8 cm treten jedoch häufiger Schmerzen auf. Klinisch lässt sich die abdominale Raumforderung meist tasten. Die Milzzysten lassen sich sonographisch in der Regel gut darstellen. Serologisch sollte eine parasitäre Ursache (z. B. Echinococcus alveolaris) ausgeschlossen werden. Die Therapie ist abhängig von Größe der Milzzyste und der Symptomatik. Bei geeigneter Lokalisation kann eine laparoskopische Entdeckelung der Milzzyste erfolgen, in manchen Fällen ist auch ein offenes Vorgehen indiziert.

☐ Milztumoren

Milztumoren sind im Kindesalter extrem selten. Benigne Tumoren sind meist kavernöse Hämangiome oder Lymphangiome. Hämangiome bewirken oftmals eine Splenomegalie mit Thrombozytopenie und können im Verlauf rupturieren und bluten. Im Kindesalter sind die häufigsten malignen Tumoren der Milz Metastasen von Hodgkin-Tumoren. Primäre maligne Tumoren der Milz sind extrem selten.

6.11 Kurzdarmsyndrom

Als Kurzdarmsyndrom bezeichnet man eine Gesamtkonstellation aus Symptomen und klinischen Zeichen, die auf einer unzureichenden Länge funktionierenden Dünndarms beruht. Es handelt sich in der Regel um ein anatomisches Defizit an Darmoberfläche verbunden mit einer funktionellen Störung des Gastrointestinaltrakts. Die klinische Symptomatik umfasst Flüssigkeits- und Elektrolytverluste, Diarrhö und Steatorrhö. Es kommt zur Malabsorption und Gedeihstörung.

Ätiologie und Pathogenese

Die Inzidenz des Kurzdarmsyndroms liegt bei etwa 2–3/10 000 Lebendgeborene bzw. 4–5/100 Frühgeborene. Hauptursachen sind im Kindesalter die nekrotisierende Enterokolitis (ca. 35 %), Darmatresien (ca. 23 %), Volvulus (ca. 18 %), Bauchwanddefekte (ca. 14 %) und der Morbus Hirschsprung (ca. 7 %), wesentlich seltener sind Verschlüsse der Mesenterialgefäße, Morbus Crohn oder Traumata ursächlich. Ein Kurzdarmsyndrom liegt vor ab einem Verlust von 70–75 % der altersentsprechenden physiologischen Dünndarmlänge. Defiinitionsgemäß wird dabei intraoperativ antimesenterial gemessen.

Der Dünndarm des Feten entwickelt sich bis etwa zur 20. Gestationswoche. Das Hauptlängenwachstum findet anschließend während des dritten Trimenons bis etwa zur 35. Gestationswoche statt. Reife Neugeborene haben etwa 250–275 cm Dünndarm mit einem Durchmesser von 1,5 cm, 1-jährige Kinder ca. 380 cm und Erwachsene schließlich ca. 600 cm mit einem Durchmesser von 4 cm. Eine wichtige Funktion der Epithelzellen der Darmmukosa ist die Resorption von Nährstoffen, Vitaminen, Spurenelementen und Gallensäuren. Enzyme an der Zelloberfläche sowie im Darmlumen sind für die Verdauung der verschiedenen Nährstoffe verantwortlich, die an unterschiedlichen Lokalisationen stattfindet. So werden die mit der Nahrung aufgenommenen Fette von der Pankreaslipase zu hauptsächlich Mono- und Diglyzeriden hydrolysiert. Diese bilden dann zusammen mit den Gallensäuren Mizellen, die resorbiert werden. Kohlenhydrate werden durch die Amylasen aus Speichel und Pankreas ebenfalls im Lumen des Dünndarms hydrolysiert. Peptidasen, Elastinasen, Trypsin und Chymotrypsin spalten die mit der Nahrung aufgenommenen Proteine. Nach der Resorption über die Darmschleimhaut gelangen sie ebenso wie die gespaltenen und resorbierten Kohlenhydrate über das Pfortadersystem zur Leber. Das Jejunum ist Hauptresorptionsort für zahlreiche Mineralstoffe. Zudem werden hier kohlenhydratspaltende Enzyme, Sekretin, Cholezystokinin sowie die auf die Magensekretion inhibierend wirkenden Hormone produziert. Das Ileum hat unter anderem die Aufgabe, die Passagezeit des Nahrungsbreis zu verringern. Außerdem werden hier Kohlenhydrate, Proteine, Flüssigkeit und Elektrolyte resorbiert und es stellt den Hauptresorptionsort von Gallensäuren, Vitamin B12 sowie den fettlöslichen Vitaminen A, D, E und K dar. Die wichtigste Funktion der Ileozökalklappe ist es, den Druckgradienten zwischen Kolon und Ileum zu vergrößern. Zudem wirkt sie als mikrobiologische Barriere und verhindert einen Reflux von im Kolon angesiedelten Bakterien und damit eine bakterielle Überwucherung des Dünndarms. Das Kolon selbst ist schließlich wenig involviert in die Verdauung und Resorption von Nährstoffen, es dient vielmehr der Resorption großer Mengen von Flüssigkeit sowie von Natrium und ist für die Sekretion von Kalium und Bikarbonat verantwortlich.

Beim Kurzdarmsyndrom sind meist mehrere Funktionen des Darms gestört. Welche dies sind, hängt von der anatomischen Lokalisation und der Länge des noch vorhandenen Darms ab. Allerdings ist es wichtig zu wissen, dass der Gastrointestinaltrakt nach einer Darmresektion durchaus in der Lage ist, sich in gewissem Maße zu adaptieren. Solche Adaptationsvorgänge lassen sich bei ausgedehnten Darmresektionen zum Teil bereits nach 48 Stunden nachweisen und dauern wahrscheinlich über ein Jahr lang an. Sie führen zu einer Vergrößerung der Darmoberfläche und einer kompensatorisch gesteigerten Resorption und Verdauung. Obwohl alle Schichten der Darmwand adaptieren, findet die größte Veränderung in der Mukosa statt und zwar im Sinne einer Hyperplasie. Die Darmzotten (Villi intestinalis) werden länger, die Krypten tiefer. Ebenso vergrößern sich Gesamtlänge und Durchmesser des verbleibenden Darms, sodass durch all diese Vorgänge insgesamt eine 600-fache Vergrößerung der Oberfläche, respektive Resorptionsfläche resultiert. Wesentlicher Stimulus dieser Adaptationsvorgänge sind intraluminale Nährstoffe. Bei rein parenteraler Ernährung finden diese nicht oder zumindest nicht in dem Maße statt wie es bei enteraler Ernährung der Fall ist. Insgesamt sind diese Adaptationsvorgänge im Ileum wesentlich ausgeprägter bei Resektion des Jejunums als umgekehrt. Des Weiteren ist das Ausmaß der Adaptation direkt proportional zur Länge des resezierten Darms. Vor allem bei Früh- und Neugeborenen kann darüber hinaus mit einem erheblichen Maß an physiologischem Wachstum und dadurch Längen- und Dickenzunahme des Darms gerechnet werden. Diese Darmdilatation hat jedoch auch Auswirkungen auf die Peristaltik, die stark beeinträchtigt wird. Dies wiederum führt u.a. zu Passageproblemen oder gar zur Stase, die eine bakterielle Überwucherung begünstigen.

Klinische Symptomatik und Diagnostik

Die klinische Symptomatik ist abhängig vom Alter zum Zeitpunkt der Darmresektion, der Länge und Qualität des verbliebenen Restdarms, dem Erhalt der Ileozökalklappe sowie von Begleitfehlbildungen. Sie zeigt in der Regel einen stadienartigen Verlauf. Initial kommt es häufig zu einem extrem hohen Verlust von Flüssigkeit und Elektrolyten über den Darm (auf natürlichem Wege oder über angelegte Stomata). Daran schließt sich eine Phase an, in der die oben angesprochenen Adaptationsvorgänge stattfinden. Letztlich wird in der Regel nach ca. 1–2 Jahren, wenn das Maximum an möglicher Adaptation vorliegt, eine Plateauphase erreicht. Die Patienten haben eine Gedeihstörung und weisen je nach Ausmaß und Lokalisation der Darmresektion mehr oder minder ausgeprägte spezifische Mangelerscheinungen auf. Allgemein betrachtet wird eine (Teil-) Resektion von Magen, Jejunum oder Kolon wesentlich besser toleriert als eine Ileumresektion.

Der Verlust des Jejunums führt zu einer Malabsorption durch einen schnelleren Transit und ein geringere Darmoberfläche. Alle Nährstoffe, Mineralstoffe, Elektrolyte, Spurenelemente und die meisten Vitamine werden unzureichend resorbiert. Eine verminderte Kohlenhydratresorption durch eine verminderte Aktivität der Disaccharidasen bewirkt eine osmotische Diarrhö, bakterielle Fehlbesiedelung und D-Laktatazidose. Durch einen Mangel an enterischen Hormonen kommt es zur schnelleren Magenentleerung. Durch die veränderte Sekretion von Cholezystokinin, Sekretin und der pankreatobiliären Enzyme kann die Fettresorption vermindert und der Kalzium- und Magnesiumverlust erhöht sein. Ist jedoch ausreichend Ileum vorhanden, wird dies mit der Zeit zumindest die resorptive Funktion des Jejunums nahezu vollständig übernehmen. Dies ist umgekehrt bei einer ausgedehnten Ileumresektion nicht der Fall.

Eine ausgedehnte Ileumresektion führt klinisch auch zur Diarrhö, da die Passagezeit der Nahrung kürzer ist und die nicht resorbierten Gallensalze ins Kolon gelangen, dort die Wasser- und Elektrolytresorption stören und die Kolonschleimhaut angreifen können. Zudem kommt es durch den Verlust von Gallensalzen und der daraus resultierenden Malabsorption von Vitamin B12 und Fett auch zu Steatorrhö, makrozytärer Anämie und häufig zur Cholezystolithiasis. Wurde die Ileozökalklappe ebenfalls reseziert, drohen zusätzlich die bakterielle Überwucherung des Dünndarms mit erhöhtem Sepsisrisiko und durch Verkürzung der Transitzeit eine osmotische Diarrhö.

Ein Verlust des Kolons wird insgesamt besser kompensiert. Trotzdem können Dehydratation, Hypovolämie, Hypokaliämie, Hypomagnesiämie und Hyponatriämie die Folge sein. Außerdem kann es zum Energieverlust durch unzureichende Umwandlung von Kohlenhydraten in kurzkettige Fettsäuren kommen. Bei erhaltenem Dickdarm ist beim Kurzdarmsyndrom die extrem große Resorptionsfläche des Kolons für Flüssigkeiten und Elektrolyte sehr wichtig, da dies der Diarrhö entgegenwirkt.

Alle Patienten mit Kurzdarmsyndrom haben außerdem ein erhöhtes Risiko einer Hyperoxalurie. Die vermehrt produzierten Oxalate werden ebenfalls im Kolon resorbiert und über die Nieren ausgeschieden, wo sie zur Nephrolithiasis führen können.

In jedem Fall müssen bei den Patienten regelmäßige Kontrollen des pH-Wertes, der Elektrolyte, Vitamine und Spurenelemente im Blut durchgeführt werden sowie Stuhluntersuchungen auf reduzierende Substanzen, Fett- und Wassergehalt, Frequenz und Volumen. Außerdem sollten Perzentilenkurven geführt werden, um den Verlauf von Körpergewicht und -größe in Abhängigkeit vom Alter im Auge zu behalten. Wichtige Komplikationen sind die vergleichsweise häufig vorkommenden Katheterinfektionen, die Katheterthrombosen, die grundsätzlich zwar reversible, aber teilweise schwere Hepatopathie durch Langzeit-TPN (total parenterale Ernährung), Gerinnungsstörungen bei Hepatopathie und Vitamin-K-Mangel, die bakterielle Überwucherung des Darms sowie Nahrungsmittelallergien. Zusätzlich können Essstörungen sowie soziale und psychische Probleme auftreten.

Therapie

Entsprechend der klinisch sehr unterschiedlichen Phasen ist auch das therapeutische Management in den einzelnen Abschnitten verschieden. Ziel ist es, in jeder Phase den Ernährungsstatus des Patienten aufrechtzuerhalten und ein stetiges, physiologisches Wachstum möglich zu machen und zwar im Idealfall auf Dauer über eine rein enterale Ernährung.

In der unmittelbar postoperativen Phase sollte in erster Linie ein Ausgleich der extremen Flüssigkeits- und Elektrolytverluste durch entsprechende Lösungen erfolgen. Da meist intraoperativ ein zentral venöser Katheter angelegt wurde, kann sofort mit der parenteralen Ernährung begonnen werden, welche an den postoperativen Postaggressionsstoffwechsel angepasst wird. Sie erfolgt individuell nach dem körpergewichtsabhängigen Bedarf an Nährstoffen, Vitaminen und Spurenelementen. Gleichzeitig sollte so früh wie möglich der Versuch einer enteralen Ernährung unternommen werden, unter Umständen auch nur um die Adaptationsvorgänge des Darms zu stimulieren. Hierzu kann eine Gastrostomie notwendig sein. Die enterale Zufuhr sollte in Bolusgaben tagsüber und einer Dauersondierung nachts erfolgen und darf nur langsam gesteigert werden. Hat der Patient sich mit einer Kombination aus enteraler und parenteraler Ernährung ausreichend stabilisiert, sollte die parenterale Ernährung weiter reduziert und auf eine nur nächtliche Verabreichung umgestellt werden, um dem Patienten nach Entlassung aus der Klinik im Alltag mehr Freiräume zu schaffen. Wichtig ist es, an die eventuell notwendige Substitution von Vitaminen und Spurenelementen zu denken. Um vollständig auf eine enterale Ernährung umstellen zu können, sind häufig hochkalorische Nahrungszusätze und -anreicherungen erforderlich, die allerdings zu einer osmotischen Diarrhö führen können. Grundsätzlich sollte den betroffenen Patienten weitgehend Wunschkost erlaubt werden. Sie bevorzugen in der Regel aufgrund der hohen Verluste salzige und scharfe Speisen. Günstig ist allerdings eine oxalsäurearme Diät einzuhalten, um der Bildung von Oxalatsteinen vorzubeugen.

Die begleitende medikamentöse Therapie hat vor allem das Ziel, die Hypersekretion des Magens zu hemmen und die Passagezeit der Nahrung insgesamt zu verlängern. Häufig eingesetzt werden dazu beispielsweise H_2-Rezeptorantagonisten, Protonenpumpenhemmer und Loperamid. Bei schwerer Diarrhö kann das Somatostatin-Analogon Octreotid, das die endokrine Sekretion aller gastrointestinalen und pankreatischen Enzyme effektiv hemmt, verabreicht werden. Cholestyramin kann ebenfalls bei starker Diarrhö eingesetzt werden, wenn diese im Wesentlichen auf nicht resorbierte Gallensalze zurückzuführen ist. Als eher noch experimentell anzusehen ist die Gabe von Glutamin zur Stimulation der intestinalen Zellproliferation sowie die Gabe von Wachstumsfaktoren (rhGH, GLP-2).

Von chirurgischer Seite ist die Prävention des Kurzdarmsyndroms die wichtigste Maßnahme. Dies meint eine möglichst frühzeitige Intervention bei Patienten mit z. B. NEC oder Volvulus und den grundsätzlichen Ansatz, vorsichtig und so sparsam wie möglich Darm zu resezieren. Insbesondere sollte versucht werden, die Ileozökalklappe zu erhalten. Haben die Patienten bereits ein Kurzdarmsyndrom, umfasst die chirurgische Therapie zunächst die Anlage eines zentralen Katheters und einer PEG oder Gastrostomie. Im Verlauf sind dann eventuell eine primäre Cholezystektomie bei ausgeprägter Ileumresektion, um der Cholezystolithiasis vorzubeugen, Dünndarm- und Lebertransplantationen und zahlreiche chirurgische Verfahren zur Optimierung der Darmfunktion oder zur Vergrößerung der Resorptionsfläche nötig. Chirurgische Maßnahmen sollten dann in Erwägung gezogen werden, wenn die Patienten entweder an schweren Komplikationen der TPN (z. B. rezidivierende Septitiden, persistierende Cholestase, Verlust der Möglichkeiten für zentral venöse Zugänge) leiden, die enterale Zufuhr nicht weiter gesteigert werden kann oder schlechter toleriert wird (erfolgloser Nahrungsaufbau > 6 Monate mit < 50 % der notwendigen oralen Kalorienzufuhr). Für den einzelnen Patienten das richtige chirurgische Verfahren und den idealen Zeitpunkt festzulegen, ist immer eine individuelle Entscheidung und stellt eine große Herausforderung für die betreuenden Ärzte dar. Von den zahlreichen chirurgischen Verfahren sollen im Folgenden die wichtigsten kurz angesprochen werden. Ein möglicher Ansatz ist es, ein Darmsegment aus der Kontinuität zu nehmen und es in gegensätzlicher Ausrichtung zu anastomosieren. Durch die retrograde Peristaltik verlängert sich die Passagezeit. Dasselbe Ziel wird erreicht, wenn ein Kolonsegment zwischen das Ileum gesetzt wird. Intestinales Tapering von dilatierten Darmsegmenten, die eine mögliche Ursache einer funktionelle Stase oder Obstruktion darstellen, ist ebenfalls ein bekanntes Verfahren, sollte jedoch vermieden werden, da es hier erneut zum Verlust von Darmoberfläche kommt. Allerdings kann der Darm auch antimesenterial gerafft werden. Diese Raffung bietet den Vorteil, dass die Schleimhautoberfläche dadurch nicht reduziert wird. Die derzeit am weitesten verbreiteste Operationsmethode zur Behandlung des Kurzdarmsyndroms ist die *Darmverlängerung nach Bianchi*. Er zieht dabei Nutzen aus der Tatsache, dass sich die mesenterialen Blutgefäße vor Erreichen der Darmwand nochmals in einen anterioren und posterioren Ast aufteilen und so jeweils die halbe Zirkumferenz des Darms versorgen. Daher kann der Darm im Bereich dieser Bifurkationsstelle unter Schonung der Gefäße längs

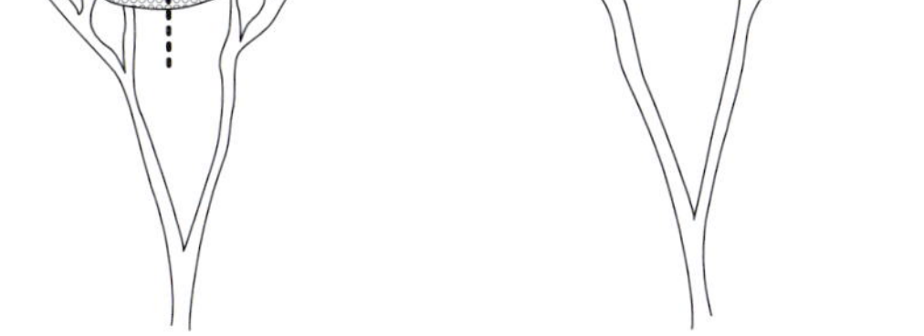

Abb. 6.9: Schematische Darstellung der Darmverlängerung nach *Bianchi:* Der Darm wird an der Bifurkationsstelle der mesenterialen Blutgefäße durchtrennt (a). Anschließend werden die beiden Anteile tubularisiert (b).

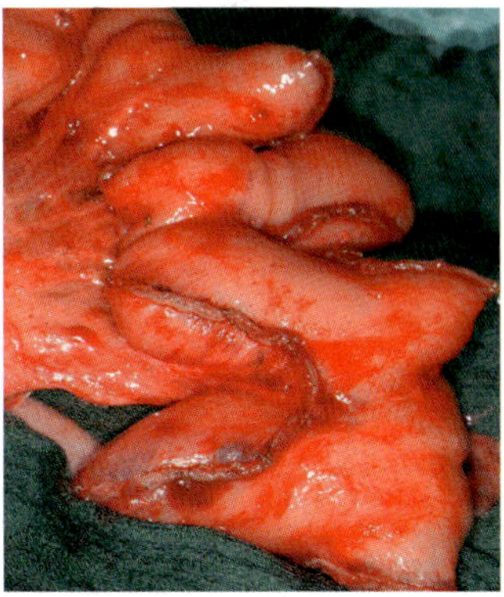

Abb. 6.10: STEP-Verfahren nach *Kim*: Durch systematisches Staplern des Darms wird eine ziehharmonikaartige Darmkontinuität hergestellt und dadurch die Darmlänge und somit die Transitzeit verlängert.

gespalten werden, sodass nach Längsanastomose zwei parallel liegende Darmrohre mit eigener Blutversorgung entstehen, die genau den halben Umfang, aber insgesamt die doppelte Länge des ursprünglichen Darms messen (Abb. 6.9). Sie werden dann unter Erhalt der gerichteten Peristaltik anastomosiert. Mit der Zeit wird sich der Umfang der beiden Darmabschnitte wieder vergrößern, sodass dann tatsächlich zusätzliche Resorptionsfläche gewonnen wurde. Eine andere wichtige Methode ist das sogenannte STEP-Verfahren nach *Kim* (serielle, transversale Enteroplastie, Abb. 6.10). Dabei wird über systematisches Staplern des Darms eine ziehharmonikaartige Darmkontinuität hergestellt und dadurch die Darmlänge und somit die Transitzeit verlängert. Die wichtigsten Komplikationen aller chirurgischen Maßnahmen sind kurzstreckige Ischämien mit der Gefahr von Darmnekrosen, Anastomoseninsuffizienzen und das Entstehen intraabdominaler Abszesse.

Bei der Darmtransplantation kommen immunologische Komplikationen, teils erhebliche Nebenwirkungen durch die notwendige medikamentöse Immunsuppression sowie durch eine Abstoßungsreaktion hinzu. Die Hälfte der Patienten benötigt eine kombinierte Leber-Dünndarm-Transplantation. Die Indikation zur Darmtransplantation wird sehr streng gestellt. Die 1-Jahres-Überlebenschancen liegen bei 62–74 %.

Prognose

Die Prognose des Kurzdarmsyndroms hat sich durch die stetige Weiterentwicklung der Möglichkeiten einer parenteralen Ernährung sowie durch neue chirurgische Strategien erheblich verbessert. Sie ist abhängig von Länge, Qualität und Potenz eines Längenwachstums des Restdarms sowie von lokalen Adaptationsreaktionen. Die Patienten sollten interdisziplinär betreut werden. Die Gesamtmortalität liegt derzeit bei ca. 38 %.

7 Kinderurologie

7.1 Die embryologische Entwicklung der Nieren und ableitenden Harnwege, Nieren- und Lageanomalien

Bei der Entwicklung der Nieren und ableitenden Harnwege ist die zeitliche ungestörte Abfolge einzelner embryologischer Entwicklungsschritte von großer Bedeutung. Die fehlerhafte Aussprossung der Ureterknospe kann dabei nicht nur Doppelbildungen, sondern auch einen vesikorenalen Reflux mit vergesellschafteter Nierendysplasie nach sich ziehen. Lage- und Funktionsanomalien entstehen durch einen gestörten Aszensus des sich differenzierenden Metanephros. Obstruktionen können schließlich bei fehlerhafter Muskeldifferenzierung der Hohlorgane Harnleiter und Blase resultieren.

Die Entwicklung der Blase beginnt mit der 3. Gestationswoche. Die Kloakenmembran besteht zu dieser Zeit aus zwei Schichten, dem Endoderm und dem Ektoderm. Mit zunehmendem Wachstum des Neuralrohrs nach dorsal und kaudal wird in der 4. Gestationswoche die Faltung des Embryos eingeleitet, wobei hier die Kloakenmembran mehr und mehr ventralseitig zu liegen kommt. Der terminale Anteil des endodermalen Dottersacks, das sog. „hindgut", erweitert sich und formt die Kloake. Während der 5. und 6. Woche erfährt die Kloake eine koronare Septierung durch eine mesenchymal von kranial nach kaudal einwachsende Falte (Tourneux'sche Falte oder urorektales Septum). Nach abgeschlossener Septierung Ende der 6. Woche entsteht so der dorsal gelegene Rektumkanal und der ventral gelegene primitive Urogenitalsinus.

Die Ureterknospe ist ein epitheliales Divertikel, welches aus dem kaudalen Anteil des Ductus mesonephricus (Wolff'scher Gang) auf der Höhe des ersten Sakralwirbels entsteht. Sein erweitertes Ende wächst in dorsokranialer Richtung und dringt ins Metanephrosblastem vor. Der Anteil des mesonephrischen Ganges, der kaudal der aussprossenden Ureterknospe liegt, vereint sich am Tag 28 mit der Kloake und kommt während der Septierung der Kloake zu dem ventralseitig gelegenen Urogenitalsinus. Das Trigonum vesicae ist das Ergebnis dieser Inkorporation in den Boden der sich entwickelnden Blase. Mit fortschreitender Inkorporation erreicht das ureterale Ostium am Tag 37 die Blase und wandert im weiteren Verlauf in kraniolateraler Richtung im Blasenboden (Trigonum). Beim Knaben wandern die mesonephrischen Gänge weiter kaudalwärts bis zum Verumontanum, während sie beim Mädchen verkümmern. Aus embryologischer Sicht besteht die Blase also aus zwei Regionen unterschiedlichen Ursprungs: dem Blasenkörper (Detrusor) und dem Trigonum. Der Blasenkörper entwickelt sich aus dem endodermalen vesikourethralen Kanal und dem splanchnopleuralen Mesoderm, welches sich diesem anlegt. Dieses Mesoderm differenziert zur glatten Muskulatur des M. detrusor während der 7. bis 13. Gestationswoche. Die Entwicklung des Trigonums dagegen ist Bestandteil der ureteralen Entwicklung.

Die renalen Ausscheidungswege (Ureter, Nierenbecken, Calices, Sammelrohre) entwickeln sich schließlich aus der Ureterknospe. Die Interaktion zwischen der Ureterknospe (epitheliales Gewebe) und dem metanephrogenen Blastem (Mesenchym) ist für die Nierenentwicklung von entscheidender Bedeutung. Im Laufe der Metanephrosentstehung induziert das metanephrogene Blastem die Verzweigung der Ureterknospe, was seinerseits wieder die Bildung der Metanephros-Bläschen im präterminierten Blastem entstehen lässt. Durch Umwandlung in Epithelgewebe bilden diese die Nierenkanälchen und schließlich gehen daraus die Nephrone hervor. Dabei rotiert die Niere um 90 °, wobei das Nierenbecken von anterior nach medial gedreht wird. Im Rahmen dieses Entwicklungsprozesses muss sich der Harnleiter verlängern.

Malrotationen und Lageanomalien resultieren aus Störungen dieser Entwicklung. Treten Störungen im Aussprossungsprozess der Ureterknospe auf, kann es zu folgenden zwei wesentlichen Folgeerscheinungen kommen: Am distalen Ende kann es zur fehlerhaften Inkorporation des Harnleiterostiums in das Trigonum kommen mit dadurch bedingtem vesikorenalem Reflux. Am kranialen Ende kann die Induktion der Nierendifferenzierung durch die Ureterknospe gestört sein mit dadurch bedingter Nierendysplasie. Vesikorenaler Reflux und kongenitale Nierendysplasie sind also zwei Symptome einer embryologisch fehlerhaften Aussprossung der Ureterknospe. Sprossen zwei Ureterknospen aus dem mesonephrischen Gang oder teilt sich die Ureterknospe kurz nach dem Aussprossen, werden am kranialen Ende jeweils getrennte Nierenanlagen differenziert. Dadurch entstehen Doppelnieren mit unterschiedlich lang vereinigten Harnleitern (fissus, bifidus).

Zwischen dem 37. und 40. Gestationstag liegt beim menschlichen Embryo vermutlich eine vollständige Atresie des Harnleiters mit nachfolgender Rekanalisierung des Lumens vor. Zur gleichen Zeit erfolgt die Inkorporation des Ostiums in den Blasenboden. Temporär kann es in dieser Entwicklungsstufe zur ureteralen Obstruktion mit Distension des Harnleiters kommen. Eine weitere Möglichkeit temporärer ureteraler Obstruktion und Distension besteht durch die Chwalle's Membran, eine Membran aus zwei Zellschichten, die vom 37. bis 39. Gestationstag vor dem Harnleiterostium beobachtet werden kann. Eine Persistenz der Chwalle'schen Membran wird darüber hinaus ätiologisch mit der Ausbildung einer Ureterozele in Zusammenhang gebracht. Die Ursache ist jedoch letztlich nicht geklärt.

Eine Urinproduktion der Niere ist ab der 10. Woche nachweisbar. Möglicherweise wirkt dies als mechanische Stimulation zur Muskeldifferenzierung des Harnleiters. Am Ende der Entwicklung ist der Harnleiter durch eine 3-schichtige glatte Muskulatur gekennzeichnet. Die innere und äußere Muskelfaserschicht des Harnleiters gehen in die Muskulatur des oberflächlichen Trigonums kontinuierlich über. Diese Entwicklung der muskulären Verankerung ist wesentlich für die spätere Antirefluxivität des Ostiums mit ausreichender Tunnellänge und regelrechtem Eintrittswinkel des Harnleiters in die Blase.

Der dreischichtige Muskelaufbau der Harnleiterwand sorgt für eine rhythmische ureterale Peristaltik und den bolusweisen Transport des Harnes, der über das Ostium dann in die Blase gefördert wird. Störungen einer regelrechten Differenzierung der drei Muskelschichten des

Harnleiters resultieren in einem fehlerhaften Muskelwandaufbau mit gestörter Peristaltik, wodurch obstruktiv der Transport des Harnbolus in die Blase behindert wird. Die Ausbildung der Ureterabgangsstenose (UPJO) am ureteropelvinen Übergang oder der terminalen Ureterstenose (primär obstruktiver Megaureter (POM)) am ureterovesikalen Übergang (UVJO) wird heute so erklärt.

7.2 Zystische Nierenerkrankungen

Heute werden genetisch determinierte zystische Nephropathien (polyzystisch) von zystischen Nierendysplasien (multizystisch, hypoplastisch) und zystischen Nephropathien unterschieden. Dabei sind die Zeitpunkte der Krankheitsmanifestation und damit die Prognose sehr unterschiedlich. Die wichtigsten diagnostischen Mittel sind präpartal eine Ultraschalluntersuchung sowie postpartal die szintigraphische Nierenfunktionsprüfung, bei den polyzystischen Erkrankungen zusätzlich die Histologie. Die Therapie ist im Wesentlichen konservativ, bei den Dysplasien in Einzelfällen operativ.

Ätiologie und Pathogenese

An die Stelle gesunden Nierengewebes treten, entweder anlagebedingt oder erworben, flüssigkeitsgefüllte Hohlräume mit oder ohne Anschluss zum Nierenbeckenhohlsystem. Dadurch kommt es zum Nierenfunktionsverlust. Bis zu 10 % aller dialysepflichtigen erwachsenen Patienten weisen zystische Nierenveränderungen als Ursache der Niereninsuffizienz auf. Die Zystenbildung kann einzeln lokal oder generalisiert und das ganze Organ betreffend auftreten. Bei generalisierter Zystenbildung sind beide Organe befallen.

Wie es zur parenchymalen Zystenbildung kommt, ist bis heute nicht vollständig geklärt. Die rein mechanische Vorstellung von einer Zyste als Folge einer Obstruktion auf der Ebene der Sammelrohre ist einleuchtend, reicht aber zur Erklärung der unterschiedlichen Formen zystischer Nierenerkrankungen nicht aus. Eine Zystenbildung lässt sich im Tierversuch durch verschiedene Medikamente (z.B. Kortison) ohne Obstruktion induzieren. Die Nierenzyste ist vielmehr Ausdruck einer lokalen Gewebsdysplasie mit strukturellen Abnormitäten auf zellulärer und biochemischer Ebene.

Diagnostik

Die Sonographie ist die wesentliche Untersuchungsmethode zur Erkennung einer zystischen Nierenerkrankung, oft gelingt schon damit allein die Diagnosestellung. Wenn in utero bereits eine Zystenbildung vorliegt, fallen die Befunde meist präpartal auf. Die Nierenszintigraphie (MAG-3 oder DMSA) bestimmt die Funktionsanteiligkeit des betroffenen Organs. Nur im Zweifel und zur Abgrenzung anderer, insbesondere maligner Erkrankungen, ist die Durchführung einer weiterführenden bildgebenden Diagnostik (CT oder MRT) angezeigt. Bei den generalisierten polyzystischen Nierenerkrankungen spielt neben der Sonographie auch die histologische Zuordnung eine wesentliche Rolle. In zunehmendem Maße werden auch genetische Untersuchungen durchgeführt.

Einzelne Formen:

Während sich die Einteilung früher im Wesentlichen an der Morphologie orientierte (Tab. 7.1), werden die verschiedenen zystischen Nierenerkrankungen heute nach pathogenetischen Gesichtspunkten eingeordnet (Tab. 7.2). So werden die genetisch determinierten und damit immer bilateral vorkommenden polyzystischen Nierenerkrankungen von den nicht hereditären, meist unilateralen Dysplasien unterschieden.

Tab. 7.1: Einteilung der zystischen Nierenerkrankungen nach *Potter*.

Typ I	autosomal rezessive polyzystische Nephropathie (ARPN)
Typ II	zystische Nierendysplasien
Typ IIa	multizystische Nierendegeneration
Typ IIb	hypoplastische Nierendysplasie
Typ III	autosomal dominante polyzystische Nephropathie (ADPN)
Typ IV	zystische Dysplasie bei Ureterobstruktion

Tab. 7.2: Einteilung der zystischen Nierenerkrankungen nach *Zerres/Waldherr*.

Genetisch determinierte zystische Nephropathien	autosomal rezessive polyzystische Nieren autosomal dominante polyzystische Nieren
Zystische Nierendysplasien, Entwicklungsstörungen	multizystische Nierendegeneration hypoplastische Nierendysplasie kortikale Zysten zystische Dysplasie bei Ureterobstruktion
Zystische Nephropathien bei Fehlbildungssyndromen	Hippel-Lindau-Syndrom tuberöse Sklerose

7.2.1 Genetisch determinierte polyzystische Nephropathie

Autosomal rezessive polyzystische Nephropathie (infantiler Typ, ARPN)

Ätiologie und Pathogenese

Der autosomal rezessive Erbgang ist bekannt, wie auch der Genort (Chromosom 6p21). Diese Erkrankung tritt stets doppelseitig auf. Die Inzidenz wird mit 1 : 10 000 bis 1 : 40 000 angegeben. Das Wiederholungsrisiko beträgt für weitere Geschwister eines betroffenen Kindes 25 %.

Klinische Symptomatik und Diagnostik

In der präpartalen Ultraschalluntersuchung fallen weniger Zysten als vielmehr die Nierenvergrößerung auf, weswegen eine Aussage nicht vor der 24. Schwangerschaftswoche möglich ist. Eine gezielte genetische Präpartaldiagnostik z. B. bei betroffenem Geschwisterkind kann heute durchgeführt werden. Bei sonographischem (erhöhte Echogenität) und laborchemischem Verdacht auf Vorliegen einer ARPN (72 % der Patienten weisen eine verringerte glomeruläre Filtrationsrate auf) kann die Diagnose nur histologisch nach Nierenbiopsie gesichert werden. Makroskopisch fallen zunächst kleine Zysten auf. Im weiteren Wachstum werden die Zysten größer und können das Volumen der Niere verdreifachen. Mikroskopisch sind sämtliche Sammelrohre sowie die distalen Tubuli zystisch erweitert. Zudem liegt eine obligate Pankreas- und Leberbeteiligung vor mit zystischer oder fibrotischer Veränderung dieser Organe.

Therapie und Prognose

Die Therapie ist rein symptomatisch. Im Vordergrund steht die Behandlung der Hypertonie wie auch der Hyponatriämie und der Anämie. In der Situation der Niereninsuffizienz bleibt nur die Peritoneal- oder Hämodialyse nach bilateraler Nephrektomie mit der späteren Aussicht auf eine Nierentransplantation.

Der Verlauf der Erkrankung ist stark abhängig vom Alter bei Erstmanifestation. So werden die Patienten in eine perinatale, neonatale, infantile und eine juvenile Gruppe eingeteilt. Bei einer perinatalen Manifestation ist die Prognose sehr ernst und geht mit einer Sterblichkeit von über 80 % einher. Wenn der erste Lebensmonat überlebt wird, kann derzeit mit einem Überleben im ersten Lebensjahr von 86 % und im 15. Lebensjahr von 67 % gerechnet werden. 60 % der Patienten müssen zu diesem Zeitpunkt bereits antihypertensiv behandelt werden. Die Prognose dieser Patienten ist auch wesentlich von der obligaten Pankreas- und Leberbeteiligung abhängig. Bei etwa 1/3 der Patienten treten in einem mittleren Alter von 12,5 Jahren Ösophagusvarizen-Blutungen auf.

Autosomal dominante polyzystische Nephropathie (Adulter Typ, ADPN)

Ätiologie und Pathogenese

Mit einer Inzidenz von 1 : 1000 handelt es sich um eines der häufigsten monogenen Erbleiden (Chromosom 16p.13.3 = sog. PKD-1-Lokus bei 94 % der Betroffenen; Chromosom 4 = sog. PKD-2-Lokus bei 4 % der Betroffenen). 50 % der Nachkommen sind von der Erkrankung betroffen. Im Rahmen der genetischen Beratung kann eine pränatale Genanalyse angeboten werden.

Klinische Symptomatik und Diagnostik

Selten bekommt diese Form der Nephropathie vor dem 4. Lebensjahrzehnt Krankheitswert. Zunehmend wird in der Literatur über atypische Verläufe mit Manifestation im Kindesalter berichtet. Diese lassen sich nur schwer von der rezessiven Form unterscheiden und beruhen wahrscheinlich auf Genmutationen. Präsymptomatisch können Betroffene bis zum 20. Lebensjahr zu 90 %, erst nach dem 30. Lebensjahr zu 100 % sonographisch diagnostiziert werden (zunächst Konturvergrößerung und weniger Zystenbildung). Histologisch zeigt sich in der Biopsie eine Tubuluszellhyperplasie mit sekundärer Obstruktion und Ausbildung prästenotischer Zysten. Eine Mitbeteiligung anderer parenchymatöser Organe wie Leber, Pankreas oder auch Lunge ist wesentlich seltener und für das Überleben von geringerer Bedeutung.

Therapie und Prognose

Die Therapie ist rein symptomatisch mit Überwachung der Nierenfunktion und des Blutdruckes. Etwa 50 % der Patienten erleiden um das 60. Lebensjahr die terminale Niereninsuffizienz.

7.2.2 Multizystische Nierendegeneration

Ätiologie und Pathogenese

Diese nicht hereditäre Erkrankung mit einer Morbidität von 1 : 4300 Geburten tritt fast immer unilateral auf. Kinder mit beidseitigem Befall werden tot geboren oder versterben postpartal. Die linke Niere ist etwas häufiger betroffen (1,2 : 1 bis 3 : 1). Auch kann bei Doppelnieren der obere oder untere Anteil isoliert betroffen sein.
Der fehlende Anschluss metanephrogenen Gewebes an den Ur-Nierengang mit seinen Derivaten, den Sammelrohren, scheint die Morphogenese dieser Erkrankung zu sein. Nierengewebe ist, wenn überhaupt, nur in Spuren und dann vollkommen dysplastisch nachweisbar. Ein Nierenbeckenkelchsystem ist nicht vorhanden, ebenso wenig ein normales Gefäßsystem. Mikroskopisch finden sich primitive Sammelrohre, die in zystischen Erweiterungen von einer Größe bis zu 3 cm und größer enden. Der Harnleiter ist meist hypoplastisch oder atretisch. Dabei kann diese nie funktionierende „Nierenruine" mindestens die Ausmaße der kompensatorisch hypertrophierten gesunden Gegenseite annehmen und so Verdrängungssymptome hervorrufen.

Klinische Symptomatik und Diagnostik

Bei einseitigem Befall und gesunder Gegenseite sind die Kinder postpartal in der Regel klinisch unauffällig. Wurde die Diagnose nicht bereits präpartal gestellt, handelt es sich häufig um einen Zufallsbefund in den ersten Lebensmonaten. Bei der Diagnosestellung steht die Sonographie an erster Stelle. Allerdings ist die Abgrenzung einer ausgeprägten Hydronephrose rein sonographisch oft nicht möglich. Eine Nierenszintigraphie (MAG-3 oder DMSA) zeigt die Funktionslosigkeit der betroffenen Niere. Ein zusätzlicher vesikoureteraler Reflux (VUR) sollte durch ein Röntgen-MCU ausgeschlossen werden. Weitere bildgebende Diagnostik wie eine Ausscheidungsurographie, eine CT oder MRT sind nicht nötig.

Therapie und Prognose

Unter konservativer Beobachtung kann in fast allen Fällen eine Involution des Organrudiments beobachtet werden. Dieser Prozess dauert unter Umständen mehrere Jahre an. Die Tatsache, dass im Erwachsenenalter so gut wie nie eine multizystische Nierendegeneration beobachtet wird, lässt eine vollständige Involution bis dahin vermuten.

Zu den Komplikationen, die unter diesem Therapiemanagement auftreten können, zählen die Infektion des Organrestes, die Entwicklung eines arteriellen Bluthochdrucks oder unspezifische abdominale Beschwerden. Eine mögliche maligne Entartung spielt klinisch keine Rolle. Die Kinder sollten regelmäßig sonographisch hinsichtlich der Involution, später auch hinsichtlich des Blutdrucks kontrolliert werden. Die Nephrektomie, die früher in jedem Fall die Therapie der Wahl darstellte, ist heute nur bei ausbleibender Involution, bei sehr großen oder sich vergrößernden Zystennieren, bei Entwicklung eines arteriellen Bluthochdrucks oder anderen klinischen Begleitsymptomen indiziert. Die Prognose ist identisch mit der einseitigen Nierenaplasie. Bei gesunder Gegenseite ist somit die Lebenserwartung normal.

7.2.3 Solitäre Nierenzysten

Bei dieser häufigen Fehlbildung handelt es sich meist um einen sonographischen Zufallsbefund. Die Zysten entstehen durch eine späte Obstruktion auf verschiedenen Ebenen meist nach Entzündungen oder lokalen Ischämien. Bei kleinen Zysten sowie klinischer Beschwerdefreiheit unter sonographischer Kontrolle erübrigt sich eine weitere Diagnostik und Therapie aufgrund der günstigen Prognose. Größere Zysten sollten exstirpiert werden.

7.3 Ureterabgangsstenose

Die Ureterabgangsstenose (UAST oder engl. UPJO = ureteropelvic junction obstruction) bezeichnet eine Enge im Bereich des pyeloureteralen Übergangs mit konsekutivem Harnaufstau. Je nach urodynamischer Relevanz kommt es morphologisch zur Dilatation des Nierenbeckenkelchsystems und funktionell drohendem Nierenfunktionsverlust. Die UAST ist die häufigste Ursache einer sonographisch entdeckten Hydronephrose. Die wichtigste Untersuchung ist neben der Sonographie die dynamische MAG3-Nierenszintigraphie. Bei kompensierten Verhältnissen (stabile Nierenpartialfunktion, funktionell obstruktives Abflussmuster) sollte konservativ verfahren werden. Bei dekompensiertem Abfluss oder schwindender Nierenpartialfunktion wird die Ureteropyeloplastik durchgeführt.

Ätiologie und Pathogenese

Bei einer UAST besteht eine Abflussbehinderung des Harns aus dem Nierenbecken bedingt durch eine Stenose im Bereich des pyeloureteralen Überganges. Je nach urodynamischer Wirksamkeit dieser Abflussbehinderung kommt es konsekutiv zur Dilatation und Hydronephrose der betroffenen Seite unterschiedlichen Ausmaßes mit drohendem Nierenfunktionsverlust durch eine Parenchymschädigung.

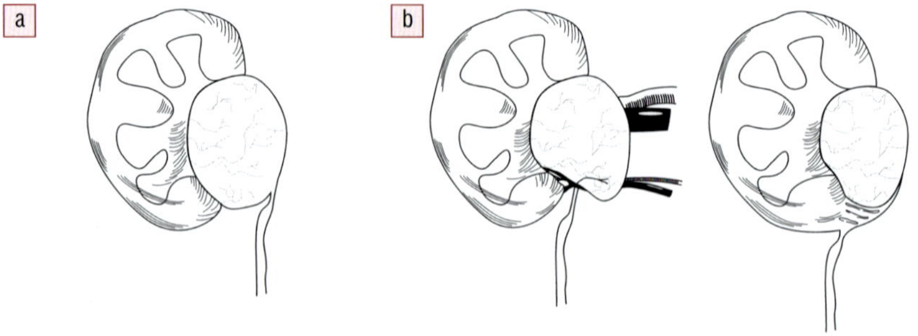

Abb. 7.1: Schematische Darstellung der Ureterabgangsstenose mit intrinsischen (a) bzw. extrinsischen (b) Ursachen.

Mit einer Inzidenz von 1:1000 bis 1:4000 gilt die UAST als die häufigste Ursache einer diagnostizierten Hydronephrose. Die UAST findet sich in 2/3 der Fälle unilateral links mit deutlicher Knabenwendigkeit. Ca. 6 % der operierten Patienten zeigen eine beidseitige UAST, bei Neugeborenen allerdings lässt sich in 20 % kontralateral ebenfalls eine UAST nachweisen.

Es werden intrinsische von extrinsischen Ursachen unterschieden (Abb. 7.1). Als intrinsisch wird die Veränderung des Ureterwandaufbaus am pyeloureteralen Übergang, im Sinne einer fibromuskulären Dysplasie, bezeichnet. Bis heute ist die Ätiologie und Deutung dieser Veränderung unklar. Sie macht etwa 75 % der Fälle aus. In etwa 10 % findet sich ein sogenannter hoher Ureterabgang mit dadurch bedingter Abflussbehinderung aus dem Nierenbecken. Bei den extrinsischen Ursachen handelt es sich entweder um ein aberrierendes unteres Polgefäß oder um ein durch fibrotische Stränge fixiertes Abknicken (kinking) des Harnleiters. Dies ist dann häufig mit rezidivierenden Entzündungen z. B. infolge eines vesikorenalen Refluxes vergesellschaftet bzw. dadurch bedingt. Patienten mit aberrierendem unterem Polgefäß werden klassischerweise klinisch deutlich später, oft erst im Schulalter, auffällig.

Klinische Symptomatik und Diagnostik

Heute wird die Diagnose in über 50 % der Fälle bereits präpartal zumindest vermutet. Postpartal wird die Diagnose in 2/3 der Fälle zufällig sonographisch bzw. im Rahmen der Screeninguntersuchungen gestellt. Bei höchstens 20 % der Kinder ist eine klinische Symptomatik wie z. B. Flankenschmerzen, tastbare Raumforderung, Hämaturie oder Harnwegsinfektion der Anlass der speziellen Diagnostik. Ältere Kinder mit aberrierendem unterem Polgefäß bilden hier eine Ausnahme und fallen häufig durch rezidivierende Flankenschmerzen auf.

Von diagnostischer Seite aus steht die *Sonographie* an erster Stelle. Die UAST stellt mit etwa 35 % die häufigste postpartal gesicherte Diagnose unter den präpartal sonographisch entdeckten Uropathien dar. Typischerweise zeigt sich sonographisch eine signifikante Erweiterung des Nierenbeckenkelchsystems ohne dilatierten Ureter bei unauffälliger Blase. Die Klassifizierung

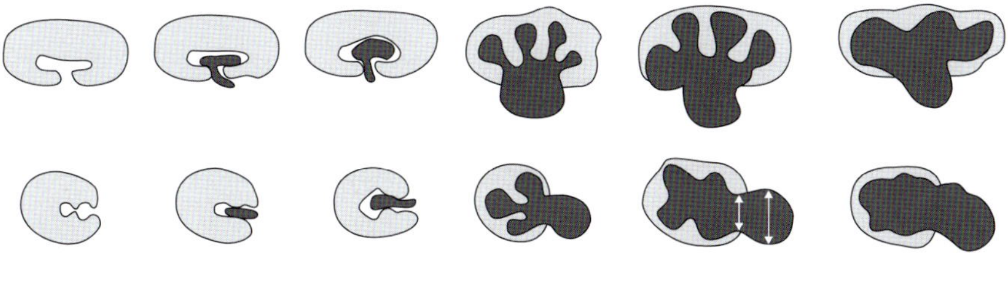

Abb. 7.2: Klassifizierung der Hydronephrose nach *Hoffmann:* Grad 0 und I gelten noch als Normalbefund, Grad II und IIIa als akute oder intermittierende Harntransportstörung und Grad IIIb und IV als chronische Harntransportstörung.

der Hydronephrose erfolgt nach *Hoffmann* (Abb. 7.2). Entscheidend sind das Ausmaß der Kelchdilatation sowie die Ausprägung der Parenchymverschmälerung. Präpartal wird eine Weite des Nierenbeckens (gemessen im Querschnitt) von 10–15 mm ab der 30. Gestationswoche als signifikante Hydronephrose angesehen. Aufgrund der physiologischen postpartalen Oligurie sollten sonographische Befunde in diesem Zeitraum wiederholt kontrolliert werden. Die Doppler-Sonographie mit Bestimmung des Resistive-Indexes hat sich nur in Einzelfällen bewährt. In der Routine spielt diese Zusatzuntersuchung eine untergeordnete Rolle.

Bei sonographischem Verdacht auf eine relevante UAST (Grad IIIa oder bei klinischer Symptomatik) ist der nächste diagnostische Schritt die Durchführung einer *99mTc-MAG3-Szintigraphie*. Wegen der physiologischen Nierenreifung in der Neugeborenenperiode sollte diese Untersuchung erst nach dieser Zeit im Alter von 4–6 Lebenswochen durchgeführt werden. Wichtig ist eine standardisierte Untersuchungstechnik zur Vergleichbarkeit der Untersuchungsbefunde. Sie stellt dann die zuverlässigste Untersuchungsmethode zur Beurteilung der Nierenfunktion und der Abflussverhältnisse dar. Die entscheidenden Kriterien sind dabei die Akkumulation und der Verlauf der Auswasch-Messkurve des Radionuklids nach definierter Furosemidgabe, Umlagerung und Miktion. Dabei wird ein Abfall der Aktivität von über 60 % 20 Minuten nach Furosemidgabe als funktionell bezeichnet und ist damit nicht therapiebedürftig. Bei einem Abfall von weniger als 40 % 20 Minuten nach Furosemidgabe spricht man von einem obstruktiven Abflussmuster. Werte dazwischen gelten als funktionell-obstruktiv und werden zunächst beobachtet.

Nur bei schlechter Partialfunktion (< 10 %) und zur Klärung der Indikation zur Nephrektomie wird ergänzend eine DMSA-Szintigraphie durchgeführt.

Die *Ausscheidungsurographie (AUG)* bzw. das *i.v. Pyelogramm (IVP)* (Abb. 7.3) hat heute in der Diagnostik der UAST weitgehend seine Bedeutung verloren. Lediglich Sonderindikationen mit zusätzlichen morphologischen Anomalien (Lage- oder Nierenanomalien) ist diese Untersuchungstechnik noch vorbehalten. Die AUG sollte ebenfalls erst ab einem Alter von 4–6 Wochen durchgeführt werden. In der sogenannten nephrographischen Phase werden die

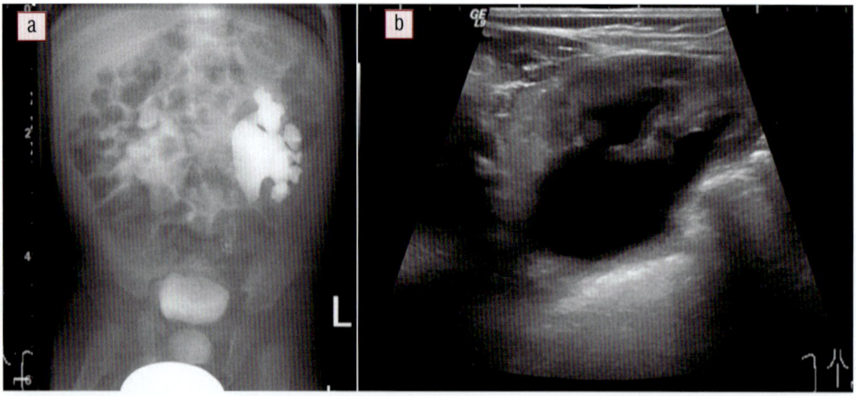

Abb. 7.3: I.v. Pyelogramm (Spätaufnahme) einer dekompensierten Ureterabgangsstenose beidseits mit Erweiterung des Nierenbeckenkelchsystems ohne Darstellung der Ureteren (a). In Korrelation dazu die Hydronephrose im Ultraschall (b).

Nierengröße und -funktion dargestellt, in der pyelographischen Phase das Ausmaß der Kelch- und Pyelondilatation sowie der zeitliche Verlauf des Kontrastmittelabflusses mit fehlender Kontrastierung des Ureters. Hierfür erfolgt eine Beurteilung nach Furosemidgabe und es werden Spätaufnahmen durchgeführt.

Zum Ausschluss eines VUR sollte bei sonographisch diagnostizierter Hydronephrose in jedem Fall ein *Röntgen-Miktionszystourethrogramm (MCU)* durchgeführt werden. In etwa 17 % besteht bei der UAST koinzidentiell auch ein VUR.

Therapie

Die Therapie richtet sich wesentlich nach der Nierenfunktion und dem Abflussmuster. Bei kompensierten Verhältnissen, d. h. stabiler Nierenpartialfunktion und funktionell obstruktivem Abfluss ist konservatives Beobachten angezeigt. In bis zu 80 % der pränatal diagnostizierten UAST ist unter konservativer Therapie eine spontane Verbesserung der Abflussverhältnisse ohne Verlust von Nierenpartialfunktion möglich. Eine antibiotische Prophylaxe ist in der Regel dabei nicht notwendig. Gerade in den ersten Lebensmonaten verbessern sich die Abflussverhältnisse signifikant durch Streckung und Öffnung sogenannter fetaler Harnleiterschleifen. Es erfolgen engmaschige sonographische Kontrollen, bei Säuglingen nach vier Wochen. Bei sonographischer Progredienz der Hydronephrose oder bei klinischen Beschwerden ist umgehend eine Kontrollszintigraphie durchzuführen; zeigt sich sonographisch keine Befundveränderung, erst nach drei Monaten. Bei dann gleichbleibendem obstruktivem Abflussmuster oder bei Verschlechterung der Abflussverhältnisse, bei schwindender Nierenpartialfunktion oder bei klinischen Symptomen sollte die UAST operativ korrigiert werden.

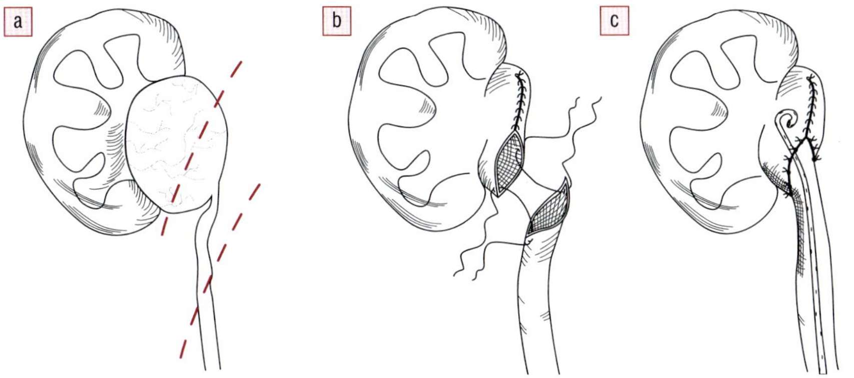

Abb. 7.4: Schematische Darstellung der Pyeloplastik nach *Anderson-Hynes:* Resektion der Stenose am pyeloureteralen Übergang (a). Anschließend trichterförmige Reanastomosierung des Harnleiters mit dem Pyelon (b) und Einlage eines Double-J-Katheters (c).

Verschiedene offene operative Techniken haben sich mit und ohne Durchtrennung des Harnleiters (sog. „dismembered" bzw. „non-dismembered" Verfahren) etabliert. Als Standardverfahren findet die Ureteropyeloplastik nach *Anderson-Hynes* Anwendung. Dabei wird die Stenose am pyeloureteralen Übergang reseziert („dismembered") und der Harnleiter trichterförmig mit dem Pyelon wieder anastomosiert (Abb. 7.4). Meist erfolgt dann die Platzierung eines Double-J-Katheters, bei Säuglingen eines Nierenbecken-Mono-J-Katheters zur Urinableitung.

Die Komplikationsrate dieser Operation ist mit etwa 5 % gering. Eine Reobstruktion findet sich dabei in etwa 1 % der Fälle. An vielen Zentren wird heute die Pyeloplastik laparoskopisch durchgeführt. Die postoperativen Ergebnisse und Komplikationsraten sind als gleichwertig anzusehen. Die Operationszeiten sind allerdings deutlich länger, was den minimalinvasiven Charakter dieses Zuganges deutlich schmälert. Der rein retroperitoneoskopische Zugang ist zudem technisch sehr anspruchsvoll.

Prognose

Eine szintigraphisch nachweisbare Verbesserung des Harnabflusses wird nach Pyeloplastik in 97 %–99 % postoperativ erreicht. Dabei persistiert in etwa 60 % eine funktionelle Abflussverzögerung, die aber nachweislich die Nierenfunktion im Langzeitverlauf nicht beeinträchtigt. Ob sich eine einmal verschlechterte Nierenpartialfunktion postoperativ erholt, ist umstritten. Wichtig erscheint hierbei, dass in diesen Fällen mit der operativen Korrektur nicht zu lange gewartet werden sollte.

7.4 Doppelbildungen und assoziierte Anomalien

Bei Störungen der Aussprossung der Harnleiterknospe kann es zur Ausbildung einer kompletten oder inkompletten Doppelung der Nieren und des Harnleiters kommen. Auch können jeweils die einzelnen Pole unterschiedlich von einer primären Nierendysplasie betroffen sein. Häufig sind Doppelnieren mit anderen Pathologien assoziiert: Am häufigsten mit einem VUR in den Unterpol, am zweithäufigsten mit einer Obstruktion (z. B. durch eine Ureterozele) des Oberpols. Da eine unkomplizierte Doppelniere keinen Krankheitswert besitzt, richten sich Therapie und Prognose ganz nach den assoziierten Pathologien. Ein dysplastischer Pol mit einer Partialfunktion unter 10 % der Gesamtfunktion wird in der Regel mit anhängendem Harnleiter (Heminephroureterektomie) entfernt.

Ätiologie und Pathogenese

Bei einer Doppelniere handelt es sich um eine renale Einheit mit zwei getrennten Nierenbeckenkelchsystemen. Dabei kann die Doppelung auch den kompletten Harnleiter betreffen (Ureter bifidus). Der Harn wird dann über 2 getrennte Ostien in die Blase drainiert. Dabei drainiert das weiter kaudal liegende Ostium immer den Oberpol, das weiter kranial gelegene Ostium den Unterpol (Meyer-Weigert'sche Regel). Bei einer inkompletten Doppelung findet sich nur ein Ostium, der Harnleiter teilt sich dann weiter kranial in die verschiedenen Hohlsysteme auf (Ureter fissus).

Bis zu 1 % der Bevölkerung weisen ein komplettes Doppelsystem der Nieren auf. Die Anomalie ist hereditär, wahrscheinlich liegt ein autosomal dominanter Erbgang mit unterschiedlicher Penetranz zugrunde. Bei etwa 1/3 der Kinder ist eine komplette Doppelung mit VUR, Obstruktion oder Nierendysplasie des betreffenden Pols assoziiert. Bei 40 % findet sich eine Doppelung auch kontralateral. Inkomplette Formen der Doppelung sind weitaus häufiger. Man schätzt, dass etwa 10 % der Bevölkerung ein bifides Nierenbecken aufweisen.

Zur Doppelbildung kommt es aufgrund einer Störung der Aussprossung der Harnleiterknospe (siehe Kapitel 7.1). Verständlich ist auch, dass der Unterpol bei kompletter Doppelung mit vesikorenalem Reflux und einer möglichen Nierendysplasie assoziiert ist: Das Ostium des Unterpoles erreicht früher die Blasenhinterwand und wandert in der weiteren Entwicklung länger in kraniolateraler Richtung. Dadurch kommt es zur Ostiumlateralisation mit dementsprechend kürzerem Tunnel, welches einen VUR begünstigt. Kranial trifft diese Ureterknospe möglicherweise auf Randbereiche des Metanephros mit eingeschränktem Differenzierungspotenzial. Das Oberpolostium ist häufiger mit einer Obstruktion (v.a. Ureterozele) oder einer kaudalen Ektopie (= distal ektope Uretermündung) assoziiert.

Klinische Symptomatik und Diagnostik

Unkomplizierte Doppelnieren haben an und für sich keinen Krankheitswert und sind symptomlos. Die Klinik richtet sich wesentlich nach den häufig assoziierten Pathologien wie einem VUR, ektopem Harnleiter oder einer Obstruktion primär oder durch eine Ureterozele

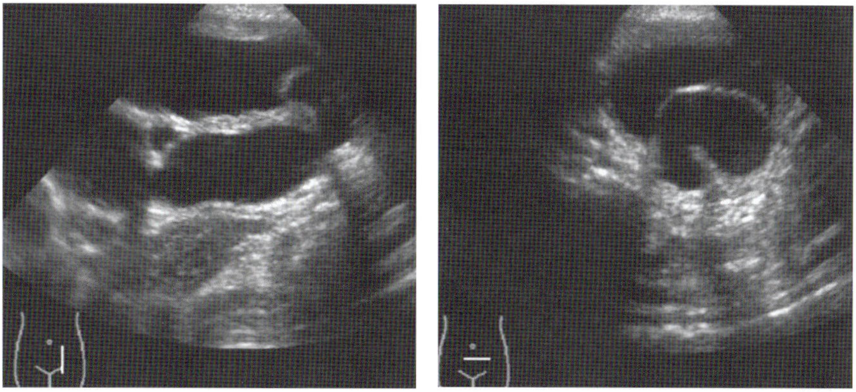

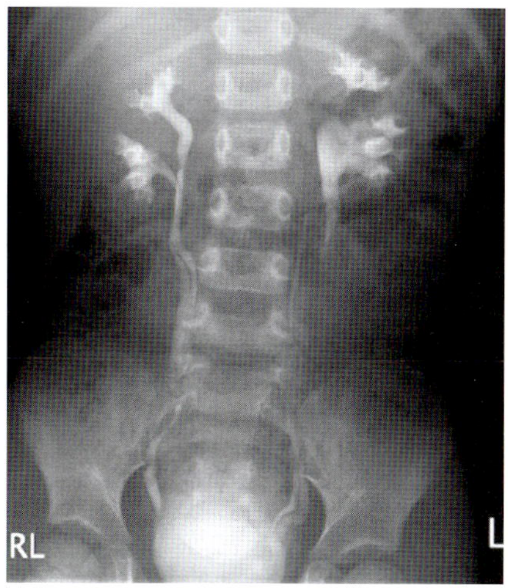

Abb. 7.5: Sonographische Darstellung einer in die Harnblase prolabierenden Ureterozele rechtsseitig.

Abb. 7.6: Das IVP zeigt eine Doppelniere mit Ureter bifidus beidseits.

(Abb. 7.5). Der VUR in den Unterpol stellt die am häufigsten assoziierte Pathologie dar. Die Klinik und Diagnostik ist der des einfachen VUR entsprechend. Auch mit einer ektopen Harnleitermündung im Bereich des Blasenhalses oder der Urethra kann ein VUR verbunden sein. Die Ausscheidungsurographie (AUG, IVP) hat bei den Doppelbildungen zur Darstellung der Anatomie einen festen Stellenwert. Der Stellenwert der MR-Urographie ist heute noch nicht geklärt. Gut gezeigt werden kann dabei die reine Morphologie, hingegen lassen sich dynamische Daten mit Rückschluss auf Funktion und vor allem Abflussverhältnisse derzeit nicht verlässlich erheben. Zudem kann diese Untersuchung bei Säuglingen und Kleinkindern nur in Allgemeinanästhesie durchgeführt werden. In ausgewählten Fällen mag die Untersuchung einen zusätzlichen diagnostischen Informationsgewinn bringen, ohne aber bislang die konventionell radiologischen Untersuchungsmethoden ersetzen zu können.

Bei Vorliegen einer Ureterozele kann eine Obstruktion mit oder ohne VUR resultieren. Eine Hydronephrose wird meist präpartal bereits erkannt. Entscheidend für die weitere Therapie ist hier die Funktionsbestimmung des betreffenden Oberpols durch die szintigraphische ipsilaterale seitengetrennte Messung.

Therapie

Sofern die Funktion des betreffenden Pols erhaltungswürdig erscheint (ca. 10 % der Gesamtfunktion), wird bei Vorliegen eines VUR zunächst wie üblich eine antibiotische Langzeitprophylaxe begonnen. Zu beachten ist allerdings, dass die im Verlauf spontane Maturationschance refluxiver Doppelostien schlechter ist als die von Monoostien. Auch die Erfolgsrate der endoskopischen Korrektur durch subostiale Unterspritzung liegt unter der bei Monoostien. Ebenso müssen refluxive ektope Harnleiter in aller Regel reimplantiert werden. Ansonsten ist die Therapie mit dem Vorgehen bei VUR in einer Einzelniere vergleichbar, wobei im Fall einer Reimplantation nach dem ersten Lebensjahr diese immer „en bloc", d. h. für beide Harnleiter, zu erfolgen hat. Im Falle eines nicht erhaltungswürdigen Funktionsanteils des betreffenden Pols sollte die Heminephroureterektomie durchgeführt werden.

Im Fall einer Obstruktion durch eine Ureterozele kann diese zunächst in den ersten Lebenswochen endoskopisch an der Basis geschlitzt werden. Der Abfluss wird so verbessert, möglicherweise kann ein geschädigter Nierenpol etwas an Funktion hinzugewinnen. Auf einen möglichen VUR muss postoperativ unbedingt untersucht werden. Der weitere Verlauf richtet sich dann wiederum nach der Partialfunktion des betreffenden Pols, der bei Erhaltungswürdigkeit in eine En-bloc-Reimplantation mit Blasenbodenrekonstruktion mündet, bei zu geringer Funktion in die Heminephroureterektomie.

Prognose

Die Prognose richtet sich ganz nach den assoziierten Pathologien. Bei Korrektur des VUR oder Obstruktion ist die Prognose der bei Einzelnieren vergleichbar. Die konservative Therapie gerade bei VUR führt allerdings weniger häufig zur Maturation. Bei der Heminephroureterektomie sollte darauf geachtet werden, dass der retrovesikale Harnleiterstumpf nicht zu lang in situ belassen wird. Rezidivierende Harnwegsinfektionen könnten sonst persistieren und eine sekundäre Harnleiterstumpfentfernung notwendig werden lassen.

7.5 Megaureter

Der Begriff „Megaureter“ bezeichnet einen „weiten Harnleiter“. Entscheidend ist die Frage nach der Ätiologie, ob primär oder sekundär, ob obstruktiv und/oder refluxiv. Meist liegt eine primäre Obstruktion im Bereich des ureterovesikalen Übergangs vor (primär obstruktiver Megaureter = POM), die auch mit einem VUR assoziiert sein kann (primär refluxiv obstruktiver Megaureter). Die Prognose des POM ist unter dem heute im Wesentlichen konservativen Therapiemanagement sehr gut. Ein Nierenfunktionsverlust kann fast immer vermieden werden.

Ätiologie und Pathogenese

Der Harnleiter ist ein muskuläres Organ, das den Urin in peristaltischen Wellen bolusweise zur Blase fördert. Somit ändert sich der Durchmesser des Harnleiters in seiner natürlichen Funktion. Eine genaue Begriffsdefinition anhand einer Millimeterangabe erscheint nicht sinnvoll. Nach dem heutigen Verständnis beschreibt der Begriff „Megaureter“ zunächst nur einen „weiten Harnleiter“. Entscheidend ist die Frage nach der Ätiologie (Tab. 7.3).

Tab. 7.3: Ätiologische Klassifikation des Megaureters.

primär obstruktiv (POM)	sekundär
primär refluxiv	
primär nicht refluxiv, nicht obstruktiv	
primär refluxiv obstruktiv	

Die möglichst frühe Klassifikation eines klinisch vorliegenden Megaureters ist von entscheidender Bedeutung, da sich hiervon unterschiedliche Therapiekonzepte ableiten. Der primäre obstruktive Megaureter (POM) wird nach *Pfister* und *Hendren* radiologisch in verschiedene Schweregrade eingeteilt (Abb. 7.7).

Der Megaureter ist nach der Ureterabgangsstenose die zweithäufigste Ursache einer Hydronephrose im Säuglingsalter. Die Inzidenz liegt etwa bei 0,3 : 1000. Beim POM besteht ein Geschlechtsverhältnis von Jungen : Mädchen = 4 : 1. Die linke Seite ist häufiger betroffen als die rechte, in 20 % liegt er beidseits vor.

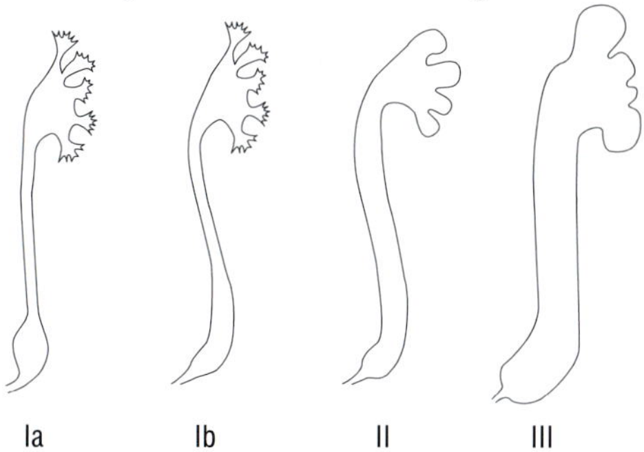

Abb. 7.7: Klassifikation des POM nach *Pfister* und *Hendren*.

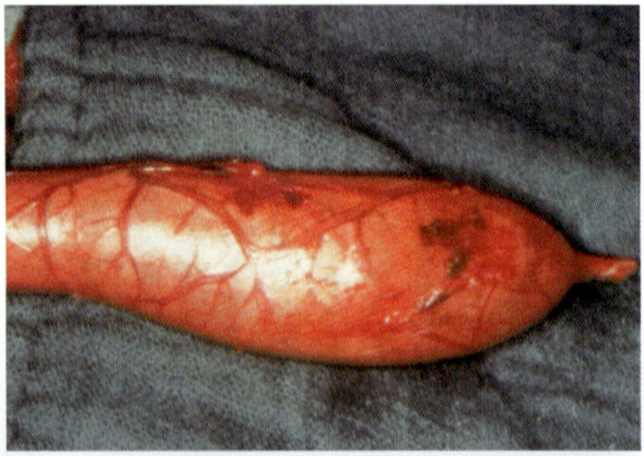

Abb. 7.8: Intraoperativer Befund des adynamen Segments eines primär obstruktiven Megaureters (POM).

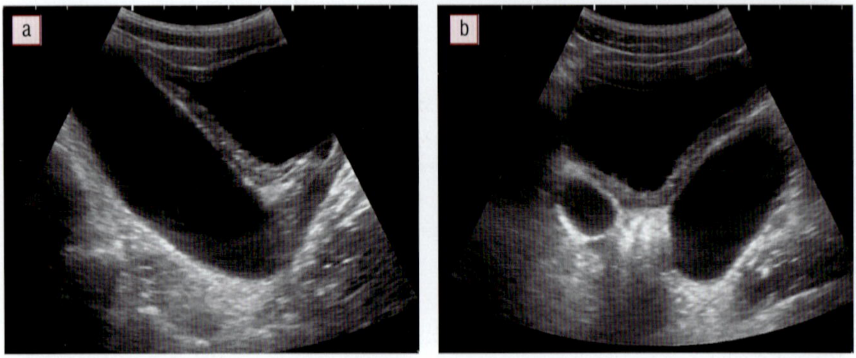

Abb. 7.9: Sonographie bei POM: Unterbauch-Längsschnitt (a): Darstellung des massiv dilatierten linksseitigen Megaureters hinter der Blase (A). Unterbauch-Querschnitt (b): Darstellung der beidseits dilatierten Ureteren retrovesikal (links > rechts).

Der primäre Megaureter resultiert meist als Folge einer distalen Obstruktion, eventuell in Kombination mit einem VUR. Die Ursache für die Obstruktion liegt in einem distalen, sog. „adynamen Segment" des Harnleiters von meist 0,5 cm bis zu mehreren Zentimetern Länge. Dadurch kommt es zur Unterbrechung der peristaltischen Wellen mit resultierender Abflussbehinderung. Die Ätiologie dieses adynamen Segmentes ist nicht geklärt. Histologisch zeigt sich eine Muskelhypotrophie. Eine Überexpression von TGF-β (transforming growth factor-β) mit Verzögerung der normalen ureteralen Muskeldifferenzierung wird vermutet. Eine generalisierte Harnleiterdysplasie findet sich beim Prune-Belly-Syndrom. Erhöhte Druckverhältnisse herrschen nicht vor. Sekundäre Formen entstehen dann, wenn die eigentliche Pathologie z. B. subvesikal im Bereich der Harnröhre zu finden ist (z. B. posteriore Urethralklappen, neurogene Blasenentleerungsstörung) und eine daraus resultierende Blasenwandveränderung zu einem VUR oder zu einer Obstruktion des ureterovesikalen Überganges geführt hat.

Klinische Symptomatik und Diagnostik

Die Harnwegsinfektion (HWI) ist die häufigste klinische Erscheinung, insbesondere bei Vorliegen eines VUR. Der Megaureter kann aber auch lange asymptomatisch bleiben und wird dann oft erst zufällig sonographisch entdeckt. Im Erwachsenenalter kann er zu Steinbildung führen. Eine primäre Nierendysplasie kann auf der betroffenen Seite vergesellschaftet sein, bei fieberhafter HWI kommt es zur Narbenbildung und zum Funktionsverlust der Niere.

Von diagnostischer Seite steht an erster Stelle die Sonographie. In etwa 40–50 % der Fälle wird der Verdacht auf einen Megaureter bereits präpartal geäußert, postpartal ist die Sonographie ab dem 1. Lebenstag bei ausreichender Hydrierung aussagekräftig. Gemessen und dokumentiert werden Blasenwandveränderungen, Harnleitererweiterung, Nierengröße und -dilatation (Abb. 7.9). Insbesondere beim POM kommt der Sonographie als Verlaufsuntersuchung neben der MAG3-Nierenszintigraphie eine entscheidende Rolle zu und wird zunächst in 4-wöchentlichen Abständen durchgeführt.

Das Vorliegen eines ipsilateralen oder kontralateralen assoziierten Refluxes ist bestimmend für das weitere Vorgehen. Daher sollte baldmöglichst ein *MCU* durchgeführt werden. Unabdingbar ist die Darstellung der Miktionsphase und der Harnröhre insbesondere bei Buben mit beidseitigem Megaureter. Nur in der seitlichen oder schrägen Projektion kann eine ursächliche subvesikale Obstruktion (z. B. posteriore Urethralklappen (PUV)) ausgeschlossen werden.

In der dynamischen *MAG3-Szintigraphie* kann neben der Gesamt- und Partialfunktion in der Abflussstudie auch das Ausmaß der Obstruktion quantifiziert werden. So kann zwischen freiem Abfluss, funktionell obstruktivem Abflussmuster oder obstruktivem Abfluss unterschieden werden (Abb. 7.10). Entscheidend ist die Verteilung der „region of interest“ (ROI) auf die Nierenanlage und den Ureter. Zeigt sich ein Abfluss von >50 % aus der ROI, liegt keine Obstruktion vor. Bei <50 % wird Furosemid verabreicht. Kommt es dann nach 20 Minuten zum Gesamtabfluss von >60 % liegt eine funktionelle Obstruktion vor, unter 40 % ein obstruktives Abflussmuster. Die MAG3-Nierenszintigraphie ist beim POM die wichtigste Untersuchungsmethode zur Verlaufsbeurteilung und sie wird zunächst nach 3 Monaten, später in halbjährlichen oder jährlichen Abständen wiederholt. Die Durchführung einer *Ausscheidungsurographie* (AUG, IVP) ist heute nur noch selten nötig, da sie kaum Zusatzinformationen zur MAG3-Szintigraphie und zur Sonographie liefert.

Die dopplersonographisch gemessene Erhöhung des Resistive-Indexes der Niere ist prinzipiell wertvoll, gehört aber derzeit nicht zur klinischen Routine. Invasive Untersuchungsmethoden wie die endoskopische retrograde Darstellung oder der „Whitaker-Test“ sollten nur in absoluten Ausnahmefällen zur Anwendung kommen.

Therapie

Die Therapie richtet sich zunächst nach der Klassifikation. Liegt ein VUR vor, muss eine antibiotische Langzeitprophylaxe unverzüglich eingeleitet werden. Die Behandlung des „POM“ hat sich in den letzten Jahrzehnten grundlegend geändert. Früher war sie eine Domäne der operativen Therapie (etwa 90 % der Fälle). Inzwischen weiß man, dass das distale Segment nachreift und sich der Abfluss spontan verbessert, weshalb das Hauptziel der Behandlung der Erhalt der Nierenfunktion ist. Die operative Therapie des POM sollte heutzutage die Ausnahme sein. Sie ist nur noch in etwa 10–15 % der Fälle notwendig. Der Mechanismus dieser „Maturation“ ist – wie die Ätiologie – bis heute nicht geklärt. Die Indikation zur operativen Korrektur ist abhängig von der Nierenfunktion und vom Abflussmuster. Die operative Korrektur ist indiziert bei Vorliegen einer initial eingeschränkten Nierenfunktion und einem gleich-

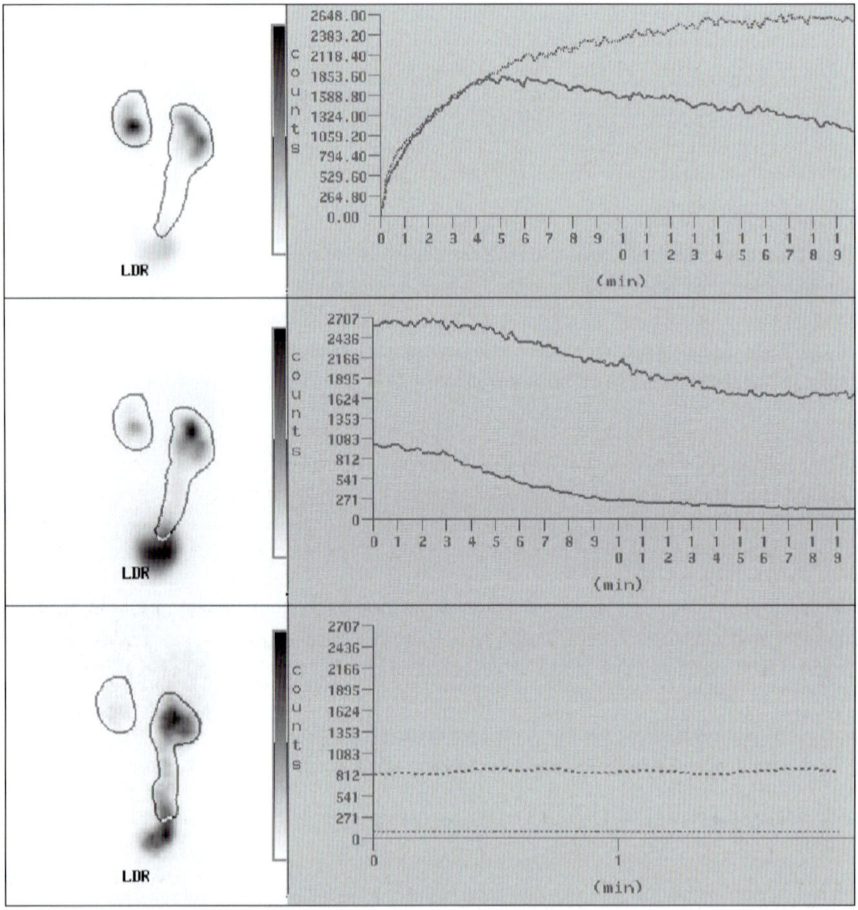

Abb. 7.10: MAG3-Nierenszintigraphie eines Patienten mit primär obstruktivem Megaureter (POM) rechts: Kurvenverlauf des Abflusses aus beiden Nierenbecken bei funktionell obstruktivem Abflussmuster rechts (>60 % Abfluss nach Lasix-Gabe).

bleibend obstruktiven Abflussmuster, bei Verschlechterung der Abflussverhältnisse und/oder bei Funktionsverlust im Verlauf sowie bei klinischen Beschwerden. Hier wird die Wertigkeit der dynamischen Nierenszintigraphie (MAG3) offensichtlich. Ist eine operative Korrektur unumgänglich, so hat sie die Resektion des distalen adynamen Segments mit anschließender Ureterreimplantation zum Ziel. Ein Harnleitertapering ist nur in Fällen ausgeprägtester Harnleiterdilatation nötig. Möglicherweise sollte in diesen Fällen zweizeitig vorgegangen werden und vor Reimplantation zunächst eine Ureterokutaneostomie zur Tonisierung des Harnleiters angelegt werden.

Prognose

Unter dem im Wesentlichen konservativen Therapiemanagement unter strenger Kontrolle der Abflusssituation und der Nierenfunktion ist die Prognose sehr gut, die vorhandene Nierenfunktion kann meist vollständig erhalten werden. Bei etwa 85–90 % der Kinder mit einem POM verbessern sich die Abflussverhältnisse im Laufe der ersten 2 Lebensjahre so weit, dass keine Nierenschädigung mehr zu befürchten ist. Liegt ein ipsilateraler höhergradiger VUR vor (primärer refluxiv obstruktiver Megaureter), ist eine spontane Maturation des ureterovesikalen Überganges allerdings weniger wahrscheinlich.

7.6 Vesiko-uretero-renaler Reflux

Ein vesiko-uretero-renaler Reflux (VUR) kann über Harnwegsinfektionen zur Pyelonephritis führen und damit einen Nierenfunktionsverlust zur Folge haben. Die Diagnose und Klassifikation des Schweregrades erfolgt im Röntgen-MCU. Kongenitale oder erworbene Nierenschäden werden szintigraphisch erfasst. Die Therapie erfolgt konservativ durch Gabe einer antibiotischen Dauerprophylaxe unter Ausnutzung der spontanen Maturation oder operativ (endoskopisch oder offen), abhängig vom VUR-Grad, dem Krankheitsverlauf sowie dem Alter des Kindes. Da ein VUR häufig mit Blasenentleerungsstörungen assoziiert ist, muss die Behandlung der Blasenentleerungsstörung in die des VUR implementiert werden.

Ätiologie und Pathogenese

Den unphysiologischen Rückfluss des Harnes von der Blase in den Ureter bzw. in die Niere bezeichnet man als vesiko-uretero-renalen Reflux (VUR). Ein VUR entsteht primär oder sekundär. Während die Ursache des primären VUR in einer Malformation des ureterovesikalen Überganges zu sehen ist, wird der sekundäre VUR bei zunächst normalem ureterovesikalem Übergang durch eine Hochdruck-Miktion induziert wie z. B. bei posterioren Urethralklappen oder neurogener Blasenentleerungsstörung.

Der VUR wird im MCU nach der internationalen Refluxstudie (International Reflux Study in Children, IRSC) in Anlehnung an *Heikel-Parkkulainen* in fünf Schweregrade eingeteilt. Dabei erreicht ein VUR Grad I nicht das NBKS. Eine zunehmende Dilatation des Harnleiters und Verplumpung des Kelchsystems charakterisiert die höheren VUR-Grade. Ein VUR bis in die Sammelrohre bezeichnet man als intrarenalen VUR.

Die Inzidenz des VUR liegt zwischen 0,5 und 1 % und ist abhängig von der familiären Belastung, dem Alter und Geschlecht des Kindes. Im ersten Lebensjahr liegt die Inzidenz des VUR allerdings wesentlich höher mit bis zu 40 %. Zudem liegt im ersten Lebensjahr eine auffällige Geschlechtsverteilung mit einer Knabenwendigkeit von 3–5 : 1 vor. Später kehrt sich dieses Verhältnis um. In 57–72 % tritt der VUR bilateral auf.

Ein VUR wird familiär gehäuft beobachtet (Kinder betroffener Eltern etwa 66 %, Geschwister betroffener Kinder bis zu 33 %, Zwillingsgeschwister bis zu 66 %) und gilt als die häufigste vererbte Anomalie im Bereich des Urogenitaltraktes. Es wird ein autosomal dominanter Erbgang verschiedener Penetranz diskutiert.

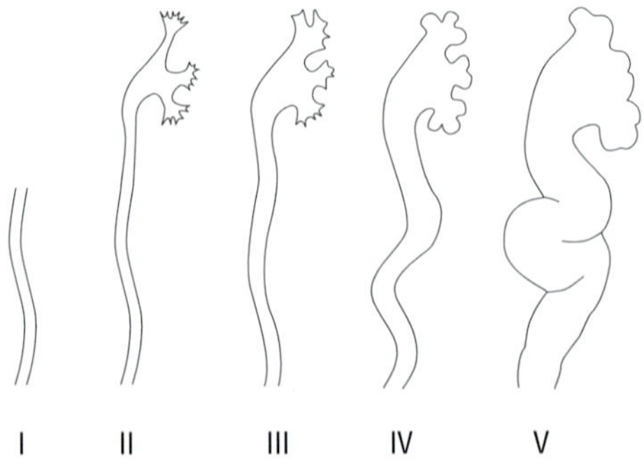

Abb. 7.11: Internationale Gradeinteilung des VUR nach *Heikel-Parkkulainen*/International Reflux Study in Children (IRSC).

Der physiologische Harntransport von der Niere zur Harnblase wird durch eine gerichtete Ureterperistaltik gewährleistet. Der vesikoureterale Reflux wird durch einen passiven und aktiven Ventilmechanismus im Bereich der Uretereinmündung verhindert. Als passiv bezeichnet man, dass mit zunehmendem Füllungszustand der Harnblase der distale, schräg intramural und submukös verlaufende Anteil des Harnleiters komprimiert wird. Bestimmend für die Antirefluxivität ist der Winkel des Harnleitereintrittes sowie die Länge des intramuralen Verlaufs. Aktiv hingegen bedeutet, dass ein erhöhter Muskeltonus des Trigonum vesicae während der Miktion eine Verformung des Ostiums bei erhöhtem intravesikalem Miktionsdruck verhindert. Bei morphologischer oder funktioneller Abweichung von der normalen Anatomie des vesikoureteralen Übergangs versagt der Ventilmechanismus und es kommt zum VUR (Abb. 7.12)

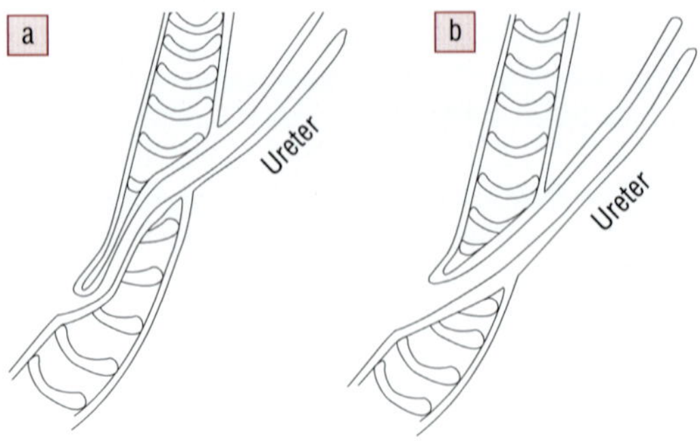

Abb. 7.12: Normale antirefluxive Ostiumkonfiguration mit ausreichend intramuralem Harnleiterverlauf und kleinem Harnleitereintrittswinkel (a) sowie refluxive Ostiumkonfiguration mit kurzem intramuralem Harnleiterverlauf und größerem Harnleitereintrittswinkel (b).

Durch Fehlanlage der Ureterknospe kommt es zur Lateralisierung des Ostiums. Dadurch wird der Winkel flacher und die Tunnellänge kürzer, das Ostium verändert seine Konfiguration bis hin zum sog. Golfloch. Bei Strukturanomalien periostial mit Ausbildung eines periostialen Divertikels (sog. Hutch-Divertikel) verliert die Harnleitermündung teilweise ihr Widerlager und der vesikoureterale Übergang wird refluxiv.

Bei der neurogenen Blasenentleerungsstörung kommt es zum einen aufgrund eines erhöhten Miktionsdruckes, zum anderen aufgrund eines mangelnden Tonus des Trigonums zum VUR.

Klinische Symptomatik und Diagnostik

An erster Stelle der Probleme steht die Harnwegsinfektion (HWI). 3–5 % der Mädchen und 1–2 % der Knaben erkranken bis zur Pubertät an einer Harnwegsinfektion. Etwa 40 % hiervon weisen einen VUR auf. Säuglinge fallen typischerweise eher durch unspezifische Symptome wie reduzierter AZ und Trinkschwäche mit oder ohne Fieber auf. Dysurische Beschwerden und Flankenschmerzen werden erst von älteren Kindern angegeben. Durch Bildung von Pseudorestharn bei höhergradigem dilatierendem VUR wird die Entstehung eines HWI durch den mangelnden Auswascheffekt der Blase begünstigt. Ist das Nierenparenchym von der Infektion betroffen, spricht man von einer Pyelonephritis. Neben teilweise sehr schweren Krankheitsverläufen mit hohem Fieber ist die gefürchtete Komplikation einer Pyelonephritis die Ausbildung einer postinfektiösen Nierennarbe mit damit verbundenem anteiligem Nierenfunktionsverlust.

Nach der ersten fieberhaften HWI des Säuglings sollte die Diagnostik zum Ausschluss eines VUR eingeleitet werden. Aufgrund der niedrigeren VUR-Inzidenz bei älteren Kindern kann die Diagnostik je nach Alter des Kindes dann auch erst nach rezidivierenden HWIs durchgeführt werden. Hier steht die Anamnese und insbesondere die Frage nach dem Miktionsverhalten und einer eventuellen Inkontinenz an erster Stelle. Bei Verdacht auf eine Blasenentleerungsstörung, die in ca. 18 % der Fälle assoziiert sein kann, sollte ein Miktions-/Trinkprotokoll sowie eine *Zystomanometrie (CMM) mit Uroflowmetrie* durchgeführt werden. Die klinische Untersuchung umfasst speziell das äußere Genitale. Zusätzlich sollte nach Stigmata dysraphischer Störungen gesucht werden.

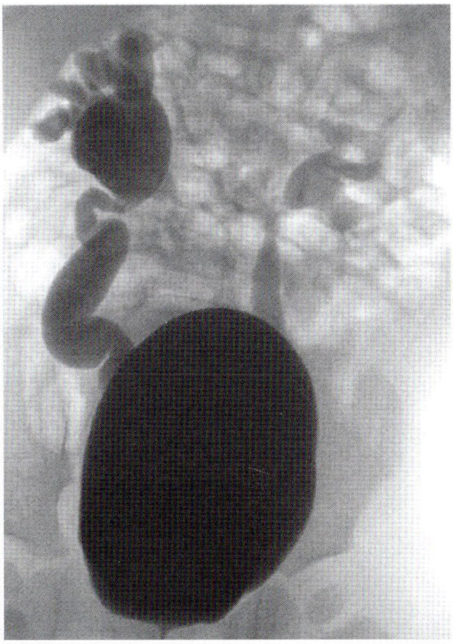

Abb. 7. 13: Röntgen-MCU bei hochgradigem VUR beidseits.

Die pränatale *Sonographie* gewinnt zunehmend an Bedeutung. Bei intrauteriner und postpartal fortbestehender Hydronephrose muss ein VUR sowie ein möglicherweise schon vorhandener Nierenparenchymschaden erfasst werden. Die postpartale Sonographie dient der planimetrischen Messung der Nieren. Größere Parenchymnarben können sonographisch entdeckt und besonders im Verlauf dokumentiert werden. Zudem kann das Nierenwachstum zuverlässig beurteilt werden. Bei höhergradigem VUR fällt als indirektes Zeichen eine Dilatation auf. Dann liegt eine Aufspreizung des Nierenbeckenkelchsystems vor, eventuell ist das Parenchym verschmälert und der Ureter retrovesikal erweitert. Die Miktionszystosonographie (MCS) zum Nachweis des VUR hat sich klinisch nicht durchgesetzt.

Die exakte Graduierung des VUR ist bestimmend für das weitere Vorgehen. Dies geschieht durch das *Röntgen-Miktionszystourethrogramm (MCU)*, das ab dem 1. Lebenstag durchgeführt werden kann. Nach Instillation von Kontrastmittel über einen transurethralen Katheter werden bei der Füllung der Harnblase und bei Miktion Zielaufnahmen der Harnblase, des Ureters und der Nieren sowie der Urethra angefertigt. Dies ist ohne Sedierung des Kindes möglich. Beim Knaben kann zusätzlich eine subvesikale Obstruktion durch z. B. posteriore Harnröhrenklappen erfasst werden.

Eine *Ausscheidungsurographie (AUG, IVP) wird heute routinemäßig* nicht mehr durchgeführt.

Die Parenchymsituation kann heute besser durch die *DMSA(Dimercaptosuccinic acid)-Szintigraphie* beurteilt werden. Diesbezüglich ist sie dem IVP überlegen. Ab einem Refluxgrad 3 findet man in etwa 19 % der Fälle Parenchymnarben zum Zeitpunkt der Diagnosestellung. Bei Vorliegen eines höhergradigen VUR ist eine DMSA-Szintigraphie initial wie im Verlauf unbedingt erforderlich.

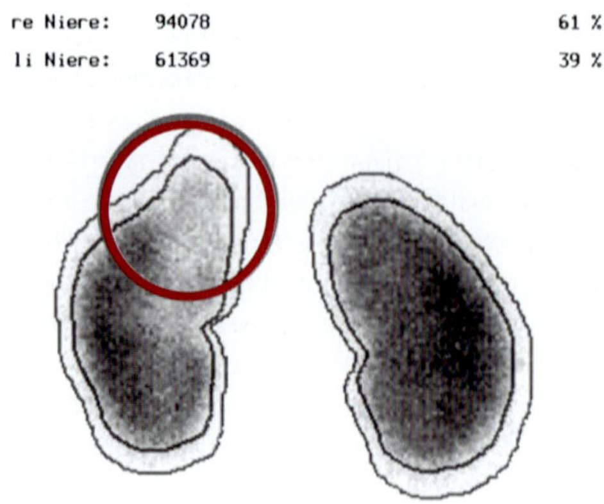

Abb. 7.14: DMSA-Szintigraphie mit Darstellung eines Parenchymausfalls im linken Oberpol.

Die *MAG3-Szintigraphie* erlaubt wie die DMSA-Szintigraphie eine exakte Trennung der Partialfunktion. Parenchymnarben können allerdings wesentlich schlechter erfasst werden. Der Verdacht auf Vorliegen assoziierter primärer oder sekundärer Harnabflussbehinderungen, die in 3,5–11 % zu finden sind, stellt eine Indikation für die MAG3-Szintigraphie dar.

Beim direkten *Nuklid-MCU (d-NMCU)* wird die Blase ähnlich wie beim MCU, jedoch mit einem radioaktiven Tracer (z. B. 99mTechnetium MAG3), aufgefüllt. Dadurch kann ein VUR im Vergleich zum Röntgen-MCU sensitiver, jedoch mit einer geringeren Auflösung darstellt werden. Diese Methode eignet sich daher zur Verlaufskontrolle eines VUR, z. B. postoperativ. Ist ein entsprechender Messplatz vorhanden, kann das d-NMCU in Kombination mit einer CMM durchgeführt werden. Dem Kind wird so eine Katheterisierung erspart.

Die genaue Ostiumlokalisation und Konfiguration korreliert mit der Maturationswahrscheinlichkeit des VUR und ist deshalb im Rahmen des therapeutischen Konzeptes von großer Bedeutung. Die *Zystoskopie* ist jedoch ein invasiver Eingriff und kann im Kindesalter nur in Narkose erfolgen. Als reine diagnostische Maßnahme ist sie aus diesem Grunde abzulehnen. Es sollte nur dann eine Zystoskopie durchgeführt werden, wenn als therapeutische Option in gleicher Sitzung eine endoskopische Antirefluxplastik durchgeführt werden kann.

Therapie

Ziel jeglicher Behandlung ist, die unbeeinträchtigte Nierenentwicklung zu gewährleisten und die Nierenfunktion zu erhalten. Dafür müssen in jedem Fall weitere pyelonephritische Schübe verhindert werden, da hiermit ein irreversibler Nierenfunktionsverlust verbunden ist. Bei der Erstellung eines Therapiekonzeptes zur Behandlung eines VUR müssen zwei Prinzipien berücksichtigt werden: Erstens zeigt VUR die Tendenz, in den ersten Lebensjahren spontan zu maturieren, niedriggradiger VUR (I + II) mit einer Wahrscheinlichkeit von annähernd 100 %, III-gradiger VUR zu etwa 50 % und IV-gradiger VUR zu etwa 20 % innerhalb der ersten 5 Lebensjahre. Danach sind die Maturationschancen deutlich schlechter, wie auch initial bei V-gradigem VUR. Zweitens sind Nierenentwicklung und -funktion durch eine konsequente Verhinderung von Infektionen sicher gewährleistet. Daraus leitet sich die konservative Refluxtherapie ab, die die Einnahme einer antibiotischen Langzeitprophylaxe (Tab. 7.4) unter Ausnutzung der spontanen Maturation umfasst. Sie wird grundsätzlich im ersten Lebensjahr durchgeführt, eine Operation ist in diesem Alter absolut zu vermeiden. Nach erfolgtem Kontroll-MCU 12–18 Monate später richtet sich das weitere Vorgehen nach dem Befund: Zeigt sich eine Tendenz zur Maturation mit nun niedriggradigerem VUR, kann die Antibiotikaprophylaxe bei guter Verträglichkeit für die nächsten 12–18 Monate fortgesetzt werden. Dann sollte die nächste MCU-Kontrolle erfolgen. Zeigt sich hingegen keine Maturation des VUR-Grades oder ist aufgrund des fortgeschrittenen Alters des Kindes oder des hohen VUR-Grades keine weitere Maturation mehr zu erwarten, sollte eine operative Therapie indiziert werden. Sollte es im ersten Lebensjahr unter antibiotischer Langzeitprophylaxe mehrfach zu Durchbruchsinfektionen kommen, ist ebenfalls eine operative Therapie in Erwägung zu ziehen.

Tab. 7.4: Mögliche Antibiotika zur Durchführung der Langzeitprophylaxe.

Wirkstoff	Handelsname	Dosierung
Cephalexin	Ceporexin®	10 mg/kg KG abends
Cefuroxim	Elobact®	3 mg/kg KG abends
Trimethoprim	Infectotrimet®	1–2 mg/kg KG abends
Nitrofurantoin	Nifuretten®	1–2 mg/kg KG abends

Eine eventuell bestehende Blasenentleerungsstörung muss im Rahmen der konservativen Therapie unbedingt erkannt und behandelt werden. Die häufigste Form ist hierbei die Detrusor-Sphinkter-Dyskoordination, seltener die isolierte Blaseninstabilität. Die Behandlung erfolgt für 3–6 Monate mit einem Anticholinergikum und urotherapeutisch, ggf. unterstützt durch ein Biofeedback-Training.

Operative Therapie

Hierbei bestehen grundsätzlich zwei verschiedene Möglichkeiten: endoskopisch (endoskopische Antirefluxplastik) oder offen chirurgisch (Antirefluxplastik oder Ureterreimplantation).

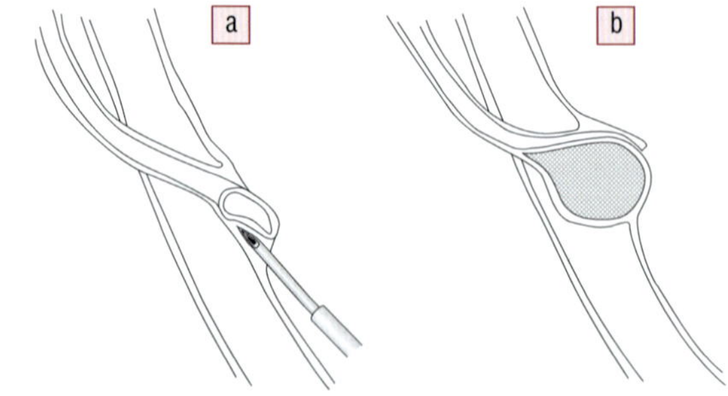

Abb. 7.15: Schema der endoskopischen Antirefluxplastik mit korrekter Positionierung der Injektionsnadel (a) und antirefluxiver Umformung des Ostiums durch das injizierte Depot (b).

Bei der endoskopischen Antirefluxplastik handelt es sich um einen minimalinvasiven Eingriff, der tageschirurgisch in Narkose durchgeführt wird. Zystoskopisch wird mit einer Nadel Fremdmaterial unter das betreffende Ostium gespritzt. Hierdurch ergibt sich eine schlitzförmige, fischmaulartige Umformung desselben, wodurch die Antirefluxivität erreicht werden kann (Abb. 7.15). Als Material kommt heute im Wesentlichen ein Dextranomer-Hyaluronsäure-Kopolymer (DEFLUX®) zur Anwendung. Die Wirksamkeit hängt sehr von der Ostiumkonfiguration ab. Die Methode eignet sich daher vor allem für einen mittelgradigen VUR. Initial kann dabei eine VUR-Freiheit von etwa 80 % erreicht werden. Im Langzeitverlauf kommt es allerdings in etwa 20 % der Fälle zu einem Rezidiv. Wird die Refluxfreiheit nach drei Monaten im direkten Nuklid-MCU nachgewiesen, kann die antibiotische Langzeitprophylaxe abgesetzt werden.

Im Gegensatz dazu zeigt die offene Operation deutlich höhere Erfolgsraten mit etwa 95–98 % postoperativer VUR-Freiheit (Grad 2: 99 %, Grad 3 und 4: 98 %, Grad 5: 80 %). Demgegenüber steht ein stationärer Aufenthalt von etwa 1 Woche. Verschiedene Techniken haben sich im Laufe der Jahre entwickelt: intravesikal (Politano-Leadbetter, Cohen, Glenn-Anderson), extravesikal (Lich-Gregoir) oder kombiniert intra-extravesikal (mod. Politano-Leadbetter). Allen Techniken ist gemein, dass eine neue, längere submukös verlaufende Tunnelstrecke des Harnleiters geschaffen wird, die nach dem Ventilmechanismus passive Antirefluxivität garantiert. Wegen der Gefahr zumindest temporärer Blasenentleerungsstörungen sollten rein extravesikale und kombinierte intra-extravesikale Ureterreimplantationen nicht bilateral in

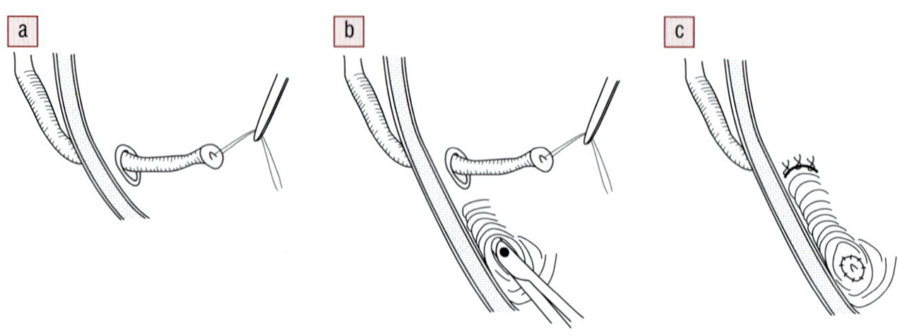

Abb. 7.16: Schema der offen chirurgischen Refluxkorrektur nach *Politano-Leadbetter:* Durch einen kranial gelegenen Neohiatus wird der Harnleiter neu in die Blase geleitet (a). Der Harnleiter wird durch einen submukösen Tunnel gezogen (b) und das Neoostium in der Blasenwand verankert (c).

einer Sitzung vorgenommen werden. Exemplarisch ist in Abb. 7.16 die häufig angewendete Technik nach *Politano-Leadbetter* dargestellt. Die Blase muss bis zum Abschluss der primären Wundheilung transurethral oder suprapubisch für etwa 6 Tage abgeleitet werden. Postoperativ reichen sonographische Kontrollen aus. Wegen der hohen Erfolgsrate kann routinemäßig auf ein Kontroll-MCU verzichtet werden. Die antibiotische Langzeitprophylaxe wird sechs Wochen postoperativ abgesetzt. Nach einem Jahr sollten Nierenfunktion und -abfluss szintigraphisch (MAG 3) überprüft werden.

Prognose

Unbehandelt führt ein persistierender VUR zum Nierenfunktionsverlust bis hin zur Niereninsuffizienz, mithin auch zur renalen Hypertonie. VUR ist ein prädisponierender Faktor zur Ausbildung einer Pyelonephritis, die immer eine Nierenparenchymschädigung mit Parenchymnarben mit sich bringt (Refluxnephropathie). Zwischen 3 und 25 % der Kinder und 10–15 % der Erwachsenen mit terminaler Niereninsuffizienz leiden an einer Refluxnephropathie. Die Verhinderung der Pyelonephritis und damit der Schutz der Nierenfunktion und -entwicklung gelingen gleichermaßen konservativ wie operativ. Doch auch nach offen operativer VUR-Korrektur mit dokumentierter postoperativer VUR-Freiheit zeigen sich in bis zu 5 % weitere Nierenfunktionsverluste im Verlauf.

7.7 Hintere Harnröhrenklappen- und Urethralklappenkrankheit

Bei hinteren Harnröhrenklappen handelt es sich um eine seltene, früh embryologisch wirksame subvesikale Obstruktion aufgrund einer Fehlentwicklung des Sinus urogenitalis des Knaben. Eine möglichst frühe suprapubische Entlastung und spätere endoskopische Klappenresektion gewährleistet den Harnabfluss. Trotz verbesserter Therapieoptionen bleibt die Prognose durch die begleitenden Blasenfunktionsstörungen und vor allem die Nierenschädigung (primär dysplastisch oder sekundär) sehr ernst. 70 % der Patienten entwickeln im Langzeitverlauf eine kompensierte oder sogar terminale Niereninsuffizienz.

Ätiologie und Pathogenese

Bei den hinteren Harnröhrenklappen (posterior urethral valves = PUV) handelt es sich um die häufigste Form der obstruktiven Uropathie, die zum terminalen Nierenversagen führt, da immer beide Nierenanlagen betroffen sind. Die Inzidenz liegt bei 1 : 8000–1 : 25 000.

Durch eine Faltenbildung im Bereich der hinteren Harnröhre kommt es zur subvesikalen Obstruktion. Diese bewirkt je nach Ausmaß eine Schädigung der Blasenfunktion und weiter aufsteigend der Nierenfunktion, weswegen auch der Begriff Urethralklappenkrankheit gebräuchlich ist.

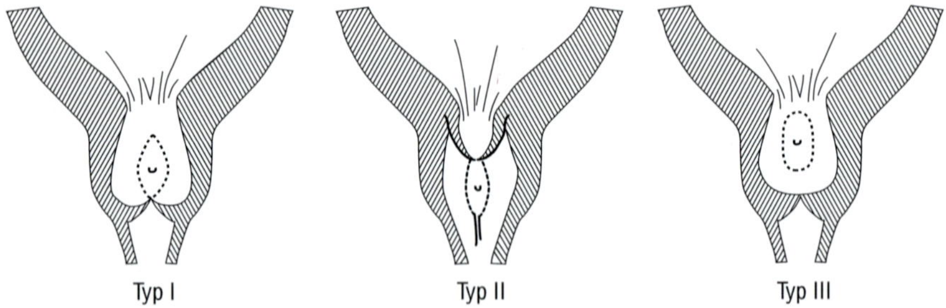

Abb. 7.17: Einteilung der PUV nach *Young*.

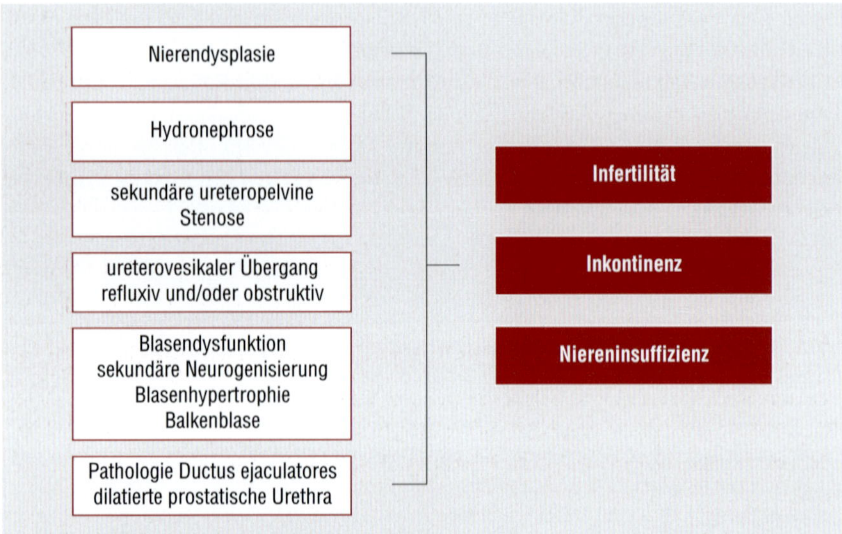

Abb. 7.18: Komponenten der Urethralklappenerkrankung.

Die Entstehungsursache ist bis heute nicht eindeutig geklärt. In jedem Fall handelt es sich um eine frühe embryologische Entwicklungsstörung im Bereich des Urogenitalsinus. Neben einer Störung der Ausbildung der sog. Tourneaux'schen Falte zur Teilung der Kloake spielt möglicherweise eine abnorme Inkorporation beider „common excretory ducts“ als Derivaten des Wolff'schen Ganges in die hintere Harnröhre dabei eine Rolle. In Kenntnis der Embryologie ist daher klar, dass diese Pathologie nur beim Knaben entstehen kann.

Nach *Young* werden drei unterschiedliche Klappentypen beschrieben (Abb. 7.17). Beim Typ I, der in 95 % vorliegt, inserieren zwei Falten direkt unterhalb des Colliculus seminalis an der Hinterwand der Urethra, ziehen segelförmig transsphinktär nach kaudal bis zur membranösen Urethra und fusionieren lateroventral. Beim seltenen Typ II ziehen die Klappen vom

Colliculus seminalis proximal in den Blasenhals. Eine Obstruktion ist hier weniger relevant. Der Typ III beschreibt eine kongenitale membranöse Urethralstenose mit lochblendenartiger Öffnung. Möglicherweise handelt es sich auch um Typ-I-Klappen mit zusätzlicher ventraler Fusion. Aufgrund Unklarheit der genauen Entstehungsursache bleibt diese Klassifikation rein beschreibend und ist nicht unumstritten.

Klinische Symptomatik und Diagnostik

Die meisten Kinder fallen heute bereits präpartal auf. Leitsymptom ist hierbei die ausgeprägte, beidseitige Hydronephrose bei kleiner Blase bzw. Blasenwandverdickung. Zusätzlich besteht ein Oligohydramnion, eine pulmonale Hypoplasie kann daraus resultieren. Postpartal imponiert neben den ausgeprägten sonographischen Befunden eine oftmals kleine, durch die Bauchdecke hindurch palpable harte Blase. Die Miktion ist tröpfelnd. Bei weniger ausgeprägten Befunden mit geringerer urodynamischer Wirksamkeit besteht bei älteren Knaben eine Blasenfunktionsstörung. Leitsymptom hierbei ist die Blaseninstabilität mit Pollakisurie und Harninkontinenz, ggf. auch abgeschwächtem Uroflow.

Die Kombination folgender sonographischer Befunde ist richtungsweisend: beidseitige Megaureteren mit ausgeprägter beidseitiger Hydronephrose. Zusätzlich besteht eine pathologische Blasenwandverdickung auch bei Vollfüllung der Blase im Sinne einer ausgeprägten Hypertrophie. Oftmals kann die dilatierte hintere Harnröhre ebenfalls dargestellt werden. Die Nieren können unterschiedlich stark dysplastisch sein. Ein Aszites (auch schon präpartal) weist auf eine Blasen- oder Fornixruptur hin.

Blutgasanalysen, Bestimmung der Elektrolyte und harnpflichtiger Substanzen im Serum und Urin sowie die Kalkulation der glomerulären Filtrationsrate sind unerlässlich und ihr Wert von erheblicher prognostischer Bedeutung. Der Urin muss regelmäßig auf Infektionen untersucht werden.

Ein Röntgen-MCU sollte unter Berücksichtigung des Allgemeinzustandes (oftmals handelt es sich um sehr unreife Frühgeborene) über einen suprapubischen Blasenkatheter durchgeführt werden. Eine gute Durchführung mit exakter Darstellung der hinteren Harnröhre im seitlichen Strahlengang ist hier von enormer Bedeutung. Charakteristisch sind dabei die Dilatation der hinteren Harnröhre mit abruptem Kontrastmittel-Stopp bzw. erheblichem transsphinktärem Kalibersprung hin zur membranösen Harnröhre (Abb. 7.19), Blasendivertikel, eine Balken-

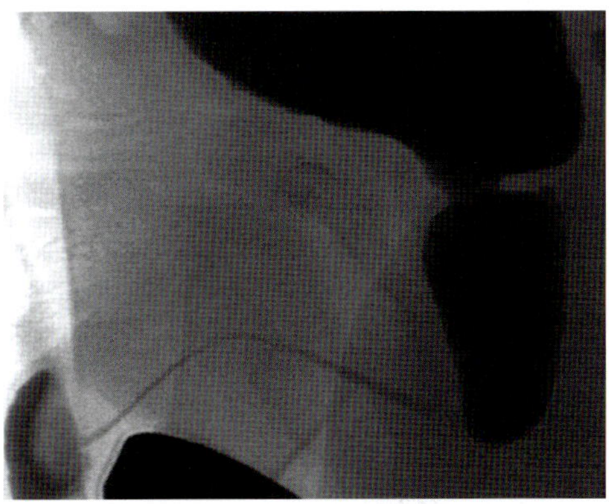

Abb. 7.19: Darstellung von posterioren Harnröhrenklappen im MCU (seitlicher Strahlengang) bei einem männlichen Säugling.

blase und ein hypertropher Blasenhals sind begleitende Pathologien. Bei etwa 50 % der Knaben lässt sich ein- oder beidseitig ein VUR nachweisen, was für die Nierenfunktion von weiterer Bedeutung ist. Manchmal zeigt sich als Ausdruck des erhöhten Druckes auch ein deferenzialer Influx des Kontrastmittels.

Die dynamische MAG3-Nierenszintigraphie informiert bei eventueller sekundärer uretero-pelviner Stenose oder distaler ureteraler Obstruktion über die Nierenpartialfunktion und das Abflussmuster. Eine Ausscheidungsurographie (AUG) ist nicht zwingend notwendig, gibt aber weiter Auskunft über die genauen anatomischen Verhältnisse. Letztlich erfolgt die Sicherung der Diagnose durch die Urethrozystoskopie mit der Option einer kausalen Therapie durch eine Klappenresektion.

Therapie

Der Stellenwert einer präpartalen Intervention (z. B. vesico-amniotischer Shunt) muss derzeit zurückhaltend bewertet werden. Es gibt klare Hinweise darauf, dass eine frühe Harnableitung einen positiven Einfluss hat, insbesondere auf die Nierenfunktion, allerdings ist die Komplikationsrate dieser interventionellen präpartalen Eingriffe nicht unerheblich. Zum anderen kann die Diagnose oft nur vermutet werden. Dennoch haben Kinder mit früher spontaner Blasenruptur durchaus eine bessere Nierenfunktion und geringere VUR-Inzidenz, weshalb die Diskussion um die Sinnhaftigkeit der präpartalen Intervention weiter im Gange ist.

Direkt postpartal steht die sofortige Entlastung ganz im Vordergrund. Hier sollte nicht die Diagnosesicherung mittels MCU abgewartet werden. Vielmehr ist unmittelbar ein suprapubischer Blasenkatheter anzulegen, über den die Blase entlastet wird. Über diesen Katheter erfolgt dann im weiteren Verlauf die Röntgendiagnostik. Eine antibiotische Langzeitprophylaxe ist in der ersten Zeit unerlässlich, wie auch die intensivmedizinische und vor allem nephrologische Betreuung dieser Neugeborenen.

Ab einem Alter von etwa 3–4 Lebenswochen (Frühgeborene korrigiert) kann die endoskopische Klappenresektion vorgenommen werden. Wir bevorzugen dabei die kalte Resektion mit dem Hakenmesserchen, beschrieben sind aber auch die monopolare elektrische Resektion und Laserverfahren. Bei der kalten Inzision erscheint die Gefahr einer postoperativen Harnröhrenschädigung mit konsekutiver Strikturenbildung am geringsten zu sein. Gegebenenfalls muss dies auch zweimal durchgeführt werden. Ein koexistierender VUR wird zunächst konservativ behandelt, da es im ersten Lebensjahr in bis zu 35 % zu einer Remission des VUR kommen kann. Ein oder mehrere Kontroll-MCU-Untersuchungen sollen die freie Harnröhrendurchgängigkeit bestätigen. Wichtig sind Blasenfunktionsprüfungen (Zystomanometrien (CMM)) im Verlauf. Erholt sich die Blasenfunktion nicht und kommt es weiter zu einer Nierenfunktionsschädigung, kann die Anlage einer zumindest temporären Vesikostomie angezeigt sein.

Prognose

Trotz intensivierter und verbesserter Therapieoptionen hat sich die Prognose der Klappenblasenkrankheit nicht wesentlich gebessert. Mögliche prädiktive Faktoren sind ein Oligohydramnion vor der 24. SSW, der Kreatininverlauf (innerhalb des 1. Lebensjahres) und die Refluxsituation als weitere Schädigung der ohnehin dysplastischen Nierensituation. Die Inzidenz einer progressiven Nierenfunktionseinschränkung wird mit 25–50 % angegeben. Im Langzeitverlauf kommt es in bis zu 70 % der Fälle zu einer kompensierten oder sogar terminalen Niereninsuffizienz.

Die Blasenfunktion bleibt trotz suffizienter Desobstruktion oft zeitlebens pathologisch. Während im frühen Lebensalter die instabile, hypokapazitäre und hypocompliante Blase vorherrscht, dominiert bei älteren Patienten eher eine schlaffe, hyperkapazitäre Blase. Bis zu 3/4 aller Knaben leiden an einer Blasenfunktionsstörung. Ausdruck dessen ist auch die Tatsache, dass lediglich etwa 50 % der Knaben im Alter von 10 Jahren zuverlässig kontinent sind. Später kann eine gestörte Sexualfunktion und Fertilität hinzukommen. Die Urethralklappenkrankheit erfordert deshalb eine lebenslange engmaschige urologisch-nephrologische Betreuung.

7.8 Epispadie-Ekstrophie-Komplex

Beim Epispadie-Ekstrophie-Komplex handelt es sich um eine seltene dysraphische ventrale Mittellinienfehlbildung unterschiedlicher Ausprägung. Von der gespaltenen Harnröhre (Epispadie) mit oder ohne Sphinkterbeteiligung bis zur kompletten Blasenekstrophie mit offenem Blasenfeld sind die Übergänge fließend. Die schwerste Fehlbildung in diesem Komplex ist die Kloakenekstrophie. Hier findet sich zwischen zwei Blasenfeldern das sogenannte „hint-gut“ (Darmanteile mit Verbindung zu Dünn- und Dickdarm). Die operative Behandlung sollte spezialisierten Zentren überlassen werden, da sich nur mit Erfahrung größtmögliche Kontinenzraten erreichen lassen.

Ätiologie und Pathogenese

Zum Epispadie-Ekstrophie-Komplex gehören die Epispadie (30 %), die Blasenekstrophie (60 %) sowie die Kloakenekstrophie (10 %). Während es sich bei der Epispadie (Abb. 7.20) um eine dysraphische Mittellinienfehlbildung der Harnröhre mit unterschiedlicher Beteiligung des externen Sphinkters handelt, ist bei der klassischen Blasenekstrophie zusätzlich die gesamte Blase betroffen und liegt als Blasenfeld in der Bauchdecke (Abb. 7.21). Bei der Kloakenekstrophie findet sich zwischen zwei lateral getrennten Blasenfeldern mittig offenes Darmlumen mit einer Dünndarm- und einer Dickdarmfistel. Die Übergänge zwischen den einzelnen Formen sind hierbei fließend.

Die Gesamtinzidenz des Epispadie-Ekstrophie-Komplexes liegt bei 1 : 10 000–1 : 50 000 Lebendgeburten. Es besteht eine Knabenwendigkeit von etwa 2,5 : 1. Bei der schwerwiegenden Kloakenekstrophie sind häufiger Mädchen betroffen (1 : 2), während die leichteste Form (Epispadie) fast ausschließlich bei Knaben vorkommt. Das familiäre Wiederholungsrisiko liegt bei etwa 3,6 %. Im Einzelnen liegt das Wiederholungsrisiko für Kinder betroffener Eltern etwa um das 400-Fache, das für Geschwister um das 300- bis 650-Fache höher als in der Allgemeinbevölkerung. Es liegt wahrscheinlich ein polygenetischer multifaktorieller Erbgang zugrunde. Spezifische teratogene Noxen konnten bislang nicht verantwortlich gemacht werden.

Beim Epispadie-Exstrophie-Komplex handelt es sich um eine frühe embryonale Entwicklungsstörung in den ersten drei Wochen. Wenn auch letztlich noch nicht genau verstanden, handelt es sich um eine topographische Fehlentwicklung im Bereich der Kloakenmembran mit Verhinderung einer medialwärts gerichteten Wanderung mesenchymalen Gewebes.

Klinische Symptomatik und Diagnostik

Das Ausmaß der strukturellen wie funktionellen Defizite nimmt mit zunehmendem Schweregrad der Fehlbildung zu. Die Epispadie ist in 15 % glandulär, in 25 % penil und in 60 % penopubisch. Bei der penilen Form tritt in 70 % und bei der penopubischen Form in 90 % der Fälle eine Inkontinenz auf. Mädchen sind fast obligat inkontinent. In 30–40 % der Fälle ist außerdem ein VUR assoziiert.

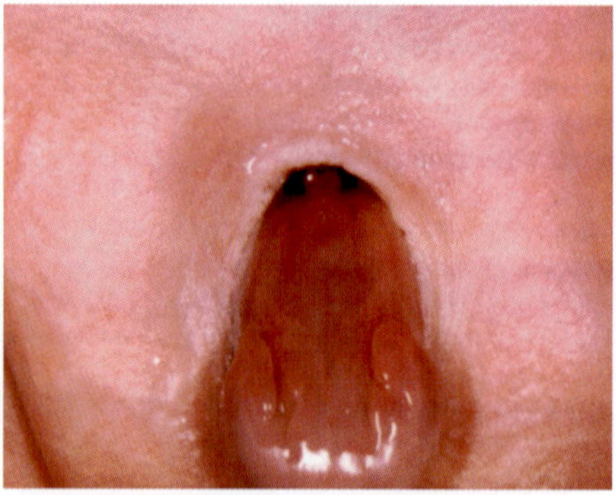

Abb. 7.20: Darstellung einer Epispadie mit einer offenen Urethralrinne dorsal der Corpora cavernosa.

Anatomisch handelt es sich bei der Blasenekstrophie nicht nur um eine reine Herniation der Blase. Vielmehr zeigen die Patienten ein Spaltbecken mit großer Distanz beider Schambeinanteile. Durch die dadurch bedingte Außenrotation ändert sich die Stellung der Hüftgelenke mit dementsprechenden orthopädischen Auswirkungen. Auch der M. obturatorius internus und die Muskeln der Puborektalisschlinge werden durch die Außenrotation tangiert. Der Anus hat eine ventralisierte Lage. Die Spaltbildung betrifft auch die Abdominalwand. Hinter dem Blasenfeld befindet sich keine Bauchwandmuskulatur. Der M. rectus abdominis ist lateralisiert bei regelrechter Insertion am Os pubes. Dadurch kommen innerer und äußerer Leistenring annähernd übereinander zu liegen. Dies wiederum bedingt eine deutliche Verkürzung der Leistenkanäle mit dementsprechender Tendenz zur indirekten Hernien-

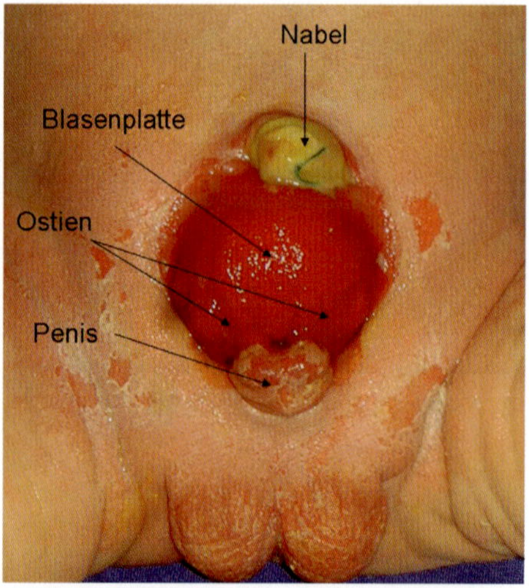

Abb. 7.21: Klinisches Bild einer Blasenekstrophie mit sichtbarer Blasenplatte, markierten Ureterostien, Nabel und Penis.

bildung. Der Penis des ekstrophen Knaben ist kürzer und breiter, liegt zwischen den Ossa pubis eingesunken und dorsal flektiert. Das ist nicht nur durch das V-förmige Auseinanderweichen der Corpora cavernosa bedingt, sondern auch durch deren Verkürzung im Vergleich zur altersentsprechenden Normalbevölkerung. Die Urethralrinne ist dorsal offen und ebenfalls verkürzt. Mädchen weisen eine Hemiklitoris auf jeder Seite auf und die Vaginalöffnung findet sich direkt unterhalb der gespaltenen Urethra. Häufig sind Vaginalduplikaturen zu finden.

Pränatal kann das Fehlen einer gefüllten Harnblase Hinweise auf das Vorliegen einer Blasenekstrophie liefern. Postnatal genügt zunächst die Ultraschalluntersuchung der Nieren zum Ausschluss renaler Begleitanomalien, gegebenenfalls kann eine Nierenfunktionsszintigraphie hilfreich sein. Die Durchführung einer Ausscheidungsurographie (AUG) bleibt Sonderindikationen wie zusätzlichen Lageanomalien, Hufeisen- oder Doppelnieren vorbehalten. In der weiteren Diagnostik sind Röntgenaufnahmen des Beckens und der Sakrumregion wichtig, um eventuelle dysraphische Störungen nicht zu übersehen. Bei entsprechendem Verdacht muss dann auch noch eine MRT angeschlossen werden.

Therapie

Bei der Epispadie erfolgt eine Rekonstruktion der Harnröhre mit Begradigung des Penis sowie die Herstellung der Kontinenz durch eine Blasenhalskorrektur. Letztere gelingt in 80 %. Hauptkomplikation ist die Fistelbildung im Bereich der Neourethra. Prinzipiell sollte heute der Rekonstruktion vor der primären Harnableitung der Vorzug gegeben werden. Die Harnableitung ist erst nach fehlgeschlagener Rekonstruktion zu erwägen. Ziel der Rekonstruktion ist der Blasenverschluss, die Schaffung einer Kontinenzzone durch eine Blasenhalsplastik, eine Antirefluxplastik sowie die Rekonstruktion des Penis mit Harnröhrenplastik, Penisschaftverlängerung und Korrektur der dorsalen Deviation. Abschließend erfolgt der Beckenringverschluss mit Adaptation der Ossa pubes (mit oder ohne Osteotomie) sowie der Bauchdeckenverschluss. Die Rekonstruktion erfolgt etwa in der 8.–10. Lebenswoche und kann einzeitig oder mehrzeitig nach zunächst nur erfolgtem Blasenverschluss durchgeführt werden. Nur bei suffizientem Blasenhals mit Erhöhung des Auslasswiderstands wächst die Blase. Es liegt obligat eine Blaseninstabilität vor, die von Beginn an anticholinerg behandelt werden muss. Später kommen als kontinente harnableitende Verfahren zwei unterschiedliche Methoden infrage: Die Schaffung eines Pouches (z. B. ileozökal MAINZ-I) mit Reimplantation beider Harnleiter und Anlage eines kontinenten katheterisierbaren Stomas (z. B. Appendikostoma nach Mitrofanoff) oder die Bildung eines Sigmarektumpouches ohne Durchtrennung der Kontinuität (MAINZ-II) und Reimplantation beider Harnleiter. Der Urinabgang erfolgt dann per ano, ein kontinenter M. sphinkter ani ist hierbei Voraussetzung und muss dementsprechend präoperativ untersucht und dokumentiert werden.

Ungleich schwieriger ist die Rekonstruktion einer Kloakenekstrophie. In diesen Fällen kann oft keine normale Anatomie angestrebt werden, da durch die mangelnde Muskulatur im Bereich des Beckenbodens schon eine Stuhlkontinenz per ano nicht erreicht werden kann. Diese Patienten profitieren stattdessen eher von einem Anus praeter. Neben der Blasenrekonstruktion gestaltet sich die Rekonstruktion des äußeren Genitales gerade bei Knaben sehr problematisch.

Prognose

Ganz im Vordergrund steht das Erreichen der Harnkontinenz. Nach Durchführen einer einzeitigen Rekonstruktion der Blasenekstrophie können Kontinenzraten zwischen 60 und 80 % erreicht werden. Gerade bei der Rekonstruktion ist die Versorgung der Kinder in spezialisierten Zentren von enormer Bedeutung. Rezidiv-Rekonstruktionen haben eine signifikant niedrigere Erfolgsrate! Die Kontinenzraten nach harnableitenden Verfahren sind sicherlich höher. Hier gilt es jedoch zu bedenken, dass es sich letztlich um einen verstümmelnden Eingriff handelt. Außerdem sind Folgekomplikationen durch den Kontakt der Darmschleimhaut mit Urin mit Störungen des Elektrolyt- und Säure-Basen-Haushalts bis hin zur nicht unerheblichen Rate an Malignomen im Langzeitverlauf zu beachten.

Eine ganzheitliche Langzeitbetreuung dieser Patienten ist obligat. Themen wie Partnersuche und Sexualität nehmen gerade bei Heranwachsenden einen breiten Raum ein und dürfen nicht tabuisiert werden. Soziale Kontakte auch zu Betroffenen sind hierbei sehr wichtig und hilfreich. Hervorragende Arbeit leistet die Selbsthilfegruppe „Blasenekstrophie“ (www.blasenekstrophie.de).

7.9 Phimose, Paraphimose, Balanitis und Balanoposthitis

Bei der Phimose handelt es sich um eine Verengung des Präputiums, die ein Zurückstreifen über die Glans verhindert. In den ersten Lebensjahren ist dies physiologisch, später betrifft es etwa 2–4 % der Knaben und Männer. Vor einer Zirkumzision sollte in der Regel eine topische Steroidbehandlung des Präputiums erfolgen. In 80–90 % der Fälle weitet sich das Präputium bis zur freien Zurückstreifbarkeit und eine Zirkumzision kann vermieden werden. Hauptkomplikation der Zirkumzision ist die Meatusstenose. Die Paraphimose dagegen ist ein Notfall und bedarf sofortiger Behandlung. Entzündliche Prozesse der Glans und des Präputiums (Balanitis, Balanoposthitis) werden lokal antiphlogistisch und antibiotisch behandelt.

Ätiologie und Pathogenese

Bei der Phimose handelt es sich um eine Verengung des Präputiums, die ein Zurückstreifen über die Glans verhindert. Eine Paraphimose liegt vor, wenn sich ein enges Präputium nach Retraktion hinter den Sulcus coronarius nicht wieder in seine normale Position verlagern lässt. Dadurch entsteht eine zunehmende ödematöse Schwellung des Präputiums, die in einem Circulus vitiosus mündet. Die Balanitis bezeichnet die Entzündung der Glans, die Balanoposthitis zusätzlich die des Präputiums.

Ein enges Präputium ist zum Zeitpunkt der Geburt sowie in den ersten Lebensjahren physiologisch, ebenso wie Verklebungen des Präputiums zur Glans penis. Im Laufe der ersten

4 bis 5 Lebensjahre weitet sich das elastische Präputium und die Verklebungen gehen auf. Bei 75 % der dreijährigen Knaben ist das Präputium bereits frei zurückstreifbar. Sogenannte Smegma-Retentionszysten begleiten oftmals den natürlichen Prozess. Durch eine Entzündung (Balanoposthitis) oder auch Gewaltanwendung (forciertes Zurückstreifen des noch engen Präputiums, das zum Einreißen führt) kann es zur Vernarbung des präputialen Schnürrings kommen, wodurch die Phimose bestehen bleibt und nicht mehr als physiologisch bezeichnet werden kann. Insgesamt müssen etwa 2–4 % aller Knaben und Männer im Laufe ihres Lebens aufgrund einer Phimose, Paraphimose oder rezidivierenden Balanoposthitiden zirkumzidiert werden.

Klinische Symptomatik und Diagnostik

Bei der „symptomatischen" Phimose kommt es meist zu einer massiven Ballonierung des Präputiums während der Miktion mit gelegentlichem Nachträufeln (Abb. 7.22). Rezidivierende Entzündungen können die Folge sein und verstärken den pathogenetischen Prozess. In späteren Lebensjahren können Schmerzen bei der Erektion bis hin zu Kohabitationsproblemen auftreten. Die Paraphimose ist dagegen akut und zunehmend schmerzhaft und bedarf einer sofortigen Behandlung.

Therapie

Bei Beschwerden und nicht zu stark fortgeschrittener Vernarbung sollte in jedem Fall zunächst die topische Steroidbehandlung des Präputiums erfolgen. Hierbei wird eine betnesolhaltige Salbe für 4–6 Wochen auf das Präputium mehrmals täglich aufgetragen. In 80–90 % der Fälle weitet sich das Präputium bis zur freien Zurückstreifbarkeit und eine Zirkumzision kann vermieden werden. Muss operiert werden, sollte der radikalen Zirkumzision gegenüber der „kosmetischen" (Präputiumsparenden) Zirkumzision der Vorzug gegeben werden, da bei Letzterer die Rezidivrate um ein Vielfaches höher liegt. In sehr seltenen Fällen mit assoziierter urologischer Pathologie (z. B. hochgradiger VUR mit Durchbruchsinfektionen) kann eine Zirkumzision sinnvoll sein, da so die Infektionen besser beherrschbar werden. Der Nutzen einer präventiven Zirkumzision zur Vermeidung maligner oder infektiöser Geschlechtskrankheiten konnte widerlegt werden.

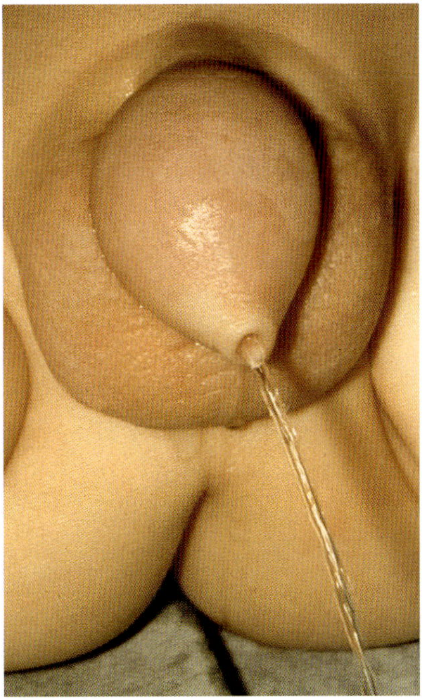

Abb. 7.22: Klinisches Bild einer Phimose: Ballonierung des Präputiums während der Miktion.

Die Paraphimose stellt einen Notfall dar und bedarf einer sofortigen Behandlung. Gelingt ein manuelles Reponieren des zurückgestreiften Präputiums in Analgosedierung nicht, ist die Spaltung des Schnürringes unumgänglich. Nach Abheilung sollte dann die definitive Zirkumzision geplant werden.

Entzündungen wie die Balanitis und Balanoposthitis werden durch Sitzbäder sowie lokal antiphlogistisch und antibiotisch behandelt.

Prognose

Zu erwähnen sind mögliche Komplikationen nach durchgeführter Zirkumzision. So kann es zur Ausbildung einer Meatusstenose kommen, insbesondere wenn der Eingriff im ersten Lebensjahr vorgenommen wird (bis zu 20 %!) (Abb. 7.23).

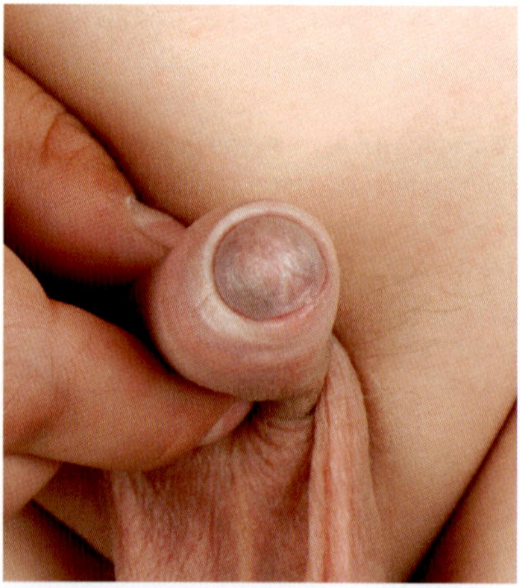

Abb. 7.23: Meatusstenose nach Durchführung einer Zirkumzision.

7.10 Hypospadie

Die Hypospadia penis zeichnet sich durch eine proximal dystope Harnröhrenmündung, eine ventrale Penisschaftdeviation und eine dorsale Präputiumschürze aus. Sie ist die häufigste angeborene Fehlbildung des Knaben. Je nach Lage des Meatus urethrae wird die Hypospadie in eine anteriore (distale), eine mittlere und eine posteriore (proximale) Form unterteilt mit zunehmend aufwendigerer operativer Rekonstruktion und höheren Komplikationsraten. Ziel der Korrektur ist ein orthotoper Neomeatus, ein gerader Penischaft mit nach vorne gerichtetem Harnstrahl und eine normale Sexualfunktion. Die Komplikationsrate hat sich in den vergangenen Jahren deutlich verringert, wobei die Urethralfistel und die Meatusstenose dominieren.

Ätiologie und Pathogenese

Die Hypospadie ist definiert als das Zusammentreffen dreier anatomischer Anomalien des Penis:

- ☐ eine proximal dystope Harnröhrenmündung mit oder ohne Meatusstenose, die an jeder Position zwischen Glansspitze und Perineum auf der Ventralseite gelegen sein kann,
- ☐ eine ventrale Penisschaftdeviation,
- ☐ eine dorsale Präputiumschürze.

Während das erste Merkmal obligat zur Definition gehört, können die beiden zuletzt genannten Merkmale fakultativ auftreten (ausgenommen Sonderformen). Eine Frenulumarterie ist nie ausgebildet.

Je nach Lage der Harnröhrenmündung wird die Hypospadie in verschiedene Schweregrade eingeteilt (Abb. 7.24 und 7.25). Zunehmende Schweregrade sind mit einer aufwendigeren operativen Rekonstruktion und einer höheren Komplikationsrate vergesellschaftet. Die Hypospadie wird in eine anteriore, eine mittlere und eine posteriore Form eingeteilt.

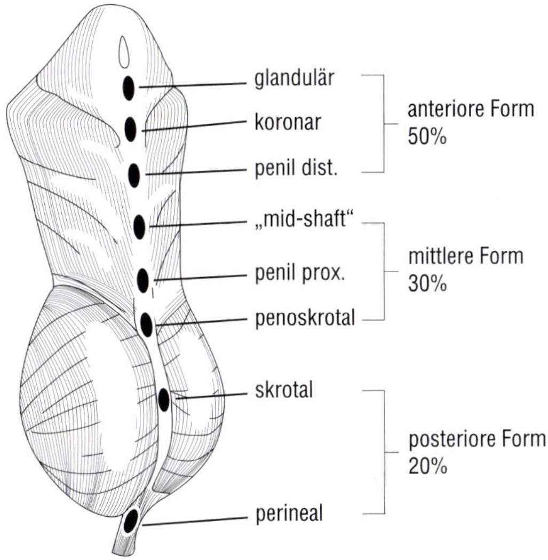

Abb. 7.24: Schematische Klassifikation der Hypospadieformen und relative Häufigkeit.

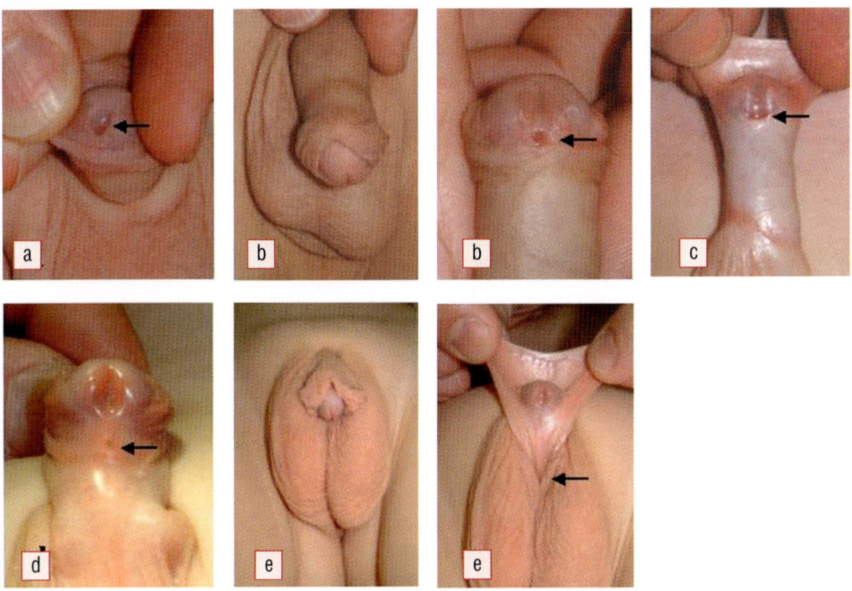

Abb. 7.25: Verschiedene Formen der Hypospadia penis: Hypospadia glandis (a), Hypospadia coronaria (b), Hypospadia penis distalis ohne ventrale Penisschaftdeviation (c), Hypospadia penis distalis mit ventraler Penisschaftdeviation (d) und Hypospadia penoscrotalis (e) (← = Meatus).

Die Hypospadie stellt die häufigste angeborene Fehlbildung des Knaben dar. Die Inzidenz liegt zwischen 4,7 und 8 auf 1000 männliche Lebendgeburten. In Europa wie in den USA ist eine Zunahme der Hypospadien zu beobachten. Ob diesem Trend eine echte Zunahme dieser Fehlbildung zugrunde liegt oder dies ein Phänomen besserer Dokumentation ist, ist derzeit unklar. Die Hypospadie tritt familiär gehäuft auf. 8 % der Väter betroffener Buben leiden ebenfalls an einer Hypospadie, 14 % der männlichen Geschwister eines betroffenen Buben sind ebenfalls betroffen. Das Wiederholungsrisiko für die Nachkommen eines Betroffenen liegt ebenfalls bei 14 %.

Gegen Ende des zweiten Schwangerschaftsmonats setzt die geschlechtsspezifische Differenzierung ein. Beim männlichen Embryo wächst der Geschlechtshöcker unter dem Einfluss von Testosteron zum Phallus in die Länge und bildet den Penis. Bis zur 12. Gestationswoche bildet sich die penile Harnröhre sowie das Corpus spongiosum aus der Urethralplatte durch Fusion der medialen Ränder der endodermalen Urethralfalten von proximal nach distal bis zum Sulcus coronarius. Ab der 16. Gestationswoche existiert die glanduläre Harnröhre, die sich möglicherweise von distal nach proximal (also der penilen Harnröhre entgegen) entwickelt. Eine Störung dieser Entwicklung führt zur Hypospadie. Allerdings ist derzeit noch nicht vollständig geklärt, wodurch diese Störung vermittelt wird. Selten findet sich ein Androgen-Rezeptor-Mangel. Diskutiert werden unter anderem Enzymdefekte (z. B. 5-α-Reduktase Typ 2) mesenchymaler Zellen oder ein Mangel an epidermalem Wachstumsfaktor (EGF).

Klinische Symptomatik und Diagnostik

Meist wird die Hypospadie direkt nach der Geburt erkannt. Augenfälligste Merkmale sind das nicht geschlossene Präputium im Sinne einer dorsalen Präputialschürze und der dystope Meatus urethrae. Bei Vorliegen eines seltenen zirkulären Präputiums kann die Diagnose erst verspätet gestellt werden. Wichtig ist, eine mögliche Penisschaftdeviation nach ventral, die bei allen höhergradigen Hypospadien mehr oder weniger ausgeprägt vorhanden ist, zu erkennen. Das ganze Ausmaß wird erst bei Erektion erkennbar und kann sich im Laufe des Wachstums verstärken. Ursache hierfür ist vor allem die sogenannte Chorda, das bindegewebige Rudiment des Corpus spongiosum distal des Meatus. Es strahlt V-förmig beidseits nach lateral aus und wirkt durch die fehlende Elastizität nach ventral schaftverkrümmend. Weitere Ursachen sind die dystrophe ventrale Penisschafthaut, die zusätzlich mit der Fascia penis profunda narbig verbunden ist, sowie ein hoher Skrotalansatz (Palmure). Diskutiert wird außerdem ein schnelleres Wachstum der dorsalen Anteile des Corpus cavernosum als der ventralen Anteile. Gelegentlich ist der dystope Meatus stenotisch. Bei ausgeprägter klinischer Symptomatik mit sehr dünnem und weitem Harnstrahl muss in Ausnahmefällen eine Meatotomie schon vor der definitiven Korrektur durchgeführt werden. Bei Buben mit (insbesondere niedriggradiger) Hypospadie sind assoziierte Anomalien des oberen Harntraktes selten (ca. 5 %). Bei klinischer Beschwerdefreiheit und unauffälliger Sonographie der Nieren und ableitenden Harnwege ist eine weiterführende Diagnostik nicht indiziert. Bei einem Patienten mit proximaler Hypospadie und uni- oder bilateralem Hodenhochstand oder Kryptorchismus sollten endokrinologische und genetische Untersuchungen durchgeführt werden, da die Wahrscheinlichkeit auf Vorliegen eines intersexuellen Genitales signifikant erhöht ist.

Therapie

Die Ziele der operativen Korrektur der Hypospadie sind die orthotope Anlage eines Neomeatus im Bereich der distalen Glans, die Aufrichtung des nach ventral deviierten Penischaftes, ein nach vorne gerichteter ungeteilter Harnstrahl mit normalem Flow, eine normale Sexualfunktion und ein ästhetisch ansprechender Aspekt.

Die operative Korrektur sollte spätestens abgeschlossen sein, wenn der Knabe das Kindergartenalter, also etwa das vollendete 3. Lebensjahr, erreicht hat. Im Hinblick auf die emotionale und kognitive Entwicklung des Kindes und den Beginn der Körper- und Geschlechtsidentifikation liegt der am besten geeignete Zeitpunkt zur Hypospadiekorrektur zwischen dem 6. Lebensmonat und dem vollendeten 1. Lebensjahr. Eine spätere Hospitalisation zwischen dem 18. Lebensmonat und dem 3. Lebensjahr wird von den Kindern psychologisch wesentlich schlechter verarbeitet.

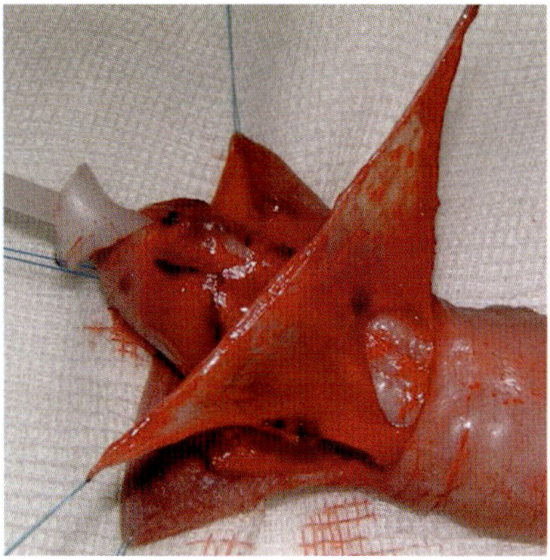

Abb. 7.26: Intraoperatives Foto einer Hypospadiekorrektur nach *Snodgrass* mit Darstellung der erfolgten Tubularisierung über einem Urethralstent und Deckung der Neourethra mit einem Subkutanläppchen.

Es haben sich verschiedene Operationsverfahren etabliert, wobei hier nicht auf alle Techniken im Einzelnen eingegangen werden kann. Meist kann die Korrektur einzeitig ohne vorherige Penisschaftaufrichtung vorgenommen werden. Diese wird im Rahmen der Urethralplastik dann in gleicher Sitzung durchgeführt. Abhängig von der Position des Meatus kommen verschiedene Operationsverfahren und modifizierte Abwandlungen zur Anwendung. Nur bei schweren proximalen Hypospadieformen ist gelegentlich die Bildung der Harnröhre aus Transplantaten nötig, entweder gestielt (z. B. inneres Präputialblatt, „preputial island-flap" nach *Duckett*) oder frei (z. B. Mundschleimhaut, Vollhaut oder Spalthaut). Bei den distalen bis hin zu leichteren proximalen Formen gelingt die Bildung der Neourethra in aller Regel durch eine Umschneidung und Tubularisierung der originären Urethralplatte (Techniken nach *Snodgrass* oder *Thiersch-Duplay*). Die Urethralplatte wird vor der Tubularisierung dorsal längs inzidiert, wodurch das

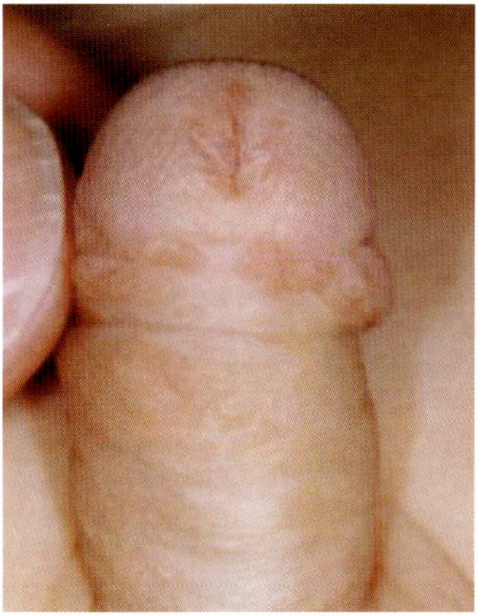

Abb. 7.27: Postoperatives Ergebnis nach Urethralplastik (Snodgrass) bei penil distaler Hypospadie: orthotoper schlitzförmiger Meatus.

Lumen erweitert wird. Nach Tubularisierung der Neourethra wird eine dorsale subkutane Schicht (Tunica dartos), ausgehend vom inneren Präputialblatt, präpariert und ventral über die Neourethra gedeckt (Technik nach *Snodgrass*). Darüber erfolgt dann die Glansplastik (Abb. 7.26). Der Penisschaft wird anschließend mit Penisschafthaut unter Bildung einer Neoraphe gedeckt. Auf diese Art können auch proximale Hypospadieformen korrigiert werden. Der limitierende Faktor ist neben dem Grad der ventralen Penisschaftdeviation die Behaarung der Skrotalhaut. Bis zu dieser Grenze kann die Snodgrass-Technik angewendet werden. Proximal davon würde eine komplikationsträchtige Behaarung der proximalen Neourethra durch die Tubularisierung resultieren.

Die Dauer des stationären Aufenthaltes beträgt in der Regel 3–4 Tage. Der transsphinktär in ein Doppelwindel-System platzierte Stent (dripping stent) bleibt postoperativ etwa 10 Tage liegen. Das funktionelle wie ästhetische Ergebnis dieser Technik ist sehr gut. Der Neomeatus hat eine natürliche längsorientierte, schlitzförmige Konfiguration. Mit Komplikationen ist je nach Hypospadieform in etwa 2 % (distale Form) bis 20 % (proximale Form) zu rechnen, wobei die Urethralfistel und die Meatusstenose dominieren.

Prognose

In der Chirurgie der Hypospadiekorrektur haben sich in den letzten Jahren entscheidende Verbesserungen hinsichtlich der Technik, aber auch des Materials (z. B. Nahtmaterial) ergeben. So ließen sich die Ergebnisse deutlich verbessern. Dazu gehört neben einer normalen Funktionalität des Penis eine möglichst „normale" postoperative Erscheinung mit ansprechender Ästhetik. Diese Ziele sind heute bei entsprechender Erfahrung bei nahezu allen Patienten erreichbar, wenn auch nicht immer in einer Korrektur möglich. Nach neuesten Untersuchungen kann man heute davon ausgehen, dass sowohl die soziokulturelle als auch die sexuelle Entwicklung dieser Knaben nach erfolgter Korrektur normal und ungestört verläuft.

7.11 Varikozele

Varikozelen werden meist präpubertär oder in der Pubertät klinisch evident. Es handelt sich dabei um eine varizenartige Veränderung des Plexus pampiniformis bzw. der V. testicularis. 90 % der Varikozelen treten linksseitig auf. Meist sind die Patienten asymptomatisch. Bei ausgeprägtem Befund kann die Spermiogenese der Patienten durch Volumenverlust des betroffenen Hodens negativ beeinflusst werden. Bei symptomatischen Varikozelen oder bei pathologischem Spermiogramm ist die Therapie der Wahl die offene oder laparoskopische Ligatur der V. testicularis mit oder ohne Schonung der Arterie und Lymphgefäße.

Ätiologie und Pathogenese

Als Varikozele bezeichnet man dilatierte und varizenartig veränderte Venen des Plexus pampiniformis bzw. der V. testicularis. Etwa 15 % aller männlichen Adoleszenten sind betroffen.

Selten wird eine Varikozele vor der Pubertät klinisch evident. Ist dies der Fall, ist eine spontane Regression sehr unwahrscheinlich. Etwa 90 % der Varikozelen betreffen die linke Seite, etwa 2 % sind bilateral.

Ein retrograder venöser Blutfluss in der V. testicularis bedingt die Varikozele. Hierbei spielt die unterschiedliche Anatomie zwischen rechter und linker V. testicularis möglicherweise eine Rolle und kann die Prädominanz der linken Seite erklären. Während die rechte V. testicularis spitzwinklig direkt in die V. cava inferior einmündet, mündet die linke V. testicularis eher rechtwinklig in die linke V. renalis. Außerdem liegt die Mündungsstelle der linken V. testicularis etwa 8–10 cm weiter kranial im Vergleich zur Gegenseite. Möglicherweise ist deshalb der venöse Abstrom behindert bzw. wird ein retrograder Blutfluss durch den höheren Abdominaldruck der linken venösen Abstrombahn begünstigt. Zudem werden fehlende oder inkompetente Venenklappen wie auch venovenöse Kollateralen ätiologisch diskutiert.

Klinische Symptomatik und Diagnostik

Die meisten Varikozelen sind asymptomatisch. In wenigen Fällen geben die Patienten ein undifferenziertes Ziehen bis hin zu Schmerzen in der Leiste oder ein Schweregefühl im Skrotum an. Oft wird dies auch im Zusammenhang mit sportlicher Aktivität berichtet.

Die klinische Untersuchung sollte in liegender und stehender Position erfolgen. Hierbei tasten sich die schmerzfreien und zusammendrückbaren Venenkonvolute, die an einen „Beutel mit Würmern" erinnern. Aus der klinischen Untersuchung ergibt sich die Klassifikation:

Grad I: kleinere Venenkonvolute im Stehen nur mit Valsalva-Maneuver
Grad II: tastbare Venenkonvolute im Stehen ohne Valsalva-Maneuver
Grad III: bereits von außen gut sichtbare Venenkonvolute im Liegen und im Stehen

Entscheidend ist die Beurteilung der Hodengröße und Konsistenz. Neben der Palpation und Messung mit dem Orchidometer kommt hier der Sonographie große Bedeutung zu. Neben der exakten Bestimmung des Hodenvolumens hat unbedingt auch eine sonographische Beurteilung der Nieren zu erfolgen. Ein Nierentumor kann den venösen Abstrom der V. testicularis behindern und dadurch eine Varikozele verursachen.

Therapie

Die Indikation zur operativen Korrektur sollte sehr zurückhaltend gestellt werden. Lediglich eine klinische Symptomatik wie Schmerzen, Ziehen in der Leiste oder z. B. eine Behinderung bei sportlichen Aktivitäten durch das Skrotalvolumen rechtfertigen derzeit einen operativen Eingriff. Hierbei wird offen oder laparoskopisch retroperitoneal die V. testicularis mit oder ohne Schonung der Arterie durchtrennt (nach Palomo). Nach vorheriger Farbstoffinjektion in das Skrotum kann versucht werden, die Lymphgefäße zu schonen. Eine alternative Methode stellt die retrograde oder anterograde Embolisierung der V. testicularis nach *Tauber* dar, die allerdings eine etwas höhere Komplikationsrate aufweist. Hauptkomplikationen sind das

Rezidiv (bis zu 25 %) und die Entwicklung einer Hydrozele tesis (bis zu 9 %), selten eine Hodenatrophie.

Prognose

Hochgradige Varikozelen wirken sich wahrscheinlich negativ auf die Spermiogenese aus. Die Pathogenese ist hierbei unklar, Einflussfaktoren wie Hyperthermie, Hypoxie, aber auch eine Hyperperfusion des betreffenden Hodens und ein Reflux adrenerger Metabolite werden derzeit diskutiert. Bei hochgradigen Varikozelen kann ein Volumenverlust des betroffenen Hodens im Vergleich zur Gegenseite beobachtet werden. Bei einem Volumenunterschied von mindestens 10 % ist die Analyse eines Spermiogramms signifikant häufiger pathologisch. Häufig sind aber auch diese Patienten klinisch beschwerdefrei und diese Beobachtungen spiegeln sich auch nicht in einer verminderten Anzahl von Vaterschaften wider. Derzeit ist nicht klar, ob durch eine frühzeitigere operative Korrektur auch asymptomatischen Patienten ein therapeutischer Nutzen hinsichtlich der Spermiogenese zukommt.

7.12 Leistenhernie und Hydrozele

Bei der Leistenhernie handelt es sich um eine Verlagerung von Eingeweideanteilen (Bruchinhalt) durch eine angeborene oder erworbene Öffnung (Bruchpforte) aus der Bauchhöhle in einen peritonealen Bruchsack. Leistenhernien des Kindesalters sind sogenannte indirekte Hernien, die ihren Weg durch den Leistenkanal nehmen. Erworbene Hernien sind dagegen direkte Hernien, die medial davon direkt durch die Bauchwand gehen. Die Hydrozele (Wasserbruch) bezeichnet eine Flüssigkeitsansammlung innerhalb des unvollständig verklebten Prozessus vaginalis im Bereich des Hodens (Hydrozele testis) oder darüber im Bereich des Samenstranges (Hydrozele funikuli) bzw. sehr viel seltener des Ligamentum teres uteri beim Mädchen (Nuck`sche Zyste).

Ätiologie und Pathogenese

Beim Knaben wird im Rahmen des Deszensus des retroperitonealen Hodens das Peritoneum mit durch den Leistenkanal gezogen und bleibt zunächst als offener Processus vaginalis (über 90 % zum Zeitpunkt der Geburt) bestehen. In den ersten Lebenstagen und -wochen verklebt dieser Prozessus normalerweise. Geschieht diese Verklebung nur teilweise, resultiert eine Hydrocele testis oder funikuli. Bleibt die Verklebung vollständig aus, kann sich der Prozessus zum Bruchsack einer indirekten Leistenhernie (entlang des Leistenkanals) entwickeln. Es kommt dann zur Verlagerung von Eingeweideanteilen (Bruchinhalt) aus der Bauchhöhle in den peritonealen Bruchsack. Beim Mädchen zieht der Prozessus vaginalis entlang des Lig. rotundum in die Labien. Im Gegensatz zu den indirekten Leistenhernien des Kindesalters mit weitem inneren und äußeren Leistenring als Bruchpforte nimmt die direkte Leistenhernie den Weg medial davon direkt durch die Bauchwand (erworbener Leistenbruch). Kommt es zur Einklemmung des Bruchsackinhalts (z. B. Darmschlingen), spricht man von einer inkarzerierten Leistenhernie. Die Folge ist eine Ischämie des betreffenden Gewebes. Daraus kann ein potenziell lebensbedrohlicher Zustand (Darmverschluss und/oder Peritonitis, Verlust eines Hodens/Ovars oder eines Darmabschnittes) resultieren.

90–95 % der Neugeborenen weisen bei Geburt einen offenen Prozessus vaginalis auf. Die Rate sinkt dann mit Vollendung des ersten Lebensjahres auf 40 % und nach dem 2. Lebensjahr auf 20 % ab. Insgesamt liegt die Inzidenz der Leistenhernie bei etwa 1–2 % mit einer Knabenwendigkeit von 4 : 1. Rechtsseitige Hernien sind häufiger, etwa 10 % der Hernien sind bilateral. 70–85 % der Inkarzerationen treten im ersten Lebensjahr auf. Angeborene Hydrozelen bilden sich im ersten Lebensjahr zu etwa 90 % spontan zurück.

Klinische Symptomatik und Diagnostik

Es findet sich eine wechselnd große, schmerzlose Schwellung im Bereich der Leiste und/oder des Skrotums. Bei Inkarzeration treten erhebliche Schmerzen auf, die Schwellung ist derbe bis hart und lässt sich nicht einfach reponieren. Im weiteren Verlauf kommen eine lokale Rötung und eine progrediente abdominale Symptomatik bis zur Peritonitis hinzu.

Neben der klinischen Untersuchung bedarf es meist keiner weiteren Diagnostik. Die Ultraschalluntersuchung kann im Zweifel von Nutzen sein. Bei einer Hydrozele liefert die Diaphanoskopie eindrucksvolle Befunde.

Therapie

Bei der unkomplizierten Leistenhernie erfolgt die Herniotomie elektiv. Bei Inkarzeration erfolgt zunächst ein Repositionsversuch in Analgosedierung, sofern die Dauer der Inkarzeration nicht länger als 6–8 Stunden betrug und Allgemeinsymptome oder Hinweise auf eine Peritonitis fehlen. Die manuelle Reposition gelingt in über 90 % der Fälle. Reponierte Hernien werden dann ebenfalls elektiv zeitnah operiert. Nur bei erfolglosem Repositionsmanöver ist die Notfallherniotomie angezeigt. Beim Mädchen kann ein prolabiertes Ovar eine Inkarzeration vortäuschen. Bei Beschwerdefreiheit sollte hier jedoch kein Repositionsmanöver erfolgen, da ein prolabiertes Ovar in der Regel nicht reponibel ist. Das Ovar ist dann gut verschieblich, die Perfusion intakt. Eine Operation kann auch in diesen Fällen dringlich elektiv erfolgen.

Bei der Hydrozele besteht nur dann eine Operationsindikation, wenn sie an Größe zunimmt oder wechselt (Hydrozele communicans), nach (6–)12 Monaten noch vorhanden ist bzw. sich keine Rückbildungstendenz zeigt oder Beschwerden bestehen. Prinzipiell stellt jedoch auch eine noch so pralle Hydrozele für den betreffenden Hoden keine Gefahr dar.

Prognose

Die Prognose nach Herniotomie ist sehr gut. Die Rezidivrate wird mit 0–1 % angegeben, insbesondere Frühgeborene haben hierfür ein höheres Risiko.

7.13 Akutes Skrotum

Hinter einem akuten Skrotum mit Rötung, Schmerz und Schwellung einer oder beider Skrotalhälften verbergen sich verschiedene Differenzialdiagnosen. Als absoluter Notfall gilt hier das Vorliegen einer Hodentorsion, da nach etwa sechs Stunden der Organverlust droht. Bis heute ist es eine Herausforderung für den behandelnden Arzt, aus der Liste der weitaus häufigeren Ätiologien wie Entzündungen, Hydatidentorsionen oder idiopathischen Prozessen diese Notfälle zeitgerecht operativ zu behandeln, ohne zu viele explorative Hodenfreilegungen vornehmen zu müssen.

Ätiologie und Pathogenese

Das akute Skrotum beschreibt ein Krankheitsbild mit den Symptomen Rötung, Schmerz und Schwellung einer oder beider Skrotalhälften (Abb. 7.28).

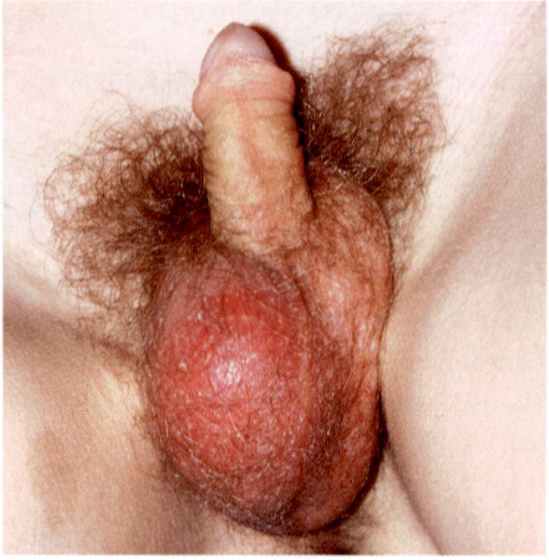

Abb.7.28: Klinisches Bild eines akuten Skrotums.

Unterschiedliche Differenzialdiagnosen kommen infrage (Tab. 7.5). In keinem Fall darf eine Hodentorsion dabei übersehen werden, da diese Ätiologie unmittelbar chirurgischer Behandlung bedarf, um den betreffenden Hoden erhalten zu können. Dabei liegt die Inzidenz der Hodentorsion beim akuten Skrotum zwischen 10 und 30 %. Am häufigsten verursachen unserer Erfahrung nach hingegen die Epididymitis, gefolgt von der Hydatidentorsion ein akutes Skrotum. Die Ätiologie der Hodentorsion ist letztlich unklar. Diskutiert werden heftige Kremasterkontraktionen während des Schlafes. Häufig finden sich in der Anamnese geringfügige Traumen, die der Torsion vorausgegangen sind. Eine mangelhafte Obliteration der Tunica vaginalis im Bereich des Nebenhodens und Samenstrangs begünstigen ebenfalls die Torsion (Bell-Clapper-Deformität). Eine Torsion ereignet sich dann intravaginal. Extra- oder supravaginale Torsionen werden eher durch eine mangelnde Fixation des Hodens durch das Gubernaculum testis begünstigt.

Klinische Symptomatik und Diagnostik

Die Klinik ist initial geprägt von der akuten Schmerzsymptomatik. Im Verlauf kommen eine zunehmende Schwellung und Rötung des gesamten Skrotums hinzu, eventuell auch vegetative Symptome. Die Klinik kann jedoch in hohem Maße variieren! So können entzündliche Prozesse durchaus klinisch stärker imponieren als eine Hodentorsion.

Ein akutes Skrotum ist immer als Notfall anzusehen. Die Diagnostik muss unverzüglich eingeleitet werden. Hierbei stehen neben der Erhebung der Anamnese die klinische und apparative Untersuchung mittels Doppler-Sonographie (seltener Hodenszintigraphie) zur Verfügung. Bis heute stellt es eine Herausforderung für den behandelnden Arzt dar, die richtige Differenzialdiagnose zu stellen.

Die Anamnese kann Hinweise auf die verschiedenen Differenzialdiagnosen liefern. Die Hodentorsion hat zwei typische Altersgipfel: Neugeborenenperiode und peripubertär. Die Hodentorsion ereignet sich häufig in den frühen Morgenstunden mit akut einsetzender Symptomatik. Typischerweise steigert sich dabei der Schmerz im weiteren Verlauf, nicht selten kommt es zum Erbrechen. Gelegentlich steht jedoch auch die abdominale Symptomatik mit Bauchschmerzen im Vordergrund. Ein schleichender, subakuter Beginn über mehrere Tage spricht hingegen eher für ein entzündliches Geschehen, auch werden hier oft rezidivierende Schmerzen angegeben. Allerdings gibt es auch selten intermittierende Hodentorsionen, bei denen es spontan zur Detorquierung kommt.

Bei der klinischen Untersuchung steht an erster Stelle die Beurteilung der Hodenlage (Brunnel'sches Zeichen). Bei einer Hodentorsion liegt der Hoden hochskrotal und ist oft quer stehend zu tasten. Der Kremasterreflex ist typischerweise aufgehoben. Eine orthotope Lage mit intaktem Kremasterreflex spricht eher gegen eine Hodentorsion, allerdings sind die Untersuchungsbedingungen oft bei hoher Schmerzhaftigkeit und fortgeschrittener Schwellung eingeschränkt. Ebenso eingeschränkt beurteilbar ist das sogenannte Prehn'sche Zeichen. Hierbei werden die Schmerzen im Falle einer Epididymitis bei Anheben des Hodens gelindert, bei einer Torsion bleiben sie unverändert bestehen. Darüberhinaus sollte der Hoden

Tab. 7.5: Differenzialdiagnose des akuten Skrotums.

Differenzialdiagnose	Ätiologie	Therapie
Hodentorsion	idiopathisch	operativ innerhalb von 6 h
Hydatidentorsion	idiopathisch	operativ, bei blander Klinik konservativ
Epididymitis	bakteriell, aszendierend	konservativ antibiotisch, in Ausnahmen operativ
Orchitis	viral	konservativ
Inkarzerierte Leistenhernie	angeboren	Reposition, elektive Herniotomie
Hydrozele/Hämatozele	angeboren/erworben/akute Einblutung	konservativ
Spermatozele	idiopathisch	ggf. elektiv operativ
Trauma		konservativ (operativ z. B. bei Ruptur)
Insektenstich, -biss		konservativ
Tumor		elektiv operativ
Idiopathisches Skrotalödem	idiopathisch	konservativ

und Nebenhoden selbst auf Konsistenz und Druckschmerzhaftigkeit hin palpiert werden. Bei einer Hydatidentorsion findet sich gelegentlich das sogenannte „blue-dot-sign“ als durch die Skrotalhaut durchschimmerne ischäme Hydatide. Bei hochgradigem Verdacht auf Vorliegen einer Hodentorsion kann eine manuelle Detorsion (nach lateral!) insbesondere bei älteren Patienten versucht werden. Auch bei Erfolg mit akuter Schmerzlinderung ist die anschließende operative Freilegung obligat.

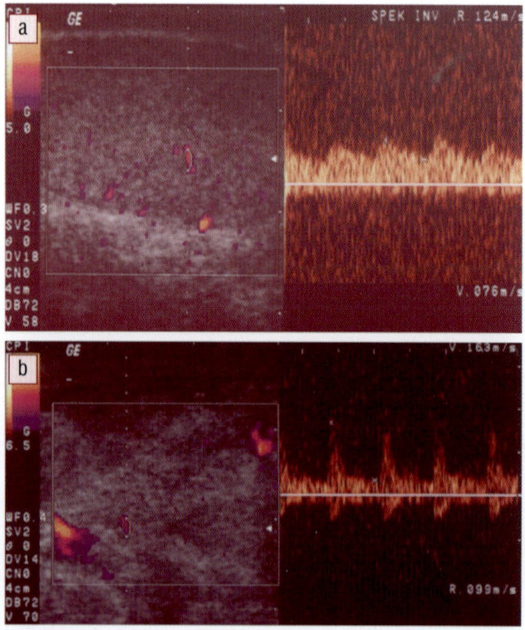

Abb. 7.29: Seitenvergleich der Doppler-Untersuchung bei einer Hodentorsion: (a) Normalbefund des nicht betroffenen Hodens mit unauffälliger Flusskurve. (b) Intraparenchymal fehlendes Signal im Bereich des betroffenen Hodens mit Nachweis einer Perfusion im Bereich der Hodenhüllen.

Die Sonographie steht im Rahmen der apparativen Untersuchungen des akuten Skrotums an erster Stelle. Moderne Technik mit gepulstem Doppler-Modus, ein Linearschallkopf mit dementsprechend hoher Auflösung sowie große Erfahrung seitens des Untersuchers sind hierbei Voraussetzung. Im B-Mode lassen sich Hoden und Nebenhoden in Hinblick auf Größe und Echotextur gut untersuchen. Eine stielgedrehte Hydatide kann oft ebenfalls dargestellt werden. Mittels Doppler-Sonographie (Abb. 7.29) wird dann die Perfusion im Hodenparenchym beurteilt. Mit einer Sensitivität von etwa 92 % und einer Spezifität von etwa 98 % kann damit die Hodentorsion als ischämische Ursache des akuten Skrotums diagnostiziert bzw. ausgeschlossen werden. Es muss explizit darauf hinwiesen werden, dass das Ergebnis der Ultraschalluntersuchung jedoch nicht alleinig ausschlaggebend sein darf für die Entscheidung, weiter konservativ oder operativ vorzugehen. Im Zweifelsfall muss die Hodenfreilegung durchgeführt werden.

Die Hodenszintigraphie ist hinsichtlich der Aussagekraft über die Perfusionssituation der Hoden prinzipiell zur Sonographie gleichwertig anzusehen. Aufgrund der höheren Invasivität, des größeren apparativen Aufwandes und einer schlechteren Verfügbarkeit hat diese Untersuchungsmethode heute weitgehend an Bedeutung verloren.

Bei entzündlicher Ätiologie kann das Blutbild dementsprechend verändert sein. Meist ist es aber unspezifisch. Eine Epididymitis ist oft mit einer Harnwegsinfektion vergesellschaftet. Dann sollte unbedingt vor Therapiebeginn eine Urinkultur angelegt werden.

Bei rezidivierenden Epididymitiden sollte zum Ausschluss einer Pathologie der Urethra eine Röntgen-Miktionszysturethrographie (MCU) durchgeführt werden. Auch eine Zystomanometrie (CMM) kann bei Vorliegen einer neurogenen oder nicht neurogenen Blasenentleerungsstörung wertvolle Hinweise liefern.

Therapie

Die Therapie richtet sich nach der Ätiologie (Tab. 7.5). Oberstes Gebot ist es, eine Hodentorsion nicht zu übersehen und verzögert freizulegen. Eine vorliegende Hodentorsion muss innerhalb eines Zeitfensters von sechs Stunden detorquiert werden, um eine Ablatio zu vermeiden. Anschließend wird intraoperativ die Regeneration des Hodens beurteilt. Ist diese sichtbar, erfolgt die Orchidopexie, bei bereits stattgefundener irreversibler Nekrose, die Ablatio. Die Entscheidung hierbei ist oft nicht einfach. Gegen einen zu großzügig indizierten Erhaltungsversuch sprechen die Gefahr der Abszedierung und die Möglichkeit der sogenannten sympathischen Orchidopathie (Schädigung der Gegenseite durch Autoantikörper auf humoralem Weg). Für den Erhalt auch teilgeschädigter Hoden spricht die Tatsache, dass die Leydig'schen Zwischenzellen wesentlich robuster sind und eine Hormonproduktion später noch erwartet werden kann. Bei einer Hodentorsion muss auch die Gegenseite pexiert werden, bei starker begleitentzündlicher Reaktion des Skrotums spätestens im Intervall nach etwa 4 Wochen.

Liegen geringste Zweifel an der Diagnose vor (Ausschluss Hodentorsion), ist die Hodenfreilegung anzustreben. Bei dementsprechender Erfahrung, Untersuchung und apparativer Diagnostik müssen etwa 30 % aller Fälle eines akuten Skrotums operiert werden. Prinzipiell können die meisten Fälle eines akuten Skrotums konservativ behandelt werden. Hierbei kommen lokale Maßnahmen wie Umschläge und Hodenbänkchen, ggf. Antibiotika und nicht steroidale Antiphlogistika zum Einsatz. Die Epididymitis spricht in aller Regel gut auf eine intravenöse Antibiotikumtherapie an. Dabei kann es aber durchaus sinnvoll sein, auch eine Epididymitis bei drohender Abszessbildung freizulegen und zu spülen. Der Krankheitsverlauf wird günstig beeinflusst und abgekürzt. Prinzipiell gleiches gilt für die Hydatidentorsion: Bei dementsprechender Klinik sollte nicht konservativ vorgegangen werden, sondern die stielgedrehte Hydatide abgetragen werden. Die Kinder sind dann tags darauf oftmals wieder beschwerdefrei.

Prognose

Bei einer Hodentorsion sind histologische Veränderungen bereits nach etwa zwei Stunden Ischämiezeit nachzuweisen. In der Folge ist meist sowohl palpatorisch als auch sonographisch eine teilweise Atrophie zu beobachten. Die Spermiogenese ist dabei als erste betroffen, die Hormonproduktion bleibt länger erhalten. Nach sechs Stunden Ischämiezeit droht der Organverlust. Ernst nehmen muss man die Epididymitis hinsichtlich der Ausbildung einer späteren Sterilität. Bei rezidivierenden Entzündungsprozessen muss mit einer Vernarbung des Nebenhodens und des Ductus deferens gerechnet werden.

7.14 Hodenhochstand (Maldescensus testis)

Der Hodenhochstand (Maldescensus testis) stellt die häufigste kongenitale Anomalie des Urogenitaltrakts dar. Zu einem kongenitalen Primärschaden des Hodengewebes kommt im Laufe der ersten Lebensjahre ein messbarer Sekundärschaden durch eine zu hohe Umgebungstemperatur. Deshalb sollte der vollständige Deszensus bis zum Ende des ersten Lebensjahres abgeschlossen sein. Ab dem 6. Lebensmonat wird zunächst eine Hormontherapie angestrebt. Erst nach ausbleibendem Erfolg wird anschließend eine operative Hodenverlagerung in das Skrotum (Orchidopexie mit Funikulyse) vorgenommen. Patienten mit beidseitigem Hodenhochstand müssen mit einer Einschränkung ihrer Fertilität rechnen. Zudem besteht ein etwa 5- bis 10-fach erhöhtes Risiko einer malignen Entartung im weiteren Verlauf.

Ätiologie und Pathogenese

Mit einer Häufigkeit von 1–3 % bei reif geborenen Knaben und bis zu 30 % bei Frühgeborenen ist der Hodenhochstand die häufigste kongenitale Anomalie des Urogenitaltraktes. Ein spontaner Descensus testis wird nur bei etwa 7 % der betroffenen Knaben bis zum Alter von 1 Jahr beobachtet.

Der Hodenhochstand wird unterteilt in:

- ☐ *Retentio testis:* der Hoden liegt an beliebiger Stelle entlang des physiologischen Descensus in der Urogenitalrinne (Retentio testis abdominalis, Retentio testis inguinalis)
- ☐ *Hodenektopie:* der Hoden geht einen falschen Weg während des Descensus und kommt meist epifaszial inguinal, seltener perineal, suprapubisch, penil oder in der anderen Skrotalhälfte zu liegen

Unter einem Kryptorchismus versteht man im deutschsprachigen Raum einen nicht palpablen Hoden. Dahinter kann sich eine Retentio testis abdominalis oder auch eine Hodenaplasie verbergen.

Weitere wichtige Ausprägungsformen sind in diesem Zusammenhang der Gleithoden und der Pendelhoden. Beim *Gleithoden* gelingt die manuelle Position eines inguinal oder präskrotal gelegenen Hodens in das Skrotum. Nach dem Loslassen gleitet der Hoden allerdings sofort in seine Ausgangsposition zurück. Bei einem *Pendelhoden* hingegen wechselt die Hodenposition zwischen inguinal/präskrotal und skrotal je nach Anspannung des M. cremaster. In warmer Umgebung (z.B. Badewanne) kann deshalb eine skrotale Position beobachtet werden.

Von der primären Retention ist die sekundäre Aszension des Hodens zu unterscheiden. Hier retrahiert sich ein primär im Skrotalfach lokalisierter Hoden zunehmend aufgrund eines inadäquaten Längenwachstums des Funikulus spermaticus.

Ein *sekundärer Hodenhochstand* ist meist iatrogen verursacht, z. B. als bekannte Komplikation nach Leistenhernienoperation im Säuglingsalter (0,5–2 %).

Die Ursache eines Hodenhochstands ist multifaktoriell. In den meisten Fällen ist er als Folge einer intrauterinen Insuffizienz der Hypothalamus-Hypophysen-Gonaden-Achse im Sinne eines, wenn auch nur temporären, hypogonadotropen Hypogonadismus zu sehen. Somit wird er heute als Endokrinopathie angesehen. Maldeszendierte Hoden erleiden neben einem möglichen Primärschaden (z. B. Fertilitätsschaden im Rahmen der Endokrinopathie, erhöhte Malignitätsrate) durch die unphysiologisch erhöhte Umgebungstemperatur (35–37 °C versus 33 °C skrotal) einen Sekundärschaden.

Klinische Symptomatik und Diagnostik

Ein hypoplastisches Skrotum ist das häufigste Indiz für das Vorliegen eines Maldescensus testis. Die klinische Untersuchung, die gleichzeitig den wichtigsten diagnostischen Schritt darstellt, sollte in liegender und sitzender Position und mit beiden Händen stattfinden. Hierbei wird der Inguinalkanal nach distal ausgestrichen. Die so definierte Hodenposition ist für die Diagnose bestimmend. Wiederholte Untersuchungen sind bei fraglichen Befunden oder schwierigen Untersuchungsbedingungen (adipöses Kind, Gegenwehr) zu empfehlen.

Bildgebende Diagnostik wie Sonographie oder MRT sind nur in Ausnahmefällen indiziert. Bei Vorliegen eines Kryptorchismus ist die laparoskopische Exploration die Diagnostik der Wahl, wobei hier in gleicher Sitzung die weiterführende Therapie, je nach Befund, angeschlossen wird (ggf. Gonadenbiopsie, Ablatio bei Hodenrudiment, Fowler-Stephens-I bei Retentio testis abdominalis).

Die Durchführung einer Hodenbiopsie im Rahmen der operativen Therapie zur Beurteilung des Primärschadens und der Fertilität bleibt besonderen Situationen vorbehalten. Im klinischen Alltag sollte sie nicht durchgeführt werden, zumal sich daraus keine therapeutischen Konsequenzen ergeben. Hodenbiopsate, wenn entnommen, müssen zudem speziell fixiert werden.

Therapie

Um den Hoden vor einer sekundären Schädigung zu schützen, sollte die Verlagerung eines retinierten oder ektopen Hodens bis zum Ende des ersten Lebensjahres erfolgt sein. Bei Frühgeborenen ist das korrigierte Alter maßgebend.

In den ersten sechs Lebensmonaten wird ein möglicher spontaner Deszensus abgewartet. Hat sich dieser nicht eingestellt, wird mit einer präoperativen Hormontherapie begonnen, die sich über etwa 2–3 Monate erstreckt. Dazu werden die Hormone GnRH, LHRH und/oder HCG in unterschiedlichen Therapieschemata (Mono- und Kombinationstherapie) verabreicht. Prinzipiell sind zwei Ziele bei der Durchführung der Hormontherapie definiert:

1. Auslösung des Hodendeszensus unter Umgehung der operativen Therapie. Mit einem Erfolg kann hierbei je nach Therapieschema in etwa 20–30 % der Fälle gerechnet werden.

2. Stimulation der Keimzellreifung und -proliferation zur Verbesserung der Fertilitätschancen. In diesem Zusammenhang sehen einige Autoren eine Hormontherapie auch bei Hodenektopie oder postoperativ indiziert.

Es existieren unterschiedliche Therapieschemata zur präoperativen Hormontherapie. Bei dem Kombinationsschema wird zunächst LHRH-Nasenspray 3 × 400 µg/Tag (3 × tgl. ein Sprühstoß von 200 µg pro Nasenloch) über vier Wochen appliziert. Unmittelbar daran wird eine HCG-Kur in der Dosis 1 × 500 IE/Woche i.m. über 3 Wochen angeschlossen. Dieses Therapieschema entspricht den derzeit gültigen Konsensus-Leitlinien. Alternativ und bei verspätetem Therapiebeginn wird auch die Durchführung einer Monotherapie mit HCG über 5 Wochen empfohlen. Dabei wird bis zum Alter von zwei Jahren eine Dosierung von 1 × 500 IE pro Woche gewählt, zwischen dem 3. und 6. Lebensjahr 1 × 1500 IE/Woche und jenseits des 6. Lebensjahres 1 × 2500 IE/Woche. Fünf Wochen nach der letzten Injektion sollte die Hodenlage erneut klinisch kontrolliert werden. Bei erfolgreicher Hormontherapie ist in 24 % eine Re-Aszension des Hodens zu befürchten. Regelmäßige Kontrollen sind deshalb obligat.

Bei ausbleibender Hodendeszension nach Hormontherapie, aber tastbarem Hoden, ist die operative Hodenverlagerung (Orchidopexie mit Funikulyse) indiziert. Der Eingriff kann, wenn nötig, in einer Sitzung beidseits vorgenommen werden. Nur bei sehr hypoplastischen Skrotalverhältnissen oder schwieriger Präparation einer Seite sollte zweizeitig vorgegangen werden.

Ist nach durchgeführter Hormontherapie weiterhin kein Hoden tastbar (Kryptorchismus), ist als nächster diagnostischer/therapeutischer Schritt die Laparoskopie zu planen. Findet sich hierbei kein Hoden, handelt es sich um eine Hodenaplasie. Bei einem blind endenden Ductus deferens handelt es sich um einen sogenannten „vanishing testis“ z. B. als Ausdruck einer intrauterin abgelaufenen Hodentorsion. Ein noch erkennbares Hodenrudiment sollte entfernt und histologisch aufgearbeitet werden. Findet sich ein Bauchhoden vor dem inneren Leistenring, führen wir das Verfahren nach *Fowler-Stephens* durch. Hierbei wird zunächst laparoskopisch das testikuläre Gefäßbündel durchtrennt (Fowler-Stephens-I). Sechs Monate später nach Ausbildung vermehrter Kollateralgefäße erfolgt dann die offene Orchidopexie über die Leiste (Fowler-Stephens-II) unter sorgfältiger Schonung der A. ductus deferentis sowie des Gubernakulums. Eine Alternative zu dem Fowler-Stephens-Verfahren stellt die mikrovaskuläre Autotransplantation dar, die jedoch im Säuglingsalter aufgrund der Kleinheit der Gefäße nicht durchführbar ist.

Schwerwiegende Komplikationen wie die Hodenatrophie treten nach einer Standard-Orchidopexie in etwa 1 % der Fälle auf, mit einem Rezidiv ist in bis zu 5 % der Fälle zu rechnen. Die Rate der Hodenatrophien steigt nach den aufwendigen Fowler-Stephens-Verfahren oder der mikrovaskulären Autotransplantation signifikant auf Werte zwischen 20 und 30 % an.

Die Implantation einer Hodenprothese bei Anorchie oder Z.n. Ablatio testis sollte erst ab Beginn der Pubertät erfolgen, um Prothesenwechsel mit ansteigenden Größen zu vermeiden.

Prognose

Die Fertilität ist bei einseitiger Retentio testis klinisch nicht eingeschränkt, auch wenn histologisch ein Primärschaden nachgewiesen werden konnte. Patienten mit ehemals beidseitiger Retentio testis weisen dagegen eine deutliche Einschränkung ihrer Fertilität auf.

Das Risiko einer malignen Entartung eines ehemals retinierten Hodens schätzt man heute auf das 5- bis 10-Fache gegenüber dem eines normalen Hodens, wichtig ist hierbei jedoch zu wissen, dass ca. 20 % der Tumoren im kontralateralen, normal deszendierten Hoden entstehen. Dabei ist das Risiko bei einer ehemaligen Retentio testis abdominalis am höchsten. Typischerweise treten die Tumoren zwischen dem 20. und 40. Lebensjahr auf. Ob dieses Risiko durch eine frühzeitige Hodenverlagerung positiv beeinflusst werden kann, bleibt fraglich. Es handelt sich wahrscheinlich weniger um einen Sekundärschaden als vielmehr um einen Primärschaden im Sinne einer Gewebsdysplasie im Rahmen der Endokrinopathie. Bei einseitigem Maldeszensus besteht auch ein gering erhöhtes Malignomrisiko für den normal deszendierten kontralateralen Hoden. Alle Patienten mit ehemals vorliegendem Hodenhochstand sollten deshalb zur regelmäßigen Selbstuntersuchung angehalten werden.

7.15 Erkrankungen des äußeren weiblichen Genitale

Die häufigsten Erkrankungen des äußeren weiblichen Genitale im Kindesalter sind die Hymenalatresie, Labiensynechie und Vulvovaginitis. Aufgrund des Sekretstaus mit der Folge einer Infektion sollte die Hymenalatresie nach Diagnosestellung inzidiert werden. Die postpartal auftretende Labiensynechie muss nur behandelt werden, wenn sie symptomatisch ist und lässt sich meist mit einer lokalen Östrogensalbe lösen. Die Vulvovagintis ist beim Kind meist eine unspezifische Infektion, bei der typische Auslösefaktoren bekannt sind. In der Regel ist eine lokale Therapie ausreichend.

7.15.1 Hymenalatresie

Das Hymen, ein Rest der Vaginalplatte, das sich an der Verbindung zwischen Müller-Tuberkel und distalem Sinus urogenitalis entwickelt, perforiert normalerweise zentral. Falls diese Perforation ausbleibt, kommt es in der Regel in der Pubertät zum Hämatometrokolpos mit zyklusabhängigen Unterbauchschmerzen. Eventuell können jedoch auch schon im Neugeborenenalter Symptome auftreten. Durch die Hormone der Mutter kann es zu einer Abbruchblutung und aufgrund des nicht möglichen Abflusses zu einer Retention von Blut in der Vagina und dem Uterus mit einer tastbaren Raumforderung im Unterbauch kommen.

Klinisch zeigt sich bei der Genitalinspektion ein deutlich vorgewölbtes Hymen und sonographisch lässt sich das Hämatometrokolpos nachweisen. Es sollte auch unbedingt eine durch die Raumforderung bedingte Harnabflussstörung ausgeschlossen werden. Aufgrund des Sekretstaus besteht ein hohes Risiko einer Infektion. Therapeutisch erfolgt die Inzision des Hymens.

7.15.2 Labiensynechie

Die kleinen Schamlippen fusionieren beim Mädchen im Rahmen der Entwicklung normalerweise nicht. Synechien sind Folge einer postnatalen Fusion infolge von Entzündungen oder kleinen Verletzungen, wodurch das noch sehr dünne, nicht verhornende Epithel der Schleimhaut verklebt. Bei einer ausgeprägten Labiensynechie kann es zu einem Stau von Sekret oder Urin kommen mit der Gefahr einer Infektion. Im Verlauf kommt es durch den Östrogeneinfluss in der Pubertät zur Verhornung des Epithels, wodurch eine spontane Lösung der Synechie möglich ist. Daher sollte nur bei Symptomen eine Therapie erfolgen. Es kann zunächst eine lokale Therapie mit einer östrogenhaltigen Salbe durchgeführt werden. Diese sollte aufgrund der möglichen vorzeitigen Genitalentwicklung nur für maximal zwei Wochen erfolgen. Bleibt die Lösung der Synechie aus, kann diese in einer Analgosedierung stumpf mit einer Knopfsonde gelöst werden.

7.15.3 Vulvovaginitis

Vaginalschleimhaut und -flora sind abhängig vom Östrogenspiegel. Beim Kind bildet sich noch keine Döderleinflora der Vagina aus und der pH-Wert liegt im neutralen Bereich. Im Neugeborenen- und Säuglingsalter kommt es meist im Rahmen von Soorinfektionen oder einer Windeldermatitis zu einer begleitenden Vulvovaginitis. Im Kleinkindesalter zeigen sich bei der Vulvovaginitis meist unspezifische Entzündungen mit einer Mischflora aus Haut- und Darmbakterien. Bei Nachweis spezifischer Keime (z. B. Neisseria gonorrhoeae, Chlamydien, Gardnerella vaginalis) sollte im Kindesalter an Missbrauch gedacht werden. Auslösende Faktoren der Vulvovaginitis im Kindesalter können ansonsten eine insuffiziente Hygiene, Harnwegsinfektion, eine antibiotische Behandlung aufgrund anderer Infektionen, Allergien, physiko-chemische Ursachen oder Fremdkörper sein. Klinisch kommt es zu Schmerzen, Juckreiz, Brennen und Ausfluss. Bei der Inspektion zeigen sich eine Rötung, Schwellung und eventuell Kratzspuren im Bereich der Vulva. Nach der körperlichen Untersuchung sollte ein Abstrich erfolgen. Eventuell muss eine Vaginoskopie bei Verdacht auf einen Fremdkörper durchgeführt werden. Die unspezifische Vulvovaginitis wird lokal durch Sitzbäder, lokale Salbenbehandlung und Hygiene-Schulung behandelt. Nur in seltenen Fällen ist eine systemische antibiotische Therapie notwendig. Spezifische Vulvovaginitiden werden wie im Erwachsenenalter entsprechend erregerspezifisch sowie nach Antibiogramm behandelt.

7.16 Urachusanomalien

Die Urachusanomalien haben ihre Ursache in einer unvollständigen oder ausbleibenden Obliteration des Urachus und treten insgesamt sehr selten auf. Als häufigste Form kommt der persistierende Urachus vor. Klinisch kann es je nach Form zu einem nässenden Nabel oder einer Entzündung/Abszedierung kommen. Außer beim Urachusdivertikel, welches oft asymptomatisch bleibt, sollte eine vollständige operative Entfernung der Urachusanomalie erfolgen.

Der Urachus obliteriert als fibromuskulärer Strang zwischen dem Blasendach und dem Nabel im 4.–5. Monat der Schwangerschaft. Kommt es zum unvollständigen Verschluss des Urachus oder einem Ausbleiben der Obliteration, können folgende Erkrankungen entstehen:

- *persistierender Urachus:* durchgehend offene Verbindung zum Nabel
- *Urachuszyste:* Sekretzyste im mittleren Bereich des zur Harnblase und zum Nabel hin verschlossenen Urachus
- *Urachussinus:* persistierende offene Verbindung zum Nabel bei verschlossenem Anteil zur Harnblase
- *Urachusdivertikel:* persistierende offene Verbindung zur Harnblase bei verschlossenem Anteil zum Nabel

Klinisch fallen die Kinder je nach Form durch einen nässenden Nabel oder durch eine entzündliche Raumforderung im mittleren Unterbauch auf. Oft sind es auch Zufallsbefunde in der Sonographie, die eine Urachusanomalie aufdecken. Das Urachusdivertikel verursacht meist keine Symptome, wird es symptomatisch, fallen die Kinder durch Harnwegsinfektionen bzw. Restharn auf. Von diagnostischer Seite sollten eine Urinuntersuchung, Sonographie, Miktionszystourographie oder ggf. eine Kontrastmitteldarstellung des Fistelgangs vom Nabel aus mit Kontrastmittel durchgeführt werden. Die Therapie der Wahl ist die vollständige operative Entfernung des Urachus. Beim Urachusdivertikel ist jedoch bei symptomfreien Patienten keine Therapie notwendig.

7.17 Blasendivertikel

Blasendivertikel werden in echte Divertikel und Pseudodivertikel unterteilt. Klinisch fallen die Patienten durch rezidivierende Harnwegsinfektionen oder durch Restharnbildung auf. Eine operative Therapie ist nur bei Symptomen oder einer refluxiven bzw. obstruktiven Auswirkung auf den Ureter notwendig.

Man unterscheidet zwischen echten Blasendivertikeln (bestehend aus allen drei Wandschichten) und Pseudodivertikeln (Vorwölbung der Blasenschleimhaut durch eine Muskellücke).

Echte Divertikel treten meist paraureteral im Bereich der Lücke der Waldeyer'schen Scheide auf. Sie können ein- oder beidseitig vorhanden sein und können in ein Uretermündungsdivertikel (Hutch-Divertikel) übergehen. Durch ihren engen Hals ist eine Füllung mit Urin am Ende der Entleerung möglich, wodurch sich Restharn bildet. Divertikel können sich auf die Uretermündung im Sinne einer Obstruktion oder eines VUR auswirken. Pseudodivertikel treten typischerweise bei einer Detrusorhypertrophie, z. B. bei einer subvesikalen Obstruktion, auf.

Klinisch besteht bei Blasendivertikeln die Gefahr rezidivierender Harnwegsinfektionen. Daher werden Blasendivertikel meist sonographisch im Rahmen der Abklärung von Harnwegsinfektionen oder als Zufallsbefund diagnostiziert. Als weitere Untersuchung wird eine Miktionszystourethrographie benötigt sowie eine dynamische Nierenszintigraphie zur Identifizierung einer möglichen Abflussstörung.

Blasendivertikel, die keinen Restharn bilden und zu keiner Infektion führen, müssen nicht behandelt werden. Besteht eine refluxive oder obstruktive Komponente durch das Blasendivertikel (paraureterales Divertikel), besteht die Indikation zur operativen Therapie, meist durch eine Ureterozystoneostomie. Bei Pseudodivertikeln steht die Therapie der entsprechenden ursächlichen Erkrankung im Vordergrund.

7.18 Intersexualität (Disorder of sex development)

Intersexualität beschreibt eine Nichtübereinstimmung des Genitales mit dem gonadalen bzw. chromosomalen Geschlecht. Die Störung kann im Bereich des genetischen Geschlechts, der Gonadenentwicklung oder des phänotypischen Geschlechts liegen. Besteht klinisch der Befund einer Intersexualität, sollte immer rasch eine Diagnosestellung erfolgen. Bei Neugeborenen mit Intersexualität und einer Dehydratation besteht der Verdacht auf einen Salzverlust bei kongenitalem adrenogenitalem Syndrom. Hier ist eine rasche Rehydratation und Elektrolytsubstitution notwendig. Bei einigen Formen der Intersexualität ist eine Hormonsubstitution notwendig, z. B. eine Östrogensubstitution bei Pubertätsbeginn oder bei Störung der Testosteronbiosynthese. Operative Korrekturen des Genitale sind abhängig von der endgültigen Geschlechtszuordnung bzw. -identifizierung. Bei einigen Formen der Intersexualität ist eine Gonadenentfernung aufgrund eines erhöhten Malignitätsrisikos notwendig.

Ätiologie und Pathogenese

Wird ein Kind mit einer schweren Genitalfehlbildung geboren, benötigt es von Beginn an ein professionelles Management. Die Inzidenz einer schweren genitalen Fehlbildung liegt bei ca. 1 : 4500 Geburten. Die Nomenklatur und Klassifikation dieser Fehlbildungen ist oft verwirrend, meist wird der Begriff der Intersexualität verwendet. In neueren Arbeiten werden die genitalen Fehlbildungen allerdings immer häufiger unter dem Begriff „disorder of sex development“ (DSD) zusammengefasst. Vier unterschiedliche Geschlechtsformen können allgemein unterschieden werden: das chromosomale, gonadale, genitale und psychische Geschlecht. Die Ursache einer Genitalfehlbildung liegt in einem der drei genitalen Entwicklungsschritte. Zur Störung des genetischen Geschlechts kann es in der Phase der Konzeption mit Festlegung des chromosomalen Geschlechts kommen. Tritt eine Störung im Stadium der Geschlechtsentwicklung (ab der 3. Embryonalwoche) auf, ist die Ausbildung der Gonadenanlage abnorm. Ist deshalb die Funktion der Gonaden gestört, kann sich das äußere und innere Geschlecht nicht ausbilden und es kommt zur Störung der phänotypischen Differenzierung. Bei einer Störung der Hormonproduktion bzw. -aktivität von testikulären Hormonen (Testosteron, 5-alpha-Dihydrotestosteron, Anti-Müller-Faktor) kann sich das männliche Genitale nicht entwickeln. Das weibliche Geschlecht entwickelt sich passiv unter dem Östrogeneinfluss der Mutter.

Diagnostik und Therapie

Die Abklärung sollte schon in der Neonatalperiode erfolgen. Wichtig sind eine ausführliche Familienanamnese, das Erheben eines allgemeinen Untersuchungsbefundes und die Untersuchung des äußeren Genitales. Es erfolgt eine Einteilung des intersexuellen Genitales nach *Prader*:

Stadium I: Klitorishypertrophie
Stadium II: Klitorishypertrophie mit weitem, trichterförmigem Sinus urogenitalis, eng beieinanderliegende Vaginal- und Urethralmündung
Stadium III: angedeuteter Phallus mit weitem, trichterförmigem Sinus urogenitalis, breite anogenitale Distanz, beginnende Fältelung der Labia majora
Stadium IV: Phallus mit deutlicher dorsaler „Vorhautschürze“, kleine Sinusöffnung an der Phallusbasis, deutliche Fältelung der Labia majora
Stadium V: Urogenitalmündung an der Spitze des Phallus wie bei einem normalen Penis, Aspekt eines „Skrotum“ ohne tastbare männliche Gonaden

Beim männlich erscheinenden Genitale muss das Vorliegen eines Hodenhochstands, Mikropenis oder einer Hypospadie in Betracht gezogen werden.

Folgende weitere Untersuchungen sind auf jeden Fall notwendig:

- ☐ Chromosomenanalyse zur Bestimmung des Karyotyps
- ☐ Bildgebung zur Beurteilung der inneren Geschlechtsorgane (Sonographie)
- ☐ Bestimmung von 17-Hydroxyprogesteron, Testosteron, Gonadotropin und Anti-Müller-Hormon
- ☐ Bestimmung der Serumelektrolyte

Eventuell kann zusätzlich eine weitere Bildgebung der inneren Geschlechtsorgane mittels Genitogramm oder MRT-Untersuchung, insbesondere vor einem operativen Eingriff, notwendig sein. In nur 20 % der DSD kann eine spezifische molekulargenetische Diagnostik eine sichere Diagnose liefern. Teilweise wird zusätzlich eine Bestimmung der Funktion der Leydig-Zellen (HCG-Test) und der Funktion des Ovars (HMG-Test) sowie der Hypophyse

(LHRH-Test) durchgeführt. Über eine Hautbiopsie im Genitalbereich kann eine Fibroblastenkultur zur Bestimmung der Androgenbindung angelegt werden. Die Androgenrezeptorfunktion wird mittels DNA-Diagnostik bestimmt. Eine explorative Laparoskopie mit Biopsie der Gonaden ist gelegentlich zur Geschlechtsabgrenzung notwendig. Verbleibt eine Unklarheit bzgl. der Geschlechtszuordnung oder kann von den Eltern die Diagnose des Geschlechts nicht angenommen werden, sollte unter Berücksichtigung der sozialen und biologischen Faktoren eine behutsame Annäherung erfolgen. Die Entwicklung der sexuellen Identität unterliegt nicht einem Alles-oder-Nichts-Gesetz. Auch eine chirurgische Korrektur bei nicht passendem Genotyp und Phänotyp garantiert nicht die erfolgreiche sexuelle Identität.

In der Nomenklatur werden folgende DSD unterschieden, die im Weiteren mit Angabe der jeweiligen Therapie aufgeführt sind:

1. Geschlechtschromosomale DSD

Die Geschlechtsfehlbildung ist durch eine Abweichung der Anzahl und/oder Struktur der Geschlechtschromosomen bedingt.

- ☐ Ullrich-Turner-Syndrom
  Mit einer Inzidenz von 1 : 2700 tritt diese Syndrom bei weiblichen Neugeborenen auf. In der Hälfte der Fälle besteht ein 45,X0-Karyotyp. Ansonsten werden ein 46,XX/45,X0-Mosaik oder ein strukturell abnormes X-Chromosom beschrieben. Klinisch zeigt sich ein weiblicher Phänotyp mit den typischen Zeichen Minderwuchs, Hypogonadismus, Maskengesicht, hoher Gaumen, Pterygium colli, kleiner Unterkiefer, tiefe Nackenhaargrenze, schildförmiger Thorax und Cubitus valgus. Es kommt zum Ausbleiben der Menarche und der Entwicklung der sekundären Geschlechtsmerkmale. Die inneren Geschlechtsorgane weisen Streakgonaden, kleine Tuben und eine Uterushypoplasie auf. Es besteht eine Assoziation mit Herz- und Nierenfehlbildungen. Die Behandlung ist symptomatisch, wobei eventuell eine Therapie mit Wachstumshormonen oder Östrogenen sinnvoll sein kann.

- ☐ 47,XXY (Klinefelter-Syndrom)
  Aufgrund einer Non-Disjunction während der Meiose kommt es bei 0,1–0,2 % aller Männer zu diesem Syndrom mit einem überzähligen X-Chromosom. In der Regel besteht ein Androgendefizit mit erhöhter testikulärer Östrogensekretion. Bei einem männlichen Phänotyp zeigen sich kleine Hoden und es besteht später eine Infertilität mit Azoospermie. In der Pubertät weisen diese Patienten eine spärliche Körperbehaarung, weibliche Fettverteilung, Gynäkomastie und ein vermehrtes Längenwachstum auf. Oft besteht eine geistige Retardierung. Es kann eine Behandlung mit Substitution von Testosteron durchgeführt werden.

- ☐ 45,X0/46,XY (gemischte Gonadendysgenesie)
  Die gemischte Gonadendysgenesie weist gleichzeitig eine weibliche und männliche Gonadenanlage auf. Charakteristisch sind eine Streakgonade und ein kryptorcher Hoden kontralateral. Die weibliche Gonade ist meist teils oder vollständig funktionslos. Es bildet sich ein Uterus mit rudimentären Tuben aus. Das äußere intersexuelle

Geschlecht entwickelt sich je nach Überwiegen der männlichen oder weiblichen Gonaden. Vorwiegend kommt es zur weiblichen Differenzierung mit einer Hypospadie und Mikropenis. Die Patienten sind infertil. Die Gonaden sollten aufgrund eines erhöhten Malignitätsrisiko spätestens im jungen Erwachsenenalter entfernt werden. Meist wird eine weibliche Geschlechtszuordnung angestrebt mit entsprechender Korrektur zum weiblichen Genitale (Klitoris-, Vagina- und Labienplastik).

2. 46,XY DSD

Es liegt ein normaler männlicher Karyotyp vor. Als Ursache der Genitalfehlbildung kommt eine Störung der Gonadenentwicklung oder der Androgensynthese/-aktivität infrage. Etwa 30 % der XY-Gonadendysgenesien können molekulargenetisch aufgeklärt werden. Diese Form der Intersexualtität wurde früher als Pseudohermaphroditismus masculinus bezeichnet.

☐ Störung der testikulären Gonadenentwicklung

Komplette Gonadendysgenesie (Swyer-Syndrom): Bei dieser X-chromosomal rezessiv vererbten Form der Intersexualität kommt es zur Ausbildung eines vollständig weiblichen Genitales, da die Produktion von Testosteron und Mullerian-Inhibiting-Factor (MIF) fehlt. Aufgrund eines genetischen Defektes (SRY-Gen) können keine hormonaktiven Keimzellen (Hoden) entwickelt werden. Somit liegt ein weiblicher Phänotyp mit hypergonadotropem Hypogonadismus vor. Es zeigen sich eine im infantilen Stadium verbleibende Klitoris, Labien und ein Uterus. Die Ovarien können nicht gebildet werden, stattdessen befinden sich an deren Stelle Streakgonaden. Es liegt eine primäre Amenorrhö vor und die sekundäre Geschlechtsentwicklung bleibt aus. Es besteht die Gefahr der Entwicklung von Gonadentumoren sowie eine Osteoporoseneigung.

Die Streakgonaden sollten nach der Diagnosestellung operativ entfernt werden, da ein erhöhtes Entartungsrisiko (Dysgerminome, Gonadoblastome) besteht. Durch eine Hormonersatztherapie kann eine Pubertätsentwicklung mit Ausbildung von sekundären Geschlechtsmerkmalen ausgelöst und das Risiko einer Osteoporose verringert werden.

☐ Störung der Androgensynthese/-aktivität

Androgenbiosynthesedefekt:
5-Alpha-Reduktase-Mangel: Dieser autosomal rezessiv vererbte Enzymdefekt bewirkt eine Störung der Umwandlung von Testosteron in die Wirkform Dihydrotestosteron. Der Nachweis erfolgt über ein Missverhältnis zwischen Testosteron und Dihydrotestosteron im Urin. Das äußere Genitale weist in unterschiedlicher Ausprägung ein klaffendes labienartiges Skrotum bzw. eine blind endende Vagina, eine perineale Hypospadie, einen Mikrophallus und Hodenhochstand auf. Bei der Geburt erscheint der Phänotyp oft weiblich, sodass diese Kinder oft als Mädchen erzogen werden. In der Pubertät setzt durch die Testosteronbiosynthese eine spontane Vermännlichung ein. Therapeutisch erfolgt bei einer männlichen Geschlechtsidentifikation eine lokale

Dihydrotestosteronbehandlung, Korrektur der Hypospadie sowie eine präpubertäre systemische Testosteronbehandlung.

17-Beta-Hydroxysteroid-Dehydrogenase-Mangel: Durch einen Enzymmangel ist der letzte Schritt der Testosteronbiosynthese gestört. Die Testosteronvorstufe Androstendion wird nicht ausreichend in Testosteron umgewandelt, sodass es nicht zu einer vollständigen männlichen Entwicklung kommt. Es finden sich im Serum hohe 4-Androstendion- und niedrige Testosteronkonzentrationen. Es liegt bei Geburt ein weiblicher Phänotyp vor. Es findet sich eine blind endende Vagina, fehlende Müller-Gang-Derivate und inguinale oder abdominale Hoden. In der Pubertät beginnt eine spontane Vermännlichung mit einer Klitorisvergrößerung und teilweise mit einem Einsetzen einer Brustentwicklung.

Aufgrund des weiblichen Phänotyps bei Geburt werden diese Kinder meist weiblich erzogen. Durch die Vermännlichung in der Pubertät besteht auch hier die schwierige Entscheidung, ob ein Identitätswechsel zum Mann erfolgen oder bei einer Zuordnung zum weiblichen Geschlecht eine Entfernung der Hoden und eine feminisierende Genitalplastik durchgeführt werden soll. Inwieweit schon generell frühzeitig eine Erziehung im männlichen Geschlecht erfolgen sollte, erscheint diskussionswürdig.

Androgenresistenz

Komplette Androgenresistenz (CAIS = complete androgen insensitivity syndrom): Es liegt ein genetisch bedingter Rezeptordefekt der Zielzellen für Testosteron vor. Zunächst werden im Embryonalstadium die Gonaden zu Hoden differenziert, die Androgene produzieren und ausschütten. Aufgrund eines Ausfalls der Rezeptorfunktion können diese Hormone an den Zielorganen ihre Wirkung nicht entfalten. Die nicht androgenabhängige Sexualdifferenzierung ist möglich, sodass sich kein Uterus und keine Tuben ausbilden. Die Vagina bildet sich verkürzt aus und endet blind. Die Patienten entwickeln sich äußerlich weiblich. Meist liegen die Gonaden (Hoden) in der Leiste. Es besteht eine hypergonatroper Hypergonadismus mit stark erhöhtem Testosteronspiegel. Aufgrund von Androgen-Abbauprodukten (Östrogenderivate) kommt es zu einer guten Brustentwicklung in der Pubertät. Achsel-/Schambehaarung und Menarche bleiben aus. Das Entartungsrisiko der Gonaden liegt bei etwa 0,5 %. Früher wurde die komplette Androgenresistenz als „testikuläre Feminisierung“ bezeichnet.

Die Hoden des phänotypischen Mädchens sollten bis nach der Pubertät belassen werden. Hiermit wird die ausreichende Versorgung mit aus Testosteron gebildeten Östrogenen gewährleistet, die zur Ausbildung des weiblichen Phänotyps notwendig sind. Nach der Pubertät sollten die Hoden aufgrund des gering erhöhten Entartungsrisikos noch vor dem 20. Lebensjahr entfernt werden. Anschließend ist eine Östrogensubstitution notwendig. Eventuell wird nach der Pubertät eine Operation bei sehr kurzer Vagina benötigt.

Partielle Androgenresistenz (PAIS = partial complete androgen insensitivity syndrome): Bei männlichem Karyotyp sind die Geschlechtsorgane männlich ausdifferenziert und es werden Androgene produziert. Durch eine nicht vollständig aufgehobene Androgenrezeptorfunktion können die männlichen Hormone teilweise an den Zielorganen wirken. In Abhängigkeit vom Ausmaß der Hormonwirkung kommt es zu einer teilweisen Entwicklung der inneren und äußeren männlichen Geschlechtsorgane. Beim Neugeborenen zeigt sich ein nicht eindeutiges Genitale mit sehr variabler Ausprägung von einer leicht vergrößerten Klitoris mit weiblichem Phänotyp bis zum männlichen Erscheinungsbild mit etwas kleinerem Penis. Die Geschlechtsidentität ist problematisch. Oftmals treten in der Pubertät erhebliche Probleme auf, da es durch einen erneuten Hormonschub zu körperlichen Veränderungen kommt, die vielleicht nicht im Einklang mit der eigenen Geschlechtsidentität stehen.

Die Geschlechtszuordnung muss sorgfältig überprüft werden. Eine irreversible bilaterale Orchiektomie sollte nur nach ausreichender Beratung und gründlich überdachter, sicherer Entscheidung für das weibliche Geschlecht erfolgen. Bei einer männlichen Geschlechtszuordnung können die Korrektur einer vorhandenen Hypospadie und eine Skrotalplastik Ende des ersten Lebensjahrs durchgeführt werden. Eventuell profitieren diese Patienten von einer präoperativen Therapie mit Dihydrotestosteron, um die Größe des Phallus und die Durchblutung der Skrotalhaut zu verbessern.

Leydigzell-Hypoplasie (LH-Rezeptordefekt)
Bei diesem autosomal rezessiv vererbten Krankheitsbild kommt es bei männlichem Karyotyp durch eine vollständige Inaktivierung des LH-Rezeptors zu einem weiblichen Phänotyp. Bei der schweren Form (Typ 1) bilden sich Hoden aus, die meist inguinal zu liegen kommen. Die kurze Vagina endet blind, es zeigen sich weder Uterus noch Tuben oder Ovarien. In der Pubertät entwickelt sich ein hypergonadotroper Hypogonadismus. Im Gegensatz dazu kommt es bei der Typ-2-Leydigzell-Hypoplasie (partielle Störung des LH-Rezeptors) je nach Ausprägung der Inaktivierung zu einem männlichen Phänotyp mit fast unauffälligem Jungen mit Mikropenis und/oder Hypospadie bis hin zu einem Kind mit intersexuellem Genitale.

Bei Vorliegen eines Typ-1-LH-Rezeptordefekts wird eine Entfernung der Gonaden wegen des erhöhten Entartungsrisikos empfohlen. In der Pubertät muss eine Hormonersatztherapie mit Östrogenen und Gestagenen begonnen und lebenslang fortgesetzt werden. Patienten mit einem LH-Rezeptordefekt vom Typ 2 benötigen eine lebenslange Testosteronsubstitution sowie eventuell eine lokale dihydrotestosteronhaltige Salbe zur Stimulation des Peniswachstums. Eine Hypospadie sollte entsprechend operativ korrigiert werden.

Störung des Anti-Müller-Hormons/Anti-Müller-Hormon-Rezeptors
Das Anti-Müller-Hormon (AMH) ist ein testikuläres Hormon, das die Regression des Müller'schen Gangs beim männlichen Fetus bewirkt. Wird das AMH zur Zeit der fetalen sexuellen Differenzierung nicht produziert oder nicht wirksam, bilden sich auch bei den männlichen Karyotypen die Müller'schen Gänge nicht zurück. Neben den männlichen Geschlechtsorganen differenzieren sich somit auch Tuben sowie Uterus aus. Ursache sind Mutationen in den Genen für das AMH oder den AMH-Rezeptor.

Meist weisen diese Patienten klinisch einen unilateralen Kryptorchismus auf. Bei der Laparoskopie fällt dann ein rudimentärer Uterus mit Tuben auf. Der Phänotyp ist männlich mit sonst normaler männlicher Entwicklung.

3. 46,XX DSD

Es liegt ein normaler weiblicher Karyotyp vor. Als Ursache der Genitalfehlbildung treten eine Störung der ovariellen Gonadenentwicklung oder ein Androgenexzess auf. Diese Form der Intersexualität wird auch Pseudohermaphroditismus femininus bezeichnet.

☐ Ovotestikuläre DSD (echter Hermaphroditismus)

Ein echter Hermaphroditismus liegt vor, wenn gleichzeitig differenziertes Hoden- und Ovarialgewebe zu finden sind. Am häufigsten liegt ein Karyotyp 46,XX vor. In seltenen Fällen kann auch eine Mosaikform XX/XY oder der Karyotyp 46,XY vorhanden sein. Die Gonaden liegen oft als Ovotestis vor und können an irgendeiner Lokalisation des Hodendeszensus gefunden werden. Der Phänotypus des äußeren Genitales ist in 75 % vermännlicht, aber selten mit einem vollständig normalen männlichen äußeren Genitale. Oft liegt eine Hypospadie vor. Bei weiblichem Phänotyp besteht oft eine Klitorisvergrößerung und ein Sinus urogenitalis. Die Diagnose kann über eine Chromosomenanalyse und endokrinologische Untersuchungen bestätigt werden. Es besteht kein erhöhtes Malignitätsrisiko des Ovars. Je nach Geschlechtsidentifikation wird bei gleichzeitig vorhandenem Hoden und Ovar die dem gewählten Geschlecht nicht entsprechende Gonade entfernt. Allerdings ist die weibliche Geschlechtszuordnung bei belassenen Ovarien unproblematischer, da eine spontane Pubertät möglich ist. Bei der männlichen Zuordnung muss in der Pubertät eine Testosteronsubstitution erfolgen.

☐ Androgenexzess

Fetale Ursache

Adrenogenitales Syndrom (AGS): Es handelt sich um einen autosomal rezessiv vererbten Enzymdefekt mit Störung der Nebennierenrindenfunktion. Es kommt einerseits immer zu einer Störung der Synthese von Kortisol und oft auch von Aldosteron. Durch eine verminderte Rückkopplung von Kortisol auf die Hypophyse wird vermehrt ACTH aus dem Hypophysenvorderlappen ausgeschüttet. Dadurch kommt es zur Hyperplasie der Nebennierenrinde mit Stimulation der Kortisolbiosynthese. Somit wird die Synthesekaskade vor dem eigentlichen Enzymdefekt stark angeregt. Die Folge ist eine vermehrte Bildung von Hormonvorstufen, die teils zu Androgenen abgebaut werden. Es kommt dadurch schon fetal zur Virilisierung weiblicher Kinder. Es werden beim AGS fünf verschiedene Typen des Enzymdefektes unterschieden, wobei in über 90 % der Typ 3 mit Störung des Enzyms 21-Hydroxylase vorliegt. Dieses Enzym ist sowohl an der Synthese von Kortisol als auch von Aldosteron beteiligt. Der zweithäufigste Defekt, der zum AGS führt, ist der 11-Hydroxylasemangel. Typischerweise treten die klinischen Symptome im Neugeborenalter auf. In der Regel ist der Karyotyp weiblich. Hier zeigt sich in unterschiedlicher Ausprägung eine Vermännlichung des äußeren Genitale (Einteilung nach Prader). Knaben mit klassischem AGS erscheinen bei der Geburt unauffällig. Liegt eine salzverlierende Form des AGS vor, kommt es im Verlauf zu einer Salzverlustkrise bei vermehrter Ausscheidung von Natrium aufgrund des fehlenden Aldosterons. Dabei fallen die Kinder klinisch typischerweise nach dem 8. Lebenstag mit einer Apathie, Erbrechen, Gewichtsstillstand/-abnahme und Herzrhythmusstörungen auf. Im Serum zeigen sich ein erniedrigtes Natrium, hohes Kalium und eine Azidose. Bleibt das AGS unbehandelt, kommt es nach dem 2. Lebensjahr zu einem Wachstumsschub und einer Pubertas praecox. Patienten mit einer nicht klassischen Form des AGS (late onset) bei einem leichtergradigen Enzymdefekt mit gering verminderter Kortisolsynthese fallen erst später mit einem zu frühen Pubertätsbeginn auf, meist sogar erst als erwachsene Frauen mit vermehrtem Haarwuchs, Zyklusstörungen und ungewollter Infertilität. Männer mit dieser Form des AGS bleiben oft undiagnostiziert.

Die Therapie des AGS besteht aus dem Ersatz von Kortisol durch Hydrokortison. Diese Substitution muss im Verlauf des Wachstums individuell angepasst werden. Dadurch ist dann eventuell auch eine Normalisierung der Klitorishyperplasie möglich, auf jeden Fall kann eine Zunahme der Virilisierung verhindert werden. Bei Stress (z. B. Fieber, operativer Eingriff) muss die Hydrokortisondosis erhöht werden. Anfänglich erfolgt auf jeden Fall zusätzlich eine Mineralkortikoid-Substitution mit Fludrocortison oder Astonin H, da zu Beginn noch nicht entschieden werden kann, ob sich ein Salzverlust entwickeln wird oder nicht. Bei unklarer Molekulargenetik ist ein vorsichtiger Auslassversuch nach dem 2. Lebensjahr möglich. Die Geschlechtsidentifizierung ist in der Regel weiblich. Ziel der chirurgischen Korrektur ist es, ein möglichst normal erscheinendes weibliches Genitale durch eine Verkleinerung der Klitoris (Klitorisreduktionsplastik), Schaffung der großen und kleinen Labien und Erweiterung des vaginalen Eingangs und der Vagina selbst zu schaffen. Der Zeitpunkt der Operation sollte zwischen dem 9. und 15. Lebensmonat liegen. Bei der Klitorisreduktionsplastik ist der Erhalt des Gefäß-Nerven-Bündels, welches für die Sensibilität und Durchblutung der Glans clitoridis verantwortlich ist, entscheidend. Möglicherweise ist später mit Eintritt in die Pubertät eine zweite Vaginaleingangsplastik notwendig. In seltenen Fällen ist dann bei einem sehr hohen Sinus urogenitalis eine vaginale Ersatzplastik, z. B. durch ein Darmsegment, notwendig.

Weitere seltene Ursachen

Weitere seltene Ursachen sind ein *fetoplazentarer Androgenexzess* (P450-oxidoreductase-deficiency, aromatase deficiency) oder ein *mütterlicher Androgenüberschuss* durch eine exogene Ursache bei androgenproduzierenden Tumoren (z. B. Arrhenoblastome, Luteome oder Leydig-Zell-Tumoren) mit Folge einer Virilisierung des weiblichen Feten.

Prinzipiell sind die Therapieentscheidungen abhängig von der Geschlechtsidentifikation. Diese wird von verschiedenen Faktoren beeinflusst: Diagnose, Aspekt des äußeren Genitales, chirurgische Optionen, notwendige lebenslange medikamentöse Substitution, Möglichkeit der Fertilität sowie familiäre und kulturelle Einflüsse. Beispielsweise identifizieren sich mehr als 90 % der Patienten mit einen adrenogenitalen Syndrom und einem 46,XY CAIS mit dem weiblichen Geschlecht. Patienten mit einem Androgenbiosynthesedefekt (z. B. 5-Alpha-Reduktase-Mangel) werden in der Regel zunächst als Mädchen erzogen und leben in ca. 60 % nach der Virilisierung in der Pubertät als Männer.

Alle Patienten sollten von einem interdisziplinären Expertenteam betreut werden. Die exakte Diagnose sollte rasch gestellt werden, um vor allem Patienten mit einem erhöhten Malignitätsrisiko zu identifizieren. Bis zum Zeitpunkt einer eindeutigen Geschlechtszuordnung bzw. -identifizierung sollten keine irreversiblen Operationen durchgeführt werden.

7.19 Enuresis und Harninkontinenz

Zur effektiven Behandlung des Symptomes „Einnässen" muss die Enuresis von der Harninkontinenz unterschieden werden. Während es sich bei der Enuresis um eine normale Blasenentleerung am falschen Platz zur falschen Zeit handelt, bezeichnet die Harninkontinenz jede Form des ungewollten Harnabgangs als Symptom einer zugrunde liegenden Erkrankung, sei sie struktureller, neurogener, psychogener oder auch funktioneller Art. Die Unterscheidung gelingt meist schon durch eine strukturierte Anamnese sowie ein sauber geführtes Miktionsprotokoll. Bei vorliegender Harninkontinenz müssen ggf. weitere diagnostische Schritte von der Zystomanometrie bis ggf. zur Urethrozystokopie durchgeführt werden. Die Therapie der Enuresis (apparativ und medikamentös) ist auf die Dauer annähernd zu 100 % erfolgreich. Die Therapie der Harninkontinenz richtet sich nach der zugrunde liegenden Störung. Zunehmend werden insbesondere bei funktioneller Harninkontinenz durch die Urotherapie hervorragende Erfolge erzielt.

Ätiologie und Pathogenese

Die Enuresis ist definiert als Einnässen im Schlaf an mindestens zwei Nächten pro Monat nach dem 5. Lebensjahr. Ab diesem Alter wird normalerweise die Blasenkontrolle erreicht. Die Enuresis wird in eine primäre und eine sekundäre Form unterteilt. Während es sich bei der ersteren Form um das Einnässen von Geburt an ohne längere Trockenphasen handelt, beschreibt die sekundäre Form das wiederaufgetretene Einnässen nach einer bereits bestandenen Trockenphase von 3 bis 6 Monaten.

Differenzialdiagnostisch ist davon die Harninkontinenz abzugrenzen (Tab. 7.6), die jede Form des ungewollten Harnabgangs bezeichnet, der nicht durch eine normale Blasenentleerung zustande kommt. Dabei ist das Einnässen ein Symptom einer zugrunde liegenden Erkrankung, sei sie struktureller, neurogener, psychogener oder auch funktioneller Art.

Tab. 7.6: Unterscheidung Enuresis/Harninkontinenz.

	Enuresis	Kindliche Harninkontinenz
Definition	normale, weitgehend vollständige Blasenentleerung am falschen Platz zur falschen Zeit	jede Form des ungewollten Harnabgangs, der nicht durch eine normale Blasenentleerung zustande kommt
Synonyme	Enuresis nocturna, unkomplizierte Enuresis, monosymptomatische Enuresis, immature Enuresis, enuretisches Syndrom	Enuresis nocturna et diurna, komplizierte Enuresis, Enuresis mit Tagessymptomatik symptomatische Enuresis

Die Entwicklung der Blasenkontrolle:

Tab. 7.7: Normales Trockenwerden.

Alter	Knaben (%)	Mädchen (%)
2	7	9
3	16	22
4	77	86
5	86	89
6	90	94

Die Miktion des Säuglings erfolgt unbewusst und ohne kortikale Kontrolle. Bei entsprechender Blasenfüllung folgt eine unwillkürliche Detrusorkontraktion im Sinne eines Reflexbogens. Dies geschieht bis zu zwanzigmal in 24 Stunden. Vollständige Blasenkontrolle heißt, unabhängig von der Blasenfüllung die Miktion willentlich einzuleiten oder zu verhindern. Dies geschieht durch eine kortikale Steuerung sowie durch komplexe Interaktionen zwischen den glatten Muskelzellen der Blase und Motoneuronen im pontinen Miktionszentrum des Stammhirns. Die vollständige Blasenkontrolle wird etwa im Alter von 5 Jahren erreicht (Tab. 7.7). Davor liegt ab dem 2. Lebensjahr die Phase, in der die Blasenfüllung bewusst wahrgenommen wird, unwillkürliche Detrusorkontraktionen aber noch nicht vollständig gehemmt werden können. Kompensatorisch wird dann der willkürliche Sphinkter externus vesicae angespannt, um den Harnabgang zu verhindern. Enuresis ist die Folge einer verzögerten Reifung dieser Blasenkontrolle. Besonders nachts kommt es noch zu vollständiger Blasenentleerung durch eine nicht gehemmte Detrusorkontraktion. Tiefschlaf und damit verminderte Vigilanz, kleine Blasenkapazität oder übermäßige bzw. nicht gedrosselte nächtliche Urinproduktion durch mangelnde ADH-Ausschüttung mögen einen verstärkenden Einfluss haben. Als ursächlich für die Enuresis können sie nach heutiger Erkenntnis jedoch nicht angesehen werden. Enuresis tritt familiär gehäuft auf. Handelt es sich bei beiden Elternteilen um ehemalige Enuretiker, so sind es in 77 % der Fälle auch die Kinder, bei einem betroffenen Elternteil immerhin noch 44 %. Dabei handelt es sich um einen autosomal dominanten Erbgang mit einer Penetranz von über 90 %. Verschiedene Genorte sind derzeit bekannt (sogenannte ENUR-Gene).

Nachdem definitionsgemäß die Harninkontinenz ein Symptom einer zugrunde liegenden Erkrankung struktureller, neurogener, psychogener oder funktioneller Art ist, ist die Ätiologie nicht einheitlich. Neben der normalen Blasenfunktion und -kontrolle bedarf es zweier morphologischer Grundvoraussetzungen zur Kontinenz: Eines Speicherorganes mit entsprechender Kapazität sowie eines Auslasswiderstandes, der über dem Speicherdruck liegt.

Bei psychogener Harninkontinenz findet sich zunächst keine eigentliche Blasenfunktionsstörung. Sie resultiert vielmehr aus einem sogenannten miktionellen Fehlverhalten. Hierbei wird der Harndrang nicht registriert oder die Miktion trotz Harndrang hinausgezögert. Die Gründe hierfür sind psychischer Natur, z. B. wollen die Kinder das Spiel nicht unterbrechen oder meiden den Toilettengang abseits des gewohnten häuslichen Milieus. Sekundäre Blasenfunktionsstörungen mit Restharnbildung können die Folgen sein. Neben der Enkopresis finden sich bei diesen Kindern häufig auch andere Verhaltensauffälligkeiten.

Die funktionelle Harninkontinenz resultiert aus einer pathologischen Speicherphase bei Detrusorinstabilität und/oder aus einer pathologischen Entleerungsphase bei Detrusor-Sphinkter-Dyskoordination. Unter Detrusorinstabilität versteht man die vorzeitige Detrusorkontraktion bei schon geringer Blasenfüllung. Sie kann idiopathisch oder auch sekundär Folge eines erhöhten Blasenauslasswiderstands (subvesikale Obstruktion) sein. Die Detrusor-Sphinkter-Dyskoordination ist charakterisiert durch die mangelhafte Entspannung des Beckenbodens und des Sphinkter externus während der Miktion. Eine neurogene Komponente liegt hier im Unterschied zur Detrusor-Sphinkter-Dyssynergie der neurogenen Blasenentleerungsstörung nicht vor. Da sie funktionell als subvesikale Obstruktion wirkt, treten Detrusor-Sphinkter-Dyskoordination und Detrusorinstabilität bei funktioneller Harninkontinenz häufig gemeinsam auf. Bei psychogener wie funktioneller Harninkontinenz ergibt die Diagnostik im Unterschied zur echten neurogenen Blase meist normale anatomische und morphologische Verhältnisse.

Unter strukturell bedingter Harninkontinenz werden all die Fehlbildungen des Harntraktes zusammengefasst, die eine Speicherung des Urins nicht zulassen. Im Bereich des oberen Harntrakts wäre z. B. die extrasphinktär ektope Harnleitermündung zu nennen, wodurch ein kontinuierlicher Urinverlust zustande kommt. Dies ist auch unter dem heute veralteten Krankheitsbegriff „Enuresis ureterica“ bekannt geworden. Im Bereich des unteren Harntraktes sind vor allem Fehlbildungen des Epispadie-Ekstrophie-Komplexes zu nennen.

Klinische Symptomatik und Diagnostik

Durch eine genaue Anamnese sowie anhand eines Trink- und Miktionsprotokolls (Tab. 7.8) kann die Enuresis von der Harninkontinenz abgegrenzt und diagnostiziert werden. Solch ein Blasentagebuch (Miktionsprotokoll) sollte an mindestens zwei aufeinander folgenden Tagen zuverlässig ausgefüllt werden.

Typisch für die Enuresis sind:

1. Regelmäßiges Einnässen nachts, bis das „Bett schwimmt“. Das Kind wird davon nicht wach, wie es auch sonst schwer erweckbar ist.
2. Normales Miktionsverhalten tagsüber wie auch normale Stuhlgewohnheiten, nach denen immer gefragt werden sollte. Tagessymptomatik legt immer den Verdacht auf Vorliegen einer Harninkontinenz nahe.
3. Keine Harnwegsinfektionen.

Tab. 7.8: Trink- und Miktionsprotokoll.

Uhrzeit	Urin-menge (ml)	Drang-inkontinenz	Stottern Pressen	Einnässen feucht/nass	Trink-menge (ml)	Bemerkungen

nächtliche Urinmenge = Windelgewicht nass – trocken in ml (entspricht Gewicht in Gramm) + eventuelle nächtliche Miktion in ml + 1. Miktion morgens in ml

Eine *Harnanalyse und eine Ultraschalluntersuchung* sollten als nicht invasive Methoden immer durchgeführt werden. Besteht anamnestisch der Verdacht auf Vorliegen einer Harninkontinenz (z. B. mit Tagessymptomatik im Miktionsprotokoll oder bei Harnwegsinfektionen), schließt sich oben beschriebener Basisdiagnostik (Anamnese, klinische Untersuchung, Sonographie, Harnanalyse) eine weiterführende Stufendiagnostik an, da nur in Kenntnis der Ursache die Harninkontinenz effektiv behandelt werden kann. Diese beinhaltet dann der Reihenfolge nach die Zystomanometrie mit Uroflow und Beckenboden-EMG, ggf. eine uroradiologische und szintigraphische Diagnostik oder eine Urethrozystoskopie.

Therapie

Als Urotherapie bezeichnet man eine Verhaltenstherapie, die ambulant oder teilstationär in mehreren Sitzungen einzeln oder in Gruppen, teilweise auch zusammen mit den Eltern, durchgeführt wird. Ziel ist hierbei ein besseres Verständnis des eigenen Körpers im Allgemeinen und der Blasenfunktion im Besonderen. Voraussetzung dafür ist, dass die Kinder eine entsprechende Motivation und mindestens Schulreife mitbringen. Unterstützt werden kann die Urotherapie durch Biofeedback-Methoden zu besseren Entspannung des Beckenbodens.

Alarmsysteme (sogenannte Konditionierungsbehandlung), also Klingelmatratzen oder Klingelhosen, besitzen nach wie vor einen hohen Stellenwert in der Therapie der Enuresis. Die Therapie ist jedoch nicht ohne Belastung für die ganze Familie. Bei richtiger und konsequenter Anwendung können innerhalb von 8 Wochen Erfolgsquoten bis zu 85 % erzielt werden. Die Rückfallquote liegt bei etwa 20 %, wobei dann ein nächster Behandlungszyklus angeschlossen werden kann.

Demgegenüber steht die medikamentöse Therapie zur Drosselung der nächtlichen Urinproduktion. Die enterale Gabe von Desmopressin ist für das Kind wenig belastend (Tab. 7.9). Desmopressin ist ein synthetisches Analogon von humanem Vasopressin und wirkt selektiv als V2-Rezeptor-Agonist. V2-Rezeptoren finden sich vorwiegend in den Sammelrohren und der Henle'schen Schleife. Desmopressin führt so zur vermehrten Wasserrückresorption und zur Konzentrierung des Harnes. Nach abendlicher Einnahme müssen Trinkexzesse unbedingt vermieden werden, da es sonst zur lebensbedrohlichen Wasserintoxikation kommen kann. Unter konsequenter Behandlung und richtiger Dosierung werden innerhalb von 6 Monaten 70 bis 80 % der Kinder trocken mit einer Rückfallquote von 7–31 %.

Tab. 7.9: Medikamentöse Behandlung der Enuresis.

Wirkstoff	Handelsname	Dosierung
Desmopressin, DDAVP	z.B. Minirin® 0,2 mg Tabletten	1 Tabl. abends, bei Nichtansprechen kann die Dosis verdoppelt werden (entspr. 0,2– 0,4 mg)

Die medikamentöse Therapie der Enuresis mit trizyklischen Antidepressiva kann heute nicht mehr empfohlen werden.

Die Therapie der kindlichen Harninkontinenz dagegen richtet sich streng nach der diagnostizierten Erkrankung, die das Symptom des Einnässens verursacht. Bei der funktionellen Harninkontinenz umfasst dies Urotherapie und die medikamentöse anticholinerge Therapie, bei der strukturellen Harninkontinenz zusätzlich den sauberen intermittierenden Einmalkatheterismus (CIC) und schließlich die verschiedenen Formen der operativen Rekonstruktion.

Anticholinergika wie Oxybutinin und Propiverinhydrochlorid sind bei der primären Enuresis nicht wirksam. Ihr Stellenwert liegt in der Therapie von Patienten mit Einnässen und gleichzeitig bestehender Blasenfunktionsstörung. Insbesondere Patienten mit einer kleinen Blasenkapazität und/oder Blaseninstabilität (Detrusorhyperreflexie) profitieren von der Therapie. Die Dosierung für Oxybutinin beträgt 0,2 mg/kgKG 2–4 ×/Tag (maximal 3 × 5 mg/Tag) und für Propiverinhydrochlorid 0,4 mg/kg KG/Tag in 1–2 Einzeldosen.

Prognose

Die Prognose einer Enuresis (insbesondere der primären Form) ist sehr gut, bei Mädchen noch etwas besser als bei Knaben. Nur etwa 1 % bleiben Enuretiker.

Die Prognose der Harninkontinenz dagegen ist abhängig von der zugrunde liegenden Erkrankung. Funktionell bedingte Harninkontinenz kann in bis zu 80 % der Fälle erfolgreich behandelt werden. Mit den heute zur Verfügung stehenden Möglichkeiten medikamentöser und operativer Therapie kann bei den meisten Patienten der Gruppe strukturell (fehlbildungs- oder neurogen)bedingter Harninkontinenz, teilweise durch zusätzlichen intermittierenden Einmalkatheterismus (CIC), zumindest eine soziale Kontinenz erreicht werden.

7.20 Ovarialzysten/Ovarialtorsion

Ovarialzysten treten häufig schon präpartal auf oder gehäuft präpubertär. Meist sind die Patientinnen asymptomatisch und es handelt sich um einen Zufallsbefund, sodass sonographische Verlaufskontrollen ausreichend sind. Persistieren Ovarialzysten im Verlauf mit einer Größe ≥ 4–5 cm oder nehmen sie an Größe zu, sollte eine laparoskopische Entfernung erfolgen. Aufgrund einer Torsion (möglich ab einer Zystengröße ≥ 4–5 cm) kommt es zu akuten Unterbauchschmerzen. Es sollte rasch eine Operation mit Detorquierung und Entfernung der Zyste durchgeführt werden.

Ätiologie und Pathogenese

Ovarialzysten können schon pränatal durch hormonelle Einflüsse von Kind und Mutter entstehen. Zystische Veränderungen an den Ovarien sind pränatal häufig, klinisch relevante größere Ovarialzysten sind nur bei 1 : 2500 Geburten darstellbar. In der Pubertät wiederum kommen Ovarialzysten ebenfalls häufig vor. Es handelt sich meistens um harmlose Follikelzysten oder Corpus-Luteum-Zysten, endometroide oder paraovariale Zysten. Eine Torsion der Ovarialzyste kann aufgrund der Größe (Durchmesser ≥ 4–5 cm) auftreten und kann sich eventuell sogar schon präpartal abspielen und zu einer Autoamputation des Ovars führen.

Klinische Symptomatik und Diagnostik

Meist sind Ovarialzysten symptomfreie sonographische Zufallsbefunde im Sinne einer echofreien, zystischen Raumforderung des Ovars. Insbesondere im Rahmen einer Einblutung können sie jedoch symptomatisch werden, typischerweise in der Pubertät. Die Patientinnen haben dann plötzlich zunehmende Schmerzen im Unterbauch, die, wenn rechtsseitig, klinisch häufig nicht von einer Appendizitis zu unterscheiden sind. Die Diagnosestellung erfolgt sonographisch. Einblutungen lassen sich teilweise als Sedimentation darstellen. Sehr häufig gehen Ovarialzysten spontan zurück. Bei sehr großen Zysten ist die differenzialdiagnostische Abgrenzung einer Mesenterialzyste, einer Darmduplikatur oder eines abdominellen Lymphangioms schwierig. Unbedingt sollten sonographisch solide Anteile der ovariellen Raumforderung ausgeschlossen werden, da es sich ansonsten auch um einen Tumor des Ovars handeln kann. Im Zweifelsfall sollte eine MRT-Untersuchung erfolgen. Als Komplikation kann eine Ovarialtorsion auftreten mit akuten Unterbauchschmerzen und Erbrechen.

Therapie

Asymptomatische Ovarialzysten sollten zunächst sonographisch nach 2–4 Wochen kontrolliert werden. Zeigt sich bei Neugeborenen im Verlauf eine Größe > 4 cm oder eine Zunahme der Größe, sollte eine laparoskopische Entfernung der Zyste unter Erhalt des Ovars erfolgen. Bei asymptomatischen pubertären Mädchen besteht bei unilokulären Ovarialzysten < 5 cm und ohne Wachstumstendenz keine Indikation zur Operation. Bei klinischem und sonographischem Hinweis auf eine Torsion der Ovarialzyste muss notfallmäßig eine Laparoskopie erfolgen. Falls möglich, erfolgt eine Detorquierung und anschließend eine ovarerhaltenden Entfernung der Zyste. Bestehen bei einem pubertären Mädchen chronische Beschwerden aufgrund einer Ovarialzyste, kann eine orale Gabe von Gestagen die Zyste verkleinern.

Prognose

Aufgrund der häufigen spontanen Regression der Ovarialzysten ist die Prognose sehr gut. Bei Torsion der Ovarialzyste besteht bei verzögerter Diagnostik und Operation die Gefahr eines irreversiblen Schadens (nekrotische Gonade), die eine Ovarektomie erfordert.

8 Pädiatrische Traumatologie und benigne Knochentumoren

8.1 Allgemeines

8.1.1 Wachstum und Wachstumsstörungen

Das Längenwachstum der langen Röhrenknochen vollzieht sich in den Epiphysenfugen. Wachstumsstörungen nach entsprechenden Verletzungen sind relativ häufig. Für das Dickenwachstum ist das periost-endostale Regulationssystem verantwortlich, das nach Verletzungen eine hohe Regenerationsfähigkeit aufweist. Es ist weitaus weniger anfällig für Wachstumsstörungen.

Längenwachstum und entsprechende Wachstumsstörungen

An den Enden der langen Röhrenknochen befindet sich je eine Wachstumsfuge, an den Phalangen und Metacarpalia ist je nur eine einzige Fuge vorhanden. Die einzelnen Fugen sind unterschiedlich stark am Längenwachstum beteiligt (Abb. 8.1). Dies ist wichtig für das spätere Verständnis der unterschiedlichen Potenz an Spontankorrekturen. Man unterscheidet aus klinischer Sicht zwei unterschiedliche Anteile in der Epiphysenfuge: den epiphysären Anteil mit Proliferationspotenz und den metaphysären Anteil ohne Proliferationspotenz. Im metaphysären Anteil findet vor allem eine zunehmende Vergrößerung der im epiphysären Teil proliferierten Knorpelzellen statt. Am Übergang zur Metaphyse werden diese Knorpelzellen schließlich durch Mineralisationsvorgänge umgebaut und ossifiziert. Die Ernährung der Wachstumsfuge erfolgt über drei eigenständige Gefäßsysteme (periostales, epiphysäres und metaphysäres System), die jedoch miteinander kommunizieren können. Während des eigentlichen Wachstums sind Aufbau und Mineralisation im Gleichgewicht. Gegen Ende der Wachstumsphase kommt es durch hormonelle und humerale Einflüsse zu einer kurzen Ruhephase, in der jedoch noch Wachstumspotenzial vorhanden ist. Sie geht relativ schnell in die eigentliche Fugenverschlussphase über, in der Proliferationspotenz und -tendenz zunehmend abnehmen und die Mineralisation immer mehr auf die Wachstumsfuge selbst übergreift bis diese schließlich vollständig verschlossen ist. Der genaue Zeitpunkt des

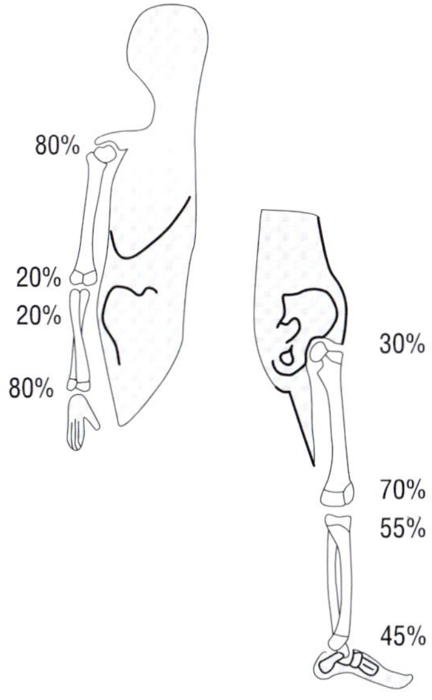

Abb. 8.1: Prozentualer Anteil der jeweiligen Wachstumsfugen am Längenwachstum.

Fugenschlusses ist sowohl individuell als auch für die einzelnen Wachstumsfugen des Skeletts verschieden und zudem geschlechtsabhängig, prinzipiell kann man jedoch sagen, dass er an der oberen Extremität früher stattfindet als an der unteren.

Wachstumsstörungen, die das Längenwachstum betreffen, lassen sich zunächst unterteilen in Störungen, die mit einer Steigerung der Fugenfunktion (stimulative Wachstumsstörungen), und Störungen, die mit einer Hemmung der Fugenfunktion (hemmende Wachstumsstörungen) einhergehen. Störungen des Längenwachstums können nur dann entstehen, wenn die Wachstumsfugen noch offen sind. Ihre jeweiligen Ausprägungen und Folgen sind weniger von der Verletzungslokalisation als vom Alter des Patienten zum Zeitpunkt des Unfalls abhängig. Je älter der Patient und damit je weniger Wachstumspotenz die Wachstumsfuge noch aufweist, desto geringer sind die zu erwartenden Folgen.

Stimulative Wachstumsstörungen kommen in unterschiedlicher Ausprägung nach jeder Fraktur im Wachstumsalter vor und sind immer zeitlich begrenzt, da sie direkt vom Ausmaß und der Dauer der Reparationsvorgänge abhängig sind. Die Folgen sind unterschiedlich und hängen vom Funktionszustand der betroffenen Fuge ab. Erleidet der Patient die Fraktur während seiner eigentlichen Wachstumsphase, kommt es zu einer unterschiedlich ausgeprägten Längenzunahme des betroffenen Skelettabschnittes. Fällt der Unfall jedoch in die Ruhe- oder Fugenverschlussphase, muss eher von einer Verkürzung durch einen beschleunigten Fugenverschluss ausgegangen werden. Das Ausmaß der Folgen einer stimulativen Wachstumsstörung hängt von Zeitpunkt und der Häufigkeit von Repositionen und dem Ausmaß des notwendigen Remodellings ab. Je häufiger und später (Nach-)Repositionen erfolgen und je größer die tolerierte Seit-zu-Seit-Verschiebung bzw. Achsabweichung ist, desto länger ist die Stimulationszeit und damit auch die Ausprägung der stimulativen Wachstumsstörung. Nur partielle Stimulationen der Wachstumsfugen kommen sehr selten vor. Zu beachten sind sie z. B. nach Frakturen des Condylus radialis humeri mit obligatorischem radialem Mehrwachstum, das zu einer Varisierung der Ellbogenachse führt. Auch hier ist daher das Ziel primär eine möglichst stabile Frakturversorgung durchzuführen, um so die Konsolidierungszeit und damit die Zeitdauer der Stimulation zu reduzieren.

Im Gegensatz zu den stimulativen Wachstumsstörungen kommen die hemmenden Wachstumsstörungen nur fakultativ nach fugennahen oder fugenkreuzenden Frakturen sowie bevorzugt im Bereich der unteren Extremität vor. Hauptursachen sind Epiphysenfrakturen oder Epiphysenlösungen. Es kommt zur Hemmung der Funktion entweder der gesamten oder von Teilen der Wachstumsfuge. In der Folge kommt es zum vollständigen oder häufiger zum partiellen vorzeitigen Fugenverschluss mit entsprechend vollständiger Verkürzung des betroffenen Skelettabschnittes bzw. verkürzendem Achsenfehler beim partiellen Verschluss. Das Ausmaß der resultierenden Verkürzung ist analog zu den stimulativen Wachstumsstörungen abhängig vom Grad der Dislokation der Fraktur sowie vom Alter des Kindes und damit dem Wachstumsanteil der betroffenen Fuge. Je länger sie noch offen ist, desto länger dauert das entsprechende Fehlwachstum an.

Die entstehenden Längendifferenzen durch sowohl stimulative als auch hemmende Wachstumsstörungen überschreiten selten 1 cm. Klinisch bedeutsam sind sie daher in der Regel lediglich im Bereich der unteren Extremität, wo es in der Folge zu Veränderungen der Wirbelsäulenstatik kommen kann. Daher ist bei Frakturen der unteren Extremität im Wachstumsalter mindestens 2–4 Jahre nach dem Trauma eine Beinlängenmessung notwendig und wichtig. Differenzen von >2 cm sollten in der Regel ausgeglichen werden (Schuheinlagen, Schuhranderhöhungen etc.).

Dickenwachstum und entsprechende Wachstumsstörungen

Die Dickenzunahme eines Knochens erfolgt über das periost-endostale System. Periostaler Knochenanbau führt zur Dickenzunahme, während der endostale Knochenabbau einer gleichzeitigen Gewichtszunahme entgegenwirkt und die Form des Röhrenknochens erhält. Beide Komponenten stehen miteinander im Gleichgewicht und erfüllen neben dem physiologischen Wachstum auch die Aufgaben der Knochenheilung und des Remodellings nach Frakturen.

Störungen des Dickenwachstums zeigen sich somit in Heilungsstörungen im Sinne von hypertrophen oder atrophen Pseudarthrosen, die vollständig oder partiell auftreten können. Vollständige Pseudarthrosen kommen im Schaftbereich äußerst selten vor und haben in der Regel eine gute Prognose. Die Ursachen sind hier meist iatrogener oder pathologischer Natur. Demgegenüber kommen vollständige Pseudarthrosen im epi- und metaphysären Bereich etwas häufiger vor. Hier haben vor allem zwei Lokalisationen besondere Bedeutung: der Condylus radialis und der Epicondylus ulnaris humeri. Beide sind nach Frakturen aufgrund der an den Fragmenten jeweils ansetzenden Muskelzüge und der somit vorliegenden chronischen Instabilität nach konservativer Behandlung geradezu prädestiniert für die Ausbildung von Pseudarthrosen. Klinisch relevant ist allerdings häufig nur die Pseudarthrose im Bereich des Condylus radialis, die nahezu immer Beschwerden bereitet.

Eine typische Ursache für Pseudarthrosen sind auch die Grünholzfrakturen im diaphysären Bereich, bei denen die angebrochene Kortikalis sofort heilt, was die Heilung der komplett durchgebrochenen Gegenkortikalis verhindert, sodass hier keine Kallusbrücke entsteht, wodurch die Gefahr der Refraktur erheblich erhöht wird. Die metaphysären Biegungsfrakturen der proximalen Tibia weisen oft eine Valgusfehlstellung auf, wodurch nur die laterale Seite prompt abheilt und die mediale Seite nicht zeitgerecht konsolidiert. Dies führt zur einseitigen Stimulation der nahe gelegenen Wachstumsfugen mit medialseitigem Mehrwachstum, was die bereits bestehende Valgusfehlstellung noch verstärkt.

8.1.2 Knochenheilung und Korrekturmechanismen

Im Wachstumsalter erfolgt die Knochenbruchheilung auch nach osteosynthetischer Versorgung immer sekundär über eine Kallusbildung. Primär organisiert sich das Frakturhämatom bindegewebig, es entsteht ein fixierender Bindegewebskallus. Durch Einsprossung von Gefäßen sowie Einwanderung von Chondroklasten und Osteoblasten kommt es zur zunehmenden Mineralisation und Ossifizierung des Kallus. Dadurch wird die Fraktur zunehmend stabiler zunächst im Sinne einer Bewegungsstabilität und im weiteren Verlauf dann auch einer Belastungsstabilität. Das Ausmaß der Kallusbildung ist von mehreren Faktoren abhängig. Je größer die primäre Achsabweichung, je instabiler die Fraktur und je jünger der Patient, desto mehr Kallus bildet sich. Voraussetzung für eine stabile Heilung ist ferner, dass die Kallusbildung sowie der spätere Knochenumbau im gesamten Frakturbereich stattfinden. Dies bedarf einer gleichmäßigen Druck- oder Zugverteilung der einzelnen Frakturfragmente. Die Heilungszeit bis zur bewegungsstabilen Konsolidierung ist von der Frakturlokalisation und der Frakturfläche abhängig. Schrägfrakturen mit demzufolge größerer Frakturfläche heilen wesentlich schneller als Querfrakturen und metaphysäre schneller als diaphysäre Frakturen. Radiologisches Zeichen einer bewegungsstabilen Fraktur ist die kortikalisdichte, periostale Abstützung. Der Frakturspalt muss mindestens an „drei von vier dargestellten Kortikales" periostal überbrückt sein (Abb. 8.2). Bei der klinischen Untersuchung sollte der Kallus zudem indolent sein. Die endgültige Durchbauung der Fraktur, sodass der Frakturspalt selbst nicht mehr sichtbar ist, erfolgt erst später, induziert durch die funktionelle Beanspruchung, und kann Monate oder sogar Jahre andauern. Sie erfolgt durch periostal-endostalen Knochenaufbau bzw. -abbau bis zum Erreichen der ehemaligen Form.

Im Wachstumsalter ist grundsätzlich die spontane Korrektur von Achsabweichung in allen drei Ebenen möglich. Man unterscheidet direkte und indirekte Korrekturmechanismen, die jeweils vom Alter des Kindes, dem Funktionszustand der nächstgelegenen Wachstumsfuge, der Funktion des nächstgelegenen Gelenks und vom Ausmaß der primären Achsabweichung abhängig sind. Je jünger der Patient, je höher der Wachstumsanteil der betroffenen Fuge, je multiplaner das nächstgelegenes Gelenk und je größer die Achsabweichung, desto größer ist das Korrekturpotenzial. Allgemein gesagt werden Achsabweichungen in der Hauptbewegungsebene des Körpers, der Sagittalebene, am besten korrigiert und Varus- besser als Valgusfehlstellungen. Seit-zu-Seit-Verschiebungen werden allein durch das periostal-endostale System remodelliert. Dies geschieht altersabhängig und ist bis zu einer Seit-zu-Seit-Verschiebung um eine Schaftbreite an nahezu allen Lokalisationen des Skeletts bis etwa zum 12. Lebensjahr zuverlässig und vollständig möglich. Achsabweichungen in der Frontal- und Sagittalebene hingegen werden kombiniert durch dia- oder metaphysäres periostal-endostales Remodelling und gezieltes asymmetrisches Korrekturwachstum der Wachstumsfugen korrigiert, sodass diese wieder senkrecht zur Belastungsebene stehen (Abb. 8.3). Diese Korrekturmechanismen sind etwa bis zum 10. Lebensjahr zu erwarten. Verkürzungsfehlstellungen werden über eine stimulative Wachstumsstörung (siehe oben) ungezielt ausgeglichen, weshalb hier eine zuverlässige primäre Längenprognose nicht möglich ist. Verlängerungsfehlstellungen, die nur iatrogen infolge von Extensionsbehandlungen auftreten können, werden im weiteren Verlauf nie spontan korrigiert. Posttraumatische Rotationsfehlstellungen können durch physiologische Torsionsveränderungen im Laufe des Wachstums teilweise ungezielt korrigiert werden. Es gelang bisher nur, dies im Bereich des Oberarms bzw. Oberschenkels nachzuweisen. Besonders schwerwiegend sind Rotationsfehler in der Umgebung von Scharniergelenken (z. B. am proximalen Unterarm, Unterschenkel, Fingerphalangen), da diese in der Regel funktionell nicht kompensiert werden können und somit früh zu klinischen Beschwerden führen. Sie sind daher nach Möglichkeit zu korrigieren.

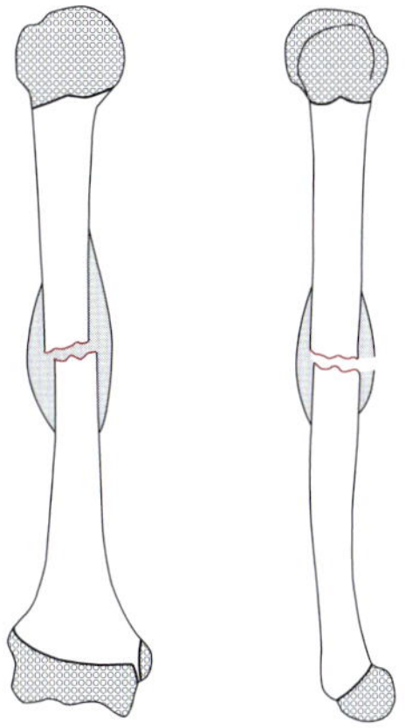

Abb. 8.2: Als ausreichend konsolidiert gilt die Fraktur, wenn der Frakturspalt mindestens an „drei von vier Kortikalis" periostal überbrückt ist.

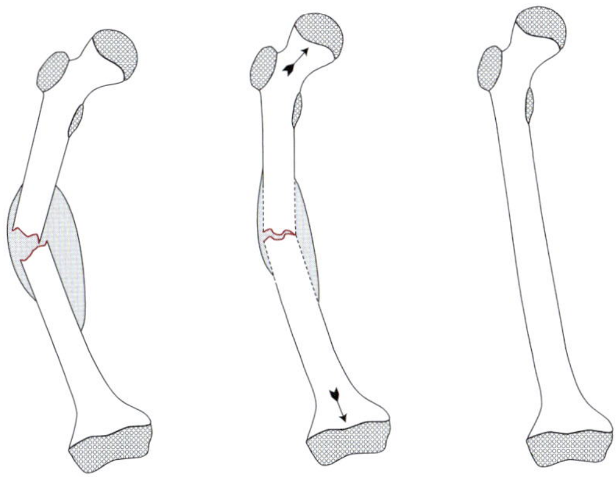

Abb. 8.3: Spontankorrektur einer Achsabweichung durch periostal-endostales Remodelling im Schaftbereich. Durch ein asymmetrisches Wachstum der Wachstumsfugen werden die Epiphysen, die durch die Achsabweichung schräg gestellt sind, wieder senkrecht zur Belastungsebene eingestellt.

Spontankorrekturen können in die Therapie mitintegriert werden. Allerdings muss beachtet werden, dass die periostal-endostalen Korrekturmechanismen Einfluss auf Häufigkeit und Ausmaß von Längendifferenzen haben. Deshalb sollten an der unteren Extremität, wo diese klinisch relevant sind, möglichst keine erheblichen Achsabweichungen toleriert und den spontanen Korrekturkräften überlassen werden. Stattdessen muss hier primär durch eine geeignete Therapie versucht werden, das Ausmaß von Reparations- und Remodellingprozessen so gering wie möglich zu halten.

8.1.3 Einteilungen/Klassifikationen

Frakturen im Wachstumsalter werden nach ihrer Lokalisation unterteilt in Gelenk- und Schaftfrakturen, wobei die Epiphysenlösung als peripherste Lokalisation zu den Schaftfrakturen gerechnet wird (AO pediatric expert group).

Gelenkfrakturen

Sie sind wesentlich seltener (1 : 50) und kommen an der oberen Extremität doppelt so häufig wie an der unteren Extremität vor. Eingeteilt werden sie nach den bekannten Klassifikationen von *Salter-Harris* und *Aitken* (Abb. 8.4). Weiter zu unterscheiden sind bei den epiphysären Frakturen fugenkreuzende Frakturen und die Fuge nicht tangierende Frakturen (z. B. Fraktur der Eminentia intercondylaris der proximalen Tibia). Die fugenkreuzenden Frakturen verlaufen an der unbelasteten oberen Extremität durch den Hauptbelastungsbereich des Gelenks, während sie an der belasteten unteren Extremität bei weit offener Fuge stets randständig außer-

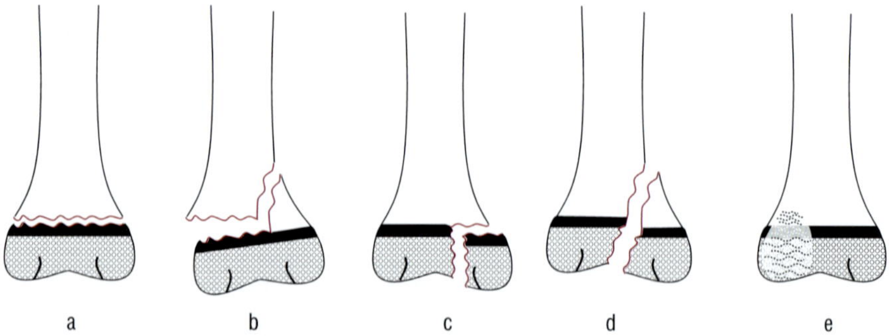

Abb. 8.4: Einteilung der Gelenkfrakturen nach *Salter-Harris* bzw. *Aitken:*

Salter-Harris I/Aitken 0:	Epiphysenlösung (a)
Salter-Harris II/Aitken I:	Epiphysenlösung mit metaphysärem Keil (b)
Salter-Harris III/Aitken II:	Epiphysäre Fraktur (c)
Salter-Harris IV/Aitken III:	Epi-metaphysäre Fraktur (d)
Salter-Harris V/Aitken IV:	Stauchung der Epiphyse (e)

halb der Hauptbelastungszone liegen. Frakturen, die im Hauptbelastungsbereich des Gelenks liegen, kommen an der unteren Extremität nur bei den sogenannten Übergangsfrakturen im Übergangsalter vom Jugendlichen zum Erwachsenen vor, bei denen definitionsgemäß der physiologische Fugenschluss bereits partiell eingesetzt hat. Sie verlaufen meist nur in zwei Ebenen (two-plane-fractures) und liegen lateral. Ist zusätzlich ein metaphysärer Keil ausgebrochen, spricht man von „tri-plane-fractures“ (vgl. Kapitel 8.12.3).

Schaftfrakturen

Die am weitesten peripher gelegene Fraktur ist die Epiphysenlösung (Salter-Harris I/Aitken 0). Sie erfolgt im Bereich des Blasenknorpels, der mechanisch schwächsten Schicht der Wachstumsfuge. Sie gehört zu den häufigsten Verletzungen im Wachstumsalter und tritt häufiger an der oberen Extremität auf (4 : 1). Die Metaphyse ist die typische Lokalisation für sogenannte Stauchungs- oder Wulstfrakturen, bei denen es im spongiösen Bereich der Metaphyse, oft nur einseitig, zu einer Einstauchung von Spongiosa und Kortikalis kommt, der Periostschlauch bleibt dabei intakt (Abb. 8.5). Neben den vollständig durchgebrochenen metaphysären Frakturen (z. B. suprakondyläre Humerusfraktur) kommen in diesem Bereich auch ossäre, chondrale oder periostale metaphysäre Bandausrisse und Muskelausrisse sowie Grünholzfrakturen vor. Die typische Lokalisation der Grünholzfraktur ist allerdings der Schaftbereich (Diaphyse), hier vor allem des Unterarms. Sie gilt ebenfalls als klassische Fraktur des Wachstumsalters. Es handelt sich um einen Biegungsbruch. Die Grünholzfraktur weist damit im Gegensatz zur Stauchungsfraktur immer eine mehr oder weniger ausgeprägte Achsabweichung auf. Man unterscheidet weiter drei wesentliche Formen (Abb. 8.6):

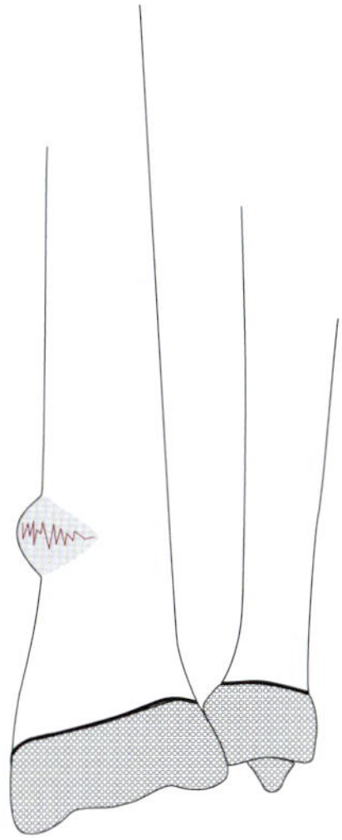

Abb. 8.5: Metaphysäre Stauchungsfraktur (Wulstfraktur).

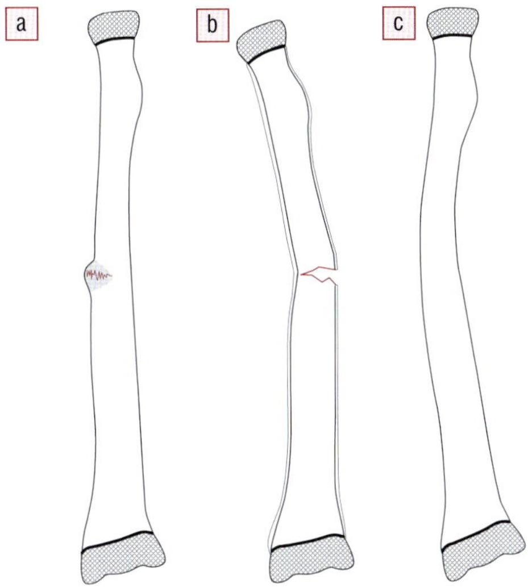

Abb. 8.6: Verschiedene Formen von Grünholzfrakturen: gestauchte Grünholzfraktur (a), klassische Grünholzfraktur (b) und bowing fracture (c).

- ☐ *klassische Grünholzfraktur* mit durchgebrochener konvexseitiger Kortikalis und meist sichtbarer Dehiszenz der Fragmente; die konkavseitige Kortikalis ist nur angebrochen (Abb. 8.6b)
- ☐ *gestauchte Grünholzfraktur:* die Konkavseite ist lediglich eingestaucht und die Konvexseite angebrochen, auf beiden Seite ist die Kortikalis jedoch erhalten (Abb. 8.6a)
- ☐ *gebogene Grünholzfraktur = bowing fracture:* keine sichtbare Infraktion, die Kortikalis ist auf beiden Seiten verbogen, meist bei Kindern unter 5 Jahren (Abb. 8.6c)

Im Bereich der Diaphyse sollte außerdem noch in Schräg-, Quer-, Torsions- und Mehrfragmentfrakturen unterschieden werden.

Selbstverständlich kommen auch im Wachstumsalter pathologische Frakturen vor. Definitionsgemäß treten sie nach inadäquatem Trauma bei systemisch oder lokal bereits vorgeschädigtem Knochen auf. Die häufigsten Ursachen sind: juvenile Knochenzysten, Ermüdungsbrüche (Stressfrakturen, z. B. toddler's fracture, Überlastungsfrakturen der Metacarpalia) und die fibröse Dysplasie.

Zusätzlich zu diesen topographischen und morphologischen Einteilungen existieren verschiedene Klassifikationen, die vor allem der Dokumentation der verschiedenen Verletzungen dienen und Voraussetzung für eine Auswertung im Rahmen multizentrischer Studien darstellen. Anzuführen sind hier die Li-La-Klassifikation sowie die AO-Klassifikation für Frakturen im

Kindesalter. Die Beurteilung und Einteilung erfolgt jeweils anhand der konventionellen Röntgenbilder in zwei Ebenen. Zur genauen Vorgehensweise und Codierung verweisen wir auf die im Anhang angegebene weiterführende Literatur.

8.1.4 Prinzipien der Frakturversorgung

Die Wahl des geeigneten Therapieverfahrens hängt im Kindesalter von zahlreichen Faktoren ab. Vor allem Lokalisation und Typ der Fraktur sowie das Alter des Patienten spielen eine entscheidende Rolle. Ziel ist es, eine Therapie zu wählen, die ein optimales Endergebnis unter Berücksichtigung aller möglichen Wachstumsstörungen bei einem Minimum an Aufwand ermöglicht. Zudem sollte die gewählte Therapie zur Schmerzminimierung, Stabilisierung der Fraktur und zur raschen Heilung führen. Insbesondere Therapien, die primär oder postprimär eine Anästhesie des Patienten erfordern, sollten definitiv sein.

Konservative Therapiemöglichkeiten

Grundsätzlich kommen für ein konservatives Vorgehen stabile Frakturen infrage sowie primär instabile Frakturen, die nach Reposition ebenfalls als stabil anzusehen sind. Folgende Formen und Materialien kommen zum Einsatz:

1. Retention

Die Retention erfolgt in der Regel unter Einbeziehung der benachbarten Gelenke. Hauptziel ist die Schmerztherapie, erst an zweiter Stelle steht die Verringerung eines eventuellen Dislokationsrisikos.

- *Klassische Gipsruhigstellung:* häufigste Form, zur Verhinderung eines Kompartmentsyndroms wird primär entweder eine Gipsschiene oder ein gespaltener zirkulärer Gipsverband angelegt.
- *Bandagen (z. B. Desault, Gilchrist):* zur thoraxnahen Immobilisierung des Oberarms z. B. bei Epiphysenlösungen des proximalen Humerus, subkapitalen Humerusfrakturen und Humerusschaftfrakturen (Abb. 8.7).

2. Redression

Unter Redression versteht man die gezielte, nicht invasive, aktive Therapie zur Korrektur oder zur Prophylaxe von nicht tolerablen Achsfehlstellungen.

- *Gipskeilung:* im Sinne einer aktiven Korrektur von Achsfehlstellungen in der Frontal- und Sagittalebene bzw. zur Prophylaxe einer weiteren Dislokation. Hauptanwendungsgebiete sind die Tibiaschaftfraktur und die distale Unterarmfraktur. Es ist keine Allgemeinanästhesie, jedoch eine Analgesie erforderlich. Der ideale Zeitpunkt liegt um den achten Tag, da sich hier bereits ein Fixationskallus gebildet hat und somit eine sekundäre Dislokation nach Keilung nicht mehr zu erwarten ist. Gleichzeitig ist

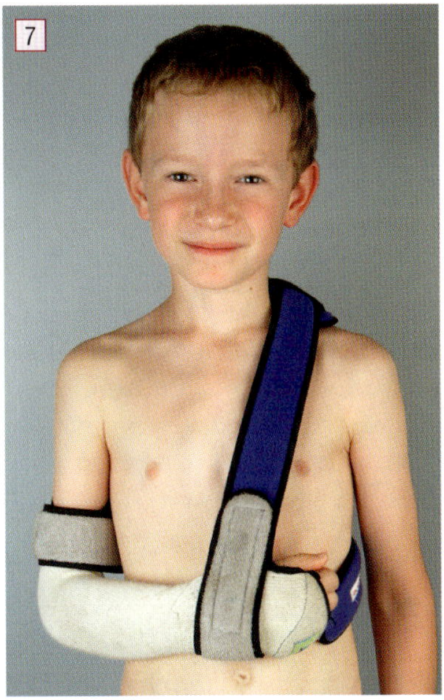

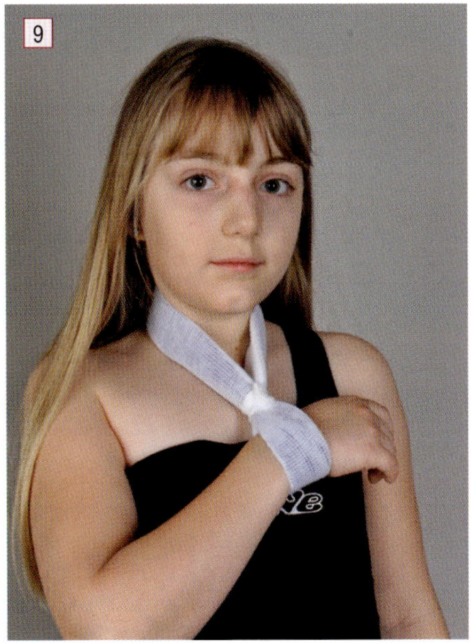

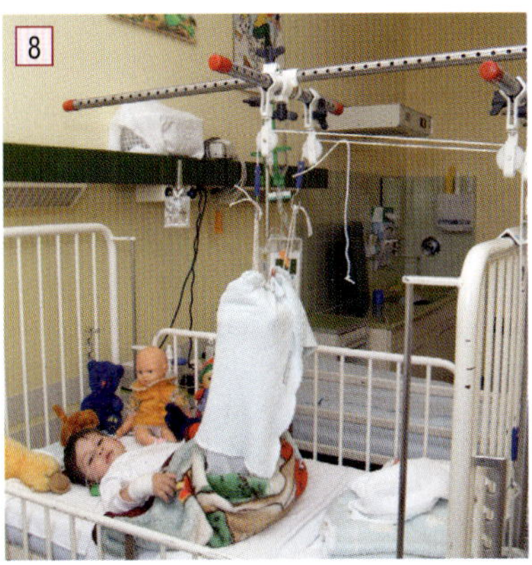

Abb. 8.7: Gilchrist-Verband zur Ruhigstellung einer proximalen Humerusfraktur.

Abb. 8.8: Beispiel einer Overhead-Extension zur Therapie einer Femurfraktur bei einem 1 1/2-jährigen Jungen.

Abb. 8.9: Blount'sche Schlinge (Cuff'n-Collar-Verband) zur Ruhigstellung einer suprakondylären Humerusfraktur.

dann auch die initiale Schwellung verschwunden. Der Keil wird dabei in den tiefsten Punkt der Konkavität eingebracht. Je weiter peripher die Fraktur lokalisiert ist, desto weiter proximal muss die Keilungsstelle liegen. Hauptkomplikation der Keilung ist die Ausbildung einer Druckstelle auf der gegenüberliegenden Seite des Keils.

☐ *Extension:* Grundsätzlich sind Extensionsbehandlungen obsolet. Lediglich die Pflasterextension, die ohne Allgemeinanästhesie, jedoch in Analgesie angelegt werden kann, ist noch für instabile Oberschenkelfrakturen im Kleinkindesalter indiziert, bei denen kein Beckenbeingips angelegt werden kann. Eine solche Overhead-Extension erfolgt üblicherweise mit einem Zuggewicht von ca. 1/6 des Körpergewichts (Abb. 8.8).

1 2 3 4 5 6 7 8 9 10 11 12

☐ *Rucksackverband:* Zur Redression von Klavikulafrakturen geeignet, da er die Beweglichkeit der Schultern durch geringgradigen Zug nach dorsal reduziert.

☐ *Blount'sche Schlinge (Cuff'n Collar):* Möglichkeit der konservativen Behandlung bei nicht oder nur geringgradig in einer Ebene dislozierten suprakondylären Humerusfrakturen. Der am Unfalltag angelegte Verband wird zunächst täglich bis zur maximal tolerierten Spitzwinkelstellung nachgezogen, sodass das Handgelenk der betroffenen Extremität möglichst nah am Jugulum und die Hand nahezu auf der gegenseitigen Schulter zu liegen kommt (Abb. 8.9).

☐ *Sarmiento-Brace:* für mäßig dislozierte diaphysäre Humerus-, Tibia- und komplette Unterschenkelfrakturen. Es handelt sich um einen primär gespaltenen, mit Klettverschlüssen versehenen zirkulären Cast. Über die Klettverschlüsse kann eine kontinuierliche Anpassung des Brace erfolgen und frühfunktionell mobilisiert werden.

Operative Therapiemöglichkeiten

1. Reposition

Die Indikation zur Reposition muss individuell für jeden Patienten gestellt werden. Reponiert werden müssen alle stabilen oder instabilen Frakturen, bei denen die vom Alter des Patienten und der Frakturlokalisation abhängigen Grenzen der noch tolerablen Dislokation überschritten werden. Diese Richtlinien werden in den folgenden Kapiteln für die jeweiligen Frakturen angegeben. Werden sie missachtet, ist mit bleibenden Fehlstellungen und in der Folge Funktionseinschränkungen zu rechnen. Ob eine Fraktur offen oder geschlossen reponiert werden muss, hängt einerseits vom Frakturtyp und der -lokalisation ab, andererseits auch von der Erfahrung des behandelnden Arztes. In die Entscheidung müssen Überlegungen bezüglich zu erwartender Reponierbarkeit, anschließender Stabilität und somit Prognose der Fraktur miteinfließen. Die meisten dislozierten Frakturen lassen sich gut geschlossen reponieren. Offene Repositionen sind am häufigsten notwendig bei Gelenkfrakturen, teilweise bei offenen Frakturen sowie bei Frakturen mit primären Störungen der Gefäß-Nerven-Versorgung. In jedem Fall sollte die gewählte Maßnahme definitiv sein. Jede Reposition im Wachstumsalter sollte in Allgemeinanästhesie durchgeführt werden.

2. Osteosyntheseverfahren

Im Folgenden werden jeweils kurz die verschiedenen für das Kindes- und Jugendalter anwendbaren Osteosyntheseverfahren vorgestellt. Detaillierte technische Abläufe sind der entsprechenden weiterführenden Literatur zu entnehmen. Auch für die Auswahl der geeigneten Osteosynthese gilt, dass sie abhängig vom Alter des Patienten, vom Frakturtyp, der Frakturlokalisation und der Erfahrung des Operateurs festgelegt werden muss. Ziel ist es, das individuell ideale Verfahren zu finden, mithilfe dessen mit einem Minimum an Aufwand das bestmögliche Ergebnis sowie schnellstmöglich die freie Funktion der operierten Extremität erreicht werden kann.

☐ *Kirschner-Draht-Osteosynthese* (Abb. 8.10): Indiziert bei geschlossen oder offen reponierten metaphysären Frakturen der Röhrenknochen mit häufig kleinen Fragmenten, die gut reponiert, aber schlecht retiniert werden können. Die K-Draht-Osteosynthese kann perkutan in Allgemeinanästhesie durchgeführt werden. Wichtig ist, dass die Kreuzungsstelle der Kirschner-Drähte immer proximal der Fraktur liegt und die Spitzen die Gegenkortikalis perforieren. Man erreicht dennoch nie Belastungsstabilität, sodass immer eine zusätzliche Gipsruhigstellung erforderlich ist. Die Drähte können, wenn sie nicht unter der Haut versenkt wurden, ohne Anästhesie entfernt werden, ansonsten im Rahmen eines ambulanten Eingriffs in Allgemeinanästhesie.

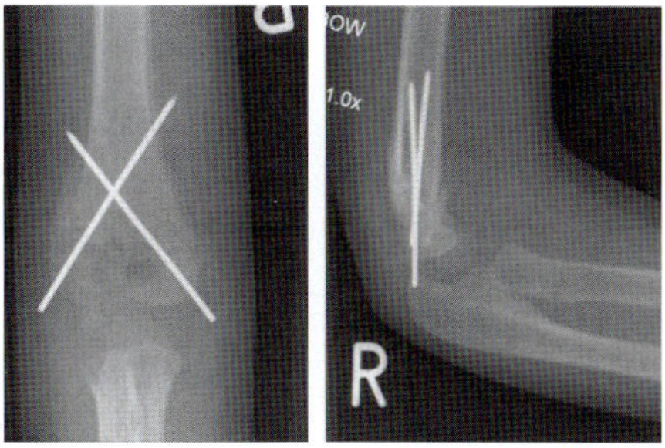

Abb. 8.10: Gekreuzte Spickdrahtosteosynthese zur Versorgung einer dislozierten suprakondylären Humerusfraktur.

☐ *Schraubenosteosynthese* (Abb. 8.11): Auch die Schraubenosteosynthese ist eine sogenannte Adaptationsosteosynthese. Ihr Vorteil gegenüber der Kirschner-Draht-Osteosynthese ist, dass die Fragmente zusätzlich unter Kompression gebracht werden können, wodurch eine größere Stabilität erreicht wird. Indikationen sind offen oder geschlossen reponierte epi- oder metaphysäre Frakturen, überwiegend bei älteren Kindern (z. B. Condylus-radialis-Fraktur, proximale Femurfrakturen, proximale und distale epi-/metaphysäre Tibiafrakturen). Verwendet werden meist kanülierte Spongiosaschrauben. Die Metallentfernung nach vollständiger Konsolidierung kann im Rahmen eines ambulanten Eingriffs in Allgemeinanästhesie erfolgen.

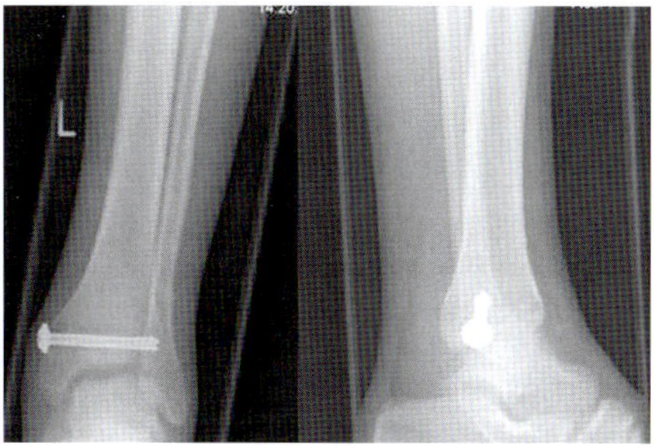

Abb. 8.11: Fraktur des oberen Sprunggelenks als typische Indikation einer Schraubenosteosynthese.

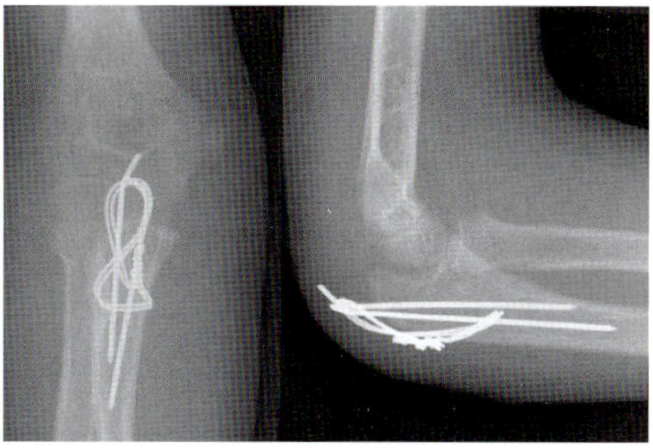

Abb. 8.12: Zuggurtungsosteosynthese einer Olekranonfraktur.

☐ *Zuggurtungsosteosynthese* (Abb. 8.12): Sehr spezielle Methode, der wenige Indikationen vorbehalten sind: Olekranon-, Patella- sowie selten laterale Klavikulafrakturen.

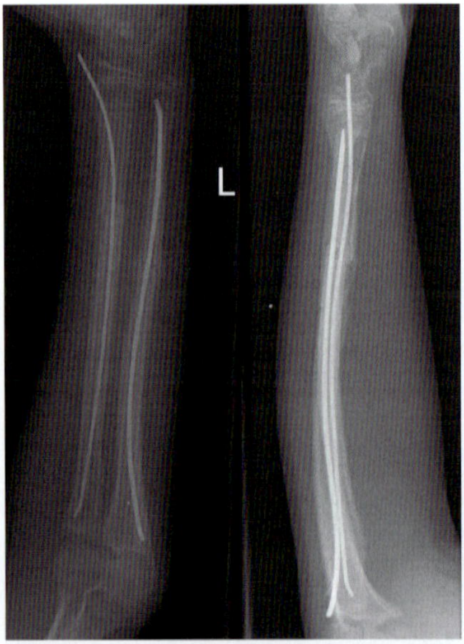

Abb. 8.13: Beispiel einer elastisch stabilen intramedullären Nagelung (ESIN) bei einer Unterarmschaftfraktur.

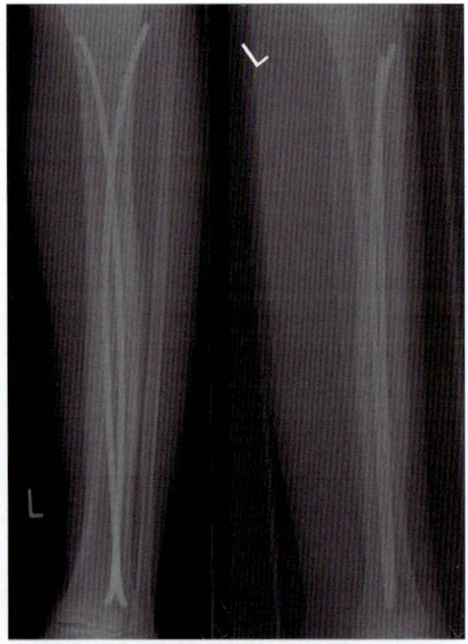

Abb. 8.14: Beispiel einer elastisch stabilen intramedullären Nagelung (ESIN) bei einer Tibiaschaftfraktur.

Um zwei senkrecht zur Frakturebene eingebrachte Kirschner-Drähte wird eine Drahtcerclage gelegt. Dadurch sollen die im Bereich von großen Sehnen- und Muskelansätzen erheblichen auf das Fragment wirkende Zugkräfte abgefangen und in Druckkräfte umgewandelt werden.

- ☐ *ESIN (= elastisch stabile intramedulläre Nagelung,* Abb 8.13 und 8.14): Hierbei handelt es sich um ein minimalinvasives und minimal traumatisierendes, bewegungsstabiles Osteosyntheseverfahren, das sich für dia- und metaphysäre Frakturen eignet. Die Altersgrenze hängt von den biologischen Gegebenheiten ab, die Untergrenze liegt bei ca. 3 Jahren. Hauptanwendungsbereiche sind diaphysäre Humerus-, Femur- und Tibiafrakturen, suprakondyläre und subkapitale Humerusfrakturen, Unterarmschaftfrakturen sowie zur Prophylaxe oder bei pathologischen Frakturen im Rahmen juveniler Knochenzysten. Nach erfolgreicher Reposition werden die Titan- oder Stahlnägel über eine frakturferne Hautinzision in den Markraum eingebracht und unter Bildwandlerkontrolle über die Fraktur hinweg vorgeschoben. Anschließend erfolgt eine Ausrichtung, sodass sie sich symmetrisch aufspannen. Aufgrund der sofortigen Belastungsstabilität ist keine zusätzliche Gipsruhigstellung erforderlich. Nach ausreichender Konsolidierung der Fraktur dürfen die Kinder mit liegenden Implantaten voll belasten. Die Metallentfernung erfolgt elektiv nach vollständiger Konsolidierung der Fraktur nach 3–9 Monaten (Abb. 8.13 und 8.14).

- ☐ *Fixateur externe:* Der Fixateur externe stellte eine ergänzende Alternative zur ESIN-Versorgung dar, vor allem bei höhergradig offenen Frakturen. Er wird in der Regel im Kindesalter sehr gut toleriert. Je nach verwendetem System sind die Schraubenabstände vorgegeben bzw. frei wählbar. Die tägliche Pinpflege ist entscheidend, um der gefürchteten Komplikation der sogenannten Pin-Track-Infektion vorzubeugen. Die Entfernung des Fixateur externe sollte in Allgemeinanästhesie erfolgen.

- ☐ *Plattenosteosynthese:* Aufgrund inzwischen zahlreicher besserer und an das Wachstumsalter adaptierter Osteosyntheseverfahren, gibt es kaum noch Indikationen für eine Plattenosteosynthese. Lediglich im Rahmen von Korrekturosteosynthesen sollte sie noch eingesetzt werden. Obsolet ist die Plattenosteosynthese zur primären Versorgung von Unterarmfrakturen bei Kindern unter 14 Jahren. Zu beachten ist außerdem die sehr aufwendige Metallentfernung.

8.2 Schädelfrakturen

Die isolierte Kalottenfraktur beim Kind bedarf außer einer neurologischen Überwachung bei begleitendem Schädelhirntrauma meist keiner weiteren Therapie oder Verlaufsdiagnostik. Indikationen zur notfallmäßigen Operation sind eine intrakranielle Blutung oder Duraverletzung bzw. elektiv die Anhebung einer Impressionsfraktur bei einer Dislokation > Kalottenbreite und spezielle Indikationen bei Schädelbasisfrakturen.

Diagnostik und Klassifikation

Ursache von Schädelfrakturen sind beim Kleinkind meist Stürze aus größerer Höhe, bei Säuglingen z. B. der Sturz vom Wickeltisch und bei Schulkindern Verkehrsunfälle mit dem Fahrrad. Prädilektionsort für Frakturen im Säuglingsalter ist die Parietalregion. Bei klinischem Verdacht auf eine Kalottenfraktur aufgrund einer typischen fluktuierenden, teigigen Schwellung können lineare Frakturen in einer konventionellen Röntgenaufnahme in zwei Ebenen, ggf. mit zusätzlicher überkippter frontookzipitaler Einstellung nach *Towne* dargestellt werden. Allerdings ist die Indikationsstellung für diese konventionelle Röntgenaufnahme sehr zurückhaltend zu stellen, da sich daraus in der Regel keine klinische Konsequenz ergibt. Frakturen der Schädelkalotte lassen sich zudem auch sonographisch mit einem Linearschallkopf darstellen, insbesondere, wenn eine Stufenbildung vorliegt. Zeigt sich unter Überwachung ein auffälliger neurologischer Befund, sollte eine Schädel-CT durchgeführt werden. Im Säuglingsalter kann es aufgrund der dünnen Knochendicke im Bereich der Kalotte auch zu sogenannten „Ping-Pong"-Frakturen mit einer lokal konkaven Eindellung der Kalotte kommen. Bei Verdacht auf eine intrakranielle Blutung sowie zur Klärung des Ausmaßes einer Dislokation bzw. Impression sollte ebenfalls eine CT durchgeführt werden. Bei Säuglingen mit noch offener Fontanelle kann auch sonographisch nach subduralen und epiduralen Blutungen gesucht werden, allerdings muss bedacht werden, dass wenig ausgedehnte Blutungen ohne Masseneffekt aufgrund des eventuell eingeschränkten Schallfensters leicht übersehen werden können. Subgaleale Einblutungen können einen transfusionsbedürftigen Blutverlust im Säuglingsalter verursachen. Besteht eine Liquorrhö oder andere klinische Hinweise auf eine Schädelbasisfraktur (Monokelhämatom, Hämatotympanon, retro-/aurikuläre Schwellung) ist im Verlauf eine Dünnschicht-CT notwendig.

Therapie

Generell wird empfohlen, dass Patienten mit Schädelfrakturen für 24–72 Stunden post Trauma (abhängig von intrakraniellen Begleitverletzungen) stationär überwacht werden.

Kalottenfrakturen

Eine Indikation zur Entlastung einer subperiostalen oder subgalealen Einblutung besteht nahezu nie. Isolierte Fissuren der Kalotte heilen folgenlos aus. Röntgenkontrollen sind routinemäßig nicht notwendig. Besteht primär eine Dehiszenz der Fraktur von > 3 mm, kann in seltenen Fällen im Verlauf eine „wachsende" Fraktur entstehen. Aufgrund eines Duraeinrisses kommt es zu einer Fixierung der Dura im Frakturspalt durch kleine Knochensplitter, sodass die Dura und die Fraktur nicht abheilen können. Der Kalottendefekt vergrößert sich im Verlauf und weiteres Gewebe kann prolabieren. In diesen Fällen muss eine Freilegung des Frakturspaltes erfolgen, eine Exzision der Duraränder und anschließend deren Verschluss. Der Knochendefekt wird je nach Ausmaß mit Knochenzement oder einem Knochenspan verschlossen. Selten kommt es im Rahmen einer Kalottenfraktur zu einer epiduralen Blutung, die je nach Ausprägung und klinischem Befund eventuell notfallmäßig mit einer Trepanation und Hämatomausräumung behandelt werden muss. Eine Impressionsfraktur muss bei einer Dislokation über Kalottenbreite operativ versorgt werden. Bei der Ping-Pong-Fraktur kann über ein Bohrloch neben der Fraktur das Fragment mit einem Dissektor angehoben werden. Impressionsfrakturen bei Schulkindern und Jugendlichen müssen notfallmäßig operiert werden, wenn eine raumfordernde Blutung oder der Verdacht auf eine Duraverletzung besteht. Intraoperativ sollte je nach Schwere des Schädelhirntraumas zusätzlich eine Hirndrucksonde platziert werden.

Schädelbasisfrakturen

Die Therapie des evtl. begleitenden Schädelhirntraumas steht zunächst im Vordergrund (siehe Kap. 3.6). Die Schädelbasisfraktur birgt per se die potenzielle Gefahr einer Infektion. Eine prophylaktische antibiotische Therapie wird kontrovers diskutiert. Jedoch wird aufgrund des erhöhten Meningitisrisikos für alle Patienten mit diesbezüglich unvollständigem Impfschutz empfohlen, eine Pneumokokkenimpfung durchzuführen. Liquorfisteln sistieren in der Regel spontan und müssen nur selten bei Persistenz wegen der Gefahr einer Meningitis operativ gedeckt werden. Sehstörungen können im Sinne eines sofortigen oder verzögerten Sehverlustes auftreten. Nur bei einem Fünftel aller Patienten ist die Ursache eine Fraktur im Bereich des Optikuskanals. Meist handelt es sich um eine Kompression durch eine Weichteilschwellung, sodass die Symptomatik gut auf eine Kortisontherapie anspricht. Selten ist eine chirurgische Freilegung und Dekompression des Optikuskanals bei einem dislozierten Knochenfragment notwendig. Vestibuläre Dysfunktionen treten oft verzögert auf und können durch eine Cochlea-Verletzung bedingt sein. Daher sollte bei (V.a.) Felsenbeinfraktur eine konsiliarische HNO-ärztliche Mitbeurteilung erfolgen.

Nachkontrollen

Bei einem schweren Schädelhirntrauma bzw. einem Parenchymschaden sollte nach sechs Wochen eine MRT-Untersuchung zur Einschätzung des definitiven Gewebsschadens durchgeführt werden.

Komplikationen

Selten tritt als Komplikation bei Kalottenfrakturen eine sogenannte wachsende Fraktur auf. Sie ist auf eine Durazerreißung unter der Fraktur zurückzuführen. Kontusionbedingt kann es zum Hirnprolaps durch die Duralücke in den Frakturspalt kommen. Die Lücke wächst, weil die Hirnpulsationen des prolabierten Hingewebes die Duraränder mehr und mehr auseinanderdrängen. Wachsende Frakturen bedürfen einer operativen Versorgung. Bei operativ versorgten Schädelfrakturen sind an Komplikationen ein Hirnödem, eine Meningitis, ein Hirnabszess, eine Wundheilungsstörung mit Liquorrhö und eine Sinusvenenthrombose zu befürchten.

8.3 Verletzungen und Frakturen des Schultergürtels

8.3.1 Schulterluxationen

Schulterluxationen sind mit einer Inzidenz von < 2 % bei Kindern unter zehn Jahren sehr selten. Nach Schluss der Wachstumsfuge des proximalen Humerus liegt sie jedoch bei ca. 20 %. Über die Hälfte der damit meist jugendlichen Betroffenen erleiden mindestens eine zweite Luxation, womit die Rezidivhäufigkeit deutlich höher ist als im Erwachsenenalter. Begleitende Weichteil- und Gefäß-Nerven-Verletzungen sind selten. Die traumatische Luxation verursacht starke Schmerzen und eine deutliche Schwellung im Bereich des Schultergelenks mit entsprechender Funktionseinschränkung. Nicht traumatische Luxationen werden eventuell begünstigt durch angeborene Skelettanomalien oder Bindegewebserkrankungen mit erhöhter Laxizität der Bandstrukturen.

Diagnostik und Klassifikation

Man unterscheidet nach der Luxationsrichtung die weitaus häufigste vordere Luxation, die in der Regel nach Sturz auf den über die Horizontale abduzierten Arm entsteht, die untere sowie die hintere Luxation, deren zugrunde liegender Unfallmechanismus meist ein Sturz auf den im Schultergelenk antevertierten und adduzierten Arm ist. Direkte Traumata sind selten. Je nach Luxationsrichtung zeigt sich häufig eine typische Klinik:

- ☐ *vordere Luxation:* Abduktions- und Außenrotationsstellung
- ☐ *hintere Luxation:* Adduktions- und Innenrotationsstellung
- ☐ *untere Luxation:* Abduktionsstellung

Zudem werden die Verletzungen nach der Ursache klassifiziert in traumatische, atraumatische, willkürliche, habituelle und angeborene Luxationen. Die Diagnosestellung erfolgt durch eine Röntgenaufnahme der Schulter a.-p. und transthorakal oder als Y-Aufnahme. Diese dient außerdem im Kindesalter zur Abgrenzung von der differenzialdiagnostisch infrage kommenden proximalen Humerusfraktur. Bei Neugeborenen und Säuglingen sowie bei V.a. Weichteilverletzungen kann eine Sonographie ebenfalls sinnvoll sein. Eine MRT-Untersuchung ist eventuell zur genaueren Darstellung der Begleitverletzungen vor allem im jugendlichen Alter notwendig.

Konservative Therapie

Nach radiologischer Diagnosestellung erfolgt die notfallmäßige Reposition in Kurznarkose nach den bekannten Methoden (z. B. nach Hippokrates, Kocher, Milch oder die Skapulamanipulation). Anschließend wird die betroffene Schulter für 2–3 Wochen ruhiggestellt (z. B. im Gilchrist-Verband). Vor und nach der Reposition müssen unbedingt Motorik, Sensibilität und Durchblutung an der betroffenen Extremität klinisch geprüft werden. Bei der vorderen Luxation sollte vier Wochen auf Außenrotationsbewegungen verzichtet werden.

Kontrollröntgen: nach Reposition

Operative Therapie

Zeigt sich in der primären oder in der Kontrollröntgenaufnahme nach Reposition eine dislozierte knöcherne Begleitverletzung, ist ein operatives Vorgehen angezeigt mit offener oder arthroskopischer Refixation der knöchernen Strukturen mittels resorbierbarer Ankernähte. Bei rezidivierenden Luxationen sollte ebenfalls eine operative Therapie in Erwägung gezogenen werden. Diese beinhaltet dann eine Kapselraffung zur Verbesserung der Stabilität und eventuell einen knöchernen Pfannenrandaufbau. Postoperativ ist ebenfalls eine 2- bis 3-wöchige Ruhigstellung erforderlich. Zudem sollten für insgesamt 4 Wochen Außenrotationsbewegungen vermieden werden. Die Sportfähigkeit wird frühestens nach 6 Wochen erreicht, Kontakt- und Überkopfsportarten sollten allerdings erst wieder nach 12 Wochen betrieben werden.

Nachkontrollen

Klinische Kontrollen bis zur Freigabe und Erreichen der Sportfähigkeit sowie routinemäßig bis 1 Jahr nach Erstluxation.

Komplikationen

- ☐ *Bankhart-Läsion:* vorderer Labrumausriss, meist bei der vorderen Luxation vorkommend, sehr bedeutsam hinsichtlich der Gesamtstabilität des Schultergelenks
- ☐ *Parese des N. axillaris:* sehr selten
- ☐ *Reluxation:* sind vor allem bei Jugendlichen häufig
- ☐ *Wachstumsstörungen* sind nur dann zu erwarten, wenn die Epiphyse des proximalen Humerus mitbetroffen ist.

8.3.2 Klavikulafrakturen

Die Klavikulafraktur ist die häufigste geburtstraumatische Verletzung des Neugeborenen, im Kindesalter ist sie mit 5–15 % aller Knochenbrüche die vierthäufigste Fraktur und entsteht dann meist durch einen direkten Sturz auf die Schulter. Die klinischen Frakturzeichen führen in der Regel direkt zur Diagnosestellung, dislozierte Frakturen fallen meist aufgrund der geringen Weichteilabdeckung direkt ins Auge. Begleitende Weichteilverletzungen sind äußerst selten. Insgesamt besteht vor allem bei jungen Patienten eine hohe Potenz zur Spontankorrektur.

Diagnostik und Klassifikation

Klavikulafrakturen entstehen meist durch einen Sturz auf die Schulter. Beim Neugeborenen ist es mit ca. 2 % die häufigste geburtstraumatische Schädigung. Man unterscheidet Frakturen nach *Allmann* im mittleren (> 90 %, Typ I), lateralen (5 %, Typ II) und medialen Drittel (3 %, Typ III) sowie undislozierte, dislozierte und mehrfragmentäre Frakturen. Die Diagnosestellung erfolgt klinisch und durch eine a.-p. Röntgenaufnahme. Bei kleinen Kindern ist die häufig in Schaftmitte vorkommende Fraktur, wenn sie nicht disloziert ist, nicht immer radiologisch nachweisbar.

Konservative Therapie

Klavikulafrakturen werden in der Regel konservativ behandelt über eine Redression bzw. Ruhigstellung im Rucksack- oder Gilchrist-Verband. Rucksackverbände sollten in den ersten Tagen täglich nachgezogen werden. Die Therapiedauer richtet sich nach den klinischen Beschwerden des Patienten. In der Regel ist die Fraktur je nach Alter nach 10 Tagen bis drei Wochen konsolidiert.

Kontrollröntgen: nicht erforderlich

Operative Therapie

Die Operation der Klavikulafraktur ist eine Rarität im Kindesalter. Lediglich schwer dislozierte proximale und distale Frakturen sowie extrem verkürzte Frakturen in Schaftmitte sollten bei älteren Jugendlichen operativ versorgt werden. Ebenso Frakturen mit erheblichem Weichteiltrauma oder begleitendem Gefäß-Nerven-Schaden. Es erfolgt dann eine elastisch stabile intramedulläre Nagelung (ESIN).

Nachkontrollen

Nachkontrollen sind in aller Regel nicht notwendig. Die Patienten entscheiden selbst über die Wiederaufnahme sportlicher Betätigungen bei Beschwerdefreiheit und gleichzeitig wiederhergestellter freier Beweglichkeit in den Schultergelenken. Ein eventuell kosmetisch störender Kallus verschwindet meist nach einigen Monaten.

Komplikationen

Pseudarthrosen sind im Wachstumsalter nach Klavikulafrakturen selten. Bei Grünholzfrakturen besteht ein gewisses Risiko einer Refraktur durch unzureichende Kallusbildung.

8.3.3 Akromioklavikulargelenkverletzungen

Verletzungen im Bereich des Akromioklavikular(AC)gelenks sind im Wachstumsalter sehr selten. Unfallmechanismus ist in der Regel ein direktes Schultertrauma. Meist handelt es sich weniger um echte AC-Gelenksprengungen (Bandläsionen) als vielmehr um laterale Klavikulafrakturen (siehe Kapitel 8.3.2). Typisches klinisches Zeichen ist neben dem lokalisierten Druckschmerz das sog. Klaviertastenphänomen. Die Therapie ist in der Regel konservativ.

Diagnostik und Klassifikation

Die Diagnosesicherung erfolgt durch eine a.-p. und axiale Aufnahme nach *Zanca* (Kippung des Zentralstahls um 10–15 ° nach kranial). Bei Jugendlichen kann wie im Erwachsenenalter eine Röntgenaufnahme mit Gewichtsbelastung durchgeführt werden. Selten sind weiterführende Verfahren (CT oder MRT) notwendig. Die Einteilung erfolgt nach der Klassifikation von *Rockwood* (Tab. 8.1).

Tab. 8.1: Klassifikation nach Rockwood.

Typ I	AC-Gelenkzerrung mit Kapseldehnung → keine sichtbare Verschiebung der Klavikula zum Akromion
Typ II	AC-Gelenksprengung mit Zerreißung der Kapsel und Partialruptur des Lig. coracoclaviculare → vertikale Verschiebung der Klavikula zum Acromion um maximal halbe Schaftbreite der Klavikula
Typ III	Zerreißung aller passiven Stabilisatoren (Lig. coraco- und Lig. acromioclaviculare), bei intakter Deltotrapezoidfaszie wird eine maximale vertikale Instabilität verhindert → vertikale Verschiebung des AC-Gelenkes um halbe bis ganze Schaftbreite der Klavikula
Typ IV	dorsale Dislokation der Klavikula gegenüber dem Akromion durch Abriss der Deltainsertion an der Klavikulavorderkante
Typ V	komplette Zerreißung der Deltotrapezoidfaszie mit stark tiefer getretener und rotierter Skapula → starke Dislokation mehr als Schaftbreite der Klavikula und horizontale Instabilität
Typ VI	die Klavikula ist unter dem Processus coracoideus verhakt

Konservative Therapie

Die AC-Gelenkverletzungen Typ I bis III werden konservativ durch Redression im Gilchrist-Verband für 2–3 Wochen behandelt. Zu empfehlen ist eine etwa vierwöchige Sportkarenz.

Kontrollröntgen: nicht erforderlich

Operative Therapie

Bei Typ IV- bis VI-Verletzungen mit horizontaler Instabilität wird ein operatives Vorgehen empfohlen. Hierfür kommen eine akromioklavikuläre Stabilisierung (transartikuläre AC-Gelenkfixation mit Kirschner-Drähten oder mit einer Cerclage) oder eine coracoklavikuläre Stabilisierung (Verschraubung nach Bosworth oder PDS-Cerclage) infrage. Zusätzlich wird dies kombiniert mit einer Rekonstruktion der Kapsel und einer Dopplung der Deltotrapezoidfaszie. Nach operativer Therapie sollten Überkopfbewegungen für etwa 6 Wochen vermieden werden. Die Sportfähigkeit wird in der Regel nach 10–12 Wochen erreicht.

Kontrollröntgen: postoperativ und vor Metallentfernung
Metallentfernung: nach ca. 6 Wochen

Nachkontrollen

Bis etwa sechs Monate nach dem Trauma sollten klinische Nachkontrollen erfolgen.

Komplikationen

Eine verbleibende Instabilität ist sowohl nach konservativer als auch nach operativer Therapie nicht auszuschließen.

8.3.4 Sternoklavikulargelenkverletzungen

Verletzungen des Sternoklavikulargelenks sind im Kindesalter extrem selten. Dennoch muss vor allem die posteriore, retrosternale Luxation wegen möglicher schwerwiegender Komplikationen durch Kompression von Strukturen im Mediastinum erwähnt werden. Üblicherweise entstehen diese Verletzungen nach Sturz auf den gestreckten Arm, häufig im Zusammenhang mit Kampfsportarten oder beim Turnen.

Diagnostik und Klassifikation

Die Diagnosestellung gelingt meist nicht eindeutig über eine a.-p. Röntgenaufnahme. Bei Verdacht auf eine Luxation ist daher eine MRT oder CT durchzuführen. Abzugrenzen ist die Luxation des Sternoklavikulargelenks von der traumatischen Epiphysiolyse. Man unterscheidet eine anteriore und eine posteriore Dislokation.

Konservative Therapie

In den meisten Fällen ist bei vorhandener Stabilität eine konservative Therapie mit Ruhigstellung im Gilchrist-Verband möglich. Die Therapiedauer sollte etwa drei Wochen betragen mit anschließender körperlicher Schonung für weitere drei Wochen.

Kontrollröntgen: bei klinisch unsicherem Befund

Operative Therapie

Bei Instabilität, deutlicher Luxation nach anterior oder posterior oder geringstem Anhalt für eine intrathorakale Kompressionssymptomatik sollte die offene Reposition in Allgemeinnarkose erfolgen, da eine geschlossene Reposition meist nicht gelingt. Die Fixierung erfolgt über transossäre Nähte, eventuell mit einer zusätzlichen Periostlappenplastik. Anschließend sollten Außenrotationsbewegungen im Schultergelenk für 4–6 Wochen vermieden werden. Sportverbot für 6–8 Wochen.

Kontrollröntgen: vor Freigabe
Metallentfernung: fakultativ nach ca. 3 Monaten

Nachkontrollen

Im Verlauf sollten Beweglichkeit und Stabilität klinisch überprüft werden.

Komplikationen

Intraoperativ besteht eine nicht unerhebliche Gefahr der Verletzung von Nachbarstrukturen im Bereich des oberen Mediastinums. Es sollte über eine mögliche hypertrophe Narbenbildung in dieser Region aufgeklärt werden. Wachstumsstörungen sind nicht zu erwarten.

8.3.5 Skapulafrakturen

Skapulafrakturen sind mit einem Anteil von ca. 1 % aller im Kindesalter vorkommenden Frakturen extrem selten. Sie entstehen entweder als Begleitverletzung bei anderen Verletzungen im Bereich des Schultergürtels (z. B. Abrissfrakturen am Glenoid bei Schulterluxationen oder Korakoidabrissfrakturen bei AC-Gelenkverletzungen) oder in Zusammenhang mit Hochrasanztraumen z. B. beim polytraumatisierten Patienten mit Thoraxtrauma. Angesichts der guten Prognose ist die Therapie in der Regel konservativ.

Diagnostik und Klassifikation

Skapulafrakturen sind auf konventionellen Röntgenbildern (Schulter a.-p./axial/tangential) oft schwierig zu diagnostizieren, daher sollte bei bestehendem Verdacht eine CT durchgeführt werden. Eingeteilt werden Skapulafrakturen nach ihrer Lokalisation in glenoidale, spinale, akromiale, korakoidale und korporale Frakturen.

Konservative Therapie

Viele Skapulafrakturen können konservativ behandelt werden durch eine zweiwöchige Ruhigstellung im Gilchrist- oder Desault-Verband mit anschließender frühfunktioneller Behandlung.

Kontrollröntgen: nach 3 Wochen zur Konsolidierung

Operative Therapie

Erheblich dislozierte Korpusfrakturen und dislozierte Frakturen der Basis des Processus coracoideus mit Gefahr einer Kompression des neurovaskulären Bündels sollten offen reponiert und über eine Schrauben- oder Plattenosteosynthese stabilisiert werden. Durch den Zug des Musculus deltoideus dislozierte Akromionfrakturen müssen eventuell mit einer Schrauben- oder Zuggurtungsosteosynthese versorgt werden. Die Nachbehandlung ist dann ebenfalls frühfunktionell, eine Ruhigstellung ist postoperativ nicht erforderlich.

Kontrollröntgen: nach 4 Wochen zur Konsolidierung
Metallentfernung: Schrauben nach 8–12 Wochen, Skapulaplatten können belassen werden

Nachkontrollen

Bis zum Erreichen von völliger Beschwerdefreiheit und freier Beweglichkeit.

Komplikationen

Funktionelle Einschränkungen oder Instabilitäten sind sehr selten. Wachstumsstörungen sind nicht zu erwarten.

8.4 Frakturen des Oberarms

8.4.1 Proximale Humerusfrakturen

Da die proximale Wachstumsfuge des Humerus für 80 % des Längenwachstums verantwortlich ist, besteht bei diesen Frakturen ein hohes Potenzial an Korrekturfähigkeit. Die häufigste Form ist die subkapitale Humerusfraktur.

Diagnostik und Klassifikation

Zur Diagnosestellung sollte eine Röntgenaufnahme des Oberarms in zwei Ebenen (a.-p. und seitlich) durchgeführt werden. Nicht dislozierte Frakturen sind teilweise aufgrund der drei verschiedenen Knochenkerne (Abb. 8.15) schwierig zu diagnostizieren. Nicht zu verwechseln mit einer Fraktur ist die sich schräg projizierende Wachstumsfuge des proximalen Humerus. Sie erscheint im a.-p. Bild typischerweise „zeltförmig“ und im seitlichen Bild konvex. Differenzialdiagnostisch ist an eine pathologische Fraktur im Rahmen einer juvenilen Knochenzyste zu denken. In Abb. 8.16 ist schematisch eine proximale Humerusfraktur dargestellt.

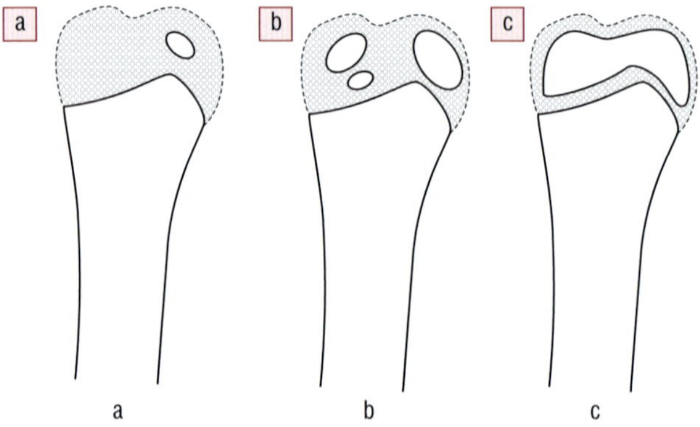

Abb. 8.15: Entwicklung der proximalen Epiphyse des Humerus: Der eigentliche Epiphysenkern erscheint im Laufe des ersten Lebensjahres (a), zwischen dem 2. und 3. Lebensjahr erscheinen die beiden Kerne der Tuberkula (b). Bis zum 5. Lebensjahr verschmelzen diese drei Kerne dann miteinander (c).

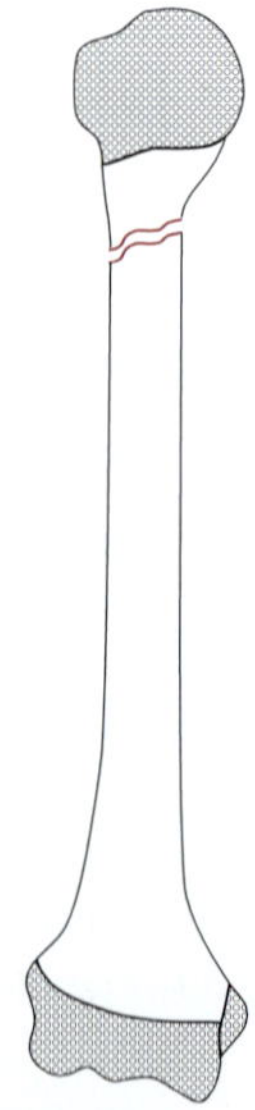

Abb. 8.16: Fraktur des proximalen Humerus.

Konservative Therapie

Korrekturgrenzen für die konservative Therapie:

< 5 Jahre:	Abkippung in der Frontalebene 50–70 °, Seitverschiebung bis um 1 Schaftbreite
5–12 Jahre:	Abkippung in der Frontalebene 30–50 °, Seitverschiebung bis um 2/3 Schaftbreite
> 12 Jahre:	Abkippung in der Frontalebene < 30 °, Seitverschiebung bis um 1/2 Schaftbreite

In all diesen Fällen kann die Therapie konservativ mit einer Ruhigstellung im Gilchrist- oder Desault-Verband für 3–4 Wochen erfolgen. Bei grenzwertiger Dislokation sollte allerdings auch eine operative Therapie in die Überlegungen miteinbezogen und mit Eltern und Patienten besprochen werden.

Kontrollröntgen: nach 1 Woche und zur Konsolidierung nach 3–4 Wochen

Operative Therapie

Werden die oben angesprochenen Korrekturgrenzen überschritten, besteht die Indikation zur operativen Therapie. Nach in der Regel geschlossener Reposition erfolgt die Stabilisierung der Fraktur über eine Osteosynthese mit perkutanen Kirschner-Drähten und Ruhigstellung im Gilchrist-Verband für 3–4 Wochen oder einer retrograden ESIN ohne Ruhigstellung. Eine offene Reposition ist sehr selten notwendig (z. B. bei Weichteilinterponaten).

Kontrollröntgen: intraoperativ, nach 3–4 Wochen zur Konsolidierung sowie bei ESIN vor Metallentfernung
Metallentfernung: Kirschner-Drähte nach 3–4 Wochen, ESIN nach ca. 3 Monaten

Nachkontrollen

Klinische Kontrollen sollten bis zum Erreichen einer freien Beweglichkeit bzw. bei belassener Achsabweichung bis zum Ausgleich der sichtbaren Fehlstellung alle 6–12 Monate erfolgen.

Komplikationen

Wachstumsstörungen im Sinne eines vorzeitigen, partiellen oder kompletten Fugenschlusses sind selten. Sie treten hauptsächlich nach stattgehabten Epiphysenlösungen auf. Es zeigt sich dann eine Varus- bzw. Valgusfehlstellung und Verkürzung unterschiedlichen Ausmaßes. Bei Kindern unter 10 Jahren kann es durch eine Stimulation der Wachstumsfuge zu einer Verlängerung des Humerus bis um ca. 1 cm kommen. Bei älteren Kindern kommen eher milde Verkürzungen (bis ca. 1 cm) vor.

8.4.2 Diaphysäre Humerusfrakturen

Quere und kurze Schrägfrakturen sind in der Regel Folge von direkten Traumen. Durch indirekte Gewalteinwirkung entstehen eher längere Schräg- oder Spiralfrakturen. Pathologische Frakturen bei juvenilen Knochenzysten kommen in diesem Bereich ebenfalls vor.

Diagnostik und Klassifikation

In der Röntgenaufnahme des Oberarms in zwei Ebenen wird das Ausmaß der Dislokation bestimmt (schematische Darstellung in Abb. 8.17).

Konservative Therapie

Toleriert und damit konservativ therapiert werden Frakturen mit maximaler Achsabweichung von (10–) 20 °, einer Verkürzung von bis zu 2 cm und einer Seit-zu-Seit-Verschiebung um nicht mehr als eine Schaftbreite. Zur Ruhigstellung kommt ein Gilchrist- oder Desault-Verband für 3–4 Wochen infrage. Eventuell kann nach etwa 7 Tagen auf einen Oberarm-Brace umgestellt werden. Auch bei primärem Ausfall des N. radialis wird aufgrund der hohen Wahrscheinlichkeit der spontanen Erholung zunächst konservativ vorgegangen. Sollte die Parese nach Konsolidierung der Fraktur weiterhin unverändert bestehen, erfolgt die operative Freilegung und ggf. Versorgung.

Kontrollröntgen: nach 1 Woche sowie zur Konsolidierung nach 3–4 Wochen

Operative Therapie

Jenseits der oben genannten Korrekturgrenzen, bei pathologischen oder offenen Frakturen und beim polytraumatisierten Kind besteht die Indikation zur operativen Versorgung. Methode der Wahl ist die intramedulläre Nagelung (ESIN). Selten kommt ein Fixateur externe zum Einsatz, wegen der höheren Gefahr einer Verletzung des N. radialis. Anschließend erfolgt eine frühfunktionelle Nachbehandlung.

Kontrollröntgen: postoperativ, zur Konsolidierung nach 3–4 Wochen und vor Metallentfernung
Metallentfernung: ESIN nach ca. 3 Monaten (außer bei pathologischen Frakturen), Fixateur externe nach 6–8 Wochen

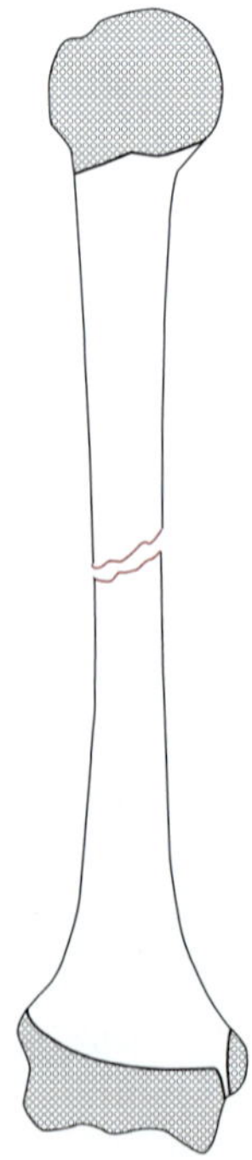

Abb. 8.17: Diaphysäre Humerusfraktur.

Nachkontrollen

Es werden klinische Kontrollen bis zum Erreichen der freien Beweglichkeit durchgeführt. Bei belassener Fehlstellung sollten weitere halbjährliche bis jährliche Kontrollen erfolgen.

Komplikationen

Bei Frakturen im Bereich des mittleren bis distalen Humerusdrittels können Alterationen des N. radialis auftreten, meist jedoch nicht direkt durch das Trauma, sondern eher sekundär durch den sich im Rahmen der Frakturheilung bildenden Kallus. Geringgradige posttraumatische Längendifferenzen sind klinisch in der Regel nicht von Bedeutung.

8.5 Verletzungen und Frakturen des Ellbogens

8.5.1 Suprakondyläre Humerusfrakturen

Die suprakondyläre Humerusfraktur ist die häufigste Ellbogenverletzung (ca. 60 %) im Wachstumsalter mit einem Häufigkeitsgipfel zwischen vier und sieben Jahren. Meist liegt eine Extensionsfraktur mit Dislokation nach dorsal vor. Nur bei nicht oder geringgradig dislozierten Frakturen kann eine konservative Therapie erfolgen, da sonst eine Fehlstellung mit deutlich eingeschränkter Funktion resultiert.

Diagnostik und Klassifikation

Durch einen Sturz auf die Hand bei ausgestrecktem oder allenfalls leicht gebeugtem Ellbogen kommt es zur sogenannten Extensionsfraktur (ca. 98 %) mit Dislokation des distalen Fragments nach dorsal durch den Zug des Musculus trizeps brachii. Die wesentlich seltenere

Flexionsfraktur entsteht durch einen direkten Sturz auf den gebeugten Ellbogen und hat eine Flexion und ventrale Dislokation des distalen Fragmentes zur Folge. Bei der suprakondylären Fraktur handelt es sich um eine extraartikuläre Fraktur. Zur Diagnosestellung wird eine Röntgenaufnahme des Ellbogens in zwei Ebenen durchgeführt. Da die Anatomie des Ellbogens beim Kind sehr komplex ist, ist die Beurteilung mitunter schwierig. Vor allem bei Infraktionen, bei denen der Frakturspalt selbst oft nicht zu erkennen ist, kann die sog. Rogers-Linie sehr hilfreich sein (Abb. 8.18). Physiologischerweise schneidet die Verlängerungslinie der ventralen Humeruskortikalis (= Rogers-Hilfslinie) das Capitulum humeri am Übergang des mittleren zum hinteren Drittel. Entsprechend liegt dieser Schnittpunkt bei der Extensionsfraktur weiter ventral und bei der Flexionsfraktur weiter dorsal. Nicht dislozierte Frakturen sind initial teilweise kaum zu erkennen, oft zeigen sich lediglich indirekte Hinweise wie ein Fat-Pad-Sign (Einblutung in die Gelenkkapsel), welches vor allem auf der dorsalen Seite pathologisch ist.

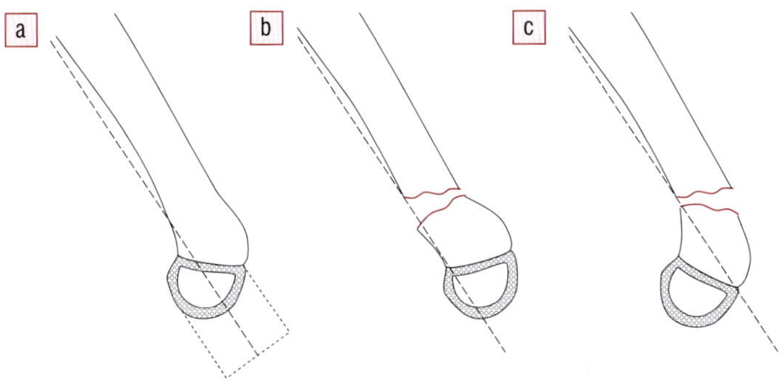

Abb. 8.18: Die Rogers-Hilfslinie dient der Diagnose suprakondylärer Humerusfrakturen. Physiologischer Befund: Die Rogers-Hilfslinie schneidet als Verlängerung der ventralen Humeruskortikalis das Capitulum humeri am Übergang vom mittleren zum hinteren Drittel (a). Bei einer Extensionsfraktur liegt der Schnittpunkt weiter ventral (b) und bei einer Flexionsfraktur weiter dorsal (c).

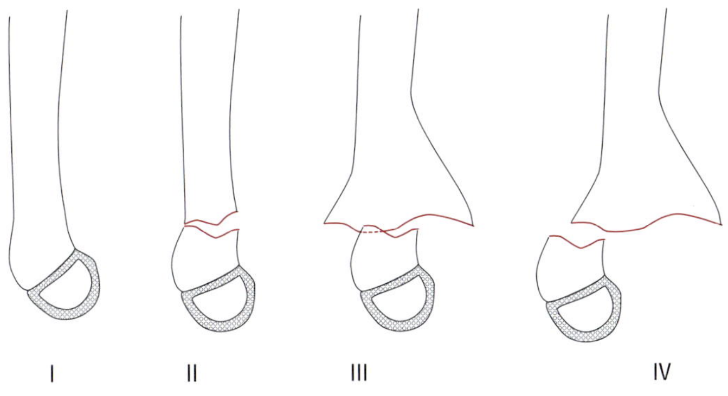

Abb. 8.19: Einteilung der suprakondylären Humerusfraktur nach der AO Pediatric Comprehensive Classification. Typ I: nicht dislozierte Fraktur, Typ II: Dislokation in einer Ebene, Typ III: Dislokation in zwei Ebenen, Typ IV: Dislokation in drei Ebenen oder gänzlich fehlender Kontakt der einzelnen Fragmente.

Suprakondyläre Humerusfrakturen werden nach dem Grad der Dislokation klassifiziert (AO Pediatric Comprehensive Classification, siehe Abb. 8.19):

Typ I: nicht dislozierte Fraktur
Typ II: Dislokation in einer Ebene (Sagittalebene) im Sinne einer Ante- oder Retrokurvation des distalen Fragmentes
Typ III: Dislokation in zwei Ebenen (Sagittal- und Frontal- oder Horizontalebene) mit Rotation des distalen Fragmentes
Typ IV: Dislokation in allen drei Ebenen oder gänzlich fehlender Kontakt der einzelnen Fragmente

Konservative Therapie

Nicht dislozierte Frakturen (Typ I) und um maximal 10 ° dislozierte Typ-II-Frakturen (bis zum Alter von 6 Jahren Dislokation bis 20 °) werden konservativ behandelt. Es erfolgt eine Ruhigstellung im Oberarmgips(schiene) oder in der Blount'schen Schlinge (Abb. 8.9) für 3 Wochen.

Kontrollröntgen: Typ-I-Frakturen sind stabile Frakturen und müssen nicht radiologisch kontrolliert werden. Typ-II-Frakturen können weiter dislozieren, weshalb eine Röntgenkontrolle nach 1 Woche sowie zur Konsolidierung erfolgen sollte.

Operative Therapie

Typ-II-Frakturen > 10–20 ° Dislokation sowie die Typen III und IV müssen operativ therapiert werden. Nach geschlossener Reposition stehen mehrere Verfahren zur Retention zur Auswahl:

- ☐ *perkutane gekreuzte oder von radial divergierende Kirschner-Draht-Osteosynthese:* anschließend Ruhigstellung in einer Oberarmgipsschiene für 3–4 Wochen
- ☐ *antegrade elastisch stabile intramedulläre Nagelung (ESIN):* keine postoperative Ruhigstellung
- ☐ *radialer Fixateur externe:* keine postoperative Ruhigstellung

Gelingt die geschlossene Reposition nicht, muss offen über einen dorsalen oder radialen Zugang (evtl. kombiniert mit einem ulnaren Zugang), unter Schonung des N. ulnaris, reponiert werden. Anschließend erfolgt die Retention durch eine geeignete Osteosynthese (Kirschner-Drähte oder ESIN).

Kontrollröntgen: intraoperativ, zur Konsolidierung nach 3–4 Wochen sowie vor Metallentfernung
Metallentfernung: Kirschner-Drähte und Fixateur externe nach 3–4 Wochen, ESIN nach 3–4 Monaten

Nachkontrollen

Bis zum Erreichen der freien Funktion und Beweglichkeit im Ellbogengelenk und zur Kontrolle der Ellbogenachse sollten Verlaufskontrollen erfolgen.

Komplikationen

Die häufigste Komplikation ist die Varisierung der Ellbogenachse (Cubitus varus). Dazu kommt es meist durch einen unzureichend korrigierten Rotationsfehler, der zur Instabilität führt und damit eine Abkippung in eine Varusfehlstellung oder seltener Valgusfehlstellung ermöglicht. Primäre Läsionen des Nervus radialis oder medianus kommen vor. Häufiger sind jedoch iatrogene Irritationen vor allem des N. ulnaris durch mehrfache Repositionsmanöver oder durch einen ulnarseitig eingebrachten K-Draht.

8.5.2 Epikondylus-ulnaris-Abrissfrakturen

Über 90 % der epikondylären Frakturen am Ellbogen sind Frakturen des Epikondylus ulnaris. Meist treten sie als Begleitverletzung einer bei Diagnosestellung häufig bereits spontan reponierten Ellbogenluxation auf.

Diagnostik und Klassifikation

Es handelt sich um eine extraartikuläre Fraktur (Abb. 8.20). Bei Kindern über 5 Jahren zeigt sie sich im Röntgenbild (a.-p. und seitlich) des Ellbogens. Bei jüngeren Kindern ist der Kern des Epikondylus ulnaris eventuell noch nicht sichtbar, dann ist die Klinik mit ulnarseitig betonter Schwellung und lokalisiertem Druckschmerz nach adäquatem Trauma für die Diagnosestellung entscheidend.

Konservative Therapie

Bis zu einer Dislokation von 2–5 mm wird konservativ mit Ruhigstellung im Oberarmgips für ca. 4 Wochen behandelt. Nach einer Woche sollte auf jeden Fall eine gipsfreie Röntgenkontrolle durchgeführt werden, um eine sekundäre Dislokation auszuschließen.

Kontrollröntgen: nach 1 Woche (gipsfrei) sowie zur Konsolidierung

Operative Therapie

Handelt es sich um eine Dislokation von > 2–5 mm, ist aufgrund des zu erwartenden Risikos der Entwicklung einer Pseudarthrose eine offene Reposition mit Schraubenosteosynthese (belastungsstabil) indiziert. Bei sehr kleinen Kindern kann wegen des kleinen Fragmentes stattdessen eine Kirschner-Draht-Osteosynthese mit einer Ruhigstellung im Oberarmgips notwendig sein. Intraoperativ muss der Nervus ulnaris dargestellt werden, um iatrogene Nervenläsionen zu vermeiden.

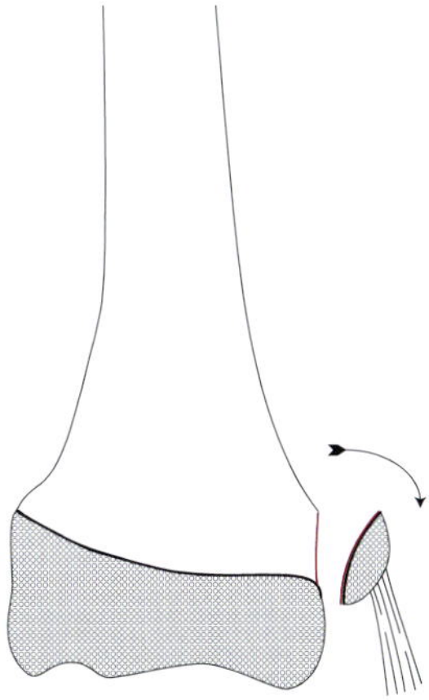

Abb. 8.20: Abrissfraktur des Epikondylus ulnaris.

1 2 3 4 5 6 7 8 9 10 11 12

Kontrollröntgen: intraoperativ, zur Konsolidierung nach 3–4 Wochen, vor Metallentfernung
Metallentfernung: nach ca. 3 Monaten

Nachkontrollen

Bis zum Erreichen der freien Funktion und Beweglichkeit im Ellbogengelenk.

Komplikationen

Wachstumsstörungen sind nicht zu erwarten, da es sich um eine Apophysenfraktur handelt. Selten kommt es zur Irritation des N. ulnaris. Hauptkomplikation der Epikondylus-ulnaris-Fraktur ist die Entstehung einer Pseudarthrose, die vor allem nach konservativ behandelten bzw. häufiger übersehenen dislozierten Frakturen auftritt (40 %). Nach operativer Versorgung sind sie seltener mit etwa 10 %. Sie bereiten jedoch an dieser Lokalisation selten Beschwerden.

8.5.3 Kondylus-radialis-Frakturen

Altersgipfel dieser häufigsten intraartikulären Ellbogenfraktur ist das 4.–5. Lebensjahr. Die Frakturlinie kreuzt immer die Wachstumsfuge des distalen Humerus und hat einen metaphysären Keil. Die Gefahr der Ausbildung von Pseudarthrosen und Gelenkfehlstellungen ist bei einer übersehenen sekundären Dislokation hoch.

Diagnostik und Klassifikation

Nicht dislozierte Frakturen sind oftmals schwierig zu erkennen. Die schräg verlaufende Wachstumsfuge kann eine Fraktur auch leicht vortäuschen. Beweisend ist jedoch vor allem der im seitlichen Bild durch die Epiphysenfuge kreuzende Frakturverlauf (Abb. 8.21). Undislozierte Frakturen werden weiter unterschieden in komplette und inkomplette Gelenkfrakturen. Bei den inkompletten Frakturen ist der wesentliche Anteil der Trochlea humeri intakt geblieben und das Fragment ist noch an seinem knorpeligen Anteil fixiert. Daher werden diese Frakturen auch als „hängende Frakturen“ bezeichnet. Bei kompletten Frakturen hingegen verläuft die Fraktur durch den gesamten Trochleaanteil.

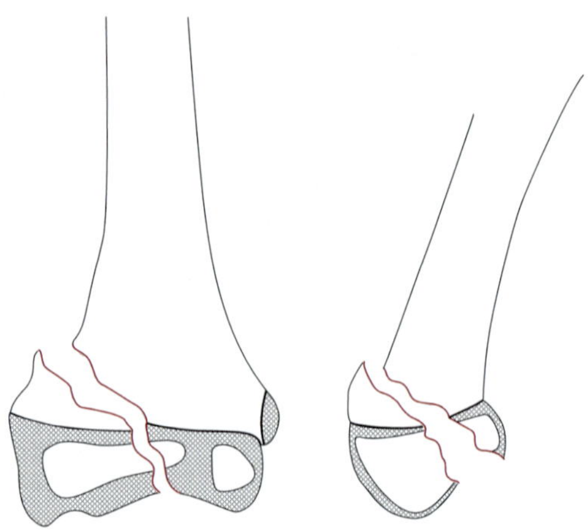

Abb. 8.21: Fraktur des Kondylus radialis.

Konservative Therapie

Nicht dislozierte Frakturen werden für 3–4 Wochen mit einer Ruhigstellung im Oberarmgips behandelt. Bei inkompletten Frakturen besteht keine Gefahr der sekundären Dislokation. Anders ist dies bei den beschriebenen kompletten Gelenkfrakturen. Hier droht selbst während der Gipsruhigstellung eine sekundäre Dislokation. Zu unterscheiden sind die beiden Typen auf der primären Röntgenaufnahme nicht, sondern erst in der radiologischen Stellungskontrolle nach 5–7 Tagen, die unbedingt gipsfrei durchgeführt werden sollte. Zeigt sich eine sekundäre Dislokation, muss eine Osteosynthese erfolgen.

Kontrollröntgen: nach 1 Woche (gipsfrei) und zur Konsolidierung

Operative Therapie

Primär oder sekundär dislozierte Frakturen (Frakturspalt > 2 mm) müssen operativ behandelt werden. Ziel ist es, durch eine rasche Stabilisierung eine Konsolidierungsverzögerung und die Entstehung einer Pseudarthrose zu verhindern. Es wird eine offene Reposition mit exakter Stellung des Fragmentes und Fixierung über eine Kirschner-Draht- und Schraubenosteosynthese durchgeführt. Beim sehr kleinen Kind muss ggf. ausschließlich mit zwei Kirschner-Drähten fixiert werden, dann ist allerdings eine postoperative Gipsruhigstellung notwendig.

Kontrollröntgen: intraoperativ, zur Konsolidierung nach ca. 4 Wochen sowie vor Metallentfernung
Metallentfernung: nach 8–12 Wochen

Nachkontrollen

Kontrolle in drei- bis vierwöchigem Abstand bis zum Erreichen der freien Beweglichkeit. Anschließend weitere halbjährliche Kontrollen der Ellbogenachse bis zwei Jahre nach dem Unfall.

Komplikationen

Es besteht eine große Gefahr, die sekundäre Dislokation zu übersehen mit in der Folge auftretender Verzögerung der Konsolidierung bis hin zur Bildung von Pseudarthrosen und erheblichen valgisierenden Deformierungen. Durch eine passagere Stimulation des radialen Anteils der Epiphysenfuge kann es außerdem zur Varisierung der Ellbogenachse kommen. Das Risiko einer solchen Wachstumsstörung ist umso geringer, je stabiler die Frakturversorgung war.

8.5.4 Olekranonfrakturen

Olekranonfrakturen sind selten. Meist treten sie nach Sturz auf den gebeugten Ellbogen oder auf die Hand bei gestrecktem Ellbogen nicht isoliert, sondern in Kombination mit anderen Verletzungen auf (z. B. mit einer proximalen Radiusfraktur oder -luxation). Es handelt sich überwiegend um intraartikuläre Frakturen, die Frakturlinie kann aber auch extraartikulär verlaufen.

Diagnostik und Klassifikation

Zur Diagnosestellung werden Röntgenaufnahmen des Ellbogens in zwei Ebenen durchgeführt. Wichtig ist die Differenzierung zur normalen Apophyse, die mehrere Knochenkerne aufweisen kann. Zudem ist die Olekranonmetaphyse beim Kleinkind noch größtenteils knorpelig, sodass auf dem Röntgenbild unter Umständen nur ein vermeintlich kleines Fragment sichtbar ist (Abb. 8.22).

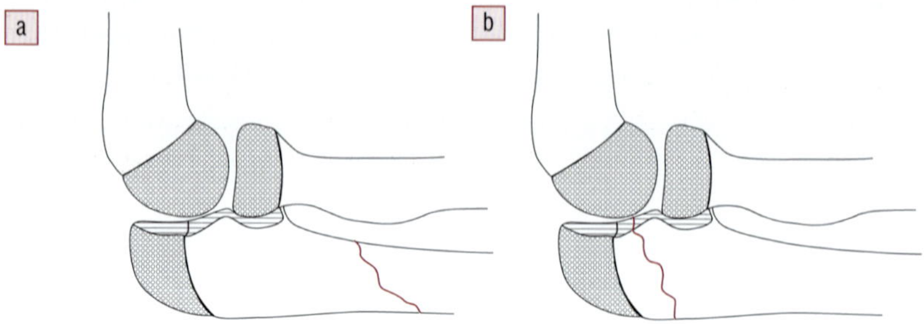

Abb. 8.22: Verlauf der Frakturlinie bei einer extraartikulären (a) bzw. intraartikulären (b) Olekranonfraktur.

Konservative Therapie

Da die proximale Wachstumsfuge nur gering am Wachstum der Ulna beteiligt ist, ist wenig Spielraum für Spontankorrekturen gegeben. Ziel der Therapie ist somit die möglichst anatomisch exakte Rekonstruktion. Durch den Zug des Musculus trizeps brachii besteht vor allem bei intraartikulären Frakturen das Risiko der zunehmenden Dislokation. Als Grenze für die konservative Therapie (3 Wochen Oberarmgips) gilt eine Dislokation von maximal 2 mm. Gleichzeitig muss sich die Gelenkfläche stufenlos darstellen.

Kontrollröntgen: nach 1 Woche (gipsfrei) und zur Konsolidierung

Operative Therapie

Alle Olekranonfrakturen mit einer Dehiszenz von >2 mm oder einer Gelenkstufe müssen operativ behandelt werden. Intraartikuläre Frakturen werden dazu immer offen reponiert. Querfrakturen werden mit einer Zuggurtungsosteosynthese (siehe Abb. 8.12), Schrägfrakturen eventuell auch mit einer Schraubenosteosynthese versorgt. Bei der Zuggurtungsosteosynthese ist keine Ruhigstellung erforderlich. Extraartikuläre Frakturen werden ebenfalls offen reponiert und mittels Schraubenosteosynthese versorgt.

Kontrollröntgen: intraoperativ und zur Konsolidierung nach 3–4 Wochen
Metallentfernung: Zuggurtung und Schraube nach 4–6 Wochen

Nachkontrollen

Klinische Kontrollen bis zum Erreichen der freien Beweglichkeit.

Komplikationen

Eine belassene Varusfehlstellung kann zu einer erheblichen Einschränkung von Pro- und Supination führen.

8.5.5 Ellbogenluxationen

Ellbogenluxationen treten gehäuft nach dem 10. Lebensjahr auf sowie als Kombinationsverletzung mit Fraktur des Epikondylus ulnaris, einem Abriss des Processus coronoideus oder einer Läsion des radialen Seitenbandes. Die Hauptluxationsrichtung ist nach radio-dorsal, ventrale Luxationen sind seltener.

Diagnostik und Klassifikation

Im Röntgenübersichtsbild des Ellbogens (a.-p. und seitlich) zeigt sich die Luxation bzw. Luxationsfraktur. Eventuelle knöcherne Begleitverletzungen sind teilweise erst in den korrekt projizierten a.-p. und seitlichen Aufnahmen erkennbar, die oft erst nach Reposition durchführbar sind.

Konservative Therapie

Notfallmäßig sollte die geschlossene Reposition in Narkose erfolgen. Dabei sollten Begleitverletzungen (z. B. Seitenbandläsionen, Frakturen des Epikondylus ulnaris oder des Processus coronoideus) in der intraoperativen Durchleuchtung diagnostiziert bzw. ausgeschlossen werden. Bestehen keine operativ zu versorgenden Begleitverletzungen und ist das Gelenk nach erfolgreicher Reposition stabil, erfolgt die Ruhigstellung in einem Oberarmgips(schiene) für 2–3 Wochen. Ca. 3 Wochen nach Gipsabnahme dürfen die Patienten wieder Sport treiben.

Kontrollröntgen: eventuell nach 1 Woche

Operative Therapie

Bei dislozierten knöchernen Begleitverletzungen sowie bei fehlender Stabilität nach Reposition wird operativ therapiert. Apophysenausrisse werden mittels Schraubenosteosynthese fixiert und bei radialer Instabilität erfolgt eventuell eine direkte Naht oder die Anlage eines Bewegungsfixateurs nach *Penning*. In jedem Fall ist wie bei der konservativen Therapie eine Ruhigstellung für 3 Wochen notwendig.

Kontrollröntgen: intraoperativ sowie je nach Begleitverletzung
Metallentfernung: Schrauben nach ca. 3 Monaten

Nachkontrollen

Klinische Kontrolle bis zum Erreichen der freien Beweglichkeit und Funktion bzw. bis mindestens zwei Jahre postoperativ.

Komplikationen

Die Prognose wird insgesamt durch die möglichen Begleitverletzungen bestimmt, an die unbedingt bereits initial gedacht werden muss.

8.5.6 Radiusköpfchensubluxationen

Sehr häufige Verletzung im Kleinkindesalter (bis ca. 4. Lebensjahr), bei der es zur Subluxation des Radiusköpfchens unter das Ligamentum anulare radii kommt. Unfallmechanismus ist meist ein plötzlicher, unvorbereiteter Zug am Unterarm, z. B. wenn das Kind stolpert und vom Erwachsenen am gestreckten Arm gehalten wird. Ältere Kinder sind selten betroffen, da hier das Radiusköpfchen seine endgültige Größe erreicht hat und der typische Unfallmechanismus aufgrund der Größe des Kindes unmöglich wird (Synonyme: Pronation douloureuse Chassaignac, nurse elbow).

Diagnostik und Klassifikation

In der Regel ist die Klinik sehr typisch mit Schonhaltung des gesamten Arms in mäßiger Streckung im Ellbogengelenk und Pronationshaltung. Eine Röntgenaufnahme des Ellbogengelenks in zwei Ebenen ist nur erforderlich, wenn Anamnese oder klinische Symptomatik nicht eindeutig auf eine Chassaignac-Luxation hindeuten oder die Reposition nicht gelingt. Sie dient zur differenzialdiagnostischen Abgrenzung von anderen Ellbogenverletzungen.

Konservative Therapie

Eine Chassaignac-Luxation wird sofort manuell ohne Anästhesie reponiert. Dazu gibt man dem Kind die eine Hand, mit der anderen umfasst man dessen Ellbogengelenk. Anschließend erfolgt zunächst ein axialer Zug am Arm, dann werden eine Supinationsbewegung und schließlich eine Flexion durchgeführt, bis man das Einschnappen des Radiusköpfchens spürt. Wenige Minuten nach der Reposition erfolgt eine klinische Kontrolle idealerweise beim Spielen. War die Reposition erfolgreich, bewegt das Kind den Ellbogen in der Regel bereits frei. Gelingt die Reposition nicht, sollten zunächst radiologisch andere Ellbogenverletzungen (z. B. eine suprakondyläre Fraktur!) ausgeschlossen werden. Führt auch ein anschließender weiterer Repositionsversuch nicht zur freien Funktion, sollte das Ellbogengelenk für 3–5 Tage in einer Oberarmgipsschiene ruhiggestellt werden. Meist ist die freie Beweglichkeit im Anschluss daran auch ohne erneuten Repositionsversuch wieder gegeben.

Nachkontrollen

Nicht erforderlich.

Komplikationen

Rezidive sind möglich. Dauerschädigungen nach Chassaignac-Luxation sind nicht bekannt.

8.5.7 Frakturen des proximalen Radius

Bei den metaphysären proximalen Radiusfrakturen handelt es sich vor allem um subkapitale Radiushalsfrakturen. Nur etwa 1/3 machen die Epiphysenlösungen mit oder ohne metaphysärem Keil aus. Epiphysäre Frakturen sind eine Rarität.

Diagnostik und Klassifikation

Metaphysäre Frakturen entstehen durch ein direktes Trauma, als Begleitverletzung einer Ellbogenluxation oder einer Ulna-Parierfraktur als sogenanntes Monteggia-Äquivalent. Auslöser ist dann ein assoziierter Valgusstress, der zur Abscherung führt. Die Diagnose wird radiologisch über Ellbogenaufnahmen in zwei Ebenen gestellt (Abb. 8.23).

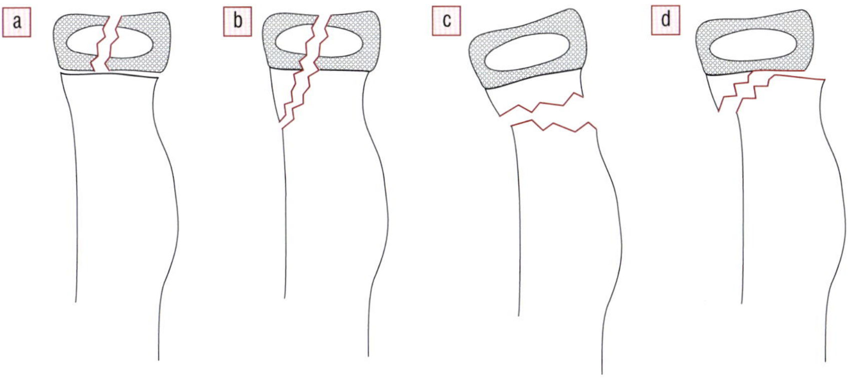

Abb. 8.23: Formen der proximalen Radiusfraktur: epiphysäre (a), epimetaphysäre (b), rein metaphysäre Fraktur (c) und Epiphysenlösung mit metaphysärem Keil (d).

Konservative Therapie

Die Therapie hat hier zwei Ziele. Zum einen sollte eine weitere Traumatisierung des Radiusköpfchens aufgrund der ohnehin schon kritischen Blutversorgung vermieden werden, zum anderen sollten keine intolerablen Fehlstellungen belassen werden, um dem Patienten die bestmögliche Funktion zu ermöglichen. Daher gelten für die konservative Therapie mit Ruhigstellung im Oberarmgips für ca. 3 Wochen folgende orientierenden Korrekturgrenzen:

Kinder < 10 Jahre: Abkippung bis 45 °, Seitverschiebung bis maximal 1/2 Schaftbreite
Kinder > 10 Jahre: Abkippung bis 20 °, Seitverschiebung bis maximal 1/2 Schaftbreite

Kontrollröntgen: nach 1 Woche und zur Konsolidierung

Operative Therapie

Jenseits der Korrekturgrenzen (s.o.) werden dislozierte Frakturen geschlossen reponiert und retrograd mit ESIN fixiert. Dabei kann der Nagel selbst mit seiner gebogenen Spitze als Repositionshilfe verwendet werden, indem man das Fragment zunächst auffädelt und es dann durch entsprechendes Drehen des Nagels in die anatomisch korrekte Stellung bringt. Eine postoperative Ruhigstellung ist nicht notwendig.

Kontrollröntgen: intraoperativ und zur Konsolidierung
Metallentfernung: nach 4–6 Wochen

Nachkontrollen

Klinische Kontrollen bis zum Erreichen der freien Funktion und mindestens bis zwei Jahre nach dem Trauma.

Komplikationen

Da die Blutversorgung der proximalen Radiusepiphyse ausschließlich über metaphysäre periostale Gefäße erfolgt, besteht bei Traumatisierung des Radiusköpfchens die Gefahr einer ausgeprägten Ischämie mit konsekutiver Möglichkeit einer Umbaustörung. Klinisch zeigt sich beispielsweise eine Verkürzung oder Verplumpung des Radiusköpfchens, die mit einer Bewegungseinschränkung oder Veränderung der Ellbogenachse einhergehen können. Weitere seltenere Komplikationen sind der vorzeitige Verschluss der Radiusepiphyse mit entsprechender Wachstumsstörung, Pseudarthrosen und die Ausbildung einer radioulnaren Synostose.

8.6 Frakturen des Unterarms

8.6.1 Monteggia-Frakturen

Unter der klassischen Monteggia-Fraktur versteht man die Kombination aus einer Ulnaschaftfraktur und Radiusköpfchenluxation. Die Prognose dieser Fraktur ist grundsätzlich sehr gut, die Problematik liegt darin, dass die Radiusköpfchenluxation häufig übersehen wird. Als Monteggia-Äquivalent wird eine Ulnaschaftfraktur mit Radiushalsfraktur bezeichnet.

Diagnostik und Klassifikation

Zeigt sich in der Röntgenaufnahme des Unterarmes eine Ulnaschaftfraktur, so ist immer auch an eine begleitende Radiusköpfchenluxation zu denken. Deshalb muss eine korrekte Aufnahme des Ellbogens in zwei Ebenen durchgeführt werden. Zum Erkennen der Radiusköpfchenluxation dient eine Hilfslinie durch die Achse des proximalen Radiusendes. Diese muss sich in allen Ebenen auf den Kern des Capitulum humeri projizieren, sonst liegt eine Radiusluxation vor (Abb. 8.24). Der proximale Radius luxiert in der Regel nach ventral oder radial. Die Lokalisation der Ulnafraktur kann vom proximalen (Olekranonfraktur) bis zum mittleren Drittel reichen. Die Monteggia-Verletzungen werden nach der Bado-Klassifikation eingeteilt (Tab. 8.2).

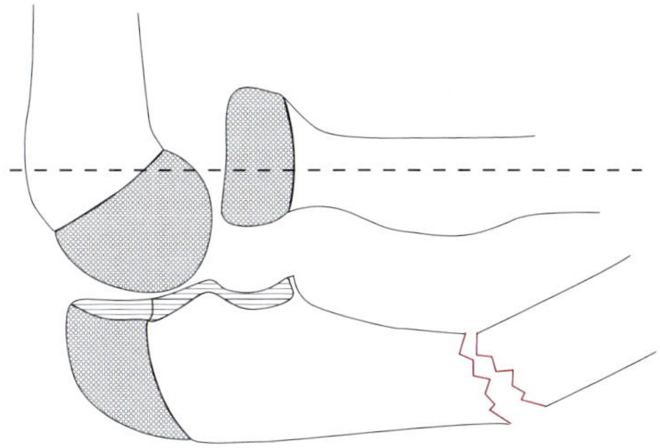

Abb. 8.24: Die Hilfslinie durch die Achse des proximalen Radius muss sich in allen Ebenen auf den Kern des Capitulum humeri projizieren. Ansonsten liegt wie hier eine Luxation des Radiusköpfchens vor.

Tab. 8.2: Bado-Klassifikation zur Einteilung der Monteggia-Verletzungen.

Typ I (70 %)	ventrale Dislokation des Radiusköpfchens und Fraktur der Ulnadiaphyse mit ventraler Knickbildung
Typ II (6 %)	dorsale oder dorsolaterale Dislokation des Radiusköpfchens und Fraktur der Ulnadiaphyse mit dorsaler Knickbildung
Typ III (23 %)	laterale oder ventrolaterale Dislokation des Radiusköpfchens mit Fraktur der Ulnametaphyse
Typ IV (1 %)	ventrale Dislokation des Radiusköpfchens mit Fraktur des Radius im proximalen Drittel und Fraktur der Ulna auf selber Höhe

Konservative Therapie

Das primäre Therapieziel ist die Beseitigung der Radiusköpfchenluxation, was jedoch nur gelingt, wenn die Ulnafehlstellung mitkorrigiert wird. Bei den seltenen, nicht dislozierten, stabilen Ulnafrakturen (Biegungsfrakturen) ist eine geschlossene Reposition des Radiusköpfchens möglich.

Anschließend erfolgt die Ruhigstellung im Oberarmgips.

Kontrollröntgen: nach Reposition, nach 1 Woche und zur Konsolidierung nach 4 Wochen

Operative Therapie

Dislozierte oder instabile Ulnafrakturen müssen reponiert und anschließend je nach Lokalisation mit einer geeigneten Osteosynthese versorgt werden: bei diaphysären Ulnafrakturen durch eine ESIN oder einen Fixateur externe, die metaphysären Ulnafrakturen mittels Kirschner-Draht- oder Schraubenosteosynthese. In der Regel ist dabei die geschlossene Reposition des Radiusköpfchens möglich. Eine Gipsruhigstellung ist nach Stabilisierung der Ulnafraktur mit ESIN nicht notwendig. Für Radiushalsfrakturen gelten die im Kapitel 8.5.7 beschriebenen Korrekturgrenzen.

Kontrollröntgen: intraoperativ, nach 2 Wochen und zur Konsolidierung nach 4 Wochen
Metallentfernung: Kirschner-Drähte nach Konsolidierung, ESIN nach 8–12 Wochen

Nachkontrollen

Klinische Kontrollen bis zum Erreichen einer freien Funktion und Beweglichkeit sowie bei Radiushalsfraktur bis ca. 2 Jahre nach dem Trauma.

Komplikationen

Problematisch sind die Ulnaschaftfrakturen, bei denen die begleitende Radiusköpfchenluxation übersehen wurde. Auch nach sekundärer Reposition ist die Rate an Bewegungseinschränkungen, Instabilitäten und Valgusfehlstellungen des Ellbogens nicht unerheblich. Grundsätzlich kann es nach proximalen Radiusfrakturen und -luxationen zu Kopfumbaustörungen und Bewegungsseinschränkungen kommen (siehe Kapitel 8.5.7).

8.6.2 Unterarmschaftfrakturen

Häufige Fraktur im Kindesalter, die meist durch einen Sturz auf die ausgestreckte Hand entsteht. Man unterscheidet die in diesem Bereich häufig vorkommenden Grünholzfrakturen (25 %) von vollständigen Frakturen, die isoliert Radius oder Ulna oder beide Unterarmknochen betreffen können.

Diagnostik und Klassifikation

Es muss eine Röntgenaufnahme des Unterarms in zwei Ebenen durchgeführt werden. Bei isolierter Ulnaschaftfraktur muss zusätzlich der Ellbogen in zwei Ebenen dargestellt werden, um eine eventuelle Monteggia-Fraktur nicht zu übersehen. Im Bereich des Unterarmschafts unterscheidet man zwischen Grünholzfrakturen (siehe Abb. 8.6) und vollständigen Frakturen, bei denen die Kortikalis zumindest einer der beiden Unterarmknochen vollständig durchbrochen ist. Die Fraktur kann dislozieren und verkürzen (Abb. 8.25).

Konservative Therapie

Sie umfasst die Ruhigstellung im Oberarmgips. Eventuell kann nach 5–8 Tagen eine Gipskeilung vorgenommen werden. Bei ausreichender Kallusbildung und klinischer Beschwerdefreiheit ist nach 3–4 Wochen keine weitere Ruhigstellung notwendig. Ist dies jedoch nicht der Fall, sollte eine weitere Ruhigstellung im Unterarmgips für 10 Tage bis 2 Wochen erfolgen.

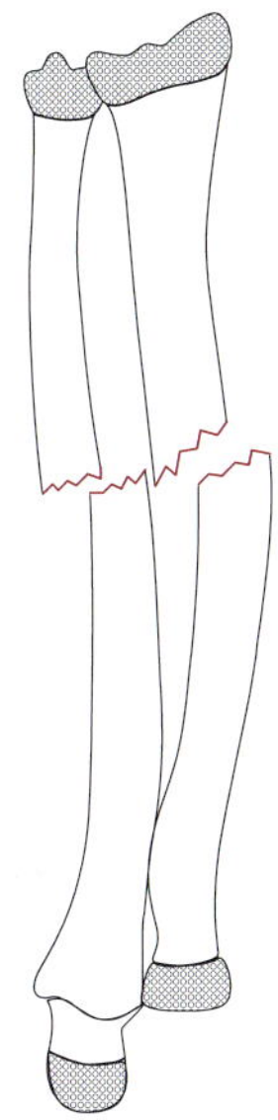

Abb. 8.25: Unterarmschaftfraktur.

Die Korrekturgrenzen für die konservative Therapie sind folgende:

- ☐ *Grünholzfrakturen:* Achsabweichung 10 ° (bis 20 ° bei Patienten <5 Jahre)
- ☐ *vollständige Frakturen:* Achsabweichung von 10 ° (in einer Ebene bis 20 ° bei Patienten <5 Jahre), Seit-zu-Seit-Verschiebungen bis maximal eine Schaftbreite, keine Rotationsfehlstellung

Kontrollröntgen: nach 1 Woche und zur Konsolidierung

Operative Therapie

Unterarmschaftfrakturen sollten bei einer Achsabweichung von >10 ° (bzw. 20 ° <5 Jahre), Verkürzung oder Rotationsfehlstellung in Allgemeinanästhesie geschlossen reponiert und mit ESIN versorgt werden. Bei Grünholzfrakturen sollte zuvor die Gegenkortikalis durchbrochen werden. Ebenfalls operativ versorgt werden Frakturen mit Weichteilinterposition und begleitenden Gefäß-Nerven-Verletzungen sowie II.- und III.-gradig offene Frakturen. In diesen Fällen ist eine offene Reposition und eventuell auch die Anlage eines Fixateurs externe notwendig.

Kontrollröntgen: postoperativ und zur Konsolidierung
Metallentfernung: nach ca. 3 Monaten

Nachkontrollen

Klinische Kontrolle bis zum Erreichen der freien Funktion und Beweglichkeit.

Komplikationen

Bei den eigentlichen Grünholzfrakturen besteht aufgrund einer partiellen Konsolidierungsstörung ein erhöhtes Risiko für Refrakturen (50 %), wenn sie nur reponiert werden. Belassene Achsfehlstellungen von >20 ° können zu Einschränkungen von Pro- und Supination führen. Eine Längendifferenz durch eine passagere Stimulation der Wachstumsfuge gleicht sich in der Regel im Verlauf wieder aus.

8.6.3 Distale Unterarmfrakturen

Die häufigste Verletzung der oberen Extremität. Bei Kindern besteht bis zum Alter von 10–12 Jahren aufgrund der hohen Potenz der distalen Wachstumsfuge ein hohes Korrekturpotenzial sowohl für Achsabweichungen als auch für Seit-zu-Seit-Verschiebungen.

Diagnostik und Klassifikation

Zur Diagnosestellung dient eine Röntgenaufnahme des distalen Unterarms in zwei Ebenen, man unterscheidet dann folgende Verletzungsformen:

- ☐ *metaphysäre Wulst- oder Stauchungsfrakturen* (Abb. 8.26a)
- ☐ *Grünholzfrakturen* am diametaphysären Übergang (Abb. 8.26b)
- ☐ *vollständige Frakturen* des distalen Unterarms (Abb. 8.26c)
- ☐ *Epiphysenfugenverletzungen:* Epiphysenlösungen des distalen Radius (häufigste Lokalisation für Epiphysenlösungen!) mit oder ohne metaphysärem Keil, Ausrisse des Processus coronoideus ulnae (Abb. 8.26d)

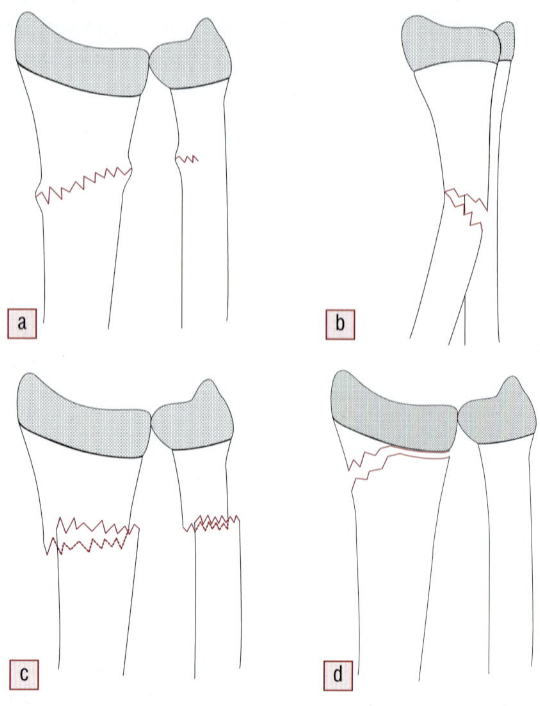

Abb. 8.26: Verschiedene Formen der distalen Unterarmfraktur: Wulst- oder Stauchungsfraktur (a), Grünholzfraktur (b), vollständige Fraktur (c), Epiphysenlösung des distalen Radius mit metaphysärem Keil (d).

Konservative Therapie

a) Wulstfrakturen

Bei den eingestauchten Wulstfrakturen ist der Periostschlauch erhalten, die Fraktur disloziert nicht. Ein Kontrollröntgen ist nicht notwendig, jedoch eine klinische Kontrolle nach Gipsabnahme.

b) Grünholzfrakturen

Grünholzfrakturen weisen in der Regel eine geringgradige Abkippung auf. Da sie vor allem bei jüngeren Kindern vorkommen, die ein hohes Korrekturpotenzial zeigen, können sie in der Regel belassen werden. Es kann allerdings eine Konsolidierungsstörung auf der Konvexseite der Fraktur auftreten. Innerhalb der altersentsprechenden Fehlstellungsgrenzen heilen diese Frakturen trotzdem durch Bildung des periostalen Kallus komplikationslos aus.

Kontrollröntgen: nach 1 Woche und zur Konsolidierung

c) Vollständige Frakturen

Aufgrund des hohen Korrekturpotenzials können bei Kindern < 5 Jahre Abkippungen (meist nach dorsal) von bis 50 °, bei Kindern < 10–12 Jahre bis zu 30 ° belassen werden, ebenso eine Seit-zu-Seit-Verschiebung von bis zu 1/2 Schaftbreite. In jedem Fall müssen belassene Fehlstellungen ausführlich mit den Eltern besprochen und die operativen Alternativen erläutert werden. Je älter die Kinder, desto geringer ist die tolerable Fehlstellung. Bei Kindern > 12 Jahre, bei denen kaum noch Spontankorrekturen möglich sind, sollte deshalb eine achsengerechte Stellung (< 10 ° Achsabweichung) angestrebt werden. Seit-zu-Seit-Verschiebungen können hier bis etwa um eine 1/4 Schaftbreite toleriert werden.

Kontrollröntgen: nach 1 Woche und zur Konsolidierung

d) Epiphysenfugenverletzungen

Konservatives Vorgehen bis zum Alter von 12 Jahren und einer Abkippung von maximal 30 ° in der Frontalebene und 10 ° in der Sagittalebene. Bei älteren Kindern sollte auch bei diesen Verletzungen eine achsengerechte Stellung angestrebt werden.

Kontrollröntgen: nach 1 Woche und zur Konsolidierung

Es erfolgt jeweils bei Kindern < 12 Jahre eine Ruhigstellung im Oberarmgips für 3–4 Wochen, bei Kindern > 12 Jahre im Unterarmgips für 4 Wochen.

Operative Therapie

Jenseits der oben genannten Korrekturgrenzen werden dislozierte distale Unterarmfrakturen in Allgemeinanästhesie geschlossen reponiert und in einer Oberarmgipsschiene redressiert. Ist das Repositionsergebnis bei nach dorsal dislozierten Frakturen instabil, kann die Gipsschiene in Schede-Stellung (mit flektierter Hand) angelegt werden oder primär eine Kirschner-Draht-Osteosynthese zur Fixation erfolgen. Nach Möglichkeit sollte hier bei metaphysären Frakturen die Epiphysenfuge geschont werden. Zeigt sich bei primär nur reponierter Fraktur in der radiologischen Kontrolle nach 5–7 Tagen eine sekundäre Dislokation, sollte bei der Nachreposition immer eine Stabilisierung durch eine Kirschner-Draht-Osteosynthese erfolgen.

Kontrollröntgen: intraoperativ, nach 1 Woche und zur Konsolidierung
Metallentfernung: nach 4 Wochen

Nachkontrollen

Bei belassenen Fehlstellungen sollten regelmäßige klinische und ggf. auch radiologische Kontrollen durchgeführt werden bis zum Erreichen des vollen Bewegungsumfangs eines kosmetisch guten Ergebnisses.

Komplikationen

Wachstumsstörungen durch eine vorübergehende Stimulation der Wachstumsfugen zeigen sich häufig beim distalen Radius als Längendifferenz, die jedoch in der Regel keine klinische Relevanz hat und sich im Verlauf des Wachstums weitgehend korrigiert. Ein vorzeitiger oder partieller Verschluss der Wachstumsfuge ist selten, führt jedoch unter Umständen zu einer erheblichen, korrekturbedürftigen Verkürzung.

8.7 Frakturen im Handbereich

8.7.1 Skaphoidfrakturen

Frakturen der Handwurzelknochen sind im Kindesalter extrem selten, da dieser Bereich im Wesentlichen noch knorpelig ist. Am häufigsten ist die Skaphoidfraktur, die typischerweise erst im Teenageralter auftritt. Gelegentlich kommt sie in Kombination mit einer distalen Radiusfraktur vor. Skaphoidfrakturen sind oft in der primären Röntgenaufnahme nicht zu sehen, weshalb vor allem die klinische Symptomatik wegweisend ist.

Diagnostik und Klassifikation

Bei typischem Unfallmechanismus und klinischer Symptomatik (Druckschmerz über der Tabatière) sollte zunächst eine Röntgenaufnahme des Handgelenks in zwei Ebenen (a.-p. in Radialabduktion und seitlich) durchgeführt werden. Die Diagnostik der Skaphoidverletzung ist aufgrund der schrittweise voranschreitenden Ossifikation der verschiedenen Handwurzelknochen schwierig. Leicht können Ossifikationszentren mit Frakturen verwechselt werden. Skaphoidfrakturen treten meist im distalen Bereich auf. Häufig ist der primäre Röntgenbefund nicht eindeutig, selbst auf den entsprechenden Zielaufnahmen lässt sich initial nicht immer eine Frakturlinie erkennen. Bei Beschwerdepersistenz oder radiologischem Verdacht auf eine Skaphoidfraktur kann eine MRT-Untersuchung zur Diagnosesicherung führen.

Konservative Therapie

Nahezu alle in der Regel distal gelegenen Skaphoidfrakturen können konservativ behandelt werden. Bei klinischem Verdacht sollte auch ohne radiologisches Korrelat eine Ruhigstellung erfolgen. Hier sollte dann im Verlauf nach 1–2 Wochen eine Kontrollaufnahme oder ein MRT zur Diagnosesicherung durchgeführt werden. Zu empfehlen ist für die ersten 4 Wochen eine Ruhigstellung im Oberarmgips, anschließend weitere 2 Wochen im Unterarmgips jeweils mit Daumeneinschluss. Verspätet diagnostizierte Frakturen bedürfen einer längeren Ruhigstellung (insgesamt 10–12 Wochen).

Kontrollröntgen: nach 1–2 Wochen (bei unklarem Befund in der primären Röntgenaufnahme und persistierender Klinik MRT) und zur Konsolidierung

Operative Therapie

Die Indikation zur Osteosynthese ist eine Dislokation (>2 mm), meist bedingt durch eine Interposition von Kapsel- oder Bandstrukturen. Es wird eine offene Reposition und Schrauben- oder Kirschner-Draht-Osteosynthese durchgeführt mit anschließender Ruhigstellung im Oberarmgips für 6 Wochen. Dem folgt eine allmähliche Belastungssteigerung mit Erreichen der Vollbelastung bis zur 12. Woche postoperativ.

Kontrollröntgen: intraoperativ und zur Konsolidierung
Metallentfernung: Kirschner-Drähte nach 6 Wochen, Schrauben werden in der Regel nicht entfernt.

Nachkontrollen

Klinische und radiologische Kontrollen in halbjährlichem Abstand bis 1 Jahr nach dem Unfall.

Komplikationen

Pseudarthrosen und aseptischen Knochennekrosen (Morbus Preiser) können vorkommen, sind aber im Kindesalter im Gegensatz zum Erwachsenen durch eine verlängerte Ruhigstellung in der Regel noch zur Ausheilung zu bringen.

8.7.2 Mittelhandfrakturen

Die Metacarpalia II–V haben nur eine distale, das Metacarpale I eine basale Wachstumsfuge. Frakturen mit Abkippungen in der Bewegungsebene (Frontalebene) werden gut spontan korrigiert.

Diagnostik und Klassifikation

Die Hand wird in zwei Ebenen geröntgt. Häufig finden sich im Bereich der Mittelhandknochen metaphysäre Stauchungsfrakturen, subkapitale Frakturen oder Epiphysenlösungen. Schaftfrakturen sind selten. Als sogenannte Boxerfraktur wird die subkapitale Fraktur des Metacarpale V bezeichnet mit typischer palmarer Abkippung.

Konservative Therapie

Für eine konservative Therapie (Unterarmgips mit Fingereinschluss für 3–4 Wochen) kann eine maximale Abkippung von 30–40 ° in der Sagittal- bzw. 10 ° in der Frontalebene toleriert werden. Es darf kein Rotationsfehler über 10 ° vorliegen und die maximal tolerable Verkürzung beträgt 5 mm.

Kontrollröntgen:
- Wulstfrakturen, nicht dislozierte subkapitale Metacarpalfrakturen und stabile Basisfrakturen: keine radiologischen Kontrollen
- andere Frakturformen: nach 1 Woche

Operative Therapie

Jenseits dieser Korrekturgrenzen sollte eine geschlossene Reposition und Stabilisation mittels Kirschner-Draht-Osteosynthese oder ESIN erfolgen.

Kontrollröntgen: intraoperativ und zur Konsolidierung
Metallentfernung: ca. 4 Wochen

Nachkontrollen

Da die meisten Frakturen unkompliziert sind, erübrigen sich besondere Nachkontrollen. Lediglich intraartikuläre Frakturen sollten halbjährlich bis 1 Jahr nach dem Unfall klinisch und ggf. radiologisch kontrolliert werden. Bei einer Fehlstellung empfiehlt sich ebenfalls eine regelmäßige Nachsorge bis zum Abschluss des Wachstums.

Komplikationen

Wachstumsstörungen sind extrem selten, sie kommen allenfalls nach sehr komplexen Verletzungen vor. Nicht korrigierte Rotationsfehler können die Handfunktion erheblich beeinträchtigen und zu einem Überkreuzen der Finger führen.

8.7.3 Fingerfrakturen und -luxationen

Verletzungen der Phalangen stellen im Kindesalter die häufigste Verletzung der Hand dar. Während Frakturen vor allem an Zeige- und Kleinfinger vorkommen, sind Luxationen am Daumen am häufigsten. Ursächlich sind vor allem Sportverletzungen und im Bereich der Endphalanx zusätzlich Quetschtraumen.

Diagnostik und Klassifikation

Die Phalangen werden in einer konventionellen Aufnahme in zwei Ebenen dargestellt. Bei distalen Quetschtraumen muss an Nagelkranzfrakturen gedacht werden, die vor allem bei sehr kleinen Kindern oft schwierig zu diagnostizieren sind. Ursächlich sind meist axiale Stauchungen, Hyperextensionstraumen oder Luxationen.

Konservative Therapie

Nagelkranzfrakturen und nicht dislozierte Frakturen werden konservativ therapiert. Ein schmerzhaftes subunguales Hämatom sollte durch eine Trepanation entlastet werden und Weichteilverletzungen müssen entsprechend versorgt werden. Bei Frakturen korrigieren sich Fehlstellungen in der Bewegungsebene gut spontan. Eine Abkippung bis 30° ist hier tolerierbar, während es bei der Rotationsfehlstellung maximal 10° sein sollten. Die Patienten erhalten einen Unterarmgips mit Fingereinschluss für 3–4 Wochen. Die Ruhigstellung sollte in 70–80°-Flexionsstellung der Grundgelenke, Streckstellung der Mittel- und Endgelenke und 45°-Streckstellung des Handgelenkes erfolgen. Insbesondere Schaftfrakturen der Mittelphalanx benötigen bis zu 6 Wochen bis zur ausreichenden Konsolidierung.

Kontrollröntgen: bei Fehlstellungen oder nach Repositionen nach 1 Woche, zur Konsolidierung ist nur eine klinische Kontrolle möglich bzw. notwendig.

Operative Therapie

Luxationen sollten sofort geschlossen reponiert werden. Luxationen im Bereich des MCP müssen häufig offen reponiert werden. Jenseits der oben genannten Korrekturgrenzen erfolgt eine geschlossene Reposition in Allgemeinanästhesie bzw. beim älteren Kind eventuell in Oberst-Leitungsanästhesie. Operativ muss auch bei Frakturen mit Gelenkbeteiligung vorgegangen werden, um die Gelenkfläche möglichst exakt wiederherzustellen. Zur Retention nach Reposition werden in der Regel Kirschner-Drähte eingesetzt. Es erfolgt eine Ruhigstellung für 4 Wochen mit anschließender funktioneller Behandlung.

Kontrollröntgen: intraoperativ, nach 1 Woche und vor Metallentfernung
Metallentfernung: Kirschner-Drähte nach 4 Wochen

Nachkontrollen

Unkomplizierte Frakturen müssen nicht nachkontrolliert werden. Bei intraartikulären Frakturen sowie bei verbliebenen Fehlstellungen sollten die Patienten über ein Jahr in halbjährlichem Abstand beobachtet werden.

Komplikationen

Wachstumsstörungen sind selten. Bleibende Achsfehlstellungen und Rotationsfehler können zu Funktionseinbußen führen.

8.8 Beckenfrakturen

Die Beckenfrakturen werden nach *Pennal* und *Tile* (AO/ASIF-Version) wie folgt klassifiziert:

- *Typ-A-Frakturen:* Die knöcherne und ligamentäre Integrität des dorsalen Beckenringes bleibt intakt. Diese Frakturen sind daher stabil. Hierzu zählen die Apophysenabrissfrakturen, die Beckenrand-, Schambein- und Sitzbeinfrakturen sowie die Sakrumquerfraktur unterhalb der Ileosakralfuge.
- *Typ-B-Frakturen:* Hier kommt es zu einer partiellen Instabilität des Beckens. Neben einer Instabilität im vorderen Beckenring sind auch Bandstrukturen am sakroiliakalen Übergang verletzt. Die wichtigen dorsalen Bandanteile sind aber erhalten, sodass nur eine rotatorische Instabilität, aber keine vertikale Verschiebung gegeben ist. Unterschieden werden Außen- („open book", Typ B1) und Innenrotationsverletzungen durch eine laterale Kompression (Typ B2).
- *Typ-C-Frakturen:* Es liegt eine komplette rotatorische und translatorische Instabilität des Beckenringes vor.

Es gibt weitere Klassifikationen für die kindlichen Beckenfrakturen, wie z. B. nach *Torode* und *Zieg*, die eine andere Einteilung vornehmen:

- Avulsionsverletzungen (Typ I)
- Beckenschaufelfrakturen (Typ II)
- einfache Beckenringfrakturen ohne Zerreißung des hinteren Beckenringes (Typ III)
- jegliche Fraktur, die ein freies, unabhängiges Beckensegment beinhaltet (Typ IV)

8.8.1 Apophysenabrissfrakturen

Im Rahmen einer übermäßigen Zugbelastung durch eine abrupte Kontraktion der an den Apophysen ansetzenden Muskulatur kommt es zum Abriss des Wachstumskerns vom Becken. In der konventionellen Röntgendiagnostik kann die Diagnosestellung schwierig sein. In der Regel führt eine konservative Therapie zu guten Ergebnissen.

Diagnostik und Klassifikation

Apophysenabrissfrakturen sind selten (4–13 %) und kommen bei Kindern hauptsächlich im Adoleszentenalter vor. Ursache ist meist eine Überbeanspruchung der an den Apophysen ansetzenden Muskulatur beim Sport im Sinne einer Avulsionsverletzung oder seltener ein direktes Trauma. Hauptsymptom sind plötzliche Schmerzen im Bereich des Beckens, welche zur Unterbrechung der sportlichen Aktivität zwingen. Radiologisch lässt sich in der Beckenzielaufnahme der betreffenden Region die Fraktur darstellen und die Dislokation beurteilen. Bei sehr kleinen Fragmenten und Frakturen bei kleineren Kindern kann eine zusätzliche Zielaufnahme oder eine CT-Untersuchung notwendig sein. In seltenen Fällen ist auch eine MRT-Untersuchung sinnvoll.

Unterschieden wird der Abriss der Spina iliaca anterior superior (M. sartorius), der Spina iliaca anterior inferior (M. rectus femoris) und der Tuberositas ossi ischii (Hamstring-Muskulatur).

Therapie

In der Regel kann eine konservative Therapie mit Schonung oder Bettruhe, Analgesie und anschließender Mobilisation an Gehstützen nach Maßgabe der Beschwerden erfolgen. Die Sporterlaubnis kann nach 6–12 Wochen erteilt werden. Nur bei schweren Dislokationen (>2 cm) muss eine Reposition mit Schraubenosteosynthese oder Zuggurtung erfolgen.

Nachkontrollen

Röntgenkontrollen sind bei komplikationslosem Verlauf nicht notwendig. Werden sie jedoch angefertigt, darf die oft extreme Kallusreaktion nicht überraschen. Die Metallentfernung erfolgt nach 3–4 Monaten.

Komplikationen

Spätfolgen sind selten. Gelegentlich treten Probleme durch eine Pseudarthrose oder überschießende Kallusbildung auf.

8.8.2 Beckenrand- und Beckenringfrakturen

Diese seltenen Frakturen kommen oft als Kombinationsverletzungen im Rahmen eines Polytraumas vor. Im Kindesalter sind allerdings komplexe Beckenfrakturen häufiger, vor allem da die Schwere der Beckenfraktur nicht unbedingt mit dem Ausmaß der Begleitverletzung der Organe des kleinen Beckens korreliert.

Diagnostik und Klassifikation

Beckenfrakturen sind bei Kindern selten, jedoch ist der Anteil an komplexen Beckenfrakturen bei Kindern höher. Die meisten Unfälle ereignen sich im Straßenverkehr oder durch einen Sturz aus großer Höhe aufgrund der erheblichen Gewalteinwirkung. Es muss daher mit zusätzlichen anderen Verletzungen gerechnet werden. Beim Kind kann es durch die höhere Elastizität des Beckenringes auch bei harmlos erscheinenden Beckenfrakturen zu schweren Begleitverletzungen kommen. Kinder mit komplexen Beckenfrakturen sind fast immer polytraumatisiert mit zusätzlichem Schädelhirntrauma, Extremitätenfrakturen oder abdominalen Verletzungen. Verletzungen der Organe des kleinen Beckens betreffen hauptsächlich den Urogenitaltrakt (60 %) und seltener die großen Gefäße, den Darm und nervale Strukturen. Klinisch ist auf Prellmarken im Beckenbereich zu achten sowie inguinal, perianal oder genital. Notwendig ist auch eine Sensibilitätsprüfung und digital-rektale Untersuchung. Die radiologische Diagnostik umfasst neben der konventionellen Beckenübersicht je nach Frakturtyp eine CT bzw. MRT und eine Abdomen-Sonographie.

Es kann zu hohen Blutverlusten vor allem durch venöse Blutungen aus dem prävesikalen und präsakralen Venenplexus sowie aus den frakturierten spongiösen Beckenknochen kommen.

Therapie

Beckenrandfrakturen (Typ A1) und *vordere Beckenringfrakturen* (Typ A2) werden in der Regel konservativ behandelt. Es erfolgt eine schmerzadaptierte Bettruhe und Lagerung unter ausreichender Analgesie. Nach Mobilisation an Gehstützen kann mit der frühfunktionellen Teilbelastung nach 2–3 Wochen begonnen werden. Nur bei erheblicher Dislokation muss eine operative Versorgung der Beckenrandfraktur mit Schraubenosteosynthese bzw. eine Reposition mit eventueller Periostnaht bei der vorderen Beckenringfraktur erfolgen.

Eine *isolierte Symphysensprengung* mit einer Dislokation < 1 cm wird konservativ therapiert. Hier kann schmerzbedingt eventuell eine Ruhigstellung in einer gekreuzten Schlinge notwendig sein. Nach 1 Woche sollte eine radiologische Kontrolle erfolgen. Eine Teilbelastung ist nach 3–4 Wochen und eine Vollbelastung nach 4–6 Wochen möglich.

Konservativ therapiert wird bei nicht oder gering dislozierten *Typ-B-Frakturen* ohne Begleitverletzungen in einer gekreuzten Schlinge für 3–4 Wochen. Anschließend wird der Patient für weitere 2 Wochen mit Teilbelastung der entsprechenden Seite an Gehstützen mobilisiert. Besteht eine erhebliche Dislokation oder muss aufgrund einer Begleitverletzung eine operative Versorgung durchgeführt werden, erfolgt die gleichzeitige ventrale Stabilisierung der Fraktur mit einem Fixateur externe. Dies ist auch bei kreislaufinstabilen Patienten indiziert. Die postoperative Nachbehandlung umfasst 3–4 Wochen Bettruhe und anschließende Teilbelastung.

Bei *Typ-C-Frakturen* muss schon im Schockraum eine externe Kompression des Beckens durch eine „pelvic sling" erfolgen und zur primären Stabilisierung der dorsalen Instabilität eine Beckenzwinge angelegt werden. In der Regel erfolgt dann nach weiterer Diagnostik per CT eine sekundäre operative Stabilisierung des vorderen und hinteren Beckenringes mit einem supraazetabulären Fixateur externe, einer zusätzlichen Schraubenosteosynthese am hinteren Beckenring und einer Zuggurtung bzw. Plattenosteosynthese der Symphyse.

Nachkontrollen

Zur Konsolidierung nach 4 Wochen, nach 12 Wochen und in halbjährlichen Abständen für 2 Jahre sollten radiologische und klinische Kontrolle erfolgen.

Metallentfernung: Symphysenüberbrückende Implantate sollten nach 3–6 Monaten und ein Fixateur externe nach ca. 4 Wochen entfernt werden.

Komplikationen

Außer bei den Typ-A-Frakturen können nach Beckenfrakturen im Kindesalter gravierende Wachstumsstörungen durch eine vorzeitige Verknöcherung der Ileosakralfuge oder der Symphyse auftreten. Pseudarthrosen und Beinlängendifferenzen werden nach instabilen Beckenfrakturen beschrieben. Klinische Kontrollen müssen daher bis zum Wachstumsabschluss durchgeführt werden. Verbleibende neurologische Ausfälle der unteren Extremität sind sehr selten. Eine persistierende neurogene Blasenentleerungsstörung tritt allerdings in ca. 10 % auf. Selten kommt es nach schweren Beckenringfrakturen zur Hypoplasie einer Beckenhälfte.

8.8.3 Azetabulumfrakturen

Diese sehr seltene Fraktur entsteht meist im Rahmen eines Hochrasanztraumas mit direktem Anprall und Stauchung. Sie ist oft assoziiert mit einer Hüftgelenkluxation. Die Therapie orientiert sich an der vorhandenen Dislokation, die meist nur im CT darstellbar ist. Aufgrund von eventuellen Wachstumsstörungen sollten über 2 Jahre radiologische und klinische Kontrollen erfolgen.

Diagnostik und Klassifikation

Azetabulumfrakturen sind schwere Gelenkverletzungen, deren Diagnostik und Therapie durch die komplexe Anatomie und den umgebenen Weichteilmantel erschwert werden. Vor Verschluss der Y-Fuge werden Azetabulumfrakturen nach *Salter* und *Harris* eingeteilt. Es kann auch nach *Judet* und *Letournel* in 5 Grund- und 5 Kombinationsformen unter alleiniger oder kombinierter Beteiligung des Vorderpfeilers, des Hinterpfeilers, der Hinterwand und der Vorderwand unterteilt werden. In konventionellen Röntgenaufnahmen sind Azetabulumfrakturen oft schwer zu erkennen, weshalb bei klinischem Verdacht eine CT-Untersuchung und eventuell eine MRT-Untersuchung erfolgen sollten.

Konservative Therapie

Undislozierte Frakturen < 2 mm werden bei älteren Kindern durch eine Entlastung mit Gehstützen über 4–5 Wochen konservativ behandelt. Ansonsten muss eine Bettruhe mit anschließender Mobilisation im Rollstuhl erfolgen.

Operative Therapie

Bei einer Dislokation ≥ 2 mm oder einem intraartikulären Fragment wird über einen Kocher-Langenbeck-Zugang oder einen ileoinguinalen Zugang eine anatomische Reposition mit (Schrauben-)Osteosynthese durchgeführt.

Nachkontrollen

Das postoperative Ergebnis muss per CT dokumentiert werden. Radiologische und klinische Kontrollen sollten in halbjährlichen Abständen über 2 Jahre durchgeführt werden.

Komplikationen

Ein unregelmäßiges Wachstum der Fuge durch einen vorzeitigen Teilverschluss kann zu einem Fehlwachstum mit Hüftdysplasie und folgender Femurkopfsubluxation führen.

8.9 Verletzungen und Frakturen der Hüfte und des Oberschenkels

8.9.1 Traumatische Hüftluxationen

Eine sehr seltene Verletzung im Kindesalter, meist durch schwere Traumen bedingt. Die Reposition sollte innerhalb von 6 Stunden in Narkose erfolgen. Gefahr besteht durch eine Hüftkopfnekrose bedingt durch eine Gefäßläsion.

Diagnostik und Klassifikation

Der klinische Befund ist typisch: bei der hinteren Luxation zeigt sich eine Adduktion, Innenrotation und Flexion und bei der vorderen Luxation eine Abduktion, Außenrotation und Extension im Hüftgelenk. Radiologisch sollte das Hüftgelenk mit dem gesamten Oberschenkel in 2 Ebenen dargestellt werden.

Konservative Therapie

In Narkose muss möglichst schnell eine schonende Reposition erfolgen. Unter Relaxation wird bei der hinteren Luxation bei gebeugter Hüfte und gebeugtem Knie nach ventral gezogen und anschließend durch eine Außenrotation reponiert. Bei der vorderen Luxation muss ein Längszug in Extension erfolgen und durch Innenrotation reponiert werden. Ein sonographisch nachweisbares Hämarthros muss abpunktiert werden. Im Röntgenbild darf anschließend keine Seitendifferenz der Gelenkspaltbreite vorliegen. Es folgt eine Entlastung für 4 Wochen.

Operative Therapie

Bei verbleibender Differenz des Gelenkspaltes im Seitenvergleich besteht der Verdacht auf eine Weichteilinterposition, sodass eine offene Reposition durchgeführt werden muss.

Nachkontrollen

Zeitnah sollte eine CT-Untersuchung zur Dokumentation der korrekten Reposition und zum Ausschluss anderer Verletzungen, z. B. einer Fraktur im Bereich der Hüftpfanne ausgeschlossen werden. Nach 4–6 Wochen erfolgt eine MRT-Untersuchung, um eine beginnende Hüftkopfnekrose nicht zu übersehen. Zudem sollten halbjährliche Kontrollen des Gangbildes, der freien Funktion und der Beinlänge bis 2 Jahre nach dem Trauma erfolgen.

Komplikationen

Die Wahrscheinlichkeit der Entwicklung einer Hüftkopfnekrose nach Luxation ist abhängig vom Ausmaß der traumabedingten Gefäßläsion und der Zeitspanne zwischen Trauma und erfolgreicher Reposition. Wachstumsstörungen mit Stimulation oder vorzeitigem Verschluss der Fuge sind selten.

8.9.2 Proximale Femurfrakturen

Für die proximale Femurfraktur wird eine Inzidenz von < 1 % angegeben. Meist führt ein massives Trauma (z. B. Verkehrsunfall/Polytrauma) zu dieser Fraktur. Begleitverletzungen sollten daher ausgeschlossen werden. Als Komplikation kann eine Hüftkopfnekrose aufgrund einer Verletzung der Gefäßversorgung auftreten.

Diagnostik und Klassifikation

In der Röntgenaufnahme des Hüftgelenkes mit proximalem Oberschenkel in 2 Ebenen (a.-p. und Lauenstein-Aufnahme) lässt sich die Fraktur klassifizieren (Abb. 8.27). Sonographisch muss untersucht werden, ob ein Hämarthros des Hüftgelenkes vorliegt.

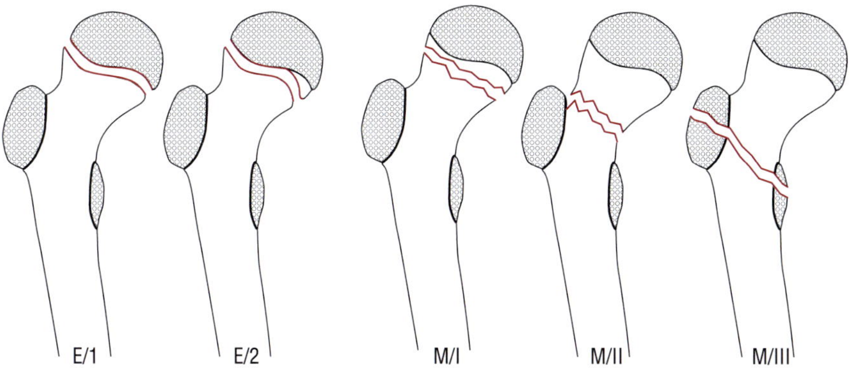

AO-Klassifikation	nach Delbet und Colonna	Frakturbeschreibung	Häufigkeit
E/1	Typ I	Epiphysiolyse	8–10 %
E/2		Epiphysiolyse mit metaphysärem Keil	
M/I	Typ II	transzervikal	40–50 %
M/II	Typ III	zervikobasal	30–40 %
M/III	Typ IV	intertrochantär	8–10 %

Abb. 8.27: AO-Klassifikation der proximalen Femurfrakturen.

Konservative Therapie

Bei dieser seltenen Fraktur sollte vor allem eine weitere Störung der Durchblutung des Hüftkopfs vermieden werden. Undislozierte Frakturen werden konservativ mit einem Beckenbeingips altersabhängig für 4–6 Wochen behandelt. Ausnahmen sind M/II-Frakturen, die meist instabil sind und daher eine operative Versorgung benötigen.

Kontrollröntgen: nach 1 Woche und zur Konsolidierung

1 2 3 4 5 6 7 8 9 10 11 12

Operative Therapie

Bei dislozierten Frakturen erfolgt eine offene Reposition (anterolateraler Zugang) und eine Kirschner-Draht-Osteosynthese im Säuglings- und Kleinkindesalter mit zusätzlicher Gipsruhigstellung bzw. einer Schraubenosteosynthese mit 2–3 kanülierten Schrauben bei älteren Kindern. Hier kann auf eine weitere Ruhigstellung verzichtet werden. M/III-Frakturen werden mit intramedullären Nägeln versorgt.

Kontrollröntgen: postoperativ und zur Konsolidierung
Metallentfernung: Kirschner-Drähte nach 4–6 Wochen, ESIN bzw. Schrauben nach 6 Monaten

Nachkontrollen

Bei E/1-, E/2-, M/I- und M/II-Frakturen sollte 6 Wochen nach der Konsolidierung eine MRT-Untersuchung zum Ausschluss einer Kopfnekrose erfolgen, sowie nach Metallentfernung. Nach 6 Monaten und 2 Jahren sollte eine klinische Untersuchung mit Gangkontrolle und Funktionsprüfung vorgenommen werden.

Komplikationen

Die Prognose einer Kopfnekrose ist hauptsächlich abhängig von der individuellen Gefäßsituation. Die Hüftkopfnekrosen werden nach *Ratliff* eingeteilt. Der Typ I mit Kopf- und Halsnekrose hat die schlechteste Prognose und tritt am häufigsten bei E/I-und E/II-Frakturen auf, der Typ II mit partieller isolierter Kopfnekrose am häufigsten bei M/I-Fraktur. Der Typ III mit partiell isolierter Halsnekrose, der am häufigsten bei der M/II-Fraktur auftritt, zeigt in der Regel einen günstigen Verlauf. Die Therapie der Kopf- oder Halsnekrosen beinhaltet die Entlastung und eine vorzeitige Metallentfernung. Darüber hinaus kann in seltenen Fällen auch eine Varusfehlstellung, Pseudarthrose oder Schenkelhalsverkürzung auftreten.

8.9.3 Apophysenlösungen im Bereich des proximalen Femurs

> Meist kommt es präpubertär aufgrund einer Auflockerung der Epi- und Apophysenfuge bei plötzlicher muskulärer Anstrengung oder durch ein indirektes Trauma zur Lösung der Apopyhse des Trochanter major/minor. Eine konservative Therapie ist in der Regel möglich.

Diagnostik und Klassifikation

Bei typischer Anamnese mit plötzlichem, lokalem Schmerz nach körperlicher Anstrengung ist in der Röntgenaufnahme in zwei Ebenen (Hüftgelenk a.-p. und Lauenstein) die Apophysenlösung gut zu diagnostizieren (Abb. 8.28). Es kommt fast immer durch einen Muskelzug (M. gluteus medius, M. iliopsoas) zur Dislokation der Fragmente.

Konservative Therapie

Jede Apophysenlösung des Trochanter minor und jede undislozierte oder gering dislozierte Trochanter-major-Lösung kann konservativ behandelt werden. Die Trochanter-minor-Ausrisse werden mit einer Entlastung über 5–6 Wochen therapiert, die Trochanter-major-Ausrisse mit einer Ruhigstellung im Beckenbeingips.

Kontrollröntgen: zur Konsolidierung nur bei Trochanter-major-Ausrissen

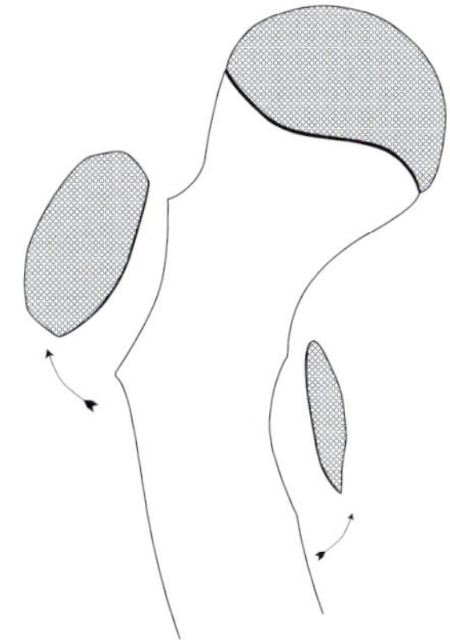

Abb. 8.28: Apophysenlösungen des proximalen Femurs.

Operative Therapie

Bei einem stark dislozierten Trochanter-major-Ausriss wird eine offene Reposition und Zuggurtungsosteosynthese mit funktioneller Nachbehandlung notwendig.

Kontrollröntgen: postoperativ und zur Konsolidierung
Metallentfernung: nach 12 Wochen

Nachkontrollen

Der Abschluss der Behandlung erfolgt nach einer Kontrolle der Ganges und bei freier Funktion der Hüftgelenke.

Komplikationen

Auch bei undislozierten Trochanter-major-Abrissen besteht durch eine Verletzung der A. circumflexa die Gefahr einer partiellen oder totalen Hüftkopfnekrose. Bei diesem Frakturtyp sollte daher auch eine MRT-Kontrolle im Verlauf durchgeführt werden.

8.9.4 Femurschaftfrakturen

Ursache ist meist ein schweres, direktes Trauma mit eventuell zusätzlichen Weichteil-, Nerven- und Gefäßverletzungen. Die Inzidenz liegt bei 1,3 %. Die Femurschaftfraktur ist die zweithäufigste Fraktur der unteren Extremität im Kindesalter.

Diagnostik und Klassifikation

Es muss eine Röntgenaufnahme des Oberschenkels mit beiden angrenzenden Gelenken in 2 Ebenen durchgeführt werden. Es werden subtrochantäre, proximale bzw. diaphysäre Frakturen unterschieden. Die Klassifikation erfolgt neben der Lokalisation anhand des Frakturtyps: Quer-, Schräg- oder Mehrfragmentfraktur, sowie nach dem Weichteilschaden (Abb. 8.29). Die häufigste Fraktur ist die Schrägfraktur im mittleren Drittel des Femurschaftes.

Die Korrekturgrenzen der dislozierten Femurfraktur sind altersabhängig.

	<5 Jahre	>5 Jahre
Rotationsfehler	bis 20°	bis 10°
Varusfehlstellung	bis 20°	bis 10°
Valgusfehlstellung	bis 10°	bis 10°
Antekurvation	bis 10°	bis 10°
Rekurvation	keine	keine
ad latus	bis Schaftbreite	bis 1/2 Schaftbreite

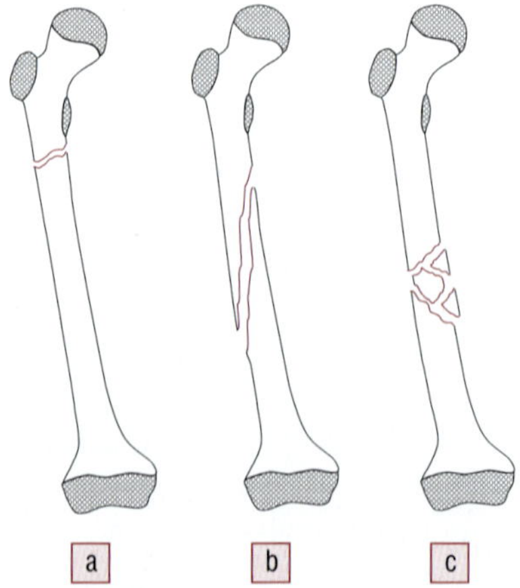

Abb. 8.29: Verschiedene Typen der Femurschaftfrakur: subtrochantäre proximale Femurfraktur (a), Femurschaftschrägfraktur (b) und Femurschaftmehrfragmentfraktur (c).

Konservative Therapie

Bei Kindern <5 Jahre ist in der Regel eine konservative Therapie möglich unter Beachtung der tolerablen Korrekturgrenzen (siehe Tabelle oben). Es wird eine Therapie in der Overhead-Extension (Heftpflasterverband) mit etwa 1/6 des Körpergewichts für insgesamt 2–3 Wochen, je nach Alter des Patienten, durchgeführt (Abb. 8.8). Gegebenenfalls kann nach einer Woche auf eine Ruhigstellung im Beckenbeingips gewechselt werden. Das Extensionsgewicht beträgt ca. ein Sechstel des Körpergewichtes und kann anhand der Röntgenkontrollen erhöht werden, um eine bessere Retention zu erreichen. Bei geringer Fehlstellung kann eine primäre Ruhigstellung im Beckenbeingips für insgesamt 3–4 Wochen erfolgen.

Kontrollröntgen: nach 1 Woche und zur Konsolidierung

Operative Therapie

Die Indikation zur operativen Therapie besteht bei allen Frakturen, die alters- und stellungsbedingt nicht konservativ behandelt werden können (siehe oben). In der Regel ist eine geschlossene Reposition möglich. Selten muss bei einem Repositionshindernis offen reponiert werden. Die Retention erfolgt durch eine intramedulläre Nagelung, retrograd bei proximalen und mittleren Frakturen und antegrad bei sehr distalen Frakturen. Alternativ kann ein Fixateur externe bei Schräg-, Torsions-, Mehrfragments- oder offenen Frakturen verwendet werden.

Kontrollröntgen: postoperativ, nach 3–4 Wochen und vor Metallentfernung
Metallentfernung: ESIN nach 6 Monaten, Fixateur externe nach 8–10 Wochen (abhängig von der Konsolidierung)

Nachkontrollen

Kontrollen der Beinlänge, der Funktion von Hüft-, Kniegelenken und Wirbelsäule sowie des Gangbildes sollten alle 6 Monate bis 2 Jahre nach dem Trauma erfolgen. Nur bei Auffälligkeiten oder bei Kindern > 10 Jahre erfolgt dann weiter in jährlichen Abständen eine Kontrolle der Beinlänge bis zum Wachstumsabschluss. Jede Achsabweichung führt zu einer protrahierten Stimulation der Wachstumsfuge. Daher kommt es bei Kindern < 10 Jahre zu einem vermehrten Längenwachstum, das durch die Remodellierung noch verstärkt wird. Klinisch relevante Beinlängendifferenzen nach Femurschaftfraktur sind eher selten. Kommt es zu einer Varusfehlstellung wird diese vom Kind besser ausgeglichen als eine Valgusfehlstellung. Je proximaler die Fraktur liegt, umso besser ist das Korrekturpotenzial. Bei Kindern > 10 Jahre muss nach einer Femurschaftfraktur mit einer Verkürzung des frakturierten Femurs gerechnet werden.

Komplikationen

Bei einer Längendifferenz bis zu 2 cm kann eine konservative Therapie mit Einlagen erfolgen, darüber hinaus sollte ein vorzeitiger Verschluss der Wachstumsfuge diskutiert werden.

8.9.5 Suprakondyläre Femurfrakturen

Es handelt sich um eine seltene extraartikuläre Fraktur. Bei einer Dislokation der Fraktur nach dorsal kann es zu einer Kompression oder Läsion der Gefäße in der Kniekehle kommen.

Diagnostik und Klassifikation

In der Röntgenaufnahme des Oberschenkels mit Hüft- und Kniegelenk in 2 Ebenen (a.-p. und seitlich) lässt sich der Frakturtyp bestimmen:

☐ Die *suprakondyläre Stauchungsfraktur* mit typischem Wulst am Übergang Diaphyse/Metaphyse, die oft eine geringgradige Antekurvationsfehlstellung aufweist (Abb. 8.30a).

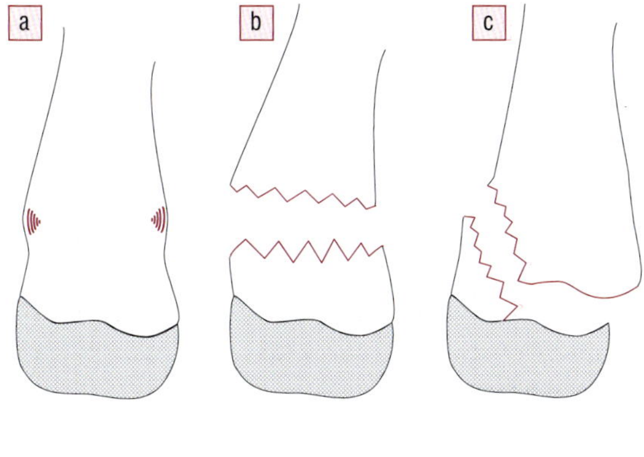

Abb. 8.30: Suprakondyläre Femurfrakturen: Stauchungsfraktur (a), vollständige suprakondyläre Fraktur (b) und Epiphysenlösung mit metaphysärem Keil (c).

- ☐ Die *vollständige suprakondyläre Fraktur* hat meist nur einen kleinen metaphysären Saum und ist oft disloziert (Abb. 8.30b).

- ☐ Die *Epiphysenlösung* mit oder ohne metaphysärem Keil, meist lateral oder medial, ist selten (Abb. 8.30c).

Konservative Therapie

Die Stauchungsfrakturen und undislozierten metaphysären Frakturen können konservativ mit einem Oberschenkelgips für 4–6 Wochen behandelt werden. Bei Kindern bis 5 Jahren mit einem alleinigen Liegegips und bei älteren Kindern nach 3 Wochen Ruhigstellung mit Sohlenkontakt und anschließender Teilbelastung.

Kontrollröntgen: nach 1 Woche und zur Konsolidierung

Operative Therapie

Epiphysenlösungen und dislozierte suprakondyläre Frakturen sollten exakt reponiert werden, dies gelingt in der Regel geschlossen. Die Retention erfolgt mit perkutanen gekreuzten Kirschner-Drähten und einem Oberschenkelgips für 4–5 Wochen. Alternativ kann je nach Größe des distalen Fragments ein Fixateur externe oder eine antegrade intramedulläre Nagelung erfolgen.

Kontrollröntgen: postoperativ und zur Konsolidierung
Metallentfernung: Kirschner-Drähte nach 4–5 Wochen, ESIN nach 6 Monaten, Fixateur externe nach 4–6 Wochen

Nachkontrollen

Es sollten bei zu erwartender Beinlängenalteration halbjährliche Kontrollen bis mindestens 2 Jahre nach dem Trauma erfolgen bzw. bis zum Wachstumsabschluss. Bei zunehmender Achsfehlstellung sollte eine metaphysäre-epiphysäre „Banding-Brücke" mit einer CT-Untersuchung ausgeschlossen werden, die umso häufiger auftritt, je distaler die Fraktur lag. Dieser partielle Verschluss der Wachstumsfuge liegt meist dorsal, sodass es zu einer Antekurvationsfehlstellung kommt.

Komplikationen

Bei der suprakondylären Femurfraktur kann altersabhängig eine Valgusfehlstellung und Antekurvation schlechter ausgeglichen werden als eine Varusfehlstellung und Retrokurvation. Es muss daher, um einer sekundären Fehlstellung vorzubeugen, in der Gipsruhigstellung darauf geachtet werden, eine Valgusstellung oder Antekurvation zu vermeiden. Falls im Verlauf eine Kallusbrücke in der Fuge entdeckt wird, kann nach Beurteilung des Ausmaßes und der Form der Brücke evtl. eine Resektion erfolgen, ansonsten muss nach Abschluss des Wachstums eine Korrekturosteotomie durchgeführt werden.

8.10 Frakturen und Verletzungen des Kniegelenks

8.10.1 Frakturen des Kniegelenks

Beim Kind kommt es bei einem Trauma des Kniegelenks aufgrund der stabileren Bänder öfter zu knöchernen Verletzungen als zu Bandrupturen. Jedoch muss trotzdem immer an Begleitverletzungen im Kniebinnenraum gedacht werden.

Diagnostik und Klassifikation

Neben der Röntgenaufnahme des Kniegelenkes in 2 Ebenen (a.-p. und seitlich) ist im Zweifelsfall eine weitere Bildgebung, CT- oder MRT-Untersuchung zur exakteren Darstellung der Fraktur oder begleitender Weichteilverletzungen notwendig. Folgende Frakturen sind im Kniegelenkbereich möglich: Epiphysenfrakturen, als intraartikuläre Frakturen im Bereich des distalen Femurs und der proximalen Tibia (Salter III und IV, Abb. 8.31 a–b). Übergangsfrakturen sind häufiger und kommen meist bei Jugendlichen vor. Tuberositas-Ausrissfrakturen weisen meist ein lokalisiertes Hämatom auf und das gestreckte Bein kann nicht mehr angehoben werden. Es werden drei Typen unterschieden (Abb. 8.32), nur der Typ III liegt intraartikulär. Eminentia-Ausrissfrakturen werden in nicht dislozierte und dislozierte Frakturen eingeteilt (Abb. 8.33). Außerdem sind Patellafrakturen, Patellaluxationen (s. Kap. 8.10.3) und knöcherne Bandausrisse möglich.

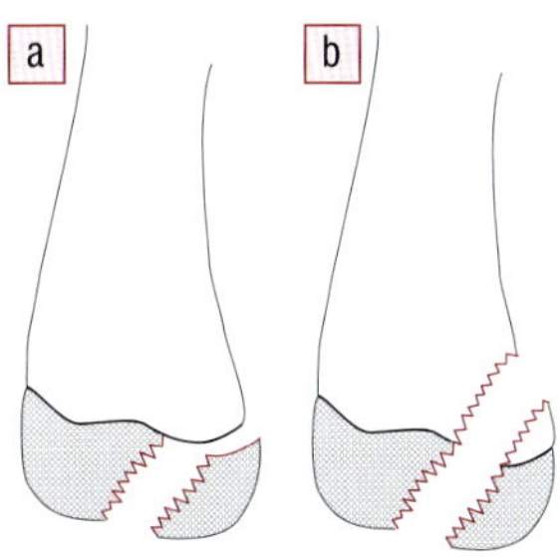

Abb. 8.31: Epiphysenfrakturen des distalen Femurs: rein epiphysäre Fraktur (a), epiphysäre Fraktur mit metaphysärem Keil (b).

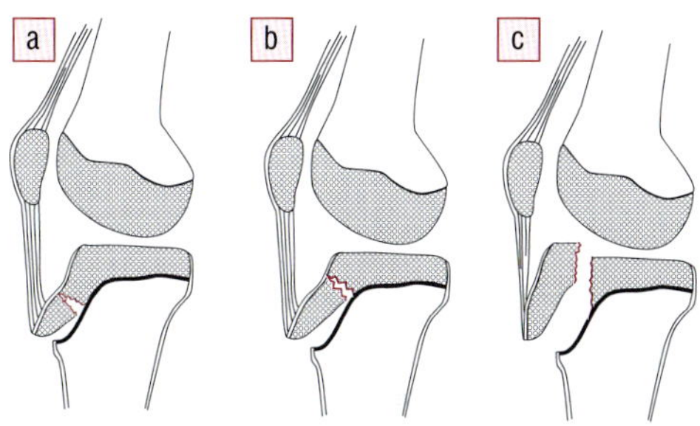

Abb. 8.32: Ausrisse der Tuberositas tibiae: extraartikuläre Formen (a und b), intraartikuläre Form (c).

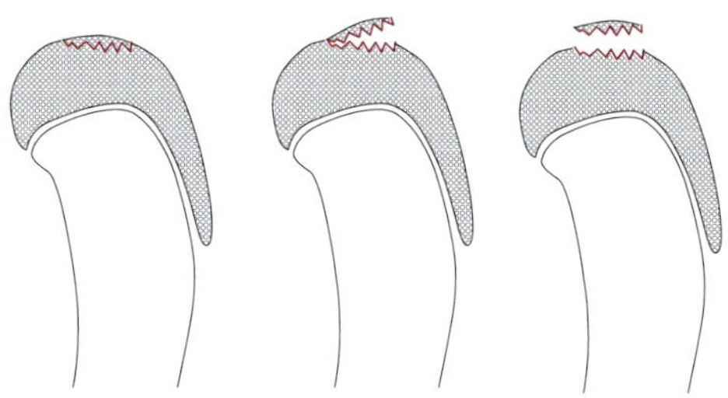

Abb. 8.33: Verschiedene Formen von Eminentia-intercondylaris-Ausrissfrakturen.

Konservative Therapie

Eine konservative Therapie ist bei folgenden Frakturen möglich:

- ☐ epiphysäre *Fraktur (Salter III und IV) distaler Femur/proximale Tibia und Übergangsfrakturen:* undislozierte und <2 mm dislozierte Frakturen können konservativ therapiert werden mit einem Oberschenkelgips(schiene) für 4–5 Wochen.
- ☐ *Tuberositas-Ausrissfrakturen:* Typ-I- und -II-Frakturen mit einer Dislokation <5 mm werden mit einem Oberschenkelgips für 6 Wochen behandelt.
- ☐ *Eminentia-Ausrissfrakturen:* Nach Punktion des Hämarthros können auch undislozierte Frakturen in einem Oberschenkelgips in Streckstellung (Anlage unter Durchleuchtung) ruhiggestellt werden. Meist zeigt sich in dieser Stellung eine regelrechte Reposition des Fragmentes. Die Ruhigstellung erfolgt für 3 Wochen. Anschließend wird mit einer Orthese mit dann zunehmender Flexion belastet und über weitere 3 Wochen mobilisiert.

Kontrollröntgen: nach 1 Woche und zur Konsolidierung

Operative Therapie

Eine operative Therapie ist bei folgenden Frakturen indiziert:

- ☐ *epiphysäre Fraktur (Salter III und IV) distaler Femur/proximale Tibia und Übergangsfrakturen:* bei einer Dislokation >2 mm sollte eine offene Reposition und je nach Fragmentgröße eine Schrauben- oder Kirschner-Draht-Osteosynthese erfolgen. Eine zusätzliche Ruhigstellung in einer Oberschenkelgipsschiene für 4–5 Wochen sollte bei der Kirschner-Draht-Osteosynthese auf jeden Fall durchgeführt werden.
- ☐ *Tuberositas-Ausrissfrakturen:* Typ-II- und -III-Frakturen mit einer Dislokation >5 mm werden offen reponiert und mit einer Schraubenosteosynthese versorgt. Bei Typ III ist eventuell auch eine Arthroskopie oder offene Gelenkrekonstruktion notwendig.
- ☐ *Eminentia-Ausrisse:* Zeigt sich nach Punktion des Hämarthros und Ruhigstellung in Streckstellung weiterhin eine Dislokation, sollten diese Frakturen operativ versorgt werden mit einer arthroskopische Reposition und Fixierung mit Naht, Schraube oder Kirschner-Drähten und anschließender Ruhigstellung in einer Oberschenkelgipsschiene oder Orthese für 5–6 Wochen.

Kontrollröntgen: postoperativ und zur Konsolidierung
Metallentfernung: Kirschner-Drähte nach 4–6 Wochen, Schraube nach 3 Monaten

Nachkontrollen

- ☐ *epiphysäre Fraktur (Salter III und IV) distaler Femur/proximale Tibia:* Bei den Salter-III-Frakturen ist mit einer geringen Beinlängenzunahme zu rechnen, dagegen bei den Salter-IV-Frakturen mit einer hemmenden Wachstumsstörung, die sowohl eine Beinlängendifferenz als auch Achsabweichungen zur Folge haben kann.
- ☐ *Tuberositas-Ausrissfrakturen:* Bei dieser Verletzung im Jugendalter ist eine Wachstumsstörung sehr selten.
- ☐ *Eminentia-Ausrisse:* Auch hier sind Wachstumsstörungen selten, sodass ab einer freien Beweglichkeit keine weiteren Nachkontrollen notwendig sind.

Komplikationen

- ☐ *epiphysäre Fraktur (Salter III und IV) distaler Femur/proximale Tibia:* Begleitende Kniebinnenschäden können je nach Trauma auftreten. Bei schweren Verletzungen kann es zu einer Gefäßverletzung mit erheblichem Hämarthros kommen, eher selten sind Nervenschäden (N. peronaeus). Bei Übergangsfrakturen kann es durch eine „Banding-Brücke" zu einem Fehlwachstum kommen. Hier sollte vor allem bei jüngeren Patienten <10 Jahre nach Darstellung der Brücke im CT oder MRT eine Resektion mit Auffüllen durch Rippenknorpel erfolgen und bei älteren Patienten eventuell eine iatrogene Sprengung der Brücke durchgeführt werden.
- ☐ *Tuberositas-Ausrissfrakturen:* Meist heilen diese Frakturen gut aus. Selten können begleitend Meniskusläsionen auftreten. Bei jüngeren Patienten kann es eventuell zu einem vorzeitigen Fugenschluss kommen.
- ☐ *Eminentia-Ausrisse:* Andere Kniebinnentraumata (Kollateralbandläsionen, Meniskusschäden, Knorpelläsionen) müssen beachtet werden. Bei einer fortbestehenden Instabilität im Kniegelenk kann es zu einer Früharthrose kommen.

8.10.2 Bandverletzungen am Knie

Bandverletzung am Knie sind meist erst ab einem Alter >12 Jahre zu erwarten. Die operative Versorgung dieser Verletzungen wird noch kontrovers diskutiert.

Diagnostik und Klassifikation

Radiologisch sollte eine knöcherne Verletzung ausgeschlossen werden. Klinisch ist das Hämarthros obligat. Im Akutstadium der Verletzung ist oft eine klinische Prüfung des Bandapparates schmerzbedingt nicht möglich. Neben Kollateralbandläsionen können nicht ossäre Kreuzbandrupturen und Meniskusverletzungen isoliert oder in Kombination auftreten. Bei Verdacht auf ein Kniebinnentrauma sollte eine MRT-Untersuchung und je nach Befund eine Arthroskopie durchgeführt werden.

Konservative Therapie

Bei noch offenen Fugen sollten Kreuzbandrupturen und Kollateralbandläsionen zunächst immer konservativ therapiert werden mit einer Knieorthese über 4–6 Wochen, dabei Belastungssteigerung nach Maßgabe der Beschwerden. Anschließend sollten die Mobilisation und ein Muskelaufbautraining erfolgen.

Operative Therapie

Bei knöchernem Ausriss der Kollateralbänder ist eine offene Reposition mit Schraubenosteosynthese durchzuführen. Eine Bandnaht der Kollateralbänder ist möglich. Eine Kreuzbandplastik bei kompletter, instabiler Kreuzbandruptur mit Semitendinosussehne und Fixation außerhalb der Fuge mit einer resorbierbaren Schraube, eine intraligamentäre Naht oder Reinsertion muss individuell diskutiert werden. Die Ergebnisse der intraligmentären Naht oder Kreuzbandersatzplastik im Kindesalter werden noch kontrovers diskutiert.

Kontrollröntgen: postoperativ

Nachkontrollen

Die Nachkontrollen sind abhängig vom Therapieverfahren. Sie erfolgen meist mit einer festgestellten Knieorthese mit schmerzabhängiger Teilbelastung und Beginn der Mobilisation nach 4–6 Wochen. Anschließend erfolgt ein langsames Muskelaufbautraining.

Komplikationen

Beachtet werden müssen Begleitverletzungen im Bereich des Meniskus und Knorpels, um Präarthrosen zu vermeiden. Diese Verletzungen werden nach erwachsenchirurgischen Standards versorgt.

8.10.3 Patellaverletzungen

Patellaluxation

Eine Patellaluxation kann traumatisch oder habituell auftreten. Prädisponierend sind eine Lateralisierung der Patella im femuropatellaren Gleitlager durch ein Genu varum, eine Dysplasie der Patella oder eine Patella alta, eine Hypoplasie des lateralen Kondylus und eine Schwäche des medialen Kapsel-Band-Apparates/M. vastus medialis. Die Luxation tritt somit fast immer nach lateral auf. Die Therapie ist initial konservativ.

Diagnostik und Klassifikation

Bei noch luxierter Patella ist der klinische Befund eindeutig. Oft kommt es noch am Unfallort zur spontanen Reposition. Bei der Untersuchung zeigen sich ein Druckschmerz über dem medialen Retinakulum und der medialen Patella sowie meist ein Hämarthros. Die Reposition gelingt in der Regel leicht durch eine Streckung des Knies bei gebeugter Hüfte. Anschließend sollten durch eine Röntgenaufnahme des Kniegelenks in zwei Ebenen sowie der Patella axial knöcherne Begleitverletzungen ausgeschlossen werden: Ausrisse aus der medialen Patella oder osteochondrale „flake fractures“. Ein ausgeprägter, symptomatischer Gelenkerguss sollte abpunktiert werden. Bei der Punktion sollte auf Fettaugen im Punktat geachtet werden, die auf eine Fraktur hinweisen. Bei Verdacht auf begleitende Kniebinnenverletzungen oder chondralen Fragmenten muss eine MRT-Untersuchung im Verlauf durchgeführt werden.

Konservative Therapie

Wenn keine Begleitverletzungen vorliegen, erfolgt eine konservative Therapie mit Ruhigstellung in einem Tutor für 3 Wochen mit Belastung. Dann erfolgt über 3 Wochen ein zunehmende Mobilisation des Kniegelenks mit einer Orthese und anschließend die Kräftigung des M. quadriceps, insbesondere des M. vastus medialis, unter physiotherapeutischer Anleitung.

Operative Therapie

Bei knöchernen Begleitverletzungen muss eine Fixierung des Fragmentes mit einer Schraube, Naht oder resorbierbarem Osteosynthesematerial erfolgen. Dies kann offen oder arthroskopisch durchgeführt werden. Zusätzlich können je nach Anatomie und Ätiologie eine Zügeloperation, ein „lateral release“ (Längsspaltung der lateralen Kapsel) und eine Rekonstruktion des medialen Retinakulums (mediale Raffung) erfolgen. Bei unklaren oder chondralen Begleitverletzungen sollte primär eine Arthroskopie erfolgen. Bei rezidivierenden Luxationen können zusätzlich unterschiedliche knöcherne Eingriffe zur Zentrierung der Patella und Medialisierung der Zugrichtung der Musculus quadriceps femoris durchgeführt werden, z. B. eine Tuberositasversetzung oder Tibiaumstellungsosteotomie. Diese Eingriffe sollten erst nach Fugenschluss erfolgen.

Kontrollröntgen: postoperativ und nach 4–6 Wochen
Metallentfernung: abhängig vom Osteosynthesematerial

Nachkontrollen

Kontrollen sind bis zum Erreichen der freien Beweglichkeit und eines ausreichenden Muskelaufbaus notwendig.

Komplikationen

Es besteht die Gefahr der chronischen, habituellen Luxation. Nach mehr als 4 Luxationen bzw. je nach individuellem Verletzungsausmaß, Symptomatik und sportlichen Ambitionen des Patienten sollte an eine operative Therapie gedacht werden. Im Verlauf der chronischen Luxation kann es zu einer Chondropathia patellae kommen.

Patellafrakturen

Diese sehr seltene Fraktur tritt meist bei Jugendlichen durch ein direktes Trauma (Quer-, Längsfrakturen) oder bei einer plötzlichen Anspannung des Musculus quadriceps femoris (Ausrissfrakturen) auf. Bei Inkongruenz der Gelenkfläche oder bei Verletzung des Streckapparates muss eine operative Therapie erfolgen.

Diagnostik und Klassifikation

In der Röntgenaufnahme des Kniegelenks in 2 Ebenen sowie der Patella tangential lassen sich Quer- und Längsfrakturen sowie laterale Quadrantenausrisse (sleeve fracture) unterscheiden (Abb. 8.34). Oft besteht begleitend ein Hämarthros.

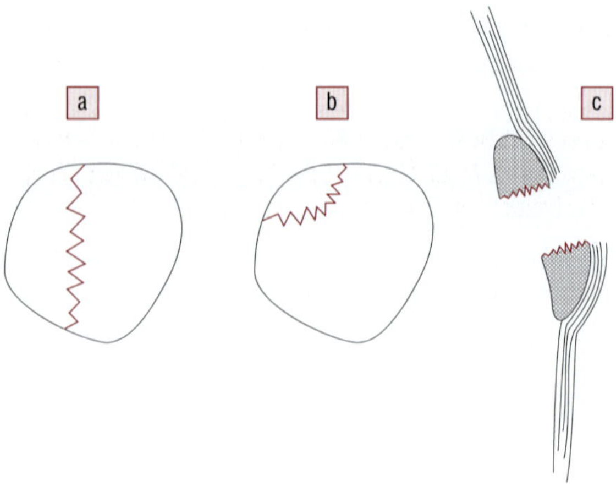

Abb. 8.34: Formen der Patellafraktur: Längsfraktur (a), Quadrantenausrisse (sleeve fracture) (b), Querfraktur (c).

Konservative Therapie

Alle Frakturen mit erhaltenem Streckapparat und ohne Gelenkinkongruenz können konservativ behandelt werden: undislozierte Ausrissfrakturen, undislozierte Querfrakturen (proximal oder distal) und Längsfrakturen mit geringer Dislokation <2 mm. Es erfolgt eine Ruhigstellung im Tutor für 3–4 Wochen. Eine Belastung sollte nur bei Längsfrakturen erlaubt werden.

Kontrollröntgen: zur Konsolidierung nach 4–5 Wochen

Operative Therapie

Dislozierte Querfrakturen werden offen reponiert und mit einer Zuggurtungsosteosynthese versorgt. Dislozierte Längsfrakturen können offen oder arthroskopisch reponiert und mit einer Schraubenosteosynthese versorgt werden. Es ist eigentlich keine Ruhigstellung erforderlich, jedoch sollte zunächst eine Entlastung für ca. 2 Wochen erfolgen.

Kontrollröntgen: postoperativ und zur Konsolidierung nach 5–6 Wochen
Metallentfernung: nach 6 Monaten

Nachkontrollen

Nach Gipsabnahme oder nach Ende der Entlastung nach operativer Versorgung kann mit Abrollbewegungen begonnen werden. Wachstumsstörungen sind nicht zu befürchten.

Komplikationen

Eine verbleibende Stufe im belasteten Bereich der Gelenkfläche ist prädisponierend für eine Früharthrose. Diese tritt jedoch häufiger nach Querfrakturen und Quadrantenausrissen auf.

8.11 Frakturen am Unterschenkel

8.11.1 Proximale Tibiafrakturen

Durch ein laterales Trauma bei gestrecktem Kniegelenk treten diese knienahen Frakturen typischerweise im Vorschulalter auf. Meist sind sie kombiniert mit einer proximalen Fibulafraktur. Eine Valgusfehlstellung kann, falls übersehen, zu erheblichen Wachstumsstörungen führen.

Diagnostik und Klassifikation

In der Röntgenaufnahme des Unterschenkels in 2 Ebenen werden Epiphysenlösungen mit und ohne metaphysärem Keil der proximalen Tibia, proximale metaphysäre Stauchungsfrakturen bzw. Biegungsfrakturen unterschieden (Abb. 8.35). Bei der Epiphysenlösung disloziert die Tuberositas tibia als Anteil der Epiphyse mit. Besteht keine Dislokation, können diese Fraktu-

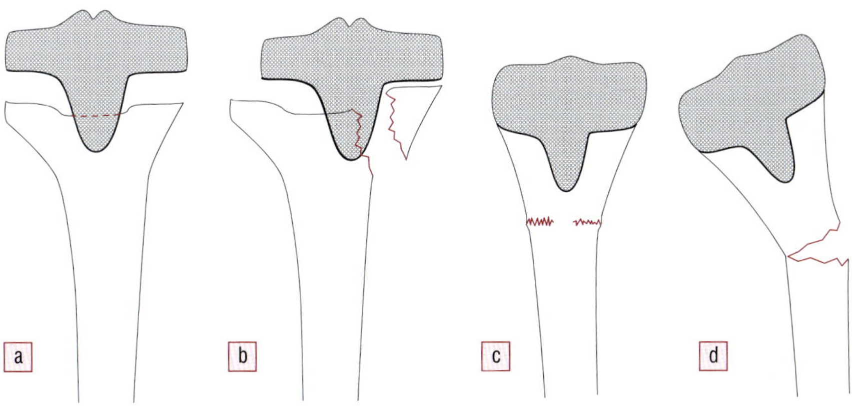

Abb. 8.35: Proximale Tibiafrakturen: Epiphysenlösung (a), Epiphysenlösung mit metaphysärem Keil (b), metaphysäre Stauchungsfraktur (c), Biegungsfraktur (d).

ren leicht übersehen werden, hier sollte der klinische Befund beachtet werden. Entscheidend für die Beurteilung ist die Fehlstellung in der Frontalebene, meist liegt eine Valgusfehlstellung vor. Hinweisend kann ein medial klaffender Frakturspalt sein. Als Hilfestellung sollte der Epiphysen-Achsen-Winkel bestimmt werden. Diese Fehlstellungen sollten auf jeden Fall korrigiert werden.

Konservative Therapie

Undislozierte Epiphysenlösungen und metaphysäre Stauchungsfrakturen werden mit einem Oberschenkelgips für 4–6 Wochen behandelt. Metaphysäre Biegungsfrakturen werden bei $<10°$ Valgus unter Varusstress eingegipst und nach einer Woche bei noch bestehender Valgusfehlstellung durch eine Gipskeilung mit einer medialen Kompression reponiert.

Kontrollröntgen: nach 1 Woche, nach evtl. Keilung und zur Konsolidierung

Operative Therapie

Bei dislozierten Frakturen, einer Valgusfehlstellung $>10°$ oder einer sekundären Dislokation sollte in Narkose eine geschlossene Reposition erfolgen. Selten muss eine offene Reposition durchgeführt werden. Bei Instabilität ist eine Kirschner-Draht-Osteosynthese notwendig. Die Ruhigstellung erfolgt im Oberschenkelgips für 4–6 Wochen.

Kontrollröntgen: postoperativ, nach 1 Woche (wenn keine Osteosynthese erfolgte) und zur Konsolidierung
Metallentfernung: nach Konsolidierung nach 4–6 Wochen

Nachkontrollen

Nach Gipsabnahme kann individuell mit Abrollbewegungen und Belastung begonnen werden. Kontrollen des Gangbildes und der Achse werden nach einem Monat und dann in halbjährlichen Abständen bis 2 Jahre nach dem Trauma durchgeführt. Im Verlauf sollte auch die Beinlänge gemessen werden.

Komplikationen

Durch eine übersehene Valgusfehlstellung kommt es zu einer partiellen, passageren Stimulation der Epiphyse mit verzögerter Durchbauung des medialen Frakturspaltes, die zu einer Verstärkung der Valgusfehlstellung führt. Eine Seit-zu-Seit-Verschiebung verstärkt die Ausbildung eines Genu valgum. Wurde eine frühzeitige Korrektur verpasst, orientiert sich die Therapie an den klinischen Beschwerden. Bei Bedarf muss dann eine Korrekturosteotomie erfolgen, die aber mit einer hohen Rezidivquote verbunden ist.

8.11.2 Unterschenkelschaftfrakturen

Die isolierte Tibiafraktur ist neben der Unterschenkelschaftfrakur die häufigste Fraktur der unteren Extremität. Resultierende Fehlstellungen können bei Kindern < 10 Jahre gut spontan korrigiert werden. Auf ein drohendes Kompartmentsyndrom ist zu achten.

Diagnostik und Klassifikation

In der Röntgenaufnahme des Unterschenkels in 2 Ebenen mit angrenzenden Gelenken wird zwischen einer isolierten Tibiafraktur und einer Unterschenkelschaftfraktur (Tibia und Fibula sind frakturiert) unterschieden. Die isolierte Tibiafraktur liegt meist als Schrägfraktur (Abb. 8.36), selten als Querfraktur vor und weist häufig eine Varusfehlstellung auf. Die Unterschenkelschaftfraktur neigt zur Verkürzung oder Valgusfehlstellung. Offene Frakturen liegen bevorzugt im Bereich der Tibia. Als Sonderform ist die „Toddler-Fraktur" zu nennen, eine undislozierte Tibiaspiralfraktur, die unter Umständen nicht initial, sondern erst auf den Verlaufsaufnahmen durch die bereits eingesetzte Kallusbildung erkennbar ist. Typischerweise kommt sie beim Kleinkind vor. Unfallmechanismus ist ein Rotationstrauma bei fixiertem Fuß. Klinisch fällt oft nur ein Schonhinken auf, ohne dass von einem Sturzereignis berichtet werden kann.

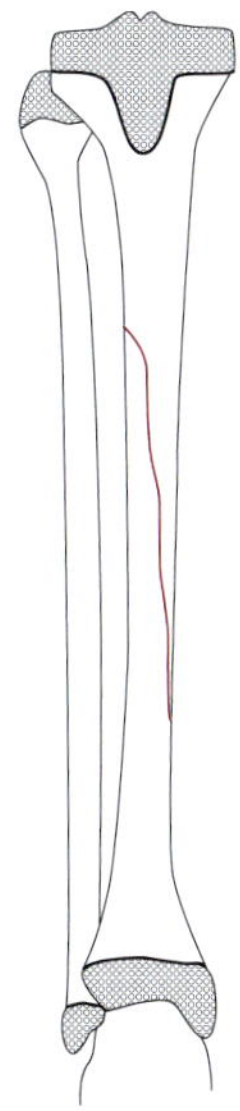

Abb. 8.36: Schrägfraktur des Tibiaschafts.

Konservative Therapie

Isolierte Tibiafraktur

Undislozierte Frakturen sowie Rotations- und Varusfehlstellungen bis < 10 ° können zunächst konservativ therapiert werden mit einem Oberschenkelgips für 4–6 Wochen. Die Anlage sollte unter adäquater Analgesie erfolgen. Nach einer Woche erfolgt eine radiologische Kontrolle und bei zunehmender Fehlstellung muss eine Gipskeilung erfolgen.

Unterschenkelschaftfraktur

Undislozierte, stabile Frakturen werden mit einem Oberschenkelgips in korrekter, seitengleicher Rotationsstellung versorgt. Nach einer Woche sollte nach radiologischer Kontrolle bei eventueller Fehlstellung eine Gipskeilung erfolgen. Die Ruhigstellungdauer beträgt insgesamt 4–6 Wochen. Nach 3 Wochen kann bei Kindern > 5 Jahre auf einen Sarmiento-Gips gewechselt werden.

Kontrollröntgen: nach 1 Woche, nach eventueller Keilung und zur Konsolidierung

Operative Therapie

Indikationen zur operativen Therapie sind offene Frakturen, Verletzungen im Rahmen eines Polytraumas sowie der klinische Verdacht auf ein Kompartmentsyndrom. Es erfolgt nach Reposition eine Versorgung mit einem Fixateur externe. Instabile, dislozierte Frakturen werden nach Reposition mit einer intramedullären Nagelung oder einem Fixateur externe versorgt. Isolierte Querfrakturen der Tibia bei Jugendlichen mit geschlossenen Wachstumsfugen können auch mit einer intramedullären Nagelung versorgt werden, um dem Patienten eine Ruhigstellung zu ersparen.

Kontrollröntgen: postoperativ, nach 1 Woche (wenn keine Osteosynthese erfolgte) und zur Konsolidierung
Metallentfernung: ESIN nach 6 Monaten, Fixateur externe nach der Konsolidierung

Nachkontrollen

Es ist mit einer geringen Beinlängenalteration durch eine Stimulation der Fugen mit einer Verlängerung von meist 0,5–1 cm zu rechnen. Daher sollte nach Dokumentation der freien Funktion und des Gangbildes in halbjährlichen Abständen bis 2 Jahre nach dem Trauma eine Beinlängenmessung erfolgen.

Komplikationen

Es besteht die Gefahr der Entwicklung eines Kompartmentsyndroms. Dies zeigt sich klinisch durch ein sensibles Defizit, eine eingeschränkte Beweglichkeit der Zehen und eine harte Schwellung der Muskelloge. Die Patienten klagen frühzeitig über zunehmende, starke Schmerzen. Schon bei entsprechendem Verdacht muss eine Druckmessung durchgeführt werden. Ab einem Logendruck von 20–30 mmHg, der nach >5 Stunden zu irreversiblen Schäden führt, sollte umgehend eine Faszienspaltung durchgeführt werden.

8.12 Verletzungen und Frakturen des Sprunggelenks

8.12.1 Distale metaphysäre Unterschenkelfrakturen

Ein Distorsionstrauma im Sprunggelenk führt bei Kindern aufgrund der sehr stabilen Bänder häufiger zu Frakturen in diesem Bereich als zu isolierten Bandverletzungen. Bei Kleinkindern ist oft eine Radspeichenverletzung ursächlich. Bei den metaphysären Tibiafrakturen besteht eine gute spontane Korrekturpotenz.

Diagnostik und Klassifikation

Die Röntgenaufnahme des Unterschenkels inklusive des Sprunggelenks in 2 Ebenen macht eine Unterscheidung zwischen metaphysären Stauchungs-, Biegungsfrakturen und Epiphysenlösungen mit und ohne metaphysärem Keil möglich (Abb. 8.37). Metaphysäre Tibiafrakturen weisen oft eine Rekurvationsfehlstellung, seltener einen Achsenknick in Frontalebene auf. Die Epiphysenlösungen treten am häufigsten im Alter von 12–13 Jahren auf. Bei jedem Frakturtyp kann begleitend eine Fibulafraktur vorhanden sein.

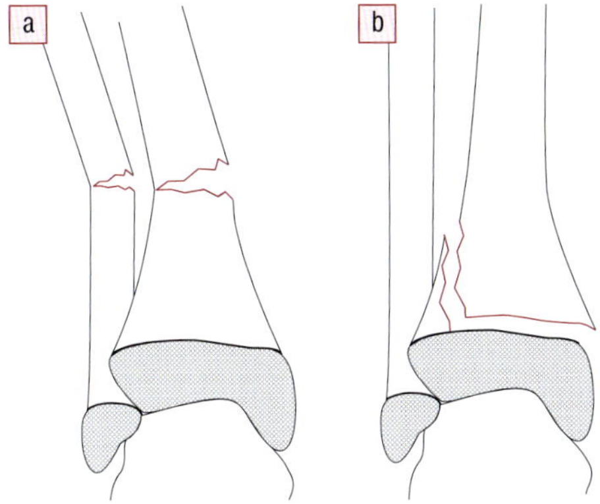

Abb. 8.37: Beispiele metaphysärer distaler Frakturen am Unterschenkel: Biegungsfraktur (a) und Epiphysenlösung der Tibia mit metaphysärem Keil (b).

Konservative Therapie

- ☐ *Metaphysäre Frakturen der distalen Tibia:* Bei einer Achsfehlstellung <10° erfolgt eine Ruhigstellung im Unterschenkelgips für 4 Wochen. Bei einer Retrokurvationsfehlstellung sollte der Gips in Spitzfußstellung angelegt werden. Zeigt sich in der radiologischen Kontrolle nach 1 Woche eine Zunahme der Fehlstellung, sollte eine Gipskeilung durchgeführt werden.

- ☐ *Epiphysenlösungen der distalen Tibia:* Eine konservative Therapie im Unterschenkelgips für 4 Wochen erfolgt bei:
  <10 Jahre: Achsabweichungen frontal/sagittal <10°, bis 1/4 Seitverschiebung
  >10 Jahre: keine Achsabweichung, keine Seitverschiebung
  Rotationsfehler sollten in keinem Fall toleriert werden.

Kontrollröntgen: nach 1 Woche, nach eventueller Keilung und zur Konsolidierung

Operative Therapie

- ☐ *Metaphysäre Frakturen der distalen Tibia:* Bei einer Achsfehlstellung >10° wird eine geschlossene Reposition mit Ruhigstellung im Unterschenkelgips für 4 Wochen durchgeführt. Eventuell sind zur Retention perkutane Kirschner-Drähte notwendig.

- ☐ *Epiphysenlösungen der distale Tibia:* Alle nicht konservativ zu behandelnden Epiphysenlösungen werden geschlossen reponiert und bei Instabilität mit einer perkutanen Kirschner-Draht-Osteosynthese und anschließender Ruhigstellung im Unterschenkelgips für 4 Wochen versorgt. Bei einem großen metaphysären Keil kann eine Schraubenosteosynthese sinnvoller sein. Ist eine Reposition nicht möglich, muss zuerst offen das Repositionshindernis, meist eingeschlagenes Periost, gelöst werden.

Kontrollröntgen: postoperativ, nach 1 Woche (wenn keine Osteosynthese erfolgte) und zur Konsolidierung
Metallentfernung: Kirschner-Drähte nach Konsolidierung, Schraube nach 3 Monaten

Nachkontrollen

Bei Querfrakturen ist nach 2 Wochen der Belastungsbeginn im Gips möglich. Nach Konsolidierung der Fraktur kann spontan belastet werden. Kontrollen der Gelenkachse und der Beinlänge sollten dann halbjährlich bis 2 Jahre nach dem Trauma erfolgen.

Komplikationen

Mit einer Wachstumsstimulation ist immer zu rechnen, jedoch nur in geringem Ausmaß. Eine partielle, passagere Stimulation mit Zunahme einer Valgusfehlstellung wird gut spontan korrigiert. Ein vorzeitiger Verschluss der Wachstumsfuge, der von medial ausgeht, ist möglich, aufgrund des Alters der Patienten jedoch meist ohne Auswirkung. Zu beachten sind tiefe Weichteilschäden bei Fahrradspeichenverletzungen mit Gefäßtrauma im Bereich der Epiphyse und ein daraus folgendes Fehlwachstum.

8.12.2 Distale epiphysäre Unterschenkelfrakturen

Bis ca. zum 10. Lebensjahr treten bei offenen Wachstumsfugen Epiphysenfrakturen (Salter III und IV) fast ausschließlich am medialen Malleolus in Verlängerung zur medialen Taluskante auf. Laterale Begleitverletzungen, Epiphysenlösungen der distalen Fibula und fibulotalare Bandverletzungen sind möglich. In etwa 10 % entsteht eine Wachstumsstörung.

Diagnostik und Klassifikation

In der Röntgenaufnahme des Sprunggelenkes in 2 Ebenen (a.-p. und lateral) wird zwischen Epiphysenfrakturen des medialen Malleolus mit und ohne metaphysärem Keil unterschieden (Abb. 8.38). Eventuell ist eine CT-Untersuchung zur Darstellung des Frakturverlaufes notwendig.

Konservative Therapie

Frakturen mit <2 mm Dislokation sollten für vier Wochen im Unterschenkelgips ruhiggestellt werden.

Kontrollröntgen: nach 1 Woche und zur Konsolidierung

Operative Therapie

Bei einer Dislokation von >2 mm erfolgt eine offene, exakte Reposition und Schraubenosteosynthese oder bei kleineren Patienten eine Kirschner-Draht-Osteosynthese. Eine Epiphy-

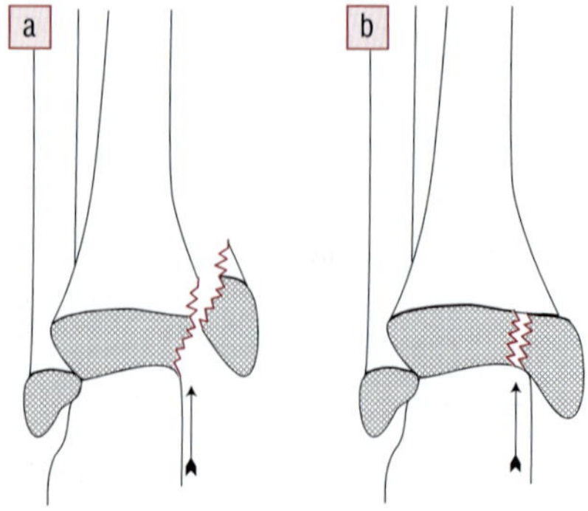

Abb. 8.38: Epimetaphysäre (a) und rein epiphysäre Fraktur (b) der distalen Tibia.

senlösung oder -fraktur der Fibula stellt sich in der Regel im Rahmen dieser Versorgung von selbst. Es erfolgt eine Ruhigstellung für 3–4 Wochen im Unterschenkelgips, eventuell mit Umwandlung in einen Sarmiento-Gips im Verlauf.

Kontrollröntgen: postoperativ und zur Konsolidierung
Metallentfernung: Schrauben nach 3 Monaten, Kirschner-Drähte nach der Konsolidierung

Nachkontrollen

Nach Gipsentfernung kann die Belastung allmählich an Gehstützen gesteigert werden. In halbjährlichen Abständen sollte eine Kontrolle der Beinlänge und einer möglichen Fehlstellung erfolgen. Diese kann durch einen partiellen Fugenverschluss mit einer Ausheilungsbrücke, dessen Wahrscheinlichkeit mit zunehmendem Alter abnimmt und sehr selten bei undislozierten Frakturen auftritt, bedingt sein.

Komplikationen

Begleitverletzungen mit Epiphysenlösungen der distalen Fibula oder laterale Bandläsionen können zu Instabilitäten im Sprunggelenk führen. Präarthrosen sind nicht zu erwarten, da die Fraktur meist außerhalb der Belastungszone liegt.

8.12.3 Übergangsfrakturen

Bei Kindern >12 Jahre kann es aufgrund einer bereits partiell verschlossenen Wachstumsfuge bei einem Schertrauma im Sprunggelenk zu unvollständigen Epiphysenfrakturen mit einer Epiphysenlösung im Bereich der offenen Fuge kommen. Bei entsprechender Dislokation ist die Therapie immer operativ. Wachstumsstörungen sind selten. Gleichzeitig wirken Biegungskräfte, durch die ein metaphysärer Keil ausgebrochen wird.

Diagnostik und Klassifikation

Übergangsfrakturen entstehen, wenn die Wachstumsfuge der distalen Tibia bereits teilweise verschlossen ist. Daher kommen sie in der Regel bei Kindern >12 Jahre vor. Der Fugenverschluss beginnt physiologischerweise ventromedial, schreitet nach dorsal fort und endet schließlich ventrolateral. Daher liegt die epiphysäre Fraktur, die immer im bereits verknöcherten Anteil passiert, umso weiter lateral, je älter das Kind ist. Neben der konventionellen radiologischen Diagnostik (Sprunggelenk in 2 Ebenen) wird hier häufig eine CT-Untersuchung zur genauen Beschreibung des Frakturverlaufes und Planung der operativen Therapie benötigt.

- ☐ *Two-Plane-Fraktur:* Rein epiphysäre Fraktur, die medial dorsal und, je fortgeschrittener der Verschluss der Fuge schon ist, weiter lateral-ventral liegt. Je lateraler sich die Fraktur zeigt, umso mehr entspricht sie einem ossären Ausriss der vorderen Syndesmose. (Abb. 8.39a)

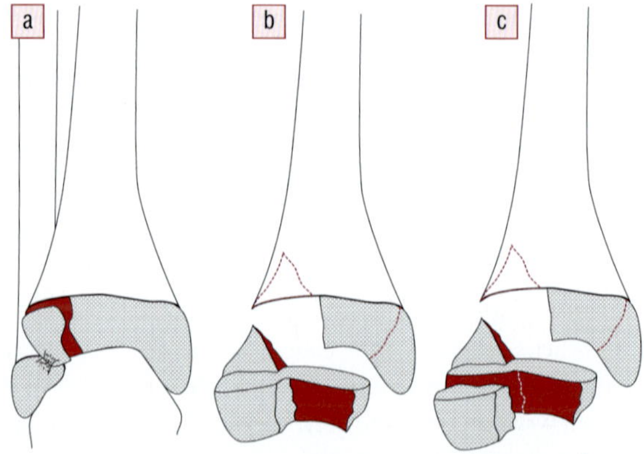

Abb. 8.39: Übergangsfrakturen: Two-Plane-Fraktur (a), Tri-Plane-Fraktur Typ I (b), Tri-Plane-Fraktur Typ II (c).

☐ *Tri-Plane-Fraktur:* Es besteht ein zusätzlicher metaphysärer Keil (Volkmann-Dreieck). Bei der *Typ-I-Fraktur* (Abb. 8.39b) endet diese metaphysäre Fraktur im Bereich der Fuge und bei der *Typ-II-Fraktur* (Abb. 8.39c) verläuft die Frakturlinie weiter durch die dorsale Epiphyse.

Konservative Therapie

Undislozierte Frakturen mit 1–2 mm Dehiszenz werden in der Regel im Unterschenkelgips konservativ therapiert.

Kontrollröntgen: nach 1 Woche und zur Konsolidierung

Operative Therapie

Bei einer Dislokation > 2 mm erfolgt eine offene Reposition mit Schraubenosteosynthese: bei Two-Plane-Frakturen mit einer epiphysären Schraube und bei Tri-Plane-Frakturen zusätzlich mit einer metaphysären Schraube zur Fixierung des metaphysären Fragmentes. Die epiphysäre Schraube muss dann bei meist lateraler Fraktur von distal lateroventral nach proximal dorsomedial eingebracht werden, selten bei einer medialen Fraktur von medial. Die metaphysäre Schraube wird zur Fixierung des Volkmann-Dreiecks von medioventral nach laterodorsal platziert.

Kontrollröntgen: postoperativ und zur Konsolidierung
Metallentfernung: nach 3 Monaten

Nachkontrollen

Nach Konsolidierung kann mit einer Teilbelastung begonnen werden. Kontrollen sind bis zur freien Funktion bzw. Kontrollen der Beinlänge bis zum Abschluss des Wachstums halbjährlich durchzuführen. Da meist schon jugendliche Patienten betroffen sind und die Wachstumsfuge ohnehin bereits partiell verschlossen ist, sind kaum Wachstumsstörungen zu erwarten.

Komplikationen

Bei verbleibender Inkongruenz der Gelenkfläche kann eine Präarthrose entstehen.

8.12.4 Distorsionstrauma des oberen Sprunggelenks

Eine sehr häufige Verletzung, die im Alter < 10 Jahre zu knöchernen Ausrissen führen kann. Ältere Kinder weisen ein ähnliches Verletzungsmuster auf, es kommt jedoch wie bei Erwachsenen häufig zu lateralen Bandläsionen. Die Therapie ist fast ausschließlich konservativ.

Diagnostik und Klassifikation

Eine Röntgenaufnahme des oberen Sprunggelenkes in 2 Ebenen sollte bei Schmerzen am dorsalen Rand der distalen Tibia oder Fibula, der Spitze des medialen oder lateralen Malleolus oder, wenn keine Vollbelastung für 4 Schritte möglich ist, durchgeführt werden (Ottawa-Kriterien). Gehaltene Funktionsaufnahmen sind obsolet. Im Verlauf ist, abhängig vom klinischen Befund, eine MRT-Untersuchung notwendig.

Konservative Therapie

Bei einer alleinigen Bandläsion erfolgt immer eine konservative Therapie mit einer Ruhigstellung je nach Beschwerdeausmaß entweder in einer Unterschenkelschiene mit Entlastung oder z. B. in einem Sprunggelenks-Softcast mit Belastung. Der Patient sollte den betroffenen Fuß hochlegen und kühlen. Bei persistierenden Beschwerden in der Kontrolle nach 1 Woche erfolgt die Versorgung mit einer Orthese unter zunehmender Belastungssteigerung. Anschließend kann eine propriozeptive physiotherapeutische Behandlung erfolgen. Bei knöchernen Bandausrissen erfolgt eine Ruhigstellung im Unterschenkelgips für 4 Wochen.

Kontrollröntgen: nicht erforderlich

Operative Therapie

Nur bei einer dekompensierten Instabilität mit wiederholten Distorsionen und Beschwerden ohne Erfolg nach physiotherapeutischer Behandlung sollte eine Bandrekonstruktion in Erwägung gezogen werden. Hier kommen verschiedene Bandplastiken oder transossäre Raffnähte infrage.

Nachkontrollen

Nach Sportbeginn sollte eine Kontrolle bzgl. der Stabilität des Sprunggelenkes erfolgen.

Komplikationen

Die Entstehung einer Präarthrose durch eine verbleibende Instabilität ist bei Beschwerdefreiheit ohne rezidivierende Traumata nicht zu erwarten. Übersehene Flake-Frakturen des Talus können möglicherweise ursächlich für eine Präarthose sein.

8.13 Frakturen im Bereich des Fußes

8.13.1 Talusfrakturen

Diese sehr seltene Fraktur ist häufig nicht disloziert. Ursächlich sind schwere axiale Traumen. Bei dislozierten Frakturen besteht eine Nekrosegefahr aufgrund der eingeschränkten Gefäßversorgung des Talus.

Diagnostik und Klassifikation

In der konventionellen Röntgenaufnahme des Sprunggelenkes in 2 Ebenen werden Hals-, Korpus- und Abrissfrakturen des Processus lateralis oder posterior tali unterschieden. Meist sind weiterführende CT- oder MRT-Untersuchungen notwendig.

Konservative Therapie

Undislozierte (<2 mm) Frakturen werden im Unterschenkelgips mit Entlastung für 6–8 Wochen ruhiggestellt. Danach kann die Belastung nach Maßgabe der Beschwerden gesteigert werden.

Kontrollröntgen: nach 6–8 Wochen

Operative Therapie

Bei dislozierten Frakturen (>2 mm) sollte möglichst eine geschlossene Reposition versucht werden. Die Retention erfolgt mittels Schraubenosteosynthese. Die Ruhigstellung erfolgt über 6–8 Wochen.

Kontrollröntgen: postoperativ und nach 6–8 Wochen
Metallentfernung: nach 6 Monaten

Nachkontrollen

Nach dislozierten Frakturen sollte nach 6–8 Wochen eine MRT-Untersuchung durchgeführt werden zur Erkennung einer beginnenden Nekrose, bei der dann eine weitere Entlastung für ca. 1 Monat erfolgt. Die Verlaufskontrollen sollten bei Beschwerdefreiheit frühestens 1 Jahr nach Trauma abgeschlossen werden.

Komplikationen

Bei Hals- und Korpusfrakturen besteht in 25 % Nekrosegefahr, die sich oft erst nach Monaten zeigt. Bei verbliebenen Inkongruenzen der Gelenkflächen kann es zu Präarthrosen kommen.

8.13.2 Kalkaneusfrakturen

Meist treten diese seltenen Frakturen nach einem schweren axialen Trauma auf und sind häufig mit anderen Verletzungen kombiniert. Bei jüngeren Kindern kann allerdings auch ein geringeres Trauma ausreichen.

Diagnostik und Klassifikation

In den Röntgenaufnahmen des Rückfußes in 2 Ebenen und des Kalkaneus axial lässt sich die Fraktur meist diagnostizieren, zur genauen Beschreibung wird dann eine CT-Untersuchung benötigt. Wichtig ist die Bestimmung des Tuber-Gelenk-Winkels.

Konservative Therapie

Nicht dislozierte Frakturen mit guter artikulärer Kongruenz und einem Tuber-Gelenk-Winkel >25° können konservativ mit einem Unterschenkelgips für 6 Wochen ohne Belastung behandelt werden. Für weitere 4 Wochen wird unter Ruhigstelllung vorsichtig die Belastung gesteigert.

Kontrollröntgen: nach 6 Wochen

Operative Therapie

Dislozierte Frakturen und ein nicht erhaltener Tuber-Gelenk-Winkel sollten operativ behandelt werden durch eine offene Reposition, eventuell eine Spongiosaplastik und Osteosynthese. Die Ruhigstellung erfolgt dann wie bei der konservativen Therapie.

Kontrollröntgen: postoperativ und nach 6 Wochen
Metallentfernung: nach 6–12 Monaten

Nachkontrollen

Nach zunehmender Belastung im Anschluss an die Gipsruhigstellung sollten Kontrollen der Funktion und des Gangbildes erfolgen.

Komplikationen

Verbleibende Inkongruenzen in der Gelenkfläche können zu einer Präarthrose führen. Zu beachten sind bei schweren Traumen evtl. Verletzungen im Bereich der Lendenwirbelsäule.

8.13.3 Metatarsaliafrakturen

Die häufigste Fraktur im Bereich des Fußes. Meist liegt eine subkapitale Fraktur vor, die konservativ therapiert werden kann. Fehlstellungen in der Frontalebene werden allerdings nicht spontan korrigiert.

Diagnostik und Klassifikation

Eine Röntgenaufnahme des Vorfußes in 2 Ebenen erlaubt es, subkapitale, Schaft- und basale Frakturen zu unterscheiden. Metatarsalia-V-Basisfrakturen als häufigste Fraktur in diesem Bereich verlaufen immer quer und dürfen nicht mit der längs verlaufenden Apophyse verwechselt werden.

Konservative Therapie

Achsengerechte Frakturen (bis 10° Achsenknick, Seit-Verschiebung bis halbe Schaftbreite und Verkürzung bis 0,5 cm) können konservativ im Unterschenkelgips für 2 Wochen und anschließend im Gehgips für weitere 2 Wochen behandelt werden.

Kontrollröntgen: nach 1 Woche und zur Konsolidierung

Operative Therapie

Dislozierte Frakturen sollten möglichst geschlossen reponiert werden. Die Retention muss bei Bedarf mit Kirschner-Drähten oder intramedullären Nägeln erfolgen. Die Metatarsalia-V-Basisfrakturen müssen bei einer Dislokation >1–2 mm wegen drohender zunehmender Dislokation durch Zug der Supinationsmuskulatur mit einer offenen Reposition und Zuggurtungs- oder Schraubenosteosynthese versorgt werden. Die Ruhigstellung erfolgt wie bei der konservativen Therapie in einem Unterschenkelgips.

Kontrollröntgen: postoperativ und zur Konsolidierung
Metallentfernung: Kirschner-Drähte nach 4–5 Wochen, ESIN und Schrauben nach ca. 3–4 Monaten

Nachkontrollen

Nach Gipsabnahme erfolgt die Belastung nach Maßgabe der Beschwerden. Mit Wachstumsstörungen ist nicht zu rechnen.

Komplikationen

Bei den Metatarsalia-V-Basisfrakturen tritt selten eine Pseudarthrose auf, ansonsten ist bei Ausheilung in unzureichender Stellung eine veränderte Statik des Fußgewölbes zu erwarten, die Beschwerden beim Gang bedingt.

8.13.4 Frakturen der Zehenphalangen

Die Phalangenfrakturen können bei Dislokation meist in einer Leitungsanästhesie reponiert und mit einem Dachziegelverband versorgt werden.

Diagnostik und Klassifikation

Der betreffende Strahl sollte in zwei Ebenen geröngt werden. Es zeigen sich dann meist basale Epiphysenfrakturen und Stauchungsfrakturen. Schaftfrakturen sind eher selten.

Konservative Therapie

Achsengerechte Schaftfrakturen und undislozierte Epiphysenfrakturen bzw. Stauchungsfrakturen können konservativ behandelt werden. Es erfolgt die Anlage eines Dachziegelverbandes, der wöchentlich erneuert werden muss, unterstützt durch einen Schuh mit sehr fester Sohle. Bei der Fraktur der Großzehe wird schmerzbedingt eventuell ein Unterschenkelgips angelegt. Die Ruhigstellung und Entlastung erfolgt für 3–4 Wochen. Alternativ kann nach 2 Wochen ein Geisha-Schuh zur Teilbelastung angelegt werden.

Kontrollröntgen: eventuell nach 1 Woche, die Konsolidierung wird klinisch überprüft

Operative Therapie

Dislozierte Frakturen müssen reponiert werden, dies ist meist als geschlossene Reposition in einer Leitungsanästhesie möglich. In Ausnahmefällen ist eine Stabilisierung basisnaher Frakturen mit gekreuzten Kirschner-Drähten und bei Schaftfrakturen mit einer intramedullären Nagelung notwendig.

Kontrollröntgen: postoperativ, Konsolidierung wird klinisch überprüft
Metallentfernung: nach 4 Wochen

Nachkontrollen

Nach der Konsolidation bzw. Metallentfernung erfolgt eine schmerzabhängige Belastungssteigerung.

Komplikationen

Sind nicht zu erwarten, selten kommt es zu einer veränderten Statik des Fußgewölbes.

1
2
3
4
5
6
7
8
9
10
11
12

8.14 Frakturen der Wirbelsäule

Wirbelfrakturen sind im Kindesalter selten. Die meisten Frakturen sind stabil und können konservativ behandelt werden. Stabile Frakturen mit > 50 % Höhenminderung, instabile dislozierte Frakturen sowie Luxationsfrakturen stellen eine Indikation zur operativen Therapie dar. Bei neurologischen Ausfällen besteht eine dringliche Indikation zur Dekompression.

Diagnostik und Klassifikation

Hauptursache kindlicher Wirbelfrakturen sind bei Säuglingen und Kleinkindern Stürze aus großer Höhe oder eine Kindsmisshandlung mit meist zervikaler Lokalisation. Vermutlich ist der Grund dafür der proportional gesehen große Kopf im Verhältnis zu den Knochen-, Muskel- und Bandstrukturen der HWS. Bei älteren Kindern sind thorakolumbale Frakturen häufiger, die überwiegend durch Sport- oder Verkehrsunfälle bedingt sind. In der Hälfte der Fälle treten begleitende Verletzungen auf. Im Vergleich zum Erwachsenenalter kommt es häufiger zu neurologischen Ausfällen, eventuell bedingt durch die relative Bandlaxizität der Kinder. Gelegentlich fehlen hier radiologisch Zeichen einer Fraktur oder Instabilität (SCIWORA-Syndrom = spinal cord injuries without radiographic abnormalities). Lag kein adäquates Trauma vor, muss an einen zugrunde liegenden Knochentumor oder an eine systemische Knochenerkrankung gedacht werden. Die Wirbelfrakturen sollten im Kindesalter in stabile und instabile bzw. dislozierte Frakturen eingeteilt werden. Stabile Frakturen können eine mehr oder weniger ausgeprägte Kompression des Wirbelkörpers aufweisen ohne wesentliche Dislokation. Bei instabilen Frakturen liegt zusätzlich eine Fraktur der Gelenkfortsätze, Bögen oder Bogenwurzeln bzw. eine ligamentäre Verletzung vor.

Zunächst sind Anamnese und körperliche Untersuchung wichtig. Hier kann das Verletzungsmuster erfragt, die Verletzung durch Schmerzangaben genau lokalisiert und ein neurologischer Status erhoben werden. Bei Verletzungen im thorakolumbalen Übergang müssen abdominale Verletzungen ausgeschlossen werden. Nach dem konventionellen Röntgen der Wirbelsäule in zwei Ebenen ist bei nachgewiesener Fraktur, unsicherem Befund oder neurologischem Defizit eine CT- und eventuell eine MRT-Untersuchung des entsprechenden Wirbelsäulenabschnittes notwendig. Bis zur endgültigen Diagnosestellung sollte der Patient in einer Halskrawatte bzw. auf einer Vakuummatratze immobilisiert bleiben.

Konservative Therapie

Bei stabilen Frakturen (z. B. Kompressionsfrakturen) mit einer Fehlstellung in der Sagittalebene von < 50 % der Wirbelkörperhöhe oder eine Keilwirbelbildung < 10 ° wird eine funktionelle Therapie durchgeführt. Diese beinhaltet nach Schmerzfreiheit unter initialer Bettruhe die vorsichtige Mobilisation. Zeigt sich bei der stabilen Fraktur eine Deformierung in 2 Ebenen mit einer Einstauchung auf < 50 % der vorderen oder seitlichen Wirbelkörperhöhe oder eine Keilwirbelbildung > 10 °, ist eine Mobilisation mit einem Drei-Punkte-Korsett sinnvoll. Eine

Röntgenkontrolle wird nach 6 Wochen durchgeführt. Nach einem Monat kann bei Beschwerdefreiheit mit Sport begonnen werden. Eine Kontrolle der Beweglichkeit sollte nach 6 Monaten erfolgen.

Altlasfrakturen mit einer Zerreißung des vorderen und hinteren Bogens und einer eventuellen Ruptur des Ligamentum transversum müssen mit einem Minerva-Gips oder einem Halo-Fixateur versorgt werden. Densfrakturen werden, falls eine Dislokation vorliegt, geschlossen reponiert und ebenfalls mit einem Minerva-Gips oder einem Halo-Fixateur behandelt.

Operative Therapie

Dislozierte stabile Frakturen mit einer Keilwirbelbildung > 10 ° oder einer Höhenminderung > 50 % in der Frontal- und Sagittalebene sowie instabile Frakturen mit Dislokation und Luxationsfrakturen stellen eine Indikation zur operativen Therapie dar. Bei offenen Verletzungen und (progredienten) neurologischen Defiziten ist eine sofortige Operation indiziert. Bei Kleinkindern wird in der Regel eine dorsale Stabilisierung mit einer Drahtcerclage und bei größeren Kindern wie im Erwachsenalter eine Stabilisierung mittels Fixateur interne durchgeführt. Bei Kindern sollte keine Stabilisierung von ventral erfolgen. Ausnahme ist hier die Densfraktur des Jugendlichen. Die Mobilisation wird im Gips oder mit einem Korsett durchgeführt. Eine Röntgenkontrolle erfolgt nach 6 Wochen. Nach 6 Monaten und dann jährlich sind weitere klinische und eventuell radiologische Kontrollen indiziert.

Komplikationen

Wachstumsstörungen können nach Verletzungen der Wachstumszone des Wirbels auftreten. Die Prognose hängt von der endgültigen Fehlstellung, den kompensatorischen Möglichkeiten der angrenzenden, unverletzten Wirbelkörper und den daraus folgenden ungünstigen statischen Verhältnissen ab. Im thorakolumbalen Bereich kommt es selten zu einer Skoliose. Besteht ausschließlich eine Fehlstellung in der Sagittalebene, ist im Kindesalter keine Zunahme der Deformierung zu erwarten.

8.15 Benigne Knochentumoren

8.15.1 Osteochondrome (kartilaginäre Exostose)

Mit 10–15 % ist dies der häufigste benigne Knochentumor des Kindesalters. Er kommt solitär, metaphysennahe an den langen Röhrenknochen vor, meist in Kniegelenksnähe oder auch am proximalen Humerus.

Diagnostik

Es zeigt sich eine tastbare, harte, schmerzlose Schwellung im Bereich der betroffenen Extremität. Teils ist die bedeckende Bursa fluktuierend tastbar. Abhängig vom Ausmaß des Befundes ist der Patient meist beschwerdefrei, durch eine Irritation der Weichteile kann es jedoch zu Schmerzen und Einschränkungen der Funktion kommen. In der Röntgenaufnahme stellt sich das Osteochondrom pilzförmig mit breiter Basis und typischer Knorpelkappe dar.

Therapie

Bei Beschwerden sollte eine komplette Resektion des Osteochondroms erfolgen, nur dann liegt das Rezidivrisiko bei <5 %. Das postoperative Ergebnis sollte radiologisch dokumentiert werden.

Komplikationen

Eine sarkomatöse Entartung ist extrem selten und tritt erst im Erwachsenenalter auf. Eine sehr ausgeprägte Knorpelkappe scheint hierfür ein Risikofaktor zu sein. Klar abzugrenzen von den solitären Osteochondromen sind multiple kartilaginäre Exostosen, die im Rahmen einer autosomal dominanten Erberkrankung auftreten. Hier zeigen sich oft erhebliche Deformitäten und Achsfehlstellungen. Nach Wachstumsabschluss besteht außerdem eine 2 %ige Entartungswahrscheinlichkeit.

8.15.2 Nicht ossifizierende Knochenfibrome

Es ist die häufigste Knochenläsion, die meist metaphysär durch eine Fibroblastenproliferation zu einem fibrösen kortikalen Defekt an den langen Röhrenknochen führt. Die Ätiologie wird in der Literatur kontrovers diskutiert. Nach Ausreifung des Skeletts kommt es zu einer spontanen Verknöcherung.

Diagnostik

Beschwerden sind selten, gelegentlich kommt es zu Schmerzen bei Belastung oder zu pathologischen Frakturen. Typische Lokalisationen sind die distale Femur- oder Tibiametaphyse. Radiologisch zeigt sich ein gut abgegrenzter kortikospongiöser Defekt, der exzentrisch liegt, traubenförmig mit schmaler Randsklerose (Abb. 8.40).

Therapie

Nur bei Beschwerden oder sehr großen Defekten mit der Gefahr einer pathologischen Fraktur sollte eine Ausräumung und Spongiosaauffüllung erfolgen.

Komplikationen

Tritt eine pathologische Fraktur auf, kann diese bei fehlender Dislokation konservativ behandelt werden, ansonsten muss eine operative Versorgung mit meist intramedullärer Nagelung erfolgen.

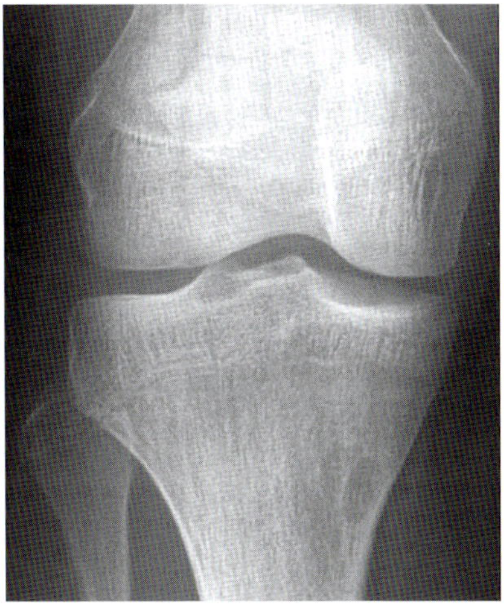

Abb. 8.40: Strahlentransparente, scharfbegrenzte, randsklerosierte Läsion der proximalen Tibia diametaphysär: nicht ossifizierndes Knochenfibrom. Zusätzlich als Normvariante ist hier eine Patella bipartitia dargestellt.

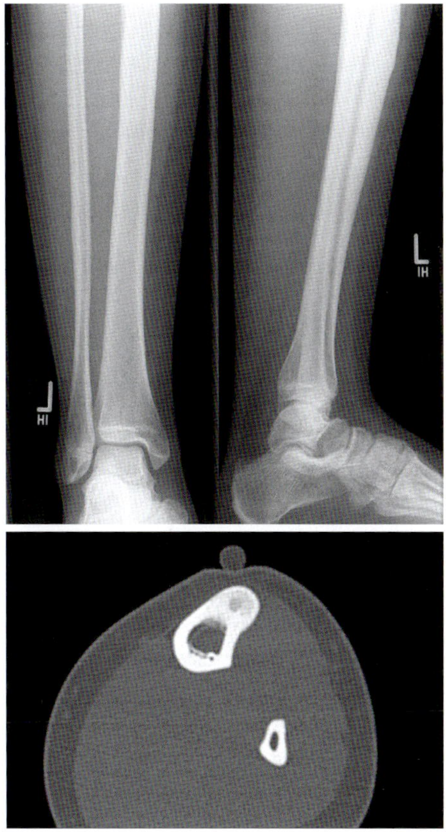

Abb. 8.41: Konventionelle Aufnahme eines Osteoidosteoms mit vermehrter Sklerosierung der proximalen Tibia. Korrespondierende Darstellung im CT mit zentraler Aufhellung innerhalb der Sklerosezone, entsprechend dem Nidus bei Osteoidosteom (Hautmarkierung mit Kugel).

8.15.3 Osteoidosteome

Dieser osteoblastische kortikale Tumor verursacht typischerweise nächtliche, ausstrahlende Schmerzen, die sich nach Einnahme von Acetylsalicylsäure bessern. Die vollständige operative Entfernung des Herdes führt zur prompten Beschwerdefreiheit.

Diagnostik

Bevorzugte Lokalisationen sind die Meta- und Diaphyse der langen Röhrenknochen (Tibia, proximaler Femur) und seltener die Wirbelkörper. Manchmal zeigt sich schon konventionell radiologisch eine kleine Aufhellung (Nidus) in einem breiten Sklerosierungssaum mit einer Größe von bis zu 2–3 cm (Abb. 8.41). Bei Verdacht auf ein Osteoidosteom muss zur weiteren Abklärung sowie zur genauen Lokalisierung und Markierung eine CT-Untersuchung und/oder eine Szintigraphie durchgeführt werden.

Therapie

Aufgrund der erheblichen Schmerzen kann meist keine spontane Ausheilung abgewartet werden, sodass eine vollständige operative Entfernung des Nidus erfolgen muss. Hierfür kann der Nidus intraoperativ szintigraphisch lokalisiert werden.

Kontrollröntgen: postoperativ und nach 6 Wochen
Metallentfernung: nach 6–12 Monaten

Komplikationen

Es besteht kein Entartungsrisiko, die Prognose ist sehr gut.

8.15.4 Osteoblastome

Ein handelt sich um einen seltenen, benignen osteoblastischen Tumor bei Jugendlichen, der meist im Bereich der Wirbelkörper oder der langen Röhrenknochen lokalisiert ist. Wegen seines unspezifischen Bildes ist oft eine Biopsie zur sicheren Diagnosestellung notwendig.

Diagnostik

Meist zeigt sich radiologisch als Zufallsbefund eine Lysezone mit einem dünnen Sklerosierungssaum mit einer Größe von bis zu 10 cm. Teils treten lokalisierte Schmerzen auf. Wie beim Osteoidosteom ist eine Knochenszintigraphie und/oder eine CT-Untersuchung zur Diagnosesicherung präoperativ notwendig.

Therapie

Es sollte die komplette Entfernung erfolgen. Ist aufgrund der Lokalisation nur eine intrakapsuläre Resektion möglich, besteht eine höhere Rezidivrate (10–30 %). Postoperativ sollte eine radiologische Dokumentation erfolgen.

Komplikationen

Eine maligne Entartung des Osteoblastoms ist in Einzelfällen möglich.

8.15.5 Enchondrome

Dieser häufige benigne Tumor (10 %) besteht aus hyalinem Knorpel und befindet sich meist im Bereich kleiner Röhrenknochen, typischerweise im Bereich der Hand. Er kommt solitär, aber auch multipel vor. Es können pathologische Frakturen auftreten.

Diagnostik

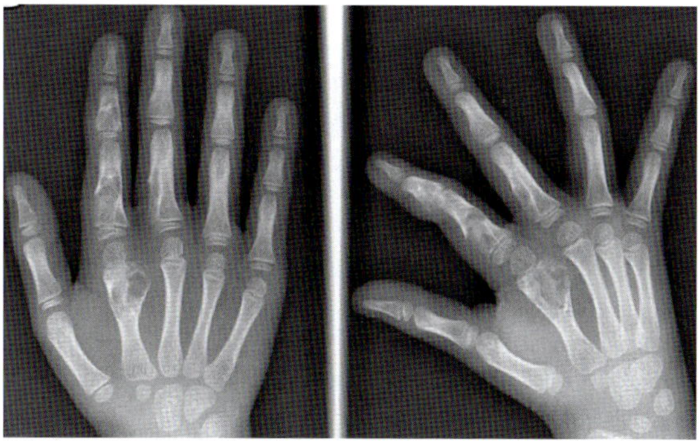

Abb. 8.42: Konventionelle Röntgenaufnahmen der Hand zeigen hier die typische Präsentation von Enchondromen an den Phalangen mit Aufhellungszonen und Scalloping der Kortikalis.

Das Enchondrom ist meist asymptomatisch und fällt als Zufallsbefund auf oder im Rahmen einer pathologischen Fraktur. Radiologisch stellt sich im Bereich des befallenen Knochens zentral eine gut abgegrenzte, blasenartige Auftreibung mit ausgedünnter Kortikalis dar (Abb. 8.42). Es können im Verlauf Verknöcherungen auftreten. Zum Ausschluss eines malignen Prozesses sollte bei Beschwerden oder Größenzunahme zusätzlich eine Knochenszintigraphie und CT- oder MRT-Untersuchung durchgeführt werden. Im Zweifelsfall muss eine Probebiopsie entnommen und die Dignität histopathologisch gesichert werden.

Therapie

Bei Beschwerden oder Zeichen einer Entartung wird eine vollständige Kürettage mit Spongiosaplastik durchgeführt. Postoperativ sollte eine radiologische Kontrolle erfolgen.

Komplikationen

Eine maligne Entartung kommt in 2 % bei solitären Enchondromen, bei multiplen in bis zu 10 % vor.

8.15.6 Chrondroblastome

Ein sehr seltener epiphysärer, benigner Knochentumor (1 %), der vorzugsweise bei Jungen mit offenen Wachstumsfugen an den langen Röhrenknochen vorkommt.

Diagnostik

Bevorzugte Lokalisationen sind die Epiphysen im Bereich des Kniegelenkes oder des proximalen Humerus. Meist wird die Diagnose aufgrund lokaler Schmerzen gestellt. Der Tumor selbst wächst langsam. Radiologisch zeigt sich ein exzentrischer, zystischer Tumor im Bereich der Epiphyse mit Wachstum in Richtung Gelenkfläche und Metaphyse, oft mit kleinen Verkalkungen und Sklerosierungssaum. Die CT-Untersuchung gibt Aufschluss über die Beteiligung der Wachstumsfuge und Ausdehnung des Chondroblastoms.

Therapie

Der Tumor wird vollständig mit einer Kürettage entfernt, bei schon fast abgeschlossenem Wachstum zusammen mit der Restfuge, um ein Fehlwachstum zu verhindern. Postoperativ erfolgt eine radiologische Dokumentation.

Komplikationen

Bei ausgedehnten Chondroblastomen ist die Rezidivrate sehr hoch. Es kann zu einem Einbruch in die Gelenkfläche kommen.

8.15.7 Solitäre juvenile Knochenzysten

Diese einkammerige Knochenzyste entsteht in der Metaphyse und respektiert die Wachstumsfuge. Das typische Alter liegt bei 8–15 Jahren. Kommt es zu einer pathologischen Fraktur, wird eine Osteosynthese (ESIN) bis zur vollständigen Ausheilung durchgeführt.

Diagnostik

Typische Lokalisationen sind die beiden Metaphysen des Femurs und die proximale Metaphyse des Humerus. Ist der Patient ausgewachsen, wandert die Zyste in die Diaphyse und verknöchert mit der Zeit. Beschwerden treten nur bei pathologischen Frakturen auf. Radiologisch zeigt sich in der Regel eine metaphysäre zentrale Auftreibung mit einer homogenen runden, zentralen Osteolyse bei ausgedünnter Kortikalis. Am Rande besteht eine geringe Sklerosierung (Abb. 8.43).

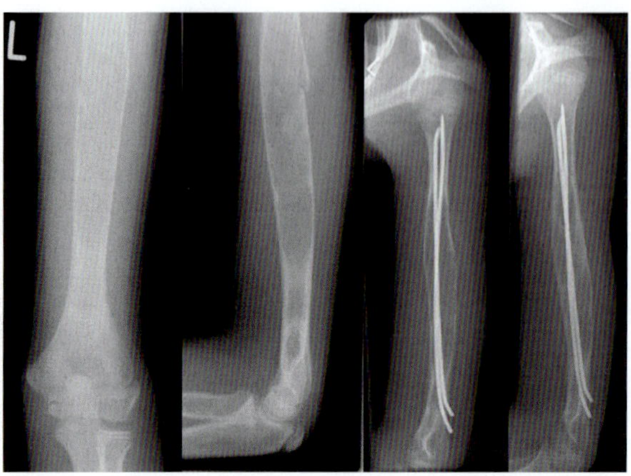

Abb. 8.43: Juvenile Knochenzyste mit typischem „fallen fragment sign“ = frakturierte Knochenzyste mit in der Läsion schwimmendem Fragment: zentral gelegene, scharf begrenzte lytische Läsion, hier in seltener diaphysärer Lokalisation. Verlaufsaufnahmen nach intramedullärer Nagelung.

Therapie

Die Therapie von stabilen Spontanfrakturen kann konservativ erfolgen, allerdings bedarf dies einer langen Ruhigstellung. Um Refrakturen zu vermeiden und um eine rasche Mobilisation zu ermöglichen, ist eine intramedulläre Nagelung (ESIN) sinnvoll. Das Osteosynthesematerial wird bis zur Ausheilung der Zyste belassen und es muss eventuell auf längere Nägel gewechselt werden, wenn der Patient entsprechend wächst.

Kontrollröntgen: postoperativ und nach 3–6 Monaten
Metallentfernung: nach vollständiger Verknöcherung

Komplikationen

Eine maligne Entartung ist nicht bekannt.

8.15.8 Aneurysmatische Knochenzysten

Diese meist solitäre, osteolytische Zyste führt zu einer expansiven Destruktion im Bereich der metaepiphysären Röhrenknochen. Meist fällt sie durch Schmerzen oder erst im Rahmen einer pathologischen Fraktur auf.

Diagnostik

Typischerweise tritt die aneurysmatische Zyste im jugendlichen Alter im Bereich der langen Röhrenknochen auf, aber auch Wirbelkörper und das Becken können betroffen sein. Die osteolytische Gewebsdysplasie bildet eine kavernöse Zyste aus, die sich mit Blut füllt. Radiologisch zeigt sich eine exzentrische, mehrkammerige, osteolytische Zyste mit aufgetriebener, sehr dünner Kortikalis (Abb. 8.44). Am Rande zeigen sich reaktive periostale Knochenneu-

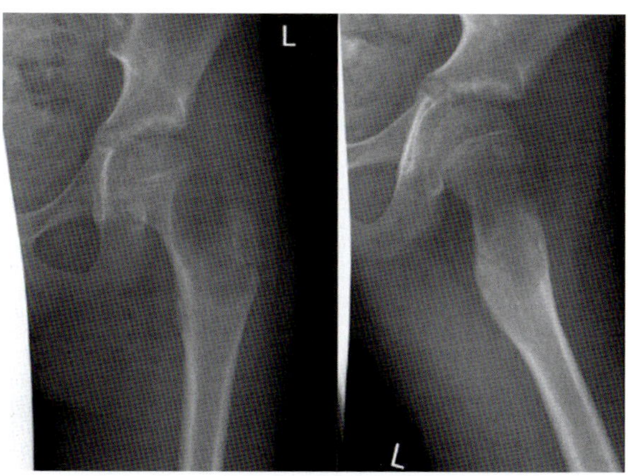

Abb. 8.44: Aneurysmatische Knochenzyste des Schenkelhalses mit lateraler Aufhellungszone, teilweise medialer Randsklerosierung und asymmetrischer Ausdehnung und Ausdünnung der Kortikalis.

bildungen. Die Zyste kann sich bis in die Epiphyse ausdehnen. Wegweisend kann sich eine Spiegelbildung in der Zyste darstellen. Zur Bestimmung der exakten Ausdehnung ist eine CT- oder MRT-Untersuchung notwendig.

Therapie

Unter konservativer Therapie ist meist mit einer Progredienz zu rechnen. Es sollte daher eine operative Therapie mit Kürettage und eventueller Spongiosaauffüllung erfolgen. Anschließend wird in der Regel eine intramedulläre Nagelung zur Stabilisierung durchgeführt.

Kontrollröntgen: postoperativ und nach 3–6 Monaten
Metallentfernung: erst nach vollständiger Ausheilung

Komplikationen

Es kann intraoperativ zu einer erheblichen Blutung aus der Zyste zu kommen.

8.16 Septische Arthritis und akute Osteomyelitis

Die septische Arthritis ist per definitionem eine bakterielle Infektion eines Gelenks, die akute Osteomyelitis eine in aller Regel durch Bakterien verursachte Entzündung des Knochens, pathogenetisch entstehen beide meist hämatogen im Rahmen einer Bakteriämie. Betroffen sind am häufigsten Kinder unter 5 Jahren. Der weitaus häufigste Erreger beider Erkrankungen ist Staphylococcus aureus. Hauptmanifestationen der septischen Arthritis sind Knie- und Hüftgelenke, der akuten Osteomyelitis Femur, Tibia und Fibula. Beide Erkrankungen können, wenn nicht bzw. zu spät erkannt oder unzureichend behandelt zu schwerwiegenden Komplikationen und Langzeitfolgen führen.

8.16.1 Septische Arthritis

Ätiologie und Pathogenese

Gelenkinfektionen können prinzipiell durch Bakterien, Pilze oder Viren verursacht werden. Bakterielle (= septische) Arthritiden sind jedoch weitaus am häufigsten. Die septische Arthritis tritt im Kindesalter wesentlich häufiger auf als in irgendeinem anderen Lebensabschnitt. Die Inzidenz wird mit ca. 5–25 Fällen pro 100 000 Kindern angegeben. Besonders häufig sind dabei Kinder unter 3 Jahren betroffen und Jungen häufiger als Mädchen.

Pathogenetisch können Bakterien auf verschiedenen Wegen ins betroffene Gelenk gelangen: hämatogen, durch direkte Inokulation (z. B. Gelenkinjektionen, perforierende Verletzungen mit verschmutzten Gegenständen) oder per continuitatem ausgehend von einem Infektionsfokus in der Nähe (z. B. einer Osteomyelitis). Die weitaus meisten septischen Arthritiden gehen jedoch auf eine hämatogene Streuung im Rahmen einer Bakteriämie zurück. Die Bakterien lagern sich zunächst an die Synovialmembran an und führen zu einer akuten entzündlichen Reaktion. Von dort aus erlangen sie leicht Zugang zur Synovialflüssigkeit. Durch bakterielle Endotoxine kommt es zur Zytokinausschüttung und zum Fortschreiten der Entzündung, in deren Rahmen Synovia und Kollagenmatrix zerstört werden und die Knorpelsynthese gehemmt wird.

Das Keimspektrum ist teilweise altersabhängig und nicht selten spezifisch für eine bestimmte klinische Situation. Über alle Altersgruppen hinweg ist allerdings Staphylococcus aureus der häufigste Erreger. Der gramnegative Keim Kingella kingae hat vor allem bei Kleinkindern zunehmend an Bedeutung gewonnen. Seltenere Erreger sind u.a. Neisseria gonorrhoeae (v. a. Neugeborene und sexuell aktive Jugendliche), Streptokokken, Haemophilus influenzae (ungeimpfte Kinder) und Salmonella species.

Klinische Symptomatik und Diagnostik

Die klinische Manifestation einer septischen Arthritis variiert abhängig vom Alter des Patienten, Ort der Infektion und dem verursachenden Bakterium. Typischerweise sind Gelenke der unteren Extremität betroffen, am häufigsten Knie- oder Hüftgelenke, in bis zu 10 % der Fälle auch mehrere Gelenke.

Die klinische Evaluation eines Kindes mit Gelenkschmerzen ohne Hinweis auf ein stattgehabtes Trauma und Verdacht auf eine septische Arthritis sollte rasch erfolgen und neben dem allgemein pädiatrischen Status (Infektfokussuche) den kompletten Gelenkstatus, den ausführlichen Lokalstatus und auch eine Ganganalyse umfassen. Kinder mit septischer Arthritis haben in der Regel Fieber und ein allgemeines Krankheitsgefühl bzw. einen reduzierten Allgemeinzustand. Lokale klinische Zeichen können gering ausgeprägt sein. Schmerzen bei aktiver oder passiver Bewegung des betroffenen Gelenks sind meist das Leitsymptom. In der Regel zeigt sich eine Schmerzprogredienz im Verlauf, teilweise wachen die Kinder aufgrund der Schmerzen in der Nacht auf. Sie zeigen oft ein auffälliges Gangbild/Bewegungsmuster oder belasten gar nicht mehr. Bei Coxarthritis findet sich z. B. häufig im Sinne einer Schonhaltung das betroffene Hüftgelenk in geringgradiger Flexions-, Außenrotations- und Abduktionsstellung. Hinzukommen ggf. Rötung, Schwellung und Überwärmung des betroffenen Gelenks. Wichtig zu bemerken ist, dass insbesondere bei Kleinkindern die angegebene Schmerzlokalisation nicht unbedingt auch der Lokalisation der Pathologie entspricht (z. B. Angabe von Bauchschmerzen oder Knieschmerzen bei Coxarthritis), eine sorgfältige und geduldige klinische Evaluation durch einen erfahrenen Untersucher ist hier besonders wichtig!

Zur diagnostischen Abklärung gehört eine Laboranalyse mit Blutbild (inkl. Differenzialblutbild), CrP, Blutkörperchensenkungsgeschwindigkeit (BKS) und Blutkulturen. Insbesondere CrP und BKS haben eine hohe Sensitivität. Bildgebend sollte eine Sonographie mit der Frage nach Gelenkerguss und subperiostalem Abszess erfolgen sowie vor allem zur differenzialdiagnostischen Abklärung (Fraktur, Osteomyelitis, maligner Prozess, Epiphyseolysis capitis femoris, M. Perthes etc.) ein konventionelles Röntgenbild in zwei Ebenen.

Besteht nach entsprechender Evaluation weiterhin der Verdacht auf eine septische Arthritis und gleichzeitig ein Gelenkerguss, sollte ohne weitere Verzögerung eine Gelenkpunktion unter aseptischen Bedingungen erfolgen. Untersucht werden im Punktat Zellzahl, Gramfärbung, anaerobes und aerobes Keimwachstum, Protein und Glukose (ggf. zusätzlich PCR-Diagnostik). Eine Leukozytenzahl von ≥50 000/l und >90 % polymorphkernige Zellen ist suggestiv für eine septische Arthritis.

Tabelle 8.3: Diagnostische Kriterien einer septischen Coxarthritis: Sie gilt als wahrscheinlich, wenn 4 oder mehr der folgenden Parameter zutreffen.

Fieber ≥ 38,5 °C
Belastungsverweigerung oder Schonung
Leukozytenzahl im Blut >12 000/l
BKS >20 (–40) mm/h
CrP >20 mg/l
Gelenkerguss

Das MRT hat in der Primärdiagnostik meist keinen vorrangigen Stellenwert, führt jedoch bei unauffälligem Gelenkpunktat und/oder bestehendem Verdacht auf Osteomyelitis, M. Perthes im Frühstadium, Wirbelsäulenpathologie oder Knochentumor letztlich häufig zur Diagnosestellung.

Die Liste der Differenzialdiagnosen ist lang und ebenfalls abhängig von Alter und Lokalisation der Symptomatik. Infrage kommen andere infektiöse oder nicht infektiöse Arthritiden (z. B. reaktive Arthritiden, juvenile Polyarthritis, Borreliose, perforierendes Trauma), andere Infektionen (z. B. Osteomyelitis, Myositis, Fasziitis, Bursitis) oder andere Ursachen von Gelenkschmerzen (z. B. Stressfrakturen, aseptische Knochennekrosen (z. B. Morbus Perthes, Morbus Osgood-Schlatter), Epiphyseolysis capitis femoris). Die Abgrenzung erleichtern können mögliche Begleitsymptome wie Morgensteifigkeit oder Beteiligung mehrerer Gelenke (juvenile Polyarthritis), Inkontinenz und/oder Schwäche der unteren Extremität (Tumoren des Beckens), Rückenschmerzen und/oder Unfähigkeit zu Sitzen (Diszitis/Spondylodiszitis). Kürzlich abgelaufene virale oder Streptokokken-Infektionen oder eine kürzliche Antibiotikaeinnahme lassen eher an eine postinfektiöse (reaktive) Arthritis, Myositis oder durch Immunkomplexe vermittelte Erkrankungen (z. B. Purpura Schönlein-Henoch, Serumkrankheit, Sichelzellanämie) denken. Bei vorbestehender Hypothyreose, Panhypopituitarismus oder Hypogonadismus besteht ein erhöhtes Risiko für die Entwicklung einer Epiphyseolysis capitis femoris. Insbesondere bei Bauchschmerzen und/oder auf die Leistenregion projizierten Schmerzen muss auch an Appendizitis, Psoas-Abszess oder eine Hodentorsion gedacht werden.

Therapie

Eine entsprechend hohe Zellzahl im Punktat macht die Diagnose einer septischen Arthritis zusammen mit der klinischen Beurteilung sehr wahrscheinlich, bestätigt wird sie durch den direkten Erregernachweis, der jedoch nicht immer gelingt. Der dringende Verdacht auf eine septische Arthritis erfordert immer eine raschen Behandlungsbeginn unmittelbar nach der Gewinnung von Gelenkpunktat und Blutkulturen noch vor Erhalt der mikrobiologischen Resultate aufgrund der möglicherweise schwerwiegenden Spätfolgen eines verzögerten oder versäumten Behandlungsbeginns.

Vorrangige Behandlungsziele sind die möglichst rasche Sterilisation und Dekompression des Gelenks sowie die Entfernung von inflammatorischem Detritus aus dem Gelenk, um einerseits Schmerzen zu lindern und andererseits eine Deformierung und dauerhafte funktionelle Beeinträchtigungen zu verhindern. Die Hauptpfeiler der Behandlung sind deshalb die chirurgische Drainage und Gelenkspülung und die antibiotische Therapie. Leider fehlen große randomisierte Studien, sodass die Art der Drainage, die Wahl des Antibiotikums sowie die Dauer der Behandlung kontrovers diskutiert werden. Bei makroskopisch eitrigem Punktat, wird eine Spülung des Gelenks definitiv empfohlen. Bei unzureichender klinischer Besserung und erneutem Erguss im Gelenk nach 2–3 Tagen ist erneute Spülung, ggf. über eine Arthrotomie oder Arthroskopie großzügig zu indizieren. Initial wird empirisch intravenös antibiotisch behandelt (z. B. mit Flucloxacillin für Kinder > 3 Monate bzw. Amoxicillin mit Clavulansäure bei negativem Haemophilus-influenza-Impfstatus sowie in Kombination mit Gentamycin bei Kindern < 3 Monaten), anschließend nach Erhalt der Kulturresultate ggf. erregergerecht modifiziert. Ebenfalls ist im Verlauf bei gutem Therapieansprechen eine Umstellung auf eine orale Applikation möglich. Die Gesamtdauer der antibiotischen Therapie umfasst mindestens 2 Wochen. Eine intraartikuläre Verabreichung des Antibiotikums ist generell nicht notwendig. Adjuvant werden in der Regel nicht steroidale Antirheumatika und eine Ruhigstellung des betroffenen Gelenks zur Analgesie durchgeführt. Die Ruhigstellung kann und soll aufgehoben werden, sobald der Patient schmerzfrei ist.

Prognose

Früharthrose und funktionelle Beeinträchtigungen (z. B. Subluxationen, Bewegungseinschränkung, Wachstumsstörungen) infolge einer versäumten oder verzögerten Diagnosestellung oder unzureichenden Behandlung können schwerwiegende, lebenslange Folgen sein, insbesondere da häufig große, körpergewichttragende Gelenke betroffen sind. Wird die septische Arthritis hingegen früh genug erkannt und korrekt therapiert, sind Spätfolgen in deutlicher geringerer Anzahl zu erwarten. Am häufigsten werden Komplikationen nach septischer Coxarthritis beobachtet.

8.16.2 Akute Osteomyelitis

Ätiologie und Pathogenese

Eine Osteomyelitis ist eine in der Regel bakterielle Entzündung des Knochens. Die Mikroorganismen gelangen meist auf hämatogenem Wege in den Knochen. Wesentlich seltener im Kindesalter, jedoch ebenso möglich, ist die Entstehung über eine direkte Inokulation (traumatisch oder chirurgisch) oder per continuitatem ausgehend z. B. von Zähnen oder Kieferhöhlen. Risikofaktoren für eine nicht hämatogene Osteomyelitis sind offene Frakturen, die chirurgisch versorgt werden müssen sowie das Vorhandensein von Knochenimplantaten.

Die Inzidenzen für hämatogene Osteomyelitiden variieren in verschiedenen Ländern sehr stark und schwanken zwischen 1 : 400 und 1 : 30 000. Am häufigsten sind Menschen in den ersten zwei Lebensdekaden betroffen, etwa 25 % sind unter zwei Jahren, über 50 % unter fünf Jahren alt. Das Geschlechterverhältnis liegt bei Jungen : Mädchen = 2 : 1.

Risikofaktoren für eine hämatogene Osteomyelitis sind u.a. Immundefekte, Sichelzellanämie, Sepsis und vorhandene zentral venöse Katheter. Bei Neonaten, die selten betroffen sind, gelten Frühgeburtlichkeit, Hautinfektionen, zentral venöse Katheter und eine komplikative Geburt ebenfalls als Risikofaktoren.

Aus der Blutbahn heraus (Bakteriämie) kommt es zu Anlagerung der Bakterien primär meist in der Metaphyse. Das Wachstum der Mikroorganismen wird dort begünstigt durch das Fehlen phagozytosefähiger Zellen. Im Knochenmark entwickelt sich eine Cellulitis, die ohne Therapie fortschreitet und zu einer Nekrose von kortikalem Knochen und Knochenmark führt. Solche Zonen avitalen Knochens werden als Sequester bezeichnet. Insbesondere bei Neonaten mit sehr dünner Kortikalis und noch lose aufliegendem Periost kann die Infektion häufig auch auf die umliegenden Weichteile übertreten. Beim älteren Säugling und Kleinkind ist dies zunehmend seltener der Fall, jedoch zeigen sich hier häufiger subperiostale Abszesse und ein Weichteilödem. Im Alter zwischen 8 und 18 Monaten verknöchern die Epiphysen zunehmend, gleichzeitig atrophieren die bisher die Epiphyse perforierenden metaphysären Kapillaren. Daher ist ab diesem Alter ein Übergreifen der Osteomyelitis auf das Gelenk nur noch möglich, wenn die Metaphyse intrakapsulär liegt. Dies ist am proximalen Humerus und proximalen Femur der Fall.

Der weitaus häufigste Erreger der hämatogenen Osteomyelitis ist Staphylococcus aureus, seltener sind z. B. Streptokokken der Gruppen A und B, Escherichia coli und Kingella kingae.

Klinische Symptomatik und Diagnostik

Üblicherweise tritt eine akute hämatogene Osteomyelitis nur an einem Ort auf. Röhrenknochen sind deutlich häufiger (80 %) betroffen, meist die schnell wachsenden Metaphysen. Gut die Hälfte der Osteomyelitiden betreffen Femur, Tibia oder Fibula. Von den platten Knochen sind am häufigsten der Calcaneus und das Becken betroffen. Ist die Wirbelsäule betroffen, spricht man je nach Beteiligung von Wirbelkörper und/oder des Zwischenwirbelraums von Spondylitis bzw. Spondylodiszitis.

Die Symptomatik einer akuten hämatogenen Osteomyelitis entwickelt sich in der Regel graduell über mehrere Tage bis zu einer Woche. Initial können dies unspezifische Symptome (Fieber, Krankheitsgefühl) sein in Assoziation mit der Bakteriämie. Sobald die Infektion sich im beteiligten Knochen etabliert hat, kommt es häufig zu Schmerzen bei Bewegung, Schonhaltung, Schwellung, Überwärmung und Rötung lokal.

Es besteht typischerweise eine Leukozytose, Erhöhung der BKS und des CrPs, diese Parameter sind jedoch alle unspezifisch. Zusätzlich sollten Blutkulturen asserviert werden. Ein konventionelles Röntgenbild in zwei Ebenen mit der spezifischen Frage nach Osteolysen oder Periostabhebung ist notwendig, auch wenn es im Frühstadium (< 10–21 Tage) meist noch keine wirklich destruktiven Veränderungen zeigt. Zur Abgrenzung möglicher Differenzialdiagnosen

(z. B. Frakturen, Knochentumoren, aseptische Knochennekrosen) ist es jedoch hilfreich. Bei Mitbeteiligung eines Gelenks und zur Festlegung des weiteren Procederes ist eine Sonographie mit der Frage nach Gelenkerguss ebenfalls sinnvoll. Zudem ist die Unterscheidung zwischen gelenknaher Osteomyelitis und septischer Arthritis mit Erguss oft klinisch nicht möglich. Die Diagnose einer hämatogenen Osteomyelitis und die Präzisierung der Ausdehnung erfolgt letztlich in der Regel im MRT mit Kontrastmittel mit einer hohen Sensitivität.

Eine subakute Osteomyelitis betrifft häufig Adoleszente und ist mit einer längeren Symptomdauer von Wochen bis Monaten assoziiert. Die Schmerzen sind häufig weniger ausgeprägt und das Fieber niedriger oder fehlt ganz. Eine chronische Osteomyelitis liegt vor, wenn Symptome und Zeichen der Inflammation seit mindestens zwei Wochen bestehen und radiologisch bereits devitalisierter Knochen nachweisbar ist.

Therapie

Im Falle eines Gelenkergusses oder eines subperiostalen Abszesses sollte unbedingt Material zur Erregerisolierung noch vor Beginn der antibiotischen Therapie gewonnen werden. In allen anderen Fällen gilt, dass bei hochgradigem klinischen Verdacht auf eine akute Osteomyelitis umgehend eine antibiotische Therapie eingeleitet werden sollte, im Zweifel noch bevor die Diagnose gesichert ist. Die dafür notwendige MRT kann dann je nach Verfügbarkeit auch erst in den folgenden 24–48 Stunden durchgeführt werden.

Bis zum Erhalt der mikrobiologischen Untersuchungsergebnisse, die nicht immer einen Erregernachweis bringen, sollte empirisch antibiotisch behandelt werden. Anschließend kann ggf. eine erregergerechte Umstellung erfolgen. Die Gesamtdauer der antibiotischen Therapie sollte mindestens 4 Wochen betragen und initial immer parenteral erfolgen. Die infrage kommenden Antibiotika entsprechen denen bei septischer Arthritis (siehe 8.16.1). Adjuvant sollten auch hier nicht steroidale Antirheumatika verabreicht und zur Analgesie die betroffene Extremität ruhiggestellt werden. Die Immobilisation kann aufgehoben werden, wenn der Patient schmerzfrei ist, außer der betroffene Knochen ist instabil (große Osteolysen) oder die Wirbelsäule ist betroffen.

Indikationen zur chirurgischen Therapie als notwendige Ergänzung zur antimikrobiellen Behandlung sind subperiostale oder Weichteilabszesse sowie Sequester, die ausgeräumt werden sollten.

Der Therapieerfolg sollte mittels klinischer (Schmerzen, Beweglichkeit, Fieber) und laborchemischer Verlaufskontrollen (CrP, Leukozyten) sowie einer konventionellen Röntgenaufnahme nach 10–14 Tagen monitorisiert werden. Zu erwarten ist eine deutliche Besserung der Symptomatik innerhalb von wenigen Tagen.

Prognose

Dank gut wirksamer Antibiotikaregime und ggf. chirurgischer Maßnahmen hat die akute Osteomyelitis heutzutage eine gute Prognose. Komplikationen wie pathologische Frakturen und Wachstumsstörungen können jedoch vorkommen.

9 Pädiatrische Thoraxchirurgie

9.1 Brustwanddeformitäten

Die wichtigsten angeborenen Brustwanddeformitäten sind in abnehmender Häufigkeit die Trichterbrust, Kiel- oder Hühnerbrust, das Poland-Syndrom und die Sternumspalten oder -defekte. Viele Thoraxwanddeformitäten werden bei Geburt erkannt, ein Fünftel der Trichter- und Kielbrustdeformitäten sowie deren Mischformen treten erst im Laufe des Wachstums deutlicher hervor.

9.1.1 Trichterbrust (Pectus excavatum)

Ätiologie und Pathogenese

Bei der Trichterbrust (Synonyme: Pectus excavatum, funnel chest, thorax en entonnoir) sind das distale Sternum und die angrenzenden Rippenknorpel trichterförmig in die Thoraxhöhle verlagert. Sie ist mit 88 % die häufigste angeborene Brustwanddeformität. Die Inzidenz liegt bei etwa 0,5–2 % aller Kinder oder 4–8 auf 1000 Lebendgeburten mit eindeutiger Knabenwendigkeit. Die Ursache ist unklar, vermutet wird eine sternokostale Dysplasie mit konsekutiver Wandschwäche. In einigen Fällen besteht eine familiäre Häufung mit dominantem Erbgang, in anderen Fällen Assoziationen zu weiteren Missbildungen (Vitium cordis, Poland-Syndrom, Marfan-Syndrom, Ehlers-Danlos-Syndrom und Skoliosen der Wirbelsäule).

Klinische Symptomatik und Diagnostik

In der Regel sind Patienten mit einer Trichterbrust im frühen Kindesalter asymptomatisch. Klinisch imponiert die Trichterbildung der vorderen Brustwand in unterschiedlicher Ausprägung (asymmetrisch/symmetrisch) und Tiefe, begleitet von einer Kyphoskoliose in einem Fünftel der Fälle. Die Patienten weisen häufig einen asthenischen Habitus auf. Insbesondere im frühen Kindesalter bei noch nachgiebiger Brustwand sind paradoxe Atembewegungen, d.h. eine Einziehung der vorderen Thoraxwand bei Inspiration, zu beobachten. Untersuchungen zu möglichen kardiopulmonalen Veränderungen bei betroffenen Patienten infolge der Brustwanddeformität zeigten keine klinische Relevanz.

Mit zunehmender körperlicher und geistiger Reife realisieren viele Jugendliche einen körperlichen Makel, berichten über Atemnot bei körperlicher Aktivität und beginnen diese zu meiden. Daraus entwickelt sich nicht selten ein Teufelskreis aus mangelndem Training des Bewegungsapparates mit zunehmender Schwächung der Brustmuskulatur und deutlicher werdendem Trichter. Aus dem als minderwertig empfundenen Selbstbild mit Vermeiden von körperlicher Aktivität in Gemeinschaften (insbesondere Meidung des Entblößens des Oberkörpers) können schwerwiegende psychische Beeinträchtigungen resultieren.

Der Befund sollte systematisch beschrieben und fotodokumentiert werden. An präoperativer Diagnostik hat sich zum Ausschluss begleitender Herzfehler die Durchführung eines EKGs und Echokardiogramms bewährt. Eine Röntgen-Thorax-Aufnahme in zwei Ebenen kann die Abweichung des Herzschattens, eine Skoliose der Brustwirbelsäule und das Ausmaß der Trichtertiefe nachweisen. Die Bedeutung einer präoperativen Lungenfunktionsuntersuchung besteht vor allem in der Erkennung und Behandlung obstruktiver Lungenerkrankungen. Eine Computertomographie (Abb. 9.1) des Thorax mit Berechnung des CT-Indexes nach *Haller*, der sich aus dem Quotienten aus transversalem und sagittalem Thoraxdurchmesser ergibt (Normwert <3,25), erlaubt eine Objektivierung des Befundes und eine Quantifizierung des Ausgangswertes und weist Thoraxasymmetrien, Sternumtorsionen und Atelektasen nach.

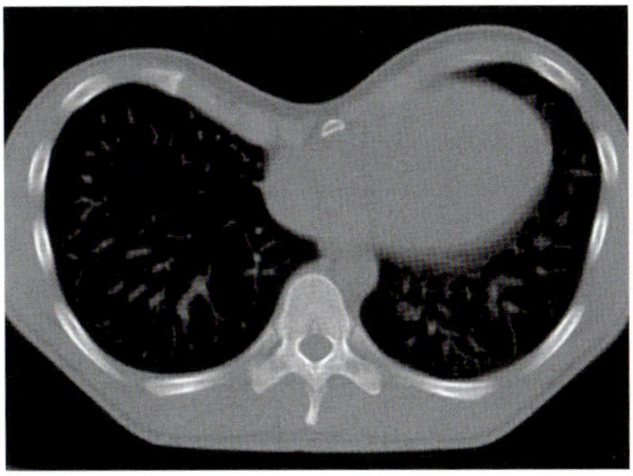

Abb. 9.1: Computertomographie des Thorax bei Trichterbrust (Knochenfenster): ausgeprägte Verminderung des Sagittaldurchmessers der Lunge und Rotation des Sternums bei Trichterbrust.

Therapie

Körperliches Training zum gezielten Muskelaufbau der vorderen Brustwand und Verbesserung der Körperspannung bzw. -haltung ist immer sinnvoll und führt, insbesondere bei geringgradig ausgeprägten Trichterbrustdeformitäten, unter Umständen bereits zu einem ästhetisch ansprechenden Ergebnis. Einige Zentren berichten über den erfolgreichen Einsatz einer Saugglockentherapie, die auch unterstützend oder vorbereitend zu minimalinvasiven Verfahren eingesetzt werden kann.

Bei schweren Deformitäten reichen die psychische Beeinträchtigung durch den körperlichen Makel, die negativen Umgebungsreaktionen und das daraus resultierende verminderte Selbstwertgefühl für die Indikation zur operativen Brustwandkorrektur aus. Die Einsichtsfähigkeit des Patienten sollte geprüft und die Tragweite der oft ausschließlich kosmetisch indizierten Operation mit Eltern und Patienten ausführlich besprochen werden.

Die Indikationsstellung zur Operation und die Technik der Trichterbrustkorrektur haben sich in den letzten 20 Jahren stark gewandelt. Zunehmend werden offene Verfahren, bei denen Sternum und Rippenknorpel durchtrennt werden, zugunsten minimalinvasiver Methoden verlassen.

☐ Minimalinvasive Technik

Die minimalinvasive Technik nach *Nuss* eignet sich besonders bei Patienten jüngeren Alters (optimal 8 bis 14 Jahre) und altersbedingt flexibler Thoraxwand mit symmetrisch tiefer Trichterbrust. Hier wird eine innere Brustwandfixation mithilfe eines starren U-förmigen Metallbügels (pectus bar) vorgenommen. Dieser wird, durch eine bilaterale Thoraxwandinzision thorakoskopisch kontrolliert, konkav eingeführt und intraoperativ um 180° gedreht. Der präoperativ individuell vorgeformte Bügel liegt nun konvex in einem substernalen Tunnel zwischen Sternumhinterwand und Pleura bzw. Perikard und führt zu einer Elevation des Sternums. Ein oder zwei lateral stabilisierende Platten verhindern ein Verkippen des Bügels und halten die gewünschte Position. Eine Thoraxdrainage ist nicht zwingend notwendig. Nach suffizienter postoperativer Schmerztherapie in den ersten postoperativen Tagen kann der Patient meist nach 5 bis 7 Tagen aus der stationären Behandlung entlassen werden. Der Bügel sollte nach 2 bis 4 Jahren wieder entfernt werden, wenn sich der Thorax modelliert hat. Die Ergebnisse minimalinvasiv korrigierter Trichterbrustdeformitäten sind häufig sehr gut bei hoher Patientenzufriedenheit, allerdings stehen Langzeitergebnisse noch aus. Über Frühkomplikationen durch intraoperative Probleme (Blutung, Pneumothorax und kardiale Perforation) wird berichtet. Im weiteren Verlauf werden an Spätkomplikationen gelegentlich Dislokationen, Infektionen oder Sero-/Hämatothoraces beobachtet, ein Sportverbot bis ca. 12 Wochen postoperativ soll dieses vermeiden helfen. Zu beachten ist, dass eine suffiziente Herzdruckmassage für die Dauer des Tragens des Implantates nicht möglich ist. Die Rezidivrate nach Nuss-Operation wird als gering angegeben und wird in einer Vielzahl der Fälle durch eine zu frühzeitige Materialentfernung verursacht.

□ Offene Technik

Die offenen Verfahren der Thorakoplastik eignen sich vor allem für ältere Kinder und Jugendliche mit abgeschlossenem Wachstum und/oder asymmetrischer Trichterbrust oder Mischformen. Es gibt zahlreiche Verfahren, bei denen über eine submammäre transversale Inzision oder einen thorakalen Längsschnitt nach Mobilisierung der Muskulatur das Xiphoid durchtrennt und das Perichondrium unter Schonung der Pleura eröffnet wird. Das Sternum und die Rippenknorpelpaare werden durchtrennt. Die knöchernen Anteile können nun angehoben und entweder mit Metallspangen (nach *Rehbein*) oder nur mit dem Weichteilmantel (nach *Ravitch*) in Korrektur gehalten werden. Die offenen Operationsverfahren führen aufgrund der Zugangswege zum knöchernen Thorax zu einem höheren Weichteiltrauma und einem ausgeprägteren Narbenbild verglichen mit der minimalinvasiven Methode, können aber auch komplexe Deformitäten suffizient ausgleichen. In der Regel wird das Operationsergebnis mittels diverser Metallimplantate fixiert, die in einer Nachfolgeoperation analog zum minimalinvasiven Verfahren entfernt werden müssen. Der Stellenwert bioresorbierbarer Materialien, die keine Materialentfernung erfordern, ist derzeit noch gering. Die konventionelle offene Thorakoplastik weist unbefriedigende ästhetische Resultate in ca. 10 % der Fälle auf, die Rezidivrate beträgt nach unterschiedlichen Quellenangaben ca. 2–5 %.

Prognose

Eine Spontanheilung einer Trichterbrust ist nicht zu erwarten. Ein milder Trichter im Kleinkindesalter kann sich mit dem pubertären Wachstumsschub zu einer ausgeprägten tiefen Trichterbrustdeformität entwickeln und führt dann häufig erstmals zur chirurgischen Konsultation.

9.1.2 Kielbrust (Pectus carinatum)

Ätiologie und klinische Symptomatik

Eine Kielbrust (Synonyme: Hühnerbrust, Pectus carinatum) weisen ca. 5 % der Patienten mit Brustwanddeformität auf. Die Ätiologie ist bisher unklar, es besteht jedoch eine genetische Prädisposition und eine familiäre Häufung. Jungen sind häufiger betroffen, die Deformität wird in der Regel postpubertär deutlicher. Die Kielbrust ist durch ein kielförmiges Vorspringen des Manubrium sterni gekennzeichnet. Es existieren auch Mischformen mit kombinierter Trichterbrust.

Diagnostik und Therapie

Bildgebende Verfahren wie die Röntgenaufnahme oder das CT des Thorax dienen der Planung der operativen Therapie. Die offene Thorakoplastik beinhaltet analog der oben beschriebenen Methoden nach *Ravitch* und *Rehbein* die Resektion der sternalen Rippenknorpel und bei Bedarf die Keilosteotomie des Sternums und sollte zu Gewährleistung des Operationsergebnisses nach Abschluss des Wachstumsalters durchgeführt werden, da dann die Rezidivrate reduziert werden kann.

Prognose

Die Prognose der wenigen Zentren vorbehaltenen Korrekturoperation ist sehr gut.

9.1.3 Poland-Syndrom

Ätiologie, Pathogenese und klinische Symptomatik

Das Poland-Syndrom ist eine sporadisch auftretende Fehlbildung mit einer Inzidenz von 1 : 30 000 Lebendgeburten und zeigt eine Knabenwendigkeit. Es scheint keine genetische Ursache vorzuliegen, obwohl gelegentlich auch eine familiäre Häufung beobachtet werden kann. Obligat ist die einseitige Aplasie oder Hypoplasie des Musculus pectoralis major in wechselnder Kombination und unterschiedlicher Ausprägung von Missbildungen der gleichseitigen oberen Extremität (z. B. Syn- oder Brachydaktylien), der Brustdrüse und/oder der Brustwand. Die Behaarung der Axilla und die subkutane Fettschicht der betroffenen Seite (überwiegend rechts) können fehlen.

Diagnostik und Therapie

Zur genauen Befundanalyse der knöchernen Thoraxwandstrukturen und der Weichteile wird vor einer geplanten Rekonstruktion eine CT und eine MRT (Brustdrüse) durchgeführt. Da in der Regel keine Funktionseinbußen des betroffenen Armes bestehen, sollte eine operative plastische Korrektur elektiv erfolgen. Einheitliche Therapieempfehlungen können bei der hohen Variationsbreite der Fehlbildung nicht gegeben werden. Ein Brustwandaufbau (z. B. durch einen gestielten Musculus-latissimus-dorsi-Lappen und/oder autologem Knochen zum Ersatz fehlender Rippen) sollte vor dem Einsatz von Prothesen erfolgen. Zeitpunkt und Art der operativen Korrektur hängen jedoch stark vom Einzelfall ab.

Prognose

Ein zur Gegenseite identisches Korrekturergebnis ist nur sehr selten zu erzielen.

9.1.4 Sternumdefekte

Ätiologie und Pathogenese

Sternumspalten (Fissura sterni) gehören zu den seltenen Fehlbildungen. Es sind Mittelliniendefekte des oberen Brustkorbs, die durch eine Vereinigungsfehlbildung der Sternalleiste entstehen und unterschiedliche Ausprägungen aufweisen können (von der partiellen oberen oder unteren Sternumspalte bis zur sehr seltenen totalen oder kompletten Sternumspalte mit Ectopia cordis).

Klinische Symptomatik, Diagnostik

Die verminderte Stabilität der Thoraxwand führt häufig zur paradoxen Brustwandbeweglichkeit und Minderbelüftung der Lunge. Durch Pendelbewegungen des Herzens und der großen Gefäße können hämodynamische Probleme mit Zyanose, Tachydyspnoe und pulmonaler Minderperfusion auftreten. Assoziierte Fehlbildungen kommen vor, so z. B. die Cantrell-Pentalogie mit ventraler Zwerchfellhernie, Sternumspalte, Ectopia cordis, Vitium cordis und Laparoschisis.

Die partielle Sternumspalte, im kranialen Anteil des Sternums gelegen, ist prognostisch günstiger und tritt in 4/5 der Fälle auf. Das Herz liegt orthotop und die darüber liegende Haut ist intakt. Klinisch sieht man die Vorwölbung im Spaltbereich, sichtbare Herzpulsationen und paradoxe Atembewegungen. Ein Ausschluss von Begleitfehlbildungen erfolgt mittels entsprechender bildgebender Diagnostik (z. B. Röntgenaufnahme des Thorax, Babygramm) und insbesondere eine kardiologische Diagnostik mit EKG und Echokardiogramm sollten der elektiven Korrekturoperation vorausgehen.

Therapie

Der Operationszeitpunkt ist dringlich und liegt in der Neonatalzeit, wenn der Thorax eine höhere Elastizität aufweist. Über eine Mittellinieninzision werden nach Mobilisation der Muskulatur und Darstellung der lateralen Sternalleisten die Rippen schräg angeschnitten und über nicht resorbierbare Nähte adaptiert.

Prognose

Thorakale Mittelliniendefekte treten in einer hohen Variabilität auf. Die seltenen Sternumdefekte weisen nach operativer Korrektur in der Regel eine normale Überlebensrate auf. Der chirurgische Eingriff bei partieller kranialer Sternumspalte ist in der Regel sehr erfolgreich. Limitierender Faktor bei Sternumdefekten ist das mögliche Vorliegen von kardialen Begleitfehlbildungen (z. B. Fallot-Tetralogie, Pulmonalarterienstenose).

Dagegen hat die Ectopia cordis eine sehr schlechte Prognose mit geringen Überlebensraten, insbesondere aufgrund der häufig vorliegenden assoziierten Fehlbildungen des zentralen Nervensystems.

9.2 Bronchopulmonale Malformationen

9.2.1 Zystische Malformationen

Zu den zystischen Malformationen gehören die kongenitalen Lungenzysten, die kongenitale zystische adenomatoide Malformation und das lobäre Emphysem.

Ätiologie und Pathogenese

Zystische Lungenfehlbildungen kommen in verschiedenen Formen vor. *Kongenitale bronchogene Lungenzysten* stellen sich solitär, multipel oder kombiniert mit soliden Raumforderungen dar. Daher reicht die klinische Symptomatik von jahrelanger Symptomlosigkeit bis zum akuten Atemnotsyndrom des Neugeborenen. Postnatal sind die Zysten flüssigkeitsgefüllt. Finden sie Anschluss an das Tracheobronchialsystem, füllen sie sich mit Luft und weisen eine Größenzunahme auf. Analog zur histologischen Struktur der Zysten wird zwischen bronchiolären und alveolären Lungenzysten differenziert. Am häufigsten sind bronchiale oder bronchogene Zysten, die einen bronchialen Wandaufbau zeigen. Sie gehen entweder extrapulmonal von der Trachea oder den Stammbronchien aus oder liegen intrapulmonal in Hilusnähe.

Die *kongenitale zystische adenomatoide Malformation (CCAM)* ist eine rare Entität und durch eine Fehlbildung der terminalen Bronchioli gekennzeichnet. Man differenziert 5 Typen nach *Stocker* gemäß ihren histopathomorphologischen Kriterien (solide, mikrozystisch, makrozystisch, azinär und peripher zystisch). Bei der soliden, mikro- und makrozystischen Form sind die terminalen Bronchien zystisch umgewandelt und es besteht eine adenomatoide Vermehrung von terminalem respiratorischem Gewebe mit polypösem Mukosawachstum. Die azinäre Form ist durch eine mangelnde Differenzierung der Alveolen gekennzeichnet und i.d.R. mit dem Leben nicht vereinbar. Der peripher zystische Typ soll eine Assoziation mit dem pleuropulmonalen Blastom, einem seltenen malignen pulmonalen Primärtumor des Kindealters, aufweisen. Für alle Formen der CCAM wird ein erhöhtes Entartungsrisiko (Entwicklung von pulmonalen Adenokarzinomen) postuliert.

Das *lobäre Emphysem* ist durch die angeborene Überblähung einer oder mehrerer Lungenlappen gekennzeichnet. Meist ist der linke Oberlappen (42 %), gefolgt vom rechten Ober- (21 %) und Mittellappen (35 %) betroffen. Die Unterlappen erkranken praktisch nie. Ursächlich ist eine Variante der Bronchomalazie mit angeborener lokalisierter Dysplasie der Bronchialknorpel mit Luftansammlung distal des Defektes, welche zu einem Ventilmechanismus führen kann. Jungen sind im Vergleich zu Mädchen von dieser Fehlbildung dreimal häufiger betroffen.

Klinische Symptomatik und Diagnostik

Solitäre isolierte bronchogene Zysten können jahrelang asymptomatisch sein. Meist werden Lungenzysten im Rahmen einer bakteriellen Superinfektion mit Fieber im Rahmen der radiologischen Diagnostik erstdiagnostiziert. Konsekutiv entsteht häufig ein hyperreagibles Bronchialsystem. Seltener fallen die Patienten durch eine Verdrängungssymptomatik mit Dyspnoe, rezidivierendem Husten und Zyanoseanfällen auf. Auskultation und klinische Untersuchung ergeben oft keine sicheren Hinweise, bei der Perkussion großer Zysten kann ein hypersonorer Klopfschall auffallen. Bildgebende Verfahren wie die Röntgenaufnahme des Thorax und ggf. das CT des Thorax sind unerlässlich (Abb. 9.2). Im Röntgenbild kann dann die Verschiebung des Mediastinums zur gesunden Seite und ggf. ein manchmal flüssigkeitsgefüllter Ringschatten dargestellt werden. Das CT dient der genauen anatomischen Zuordnung der Fehlbildung und der operativen Planung. Eine Bronchoskopie gibt Aufschluss über einen Anschluss der Zyste an das Tracheobronchialsystem und kann in der Operationsvorbereitung hilfreich sein. Differenzialdiagnostisch sollte man die Möglichkeit erworbener Zysten oder Bronchiektasen in Rahmen bakterieller Infektionen durch z. B. Staphylokokken in Erwägung ziehen.

Kinder mit kongenitaler zystischer Malformation (CCAM) werden heute meist schon pränatal in der 20.–25.SSW durch einen auffälligen intrathorakalen sonomorphologischen Befund mit echoreichen zystischen Raumforderungen unterschiedlicher Größe diagnostiziert. Die postnatale Klinik reicht je nach Ausprägung von Symptomlosigkeit bis zur passageren respiratorischen Anpassungsstörung oder schweren Asphyxie. Das initiale Röntgenbild des Thorax kann demzufolge unauffällig sein oder Areale mit bullösen Aufhellungen mit oder ohne Mediastinalshift aufweisen. Bei respiratorisch stabilem Patienten und fehlender raumfordernder Wirkung kann der Zeitpunkt der operativen Therapie elektiv gewählt werden. Ein Thorax-CT

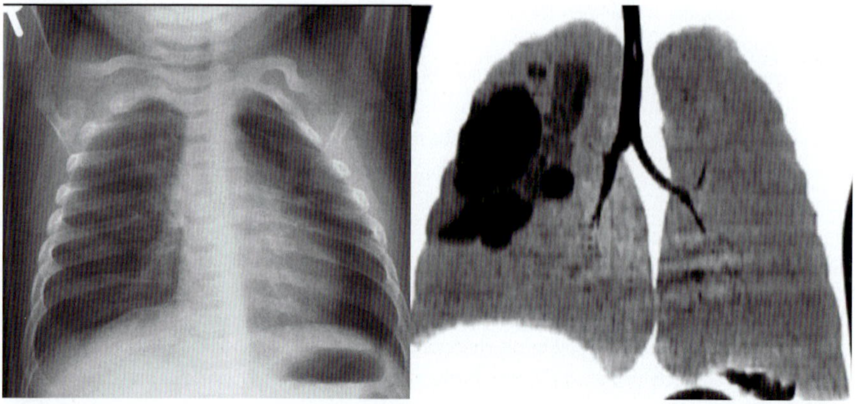

Abb. 9.2: Zystische adenomatoide Malformation (CCAM): Im konventionellen Röntgenbild (links) zeigt sich eine schlecht abgrenzbare zystische lobulierte Aufhellung im rechten Mittelfeld. In einer Spezialrekonstruktion der CT-Untersuchung (MinIP, rechts) lässt sich die zystisch adenomatoide Malformation der Lunge hingegen gut darstellen.

oder -MRT hilft bei der Bestimmung der Topographie der Fehlbildung zur Operationsplanung und Auswahl der operativen Verfahren.

Die klinische Manifestation lobärer Emphyseme erfolgt in der Neugeborenenzeit oder kann sich bis in das erste Lebensjahr hinziehen. Die meisten Fälle werden bis zum sechsten Lebensmonat manifest. Alle Grade des Atemnotsyndroms mit exspiratorischem Stöhnen, Dyspnoe und Zyanose kommen vor, je nach Ausdehnung des betroffenen respiratorischen Areals. Ein abgeschwächtes Atemgeräusch und ein hypersonorer Klopfschall auf der befallenen Thoraxhälfte können ebenfalls auftreten. Das Röntgenbild des Thorax kann eine Überblähung des betroffenen Lungenabschnitts, eine Erweiterung der Interkostalräume, eine Mediastinalverschiebung zur gesunden Seite und eine Atelektase der nicht befallenen Bereiche zeigen. Zur differenzialdiagnostischen Abgrenzung (z. B. kongenitale Lungenzyste, Pneumothorax, Zwerchfellhernie) können sowohl eine präoperative Bronchoskopie als auch ein Thorax-CT hilfreich sein.

Therapie

Die Indikation zur operativen Entfernung kongenitaler Lungenzysten ist mit der Diagnosestellung der Malformation gegeben, wobei allerdings vor allem infektionsaquirierte Zysten auch die Möglichkeit einer spontanen Regression aufweisen. Der Zeitpunkt der chirurgischen Resektion bei einer CCAM wird bei asymptomatischen Patienten kontrovers diskutiert, die meisten Autoren bevorzugen aufgrund des Entartungsrisikos und der Möglichkeit der histologischen Sicherung der Diagnose eine Operation mit >6 Monaten, aber noch vor dem 2. Lebensjahr. Bestätigt sich die Diagnose eines lobären Emphysems, besteht ebenfalls die dringliche Operationsindikation zur operativen Entfernung des befallenen Areals.

Die pädiatrische Thoraxchirurgie wird aufgrund der engen räumlichen Verhältnisse bislang häufig konventionell durchgeführt, wird aber zunehmend von der minimalinvasiven Methode verdrängt. Bei der operativen Behandlung von Lungenfehlbildungen wird die Lobektomie zur Resektion des erkrankten Gewebes empfohlen, diese biete mehr Sicherheit als der Versuch der Enukleation mit der Gefahr des Belassens von Resten und damit einer erhöhten Rezidivwahrscheinlichkeit.

Der operative Zugang bei der offenen konventionellen Lobektomie erfolgt über eine posterolaterale Thorakotomie im 5. oder 6. Interkostalraum. Kennzeichnend für das lobäre Emphysem ist, dass der Lungenlappen durch den Schnitt „herausquillt" und in der Exspirationsphase nicht kollabiert. Der ganze Lungenlappen muss reseziert werden, da alle Segmente missgebildet sind. Da meist der linke Oberlappen befallen ist, muss intraoperativ darauf geachtet werden, dass die Lingula, die diesem Segment mit angehört, ebenfalls reseziert wird. Die operative Strategie der übrigen Lungenfehlbildungen beinhaltet die Darstellung der Arteria und Vena pulmonalis des jeweiligen Lappens und deren Ligatur. Anschließend erfolgt die Durchtrennung des jeweiligen Bronchus mit möglichst kurzem Stumpf. Dabei ist darauf zu achten, dass die Variationsbreite der Gefäßabgänge sowie deren Anzahl enorm sind und deshalb eine sorgfältige Präparation erfordern. Lungengewebsresektionen können auch mit dem

TA-Klammergerät, welches eine doppelreihige Naht mit versetzten Klammern durchführt, vorgenommen werden. Die Überprüfung auf Dichtigkeit erfolgt mit isotoner Kochsalzlösung. Zum Schluss wird eine Bülau-Drainage angelegt.

Prognose

Bei isoliertem Befund ist die Prognose operierter Lungenzysten und lobärer Emphyseme als sehr gut zu bezeichnen. In der Regel erfolgt postoperativ ein kompensatorisches Wachstum der gesunden Lunge, sodass keine relevante Reduktion der alveolären Austauschfläche zu befürchten ist.

9.2.2 Pulmonale Sequestration

Als Lungensequester bezeichnet man eine zystische Masse nicht funktionierenden Lungengewebes mit oder ohne Verbindung zum Tracheobronchialsystem. Sie sind häufig asymptomatisch, können aber auch durch rezidivierende Infektionen auffallen. Die Therapie der Wahl ist die chirurgische Entfernung.

Ätiologie und Pathogenese

Die Lungensequestration ist eine strukturelle Abtrennung von nicht funktionsfähigem Lungengewebe mit oder ohne Anschluss an das Tracheobronchialsystem. Die Blutversorgung verläuft über ein atypisches Gefäß, das in 2/3 der Fälle aus der thorakalen, zu 1/3 aus der abdominalen Aorta entspringt. Der venöse Abfluss erfolgt ebenfalls atypisch und variabel über die Vena azygos oder die Pulmonalvenen. Die Klassifikation in intra- und extralobär erfolgt über die Morphologie: Der Sequester kann innerhalb des Lungenparenchyms (intralobär) mit gemeinsamem pleuralem Überzug liegen oder von diesem getrennt sein und einen eigenen Pleuraüberzug (extralobär) besitzen. Er wird dann auch als sogenannte „Nebenlunge“ bezeichnet. Der intralobäre Sequester kommt häufiger vor, die Prädispositionslage ist das posterobasale Segment des linken Unterlappens. An assoziierten Fehlbildungen kommen Zwerchfellhernien, Ösophagusatresien und Herzfehler vor.

Klinische Symptomatik und Diagnostik

Sequester verursachen keine spezifischen klinischen Symptome, sondern werden häufig zufällig im Rahmen einer diagnostischen Abklärung bei Zwerchfellhernien und Herzvitien diagnostiziert. Finden sie Anschluss an das Bronchialsystem, können rezidivierende bakterielle Infektionen auftreten, typischerweise rezidivierende einseitige basale Pneumonien. Differenzialdiagnostisch sollte das Vorliegen einer pneumonischen Infiltration oder Atelektase ausgeschlossen werden. Extralobuläre Sequester werden oft schon präpartal in der Sonographie diagnostiziert.

Bei größerem Blutfluss sind manchmal Strömungsgeräusche auskultierbar. Radiologisch findet sich ein meist parakardial gelegener scharf begrenzter Verdichtungsbezirk, der bildmorphologisch manchmal schwer von einer Atelektase oder abszedierenden Pneumonie abzugrenzen ist. Die Bronchoskopie kann die Beziehung zum Bronchialsystem zeigen. Sie kann durchaus auch einen Normalbefund aufweisen. Eindeutiger ist daher die CT-morphologische Darstellung.

Therapie

Therapie der Wahl bei komplikativem Verlauf mit rezidivierenden pulmonalen Infektionen ist die frühzeitige chirurgische Entfernung des Sequesters. Kontrovers wird die therapeutische Strategie bei asymptomatischem Sequester ohne raumfordernde Wirkung diskutiert. Technisch ist die Entfernung des extralobären Sequesters einfacher, da keine Verbindung zur Lunge besteht. Auf den Verlauf des Nervus vagus und Nervus phrenicus muss geachtet werden. Gefäße werden stets in der Reihenfolge zunächst Arterie, dann Vene unterbunden, dann folgt bei intralobulären Sequestern die Segment- oder Lappenresektion, ansonsten die isolierte Exstirpation des Sequesters. Es können vulnerable Nebengefäße vorhanden sein, die aus der Aorta entspringen und den Sequester versorgen und die Präparation erschweren.

Prognose

Sowohl bei extra- als auch bei intralobärem Sequester ist postoperativ die Prognose sehr gut. Liegen weitere Fehlbildungen vor, sind diese unter Umständen prognostisch entscheidend.

9.3 Erworbene pulmonale und pleurale Erkrankungen

9.3.1 Empyem

Der Pyothorax oder das Pleuraempyem entsteht durch die Infektion eines pneumonischen Ergusses. Betroffene Kinder sind in der Regel schwer krank mit Fieber, Dehydratation, Lethargie und Dyspnoe. Therapeutisch stehen zunächst die Drainage des Empyems und eine suffiziente, möglichste erregerspezifische antibiotische Therapie im Vordergrund. Schlagen diese Maßnahmen fehl, besteht die Indikation zur chirurgischen Therapie.

Ätiologie und Pathogenese

Pleuraergüsse und Empyeme sind bekannte Komplikationen von Pneumonien, die auch heutzutage noch ernsthafte und lebensbedrohliche Erkrankungen darstellen und weltweit epidemiologisch bedeutsame Erkrankungen im Kindesalter darstellen. Die WHO geht von 3 Millionen pneumonisch bedingten kindlichen Todesfällen pro Jahr aus. Nachdem man in den letzten Jahrzehnten mit Einführung der systemischen Antibiotikatherapie diese Krankheit zunächst besiegt wähnte, ist in den letzten Jahren mit dem Aufkommen multiresistenter Erreger und der Zunahme immuninkompetenter Patienten (z. B. HIV-, Chemotherapiepatienten) erneut ein Anstieg komplikativer Pneumonien und damit eine Zunahme von Pleuraempyemen bei Kindern zu verzeichnen. Das Risiko, eine Pneumonie zu entwickeln, liegt bei 5 von

1 2 3 4 5 6 7 8 9 10 11 12

100 Kindern pro Jahr, davon sind 30 % bakteriell bedingt. 2/3 der Kinder mit bakterieller Pneumonie entwickeln einen Pleuraerguss, 1/10 ein Pleuraempyem. Die Erregeridentifikation stellt im klinischen Alltag immer häufiger ein diagnostisches Problem dar. In weniger als der Hälfte der Fälle (43 %) gelingt der Erregernachweis, meist aus dem Pleurapunktat (32 %), etwas seltener aus der Blutkultur (28 %). Ursächlich für den ausbleibenden Nachweis ist die – leitliniengerechte – ambulante antibiotische Vorbehandlung der kindlichen Patienten, die bei ausbleibender klinischer Besserung in die Klinik eingewiesen werden. Die häufigsten empyem-induzierenden Erreger sind Staphylokokkus aureus (seit 1998 methicillin-resistenter Staph. aureus, MRSA), Pneumokokken-Spezies mit zunehmender Penicillin-, Makrolid- und Cephalosporin-Resistenz, gefolgt von Hämophilus influenzae und Pseudomonas aeruginosa. Seit der im Säuglingsalter eingeführten Konjugatimpfung sind die Todesfälle durch die gefürchtete fulminant verlaufene Pneumokokken-Pneumonie rückläufig.

Obwohl die Pneumonie die häufigste Ursache für ein Empyem darstellt, wurden auch seltenere Foci wie mediastinale, retropharyngeale oder paravertebrale Abszesse beschrieben. Ebenso können subphrenische Abszesse durch Durchwanderung der Erreger basale Pleuraempyeme hervorrufen. Auch die Möglichkeit eines malignen Ergusses (z. B. Lymphom) sollte in Betracht gezogen werden. Selten kann eine Tuberkulose die Ergussbildung auslösen.

Das Pleuraempyem entsteht durch die Infektion des die Pneumonie begleitenden Ergusses, der Erreger korreliert mit dem Erreger der Pneumonie. Die von der American Thoracic Society 1962 entwickelte Klassifikation zu den Stadien der Empyementwicklung kennzeichnet 3 Stadien im zeitlichen Verlauf anhand pathomorphologischer Kriterien des Exsudates und ist weltweit etabliert (Tab. 9.1). Stadium I (exsudative Phase) weist in den ersten 72 Stunden ein zellarmes, flüssiges, klares und meist steriles Exsudat mit niedrigem Zellgehalt auf. Im darauffolgenden Stadium II (fibrinopurulente Phase) wandelt sich der Erguss innerhalb der folgenden 10–14 Tage in ein trübes und zellreiches Sekret um, aus dem häufig ein Erregernachweis gelingt. In Stadium III wird die Flüssigkeit innerhalb der folgenden 3 bis 4 Wochen durch Invasion von Fibroblasten und Kollagenablagerungen organisiert. Bis zu 2 cm dicke Pleuraschwarten können so durch eine bindegewebige Verdickung des Pleuraexsudats als Restzustand des organisierten Pleuraempyems entstehen. Problematisch ist unter anderem die mit Beginn der Schwartenbildung auftretende Schrumpfung der befallenen Thoraxseite, die eine Skoliose hervorrufen kann.

Tab. 9.1: Stadieneinteilung der Empyeme der American Thoracic Society.

ATS-Stadium	Phase	Charakteristik
I	exsudativ	Pleuraverdickung mit erhöhter Pleurapermeabilität intrapleural klare, sterile Flüssigkeit niedriger Zellgehalt
II	fibrinopurulent	dicke Fibrinbeläge trübes, putrides Sekret
III	Organisation	Invasion von Fibroblasten, Kollagenablagerungen

Klinische Symptomatik und Diagnostik

Kinder mit einer abszedierenden Pneumonie und Pleuraempyem sind in der Regel sehr krank, nicht immer werden die Symptome sofort der Lunge zugeordnet. Lethargie, Dehydratation und paralytischer Ileus können ein akutes Abdomen imitieren. Hohes Fieber, anhaltende Tachykardien und Dyspnoe sind hinweisend auf das Vorliegen pulmonaler Komplikationen. Nicht selten besteht initial eine deutliche Diskrepanz zwischen der Schwere der Erkrankung und den pulmonalen radiologischen Befunden in der Röntgenaufnahme des Thorax. Dann sollten eine Sonographie sowie eine CT oder MRT des Thorax durchgeführt werden. Ein Pleuraempyem kann randständig mantelförmig oder diffus angeordnet sein. Multiple Aufhellungsbezirke entsprechen Pneumatozelen, die bei der Staphylokokken-Pneumonie des Säuglings vorkommen können. Gekammerte Pleuraergüsse, pleurale Verdichtungen, Verziehungen des Zwerchfells und umschriebene Bronchiektasen sind Zeichen der Defektheilung. Die Diagnose des Empyems wird über die Analyse des Punktats gestellt. Abhängig vom Stadium der Erkrankung kann das Punktat noch flüssig oder schon purulent sein. Die Laboranalyse zeigt einen hohen Proteingehalt (> 3 g/dl), eine hohe Zellzahl (> 15 000/mm^3), eine LDH über 200 U/l und ein erhöhtes spezifisches Gewicht (> 1,016 g/ml)).

Therapie

Die Behandlung des Pleuraempyems sollte frühzeitig und stadiengerecht, aber situationsadaptiert erfolgen. Therapieprinzipien sind prompter und gezielter Antibiotikaeinsatz, Thoraxpunktion mit vollständiger Entleerung des Ergusses im Pleuraspalt und die Erhaltung respektive Wiederherstellung der Lungenexpansion. Die oft schwerkranken Patienten benötigen ein interdisziplinäres Team bestehend aus Infektiologen, pädiatrischen (Intensiv-)Medizinern und Kinderchirurgen. Pleuraempyeme müssen obligat drainiert werden, die Methodik (Punktion, Thoraxdrainage oder Thorakoskopie) richtet sich nach dem Erkrankungsstadium. Oft ist die klinische Besserung unter antibiotischer Therapie und suffizienter Drainage initial dramatisch. Mit der Etablierung der minimalinvasiven Chirurgie im Kindesalter steigt die Akzeptanz der videoassistierten Thorakoskopie (VATS) zur Empyembehandlung kontinuierlich. Eine frühe Dekortikation mittels VATS bereits während der fibrinopurulenten Phase II kann die Morbidität und Hospitalisationsdauer verringern und die Liegedauer von Thoraxdrainagen reduzieren helfen (Abb. 9.3). Gekammerte Empyeme machen unter Umständen das Legen mehrerer Drainagen erforderlich. Die Lunge sollte sich unter suffizienter Therapie ausdehnen. Die Indikation zur fibrinolytischen Therapie wird kontrovers diskutiert und bleibt Einzelfällen an Zentren vorbehalten. Sollten dennoch Adhäsionen im Stadium III die Lunge zunehmend an ihrer Entfaltung hindern, muss eine operative Therapie erfolgen. Diese besteht aus Debridement, Durchtrennung von Septen, ausreichender Drainage der Empyeme, Mobilisation der Lungen und der Pleura parietalis und – je nach Situation – der parietalen Pleurektomie in einzelnen Schritten. Dabei ist es für den klinischen Erfolg häufig nicht notwendig, jegliche Beläge radikal zu entfernen; bei dem notwendigen Débridement ist auf diffuse Blutungen aus der Brustwand zu achten, die eine sorgsame Blutstillung erfordern. Die Dekortikation, das heißt die vorsichtige Entfernung der Pleuraschwarte, bei der die Gefahr der Verletzung der viszeralen Pleura mit Leckage besteht und die ein großer operativer Eingriff mit erheblichem

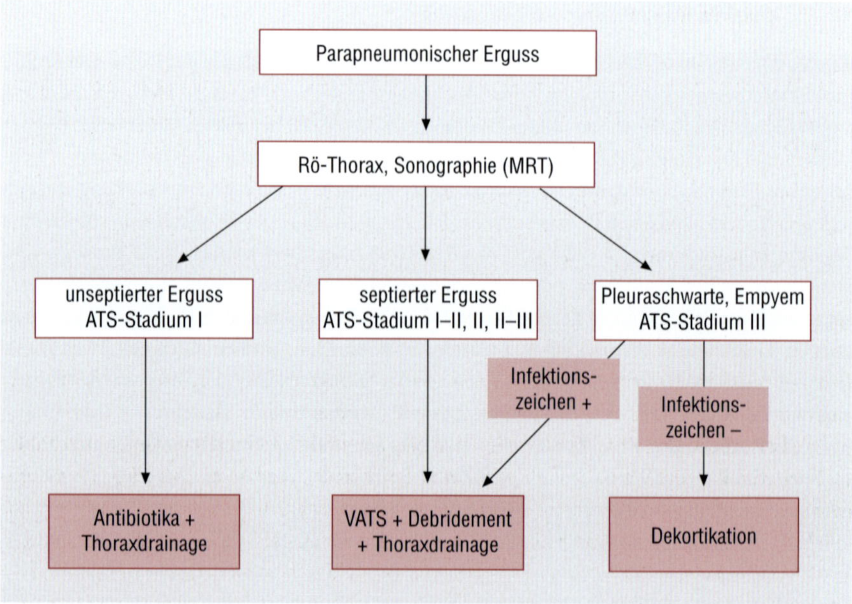

Abb. 9.3: Therapeutischer Algorithmus zur Behandlung parapneumonischer Empyeme im Kindesalter (VATS = videoassistierte Thorakoskopie, ATS = American Thoracic Society).

Blutverlust sein kann, ist zunehmend selten in äußert schweren Fällen notwendig. Sekundär kann in Folge dieses Eingriffs ein Chylothorax resultieren. Die radiologische Verlaufskontrolle hinkt den klinischen Befunden über Wochen bis Monate hinterher, sodass die Indikation zum Röntgen bei klinischer Stabilisierung des Patienten zurückhaltend gestellt werden sollte.

Prognose

Morbidität und Mortalität von Patienten mit Pleuraempyem sind bei Anwendung moderner Therapieverfahren relativ niedrig. Manchmal verbleiben Pleuranarben. Selten können durch die Vernarbung des thorakalen Gewebes restriktive Lungenerkrankungen entstehen. Die frühzeitige Thorakoskopie in der Behandlung kindlicher Pleuraempyeme ist eine effiziente Behandlung, um den Übergang in das komplizierte Stadium III zu vermeiden und damit die Prognose zu verbessern.

9.3.2 Bronchiektasen

Als Bronchiektasen bezeichnet man abnorme, persistierende Erweiterungen der kleinen Segmentbronchen. Sie sind in der Regel erworben und können uni- oder bilateral auftreten. Die klinische Symptomatik ist relativ unspezifisch. Typischerweise haben die Patienten einen produktiven Husten, eitrigen oder blutigen Auswurf, Dyspnoe und Fieber. Therapeutisch kommen neben physikalischen und physiotherapeutischen Maßnahmen Beta-2-Mimetika und Sekretolytika zum Einsatz. Eine chirurgische Therapie ist z. B. bei lokalisierten Befunden sinnvoll, die Indikation sollte allerdings streng gestellt werden.

Ätiologie und Pathogenese

Bronchiektasen sind irreversible bronchiale Erweiterungen, die meist infolge chronischer Infektionen mit konsekutiver Bronchuswandschädigung entstehen. Nur selten sind sie angeboren. Erworbene Bronchiektasen finden sich häufiger unilateral im linken Unterlappen oder rechten Mittellappen. Weitere mögliche Ursachen neben den chronisch rezidivierenden Pneumonien sind rezidivierende Aspirationen bei gastroösophagealem Reflux, verschleppte bronchiale Fremdkörper, eine Kompression einzelner Bronchien durch z. B. vergrößerte Lymphknoten und HIV und das Rauchen. Angeborene Bronchiektasen stellen sich morphologisch eher zystisch und sackförmig dar und sind auch beidseitig zu finden. Gehäuft treten generalisierte Bronchiektasen bei der Mukoviszidose, dem Kartagener-Syndrom (auch als primäre ziliäre Dyskinesie bezeichnet mit verminderter Beweglichkeit der Zilien und Bronchiektasen durch rezidivierende Pneumonien, Situs inversus totalis, chronische Sinusitis und männliche Sterilität) und angeborenen Immunschwächen auf. Die Inzidenz von Bronchiektasen ist in den letzten Jahrzehnten bedingt durch Impfungen und den Rückgang der Tuberkulose kontinuierlich gesunken. Durch HIV, Impfmüdigkeit und neue resistente Tuberkuloseerreger konnte jüngst ein Ansteigen der Inzidenz in den USA beobachtet werden.

Klinische Symptomatik und Diagnostik

Anamnestisch bestehen chronische Infektionen der Luftwege. Fieber, Mattigkeit und Anorexie treten auf. Begleitend bestehen produktiver Husten, eitriger oder blutiger Auswurf, der von jüngeren Kindern (unter sechs Jahren) häufig verschluckt wird, und pleuritische Brustwandschmerzen. Die Symptomatik ist wenig spezifisch und oft werden Bronchiektasen daher erst verzögert diagnostiziert. Auskultatorisch sind mittel- bis grobblasige Rasselgeräusche feststellbar. Spätsymptome bei ausgedehnten Befunden sind Dyspnoe, Tachykardie, Zyanose und durch Hypoxämie bedingte Trommelschlegelfinger mit Uhrglasnägeln. In der mikrobiologischen Analyse des Sputums lassen sich Hämophilus influenzae, Pneumo- und Staphylokokken nachweisen. Das Röntgenbild des Thorax kann nur in 50 % der Fälle die Diagnose einer Bronchiektase sichern. Insbesondere wenn die Bronchiektasen wenig Sekret enthalten, können sie kaum zu identifizieren sein. Manchmal ist eine verstärkte Bronchialzeichnung zu erkennen, eventuell eine streifige Zeichnung mit Aufhellungen (Wabenbildung). Der Nachweis der Bronchiektasen gelingt am besten in einer Dünnschicht-Computertomographie, die inzwischen in über 90 % der Fälle die Diagnose sichern kann. Morphologisch werden drei verschiedene Formen von dilatierten Bronchien unterschieden: tubulär, varikös und succulär. Typischerweise ist das Siegelringzeichen zu finden mit kleinerem Durchmesser der Arterie, die an einem erweiterten Bronchus anliegt. Eine weitere Möglichkeit ist die Durchführung einer Bronchographie, vorzugsweise in Narkose, die allerdings in den letzten Jahren durch die CT weitgehend verdrängt wurde.

Therapie

Eine gezielte und rechtzeitige antibiotische Therapie bei Pneumonien im Kindesalter scheint die beste Prophylaxe von Bronchiektasen zu sein. Auch aspirierte Fremdkörper sollten möglichst zeitnah bronchoskopisch entfernt werden. Sind Bronchiektasen erst einmal evident, richtet sich die Behandlung nach dem Ausmaß des Befundes. Die konservative Therapie beinhaltet neben physikalischen und physiotherapeutischen Maßnahmen die Gabe von Beta-2-Mimetika und die Inhalation von Sekretolytika. Die chirurgische Bedeutung von Bronchiektasen ist zurückgegangen, die operative Therapie ist aber bei lokalisierten Befunden gerechtfertigt. Die Resektion von umschriebenen, poststenotischen und nicht mehr perfundierten Bronchiektasen soll eine Ausbreitung des entzündlichen Prozesses verhindern, muss aber durch sorgfältige Evaluation des Befundes und seiner Progredienz einer strengen Indikation unterliegen. Das Auftreten von massiven Hämoptysen kann ebenfalls eine Operation erfordern. Eine Bronchoskopie und bronchioalveoläre Lavage mit Absaugen von Sekret, Fremdkörperentfernung und Abtragung von Granulationen sollte der Operation, bei der intraoperativ durch sorgfältige Palpation der indurierte erkrankte Bezirk identifiziert und vollständig entfernt wird, vorangehen. Die Resektion erfolgt in der Regel entlang der anatomischen Grenzen des befallenen Lungenareals als Lobektomie oder Segmentresektion.

Bei der Mukoviszidose und ausgedehnten doppelseitigen Bronchiektasen ist in der Regel eine operative Entfernung nicht sinnvoll.

Prognose

Die Prognose generalisierter Bronchiektasen hängt im Wesentlichen von der Grundkrankheit ab. Bei lokalisierten Bronchiektasen wird der Patient in bis zu 80 % der Fälle durch die Resektion geheilt, wobei jüngere Patienten bessere Resultate bezüglich der Symptomfreiheit erzielen.

9.4 Chylothorax

Ein Chylothorax kann angeboren sein und aufgrund struktureller Anomalien oder einer Obstruktion thorakaler Lymphgefäße auftreten. Erworbene Formen sind stattdessen auf iatrogene Verletzungen des Ductus thoracicus, Neoplasien, entzündliche thorakale und mediastinale Prozesse oder Thoraxtraumata zurückzuführen. Die Therapie ist primär konservativ, nur bei fehlendem Erfolg muss eine Operation erwogen werden.

Ätiologie und Pathogenese

Der Chylothorax ist definiert als intrathorakale Ansammlung von Lymphflüssigkeit (Chylos), die beim spontanen Chylothorax des Neugeborenen ohne erkennbare Ursache postnatal durch die klinischen Anzeichen eines Atemnotsyndroms evident wird. Die daraus resultierende Kompression der Lunge kann pränatal zur Entwicklung einer Lungenhypoplasie führen. Den angeborenen Formen liegen strukturelle Anomalien oder Obstruktionen der thorakalen Lymphgefäße zugrunde. Beim erworbenen Chylothorax liegen in der Regel chirurgisch verursachte Traumata (z. B. im Rahmen einer Thorakotomie, Anlage eines zentral venösen Katheters oder einer Thoraxdrainage) des Ductus thoracicus und seiner Lymphzuflüsse vor. Andere Ursachen sind Neoplasien, entzündliche thorakale und mediastinale Prozesse oder Thoraxtraumen.

Klinische Symptomatik und Diagnostik

Leitsymptome sind eine unterschiedlich ausgeprägte Atemnot, Atembehinderung und ein Mediastinalshift, die durch die Ansammlung von Chylos im Pleuraspalt entstehen. Das Röntgenbild des Thorax zeigt eine homogene Verschattung meist auf der rechten Seite. Die Analyse des Punktats (Lymphozytennachweis, Eiweißgehalt, bei oraler Ernährung hoher Triglyceridgehalt (>200 mg/dl) und milchig-trübes Aussehen) sichert die Diagnose.

Therapie

Die Indikation zur operativen Therapie ist nicht sofort gegeben. Da es sich gerade beim spontanen Chylothorax häufig um einen selbstlimitierenden Prozess handelt, ist zunächst ein abwartendes Verhalten gerechtfertigt. Atemnot verursachende Flüssigkeitsmengen erfordern ein- oder mehrmalige Punktionen oder die Anlage einer Thoraxdrainage. Zur Vermeidung von schweren Elektrolytentgleisungen und Eiweißmangelsymptomen sind die sorgfältige tägliche Messung der Chylusmengen und die entsprechende Substitution von Eiweiß, Elektrolyten und Fetten vor allem beim Neugeborenen sehr wichtig. Obwohl der Mechanismus noch nicht verstanden wurde, wird in neuerer Literatur über die erfolgreiche Anwendung von Somatostatin berichtet. Eine parenterale Ernährung soll die endogen produzierte Lymphmenge reduzieren. Bei oraler Ernährung sollte auf mittelkettige Fette ausgewichen werden, da diese nicht über die Lymphflüssigkeit transportiert werden. Ein Konsens zur enteralen Ernährung oder totalen parenteralen Ernährung konnte noch nicht erzielt werden. Mehr als 80 % der Fälle sind auf diese Weise erfolgreich zu behandeln. Bei Persistenz großer Exsudatmengen über mehrere Wochen ist die operative Ligatur des Ductus thoracicus indiziert. Diese erfolgt über eine

Thorakotomie oder Thorakoskopie, bei der der Ductus thoracicus von rechts dicht oberhalb des Zwerchfells ligiert oder übernäht wird. Auch Fibrinkleber und eine Pleurodese können zusätzlich eingesetzt werden. Zudem bestehen derzeit Hinweise darauf, dass behandlungsrefraktäre Fälle von der Anlage eines pleuroperitonealen Shunts profitieren.

Prognose

Eine exakte Analyse des Erfolgs der verschiedenen Therapiestrategien steht aufgrund der geringen Fallzahlen von Chylothoraces im Kindesalter noch aus. Dennoch scheinen die meisten Patienten von einer kombinierten Behandlung aus Pleuradrainage, Diät oder parenteraler Ernährung und der Gabe von Somatostatin zu profitieren.

9.5 Anlage eines Tracheostomas

Allgemeines und Indikationen

Indikationen für eine Tracheostomie im Kindesalter sind Unfälle mit kraniofazialen Verletzungen oder Halsverletzungen, die Notwendigkeit einer Langzeitintubation in der Intensivmedizin und Neonatologie, kongenitale Fehlbildungen wie Trachealmembranen, subglottische Stenosen oder Tumoren. In der Regel wird der Eingriff elektiv beim endotracheal intubierten Patienten vorgenommen.

Technik der Tracheostomie

Die Operation erfolgt in Hyperextensionslagerung des Halses. Das Os hyoideum und der Schildknorpel werden als Landmarken palpiert. Kaudal dieser Strukturen und einen Querfinger oberhalb des Jugulums erfolgt etwa in Höhe des 3. Trachealknorpels eine H-förmige Hautinzision, dessen Hautläppchen eine sichere mukokutane Anastomose gewährleisten. Die Trachea wird streng in der Mittellinie aufgesucht. Die Gefäße der Schilddrüse (Arteria thyroidea ima und Venae thyroideae) und der Unterrand der Schilddrüse mitsamt des Isthmus sollten beiseite geschoben werden. Rechts und links der Mittellinie sollten nicht resorbierbare Haltefäden, die bis zum 1. Kanülenwechsel belassen werden, eingenäht werden, um im Bedarfsfall das Stoma aufhalten zu können. Die Trachea wird nun vorsichtig vertikal über eine Länge von 2–3 Knorpelspangen inzidiert. Dabei sollte vermieden werden, dass Blut in die Trachea fließt. Eine tangential die Haut durchstechende und die Trachealwand mitfassende Naht führt zur Fixierung der Haut an die Trachea, schützt das Subkutangewebe vor Infektionen und hält das Stoma offen. Unter sorgsamem partiellem Zurückziehen des Intubationstubus (Anästhesist) erfolgt das Einführen der Trachealkanüle. Bei sicher platzierter Kanüle ist die Extubation möglich. Ein spezieller Verband mit nicht klebender Oberfläche und Ausschnitt für die Kanüle wird angepasst.

Postoperativ sollten am Bett des Patienten ein Tracheostomietubus gleicher Größe und ein Trachealdilatator bereitliegen. Eine regelmäßige Absaugung und ggf. Spülung mit isotonischer

NaCl-Lösung ist zur Pflege der neu angelegten Tracheostomie notwendig. Die Atemluft muss zur Vermeidung von Krustenbildungen angefeuchtet werden. Der erste Trachealkanülenwechsel sollte nach ca. einer Woche unter stationären Bedingungen erfolgen.

Nachsorge

Die Pflege der Tracheostomie und der Kanülenwechsel müssen von den betreuenden Personen bzw. den Eltern erlernt werden. Zusätzlich sollte auch das Verhalten in Notfallsituationen eingeübt werden. Günstig ist auch die Anbindung an einen ambulanten Pflegedienst, der bei Alltagsproblemen zur Seite steht. Durch die Tracheostomie entstehen in der Folge gelegentlich Granulome, die sich in Höhe des scheuernden Kanülenendes bilden und die die endoskopische Entfernung erfordern. Die Dekanülierung kann z. B. durch diese Granulome erschwert sein. Insbesondere bei Säuglingen werden wiederholt Schwierigkeiten nach Dekanülierung beobachtet. Daher hat sich in diesem Lebensalter der operativ plastische Trachealverschluss durchgesetzt.

10 Pädiatrisch plastische Chirurgie

10.1 Kiemengangsanomalien

Aus embryonalen Überresten der Kiemengänge bzw. der Schlundfurchen bilden sich im Sinne von Rückbildungsstörungen Fistelgänge oder selten zystische Veränderungen, die sich am häufigsten als vom 2. Kiemengang ausgehende laterale Halsfistel mit Mündung entlang des Vorderrandes des M. sternocleidomastoideus manifestieren. Die Therapie der Wahl ist die vollständige Exstirpation. Kam es präoperativ bereits zu entzündlichen Komplikationen, steigt die Rezidivrate.

Ätiologie und Pathogenese

Zwischen der 4. und 8. Schwangerschaftswoche entstehen aus den vier Kiemengängen folgende Strukturen:

- ☐ Der 1. Gang bildet die Mandibula aus und ist beteiligt an der Entstehung von Maxilla und Kieferknochen. Es besteht eine Verbindung zum Innenohr.
- ☐ Aus dem 2. Gang entstehen das Zungenbein und die Höhle der Tonsillen.
- ☐ Der 3. Gang formt die Nebenschilddrüse und den Thymus aus.
- ☐ Der 4. Gang liegt ventraler und bildet die parafollikulären Zellen der Schilddrüse aus.

Überreste aus einem der embryonalen Kiemengänge imponieren als Fistelgang oder Zyste. Aus Resten des 2. Kiemenganges entsteht die laterale Halsfistel mit Mündung entlang des Vorderrandes des M. sternocleidomastoideus mit eventueller Verbindung zum Pharynx (Abb. 10.1). Fisteln oder Zysten im Bereich des Ansatzes des M. sternocleidomastoideus bzw. aus dem 4. Gang sind eine Rarität. Embryologisch klar abzugrenzen hiervon ist die mediane Halszyste (siehe Kapitel 10.2).

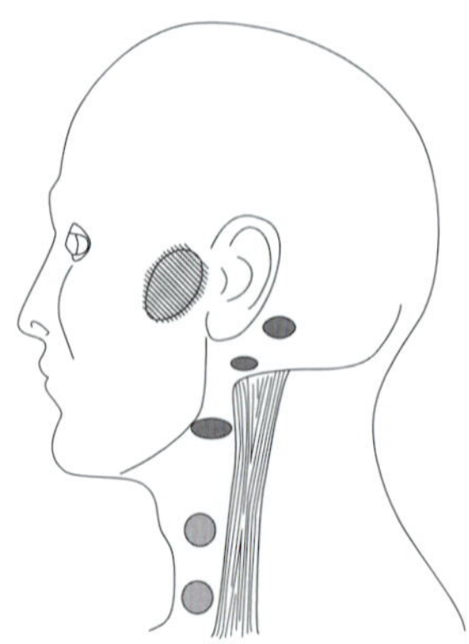

Abb. 10.1: Mögliche Mündungslokalisationen lateraler Halsfisteln entlang des Vorderrandes des Musculus sternocleidomastoideus.

Klinische Symptomatik und Diagnostik

Obwohl diese Pathologien seit Geburt bestehen, treten Symptome häufig erst später im Verlauf auf. Dies können rezidivierende Schleimsekretionen sein oder entzündliche Veränderungen mit Schwellung und Rötung bis hin zur Abszedierung. Besteht ein Fistelgang, lässt sich dieser oft sondieren. Die Diagnose ist bei Fistelgängen anhand des klinischen Befundes leicht zu stellen. Zysten sind häufig an den typischen Lokalisationen tastbar und sie können meist sonographisch dargestellt werden. Bei ungeklärter Ätiologie muss eine chirurgische Exploration erfolgen.

Therapie

Die vollständige Exstirpation sollte möglichst vor der ersten Entzündung erfolgen. Bei einer Infektion wird zunächst antibiotisch behandelt. Im Fall einer Abszedierung wird der Abszess gespalten und drainiert. Im freien Intervall kann dann die Exstirpation mit Anfärbung des Fistelganges durch Methylenblau durchgeführt werden. Hilfsinzisionen sind bei lateralen Halsfisteln meist notwendig, um den Gang in toto entfernen zu können. Zysten können lokal exzidiert werden.

Prognose

Die Rezidivrate steigt nach vorausgegangenen Entzündungen oder Abszessen von 7 auf 20 % an.

10.2 Mediane Halszyste

Überreste des Ductus thyreoglossus bilden eine mittelständige, zystische Struktur mit einem Fistelgang, der bis hinter das Zungenbein reicht. Nur die komplette Exstirpation mit Zungenbeinteilresektion schützt vor Rezidiven. Vorangegangene Entzündungen erschweren die operative Therapie.

Ätiologie und Pathogenese

In der frühen Embryonalzeit steht der Ductus thyreoglossus in enger Verbindung mit der Schilddrüse, dem Zungenbein und der Zunge und wandert im Verlauf nach distal. Bei verbleibenden Resten des Ektoderms zwischen Zungenbein und Schilddrüse entsteht die Halszyste mit Fistelgang bis hinter das Zungenbein. Die Zyste kann überall zwischen Zungengrund (Foramen caecum) und Jugulum auftreten (Abb. 10.2). Es kann auch ein kleiner Fistelgang zur Haut vorhanden sein, der jedoch immer sekundär entstanden ist, über den Sekret austritt. In der Zystenwand kann in 10–45 % Schilddrüsengewebe nachgewiesen werden.

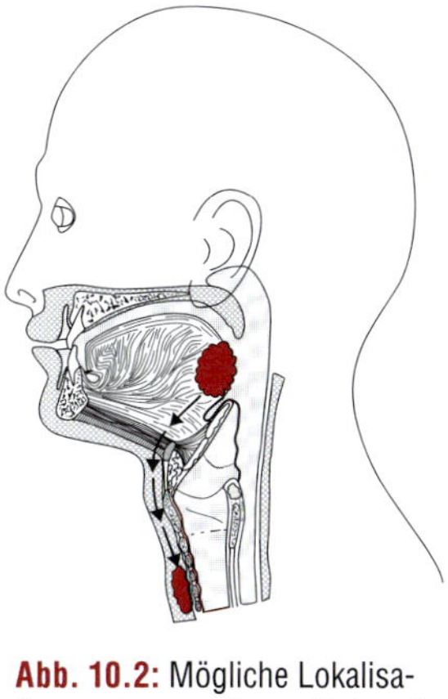

Abb. 10.2: Mögliche Lokalisationen einer medianen Halszyste.

Klinische Symptomatik und Diagnostik

Obwohl die Veränderung von Geburt an besteht, werden die Patienten meist erst im Vorschulalter symptomatisch. Entweder wird im Sinne eines Zufallsbefundes eine mediane Zyste getastet oder es kommt zur Entzündung und Abszedierung. Der klinische Befund führt in der Regel direkt zur Diagnose. Eine Sonographie bestätigt in der Regel die Verdachtsdiagnose und kann v. a. durch den Nachweis regelrechten, orthotopen Schilddrüsengewebes die mögliche Differenzialdiagnose ektopen Schilddrüsengewebes (z. B. Zungengrundstruma) abgrenzen.

Therapie

Die Therapie der Wahl ist immer die vollständige chirurgische Ezision mitsamt des Fistelgangs bis hinter das Zungenbein sowie zwingend auch eine Teilresektion des Zungenbeins selbst. Nur so lässt sich ein Rezidiv verhindern. Die Exzision sollte nicht im akut entzündlichen Stadium stattfinden, da dies die Operation erheblich erschwert und die Rezidivrate erhöht. Im Fall einer akuten Abszedierung ist es empfehlenswert, sofern möglich zu punktieren statt den Abszess zu spalten, da dies ebenfalls die spätere Exzision im entzündungsfreien Intervall erschwert. Zusätzlich ist eine antibiotische Therapie indiziert, die bis zur elektiven Operation ggf. als Prophylaxe fortgesetzt werden kann.

Prognose

Bei einer Operation vor der ersten Entzündung ist die Prognose der medianen Halszyste gut.

10.3 Vaskuläre Malformationen

Vaskuläre Malformationen stellen eine heterogene Gruppe dar, die kapilläre, venöse, arterielle, lymphatische und gemischte Malformationen umfasst. Allen gemeinsam ist ein zugrunde liegender Fehler während der embryonalen Angio- und Vaskulogenese.

Ätiologie und Pathogenese

Die Ätiologie und Pathogenese kutaner Gefäßmalformationen ist noch nicht geklärt. Man nimmt an, dass sie durch einen Fehler im morphologischen Prozess der Entwicklung des normalen embryonalen Gefäßsystems in der 4.–10. Schwangerschaftswoche entstehen. Das Gefäßsystem entsteht physiologischerweise aus zwei Prozessen: Angiogenese und Vaskulogenese.

Die Entwicklung beginnt mit einer Strangbildung undifferenzierter mesenchymaler Zellen, aus denen sich Angioblasten entwickeln, die dann einen primären kapillären retiformen Plexus bilden. Durch den nun beginnenden Blutstrom wird die Ausbildung des peripheren Gefäßsystems gefördert. Chemische, physikalische, hormonelle und genetische Faktoren bestimmen diese Angiogenese. Im Bereich der Extremitäten bildet sich eine axiale Arterie zusammen mit einer prä- und postaxialen Marginalvene aus. In einem komplexen Zusammenspiel aus Auf- oder Abbau von einzelnen Gefäßstrukturen entwickelt sich das Gefäßsystem vollständig. Störungen dieses Prozesses, wie z. B. Noxen, Traumata, Defekte im Ablauf von Thrombose und Fibrinolyse oder Störungen des autonomen Nervensystems können zu einer Malformation im Sinne einer ausbleibenden Regression des embryonalen Gefäßnetzes führen. Durch Fehler in der frühen Entwicklung des kapillären, retiformen Plexus oder durch eine abnorme Dynamik im Blutstrom des sich entwickelnden Gefäßsystems können venöse, arteriovenöse, kombinierte lymphatisch-vaskuläre Malformationen oder arteriovenöse Fisteln entstehen. Angeborene Gefäßmalformationen sind mit 0,3–0,5 % selten.

In der Vergangenheit hat die Klassifikation vaskulärer Anomalien immer wieder Schwierigkeiten verursacht. *Mulliken* und *Glowacki* haben 1982 den Grundstein für die nun seit 1996 gültige Klassifikation geschaffen (International Society for the Study of Vascular Anomalies = ISSVA). Seitdem wird unterteilt in vaskuläre Tumoren, deren prominenteste Entität das infantile Hämangiom ist (siehe Kapitel 10.4), und vaskuläre Malformationen. Letztere werden wie folgt weiter unterschieden in (Tab. 10.1):

Tab. 10.1: Einteilung der vaskulären Malformationen nach Fließeigenschaften und Komponenten.

Slow-flow-Malformationen	High-flow-Malformationen
Kapilläre Malformationen (CM)	arteriovenöse Malformationen (AVM)
„Storchenbiss“	Kombinationen
Naevus flammeus	kapilläre arteriovenöse Malformationen
Teleangiektasien	
Venöse Malformationen (VM)	
Glomuvenöse Malformationen (GVM)	
Lymphatische Malformationen	
mikrozystisch	
makrozystisch	
Kombinationen	

Klinische Symptomatik, Diagnostik und Therapie

Kapilläre Gefäßmalformationen der Haut (CM)

Darunter subsummiert werden der „Storchenbiss“ und der Naevus flammeus. Die Anzahl der Blutgefäße in der Dermis ist erhöht und diese sind ektatisch. CM sind bei Geburt vorhanden und zeigen ein ausgeglichenes Geschlechterverhältnis. Betroffen sind etwa 3 auf 1000 Kinder. Initial werden die in der Regel blass-pinkfarbenen „Flecken“ gelegentlich als Erythem oder Hämatom fehlgedeutet. Betroffen können kleine Areale oder auch gesamte Extremitäten sein, sie können einzeln oder multipel vorkommen, prinzipiell überall, am häufigsten jedoch im Kopf-/Halsbereich. Auch die Schleimhäute, Lippen oder Zahnfleisch können dann mitbetroffen sein. Der sogenannte „Storchenbiss“ liegt typischerweise in der Mittellinie des Gesichts oder im Nacken. Er wird in der Regel im Verlauf heller und verschwindet meist innerhalb der ersten Lebensjahre. Eine Therapie ist daher in der Regel nicht notwendig. „Echte“ CM des Gesichts, wie ein Naevus flammeus (engl. port-wine stain) sind deutlich seltener als „Storchenbisse“, zeigen hingegen meist einen anderen Verlauf und werden mit zunehmendem Alter dunkler und dicker. Es können sich ebenso wie bei Läsionen am Stamm oder den Extremitäten Blasen oder Hyperkeratosen entwickeln; dies vor allem, wenn eine Kombination mit einer lymphatischen Fehlbildung vorliegt.

Zahlreiche Syndrome sind mit CM assoziiert. Die prominentesten sind das sporadisch auftretende Klippel-Trénaunay-Syndrom, bei dem eine Assoziation mit einer kongenitalen Hypertrophie von Knochen und Weichteilen der betroffenen Extremität vorliegt (Abb. 10.3). Oft zeigen sich mindestens im Verlauf auch variköse Anteile.

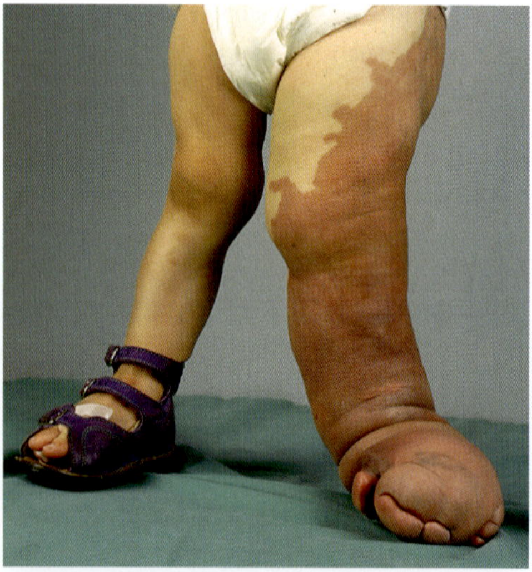

Abb. 10.3: Vaskuläre Malformation (venöse Gefäßmalformation) mit Gigantismus des rechten Beins (= Klippel-Trénaunay-Syndrom) bei einem zweijährigen Patienten.

Liegt ein Naevus flammeus im Ausbreitungsgebiet des 1. Astes des Nervus trigeminus, sollte ein Sturge-Weber-Syndrom (CM in Assoziation mit vaskulären Anomalien des Auges und/oder der Leptomeningen) mit möglicher klinischer Symptomatik (Glaukom, mentale Retardierung, zerebrale Krampfanfälle, Hemiplegie) ausgeschlossen werden mittels MRT. Eine Viszeromegalie und Makroglossie sowie unter anderem ein erhöhtes Risiko für maligne Tumoren sind typische klinische Merkmale des Beckwith-Wiedemann-Syndroms. Diese Patienten haben häufig eine CM im Gesicht. Andere assoziierte Syndrome sind z. B. das Proteus-Syndrom, Cobb-Syndrom, von-Hippel-Lindau-Syndrom und andere.

Liegt die kapilläre Malformation in der Mittellinie des Rückens, muss darüber hinaus an eine dysraphische Störung gedacht und diese mittels Bildgebung gesucht werden.

Die Diagnose kapillärer Malformationen wird in der Regel klinisch gestellt. Besteht der Verdacht auf eine darunterliegende VM oder AVM ist eine Doppler-Sonographie oder im Zweifel eine MRT notwendig und sinnvoll.

Beim Naevus flammeus, der kaum spontane Tendenz zu Aufhellung oder Involution zeigt, ist die Therapie der Wahl die Behandlung mit dem Farbstofflaser, der die Befunde durch seine Selektivität für Oxyhämoglobin, die zu einer intravaskulären Koagulation führt, effektiv aufhellen kann. Ein vollständiges Verschwinden durch die Behandlung ist zwar selten, aber eine deutliche kosmetische Verbesserung meist möglich, wobei in aller Regel mehrere Behandlungen notwendig sind.

Venöse Malformationen (VM)

Auch venöse Malformationen gehören zu den Slow-flow-Malformationen und sind bei Geburt vorhanden, jedoch noch nicht immer klinisch manifest. Sie bestehen ebenfalls aus ektatischen abnormalen Venen und treten meist sporadisch auf, können jedoch auch autosomal dominant vererbt werden.

VM können gut lokalisiert sein oder auch ganze Extremitäten betreffen. Mit zunehmendem Alter werden sie in der Regel prominenter, insbesondere um die Pubertät ist häufig eine Zunahme zu verzeichnen. Meist handelt es sich um weiche, komprimierbare bläulich durchschimmernde Raumforderungen, die größer erscheinen, wenn die betroffene Körperpartie in eine abhängige Position gebracht wird oder im Rahmen physischer Aktivität. Eine lokale Überwärmung oder ein „Schwirren" kommen nicht vor. Im Gesicht können Speicheldrüsen und Schleimhäute mitbetroffen sein, an den Extremitäten sind intramuskuläre oder sogar intraartikuläre Beteiligungen nicht selten. Entsprechend sind die Beschwerden unterschiedlich. Von asymptomatisch über belastungsabhängige Schmerzen, Atemwegsverlegungen, rezidivierenden Blutungen oder Bewegungseinschränkungen ist alles möglich. Gelegentlich sind Schmerzen auf Kalzifizierungen (Phlebolithen) zurückzuführen, die durch spontane intravaskuläre Thrombosen (zur Diagnostik Bestimmung der D-Dimere) entstehen können. Pathologische Gerinnungsprofile liegen dann eventuell vor.

Zur diagnostischen Abklärung ist in der Regel ein MRT notwendig, das die Diagnose bestätigt und die Ausdehnung verdeutlicht. Die Therapie umfasst idealerweise ein multidisziplinäres Konzept. Ziel ist die Verhinderung von entstellenden Veränderungen (insbesondere im Gesicht), die Minimierung von Knochendeformierungen, Schwellung und Schmerzen sowie die Erhaltung von Funktionen. Infrage kommt die chirurgische Exzision, die häufig aufgrund der Ausdehnung der Läsionen, des Blutungsrisikos und der häufigen Rezidive schwierig ist. Alternativ oder als Ergänzung steht die Sklerotherapie (z. B. Ethanol) zur Verfügung. Für die Extremitäten ist eine Kompressionsbehandlung bei geringer Symptomatik oft eine gute Option.

Glomuvenöse Malformationen (GVM, Glomangiome)

Glomuvenöse Malformationen (GVM) sind Gefäßmalformationen mit Glomuszellen. Teilweise werden sie fälschlicherweise noch unter den vaskulären Tumoren geführt, jedoch sind sie nicht neoplastischer Natur, weshalb der Begriff Glomustumor nicht mehr verwendet werden sollte. GVM stellen damit eine relativ neue, seltene (ca. 5 % der venösen Malformationen), benigne Subgruppe der vaskulären Malformationen dar. Aufgrund des klinischen Verlaufes ist es wichtig, sie von den typischen VMs zu unterscheiden. GVM zeigen in > 50 % eine familiäre Häufung und werden autosomal dominant vererbt, betroffen sind immer Haut und Subkutis, sehr selten Schleimhäute, Muskeln und Gelenke. Mit zunehmender Ausreifung erscheinen sie in der Regel als blau-livide Knötchen, typisch mit pflastersteinartigem Aussehen, die oft nicht komprimierbar und fester sind als typische venöse Gefäßmalformationen. Außerdem sind sie häufig schmerzhaft, besonders bei Kompression und es besteht eine Kältehypersensitivität. Eine Veränderung der Symptomatik durch hormonelle Beeinflussung, die man häufig bei den VMs sieht, ist nicht bekannt. Auch radiologisch sind GVM von VM abzugrenzen, so kommen beispielsweise nie Phlebolithen vor. Wichtig ist die im Vergleich zu den VM andere Prognose. GVM sind häufig progredient und werden signifikant dicker. Histologisch finden sich weite venöse Kanäle, die von Glomuszellen umgeben sind.

GVM sprechen weniger gut auf die bekannten Therapiemöglichkeiten für VM an, Kompression beispielsweise kann die Symptomatik eher aggravieren. Bei umschriebenen Läsionen empfiehlt sich die chirurgische Exzision. Für ausgedehnte Läsionen steht diese Option oft nicht zur Verfügung. Hier kann eine Sklerotherapie erwogen werden, die jedoch auch als weniger effektiv als bei den VM angesehen wird.

Lymphatische Malformationen (siehe Kapitel 10.5)

Arteriovenöse Malformationen (AVM)

Definitionsgemäß sind arteriovenöse Malformationen sogenannte Fast-flow-Malformationen, bestehend aus Arterien und Venen, die direkt unter Umgehung eines Kapillarbettes miteinander in Verbindung stehen. AVMs sind noch viel seltener als venöse Gefäßmalformationen, die wenigen Patienten stellen aber für das behandelnde Team oft die größte Herausforderung dar. Die Geschlechterverteilung ist ausgeglichen, die meisten AVM (60 %) sind bereits bei Geburt sichtbar, weitere 30 % werden im Kindesalter manifest. Hauptlokalisation ist der Kopf-Hals-Bereich. Die Verdachtsdiagnose erfolgt meist klinisch, gesichert wird dies dann mittels Sonographie und Duplex-Sonographie bzw. MRT, wo sich die charakteristischen „flow-voids" darstellen lassen.

Man unterscheidet nach *Schober* und der ISSVA 4 klinische Stadien, die AVM durchlaufen können, manche bleiben jedoch auch ein Leben lang asymptomatisch:

Stadium I: asymptomatisch, meist Zeitraum zwischen Geburt und Adoleszenz, klinisch ist eine Unterscheidung zu einem in Involution befindlichen Hämangiom oder Naevus flammeus oft schwierig; verdächtig auf das Vorliegen einer AVM sind die klinischen Befunde einer leichtgradigen Überwärmung

Stadium II: meist beginnt diese Phase erst in der Adoleszenz; Auslöser können hormonelle Veränderungen (Pubertät, Schwangerschaft), ein Trauma, aber auch vorangegangen Behandlungen bisher asymptomatischer Läsionen sein (z. B. inkomplette Resektion oder arterielle Embolisation, Lasertherapie); es zeigt sich nun eine Progredienz im Sinne einer Verdickung und Ausbreitung der Läsion und der betroffenen Haut sowie ggf. auch Invasion tiefer gelegener Strukturen; jetzt hört bzw. fühlt man häufig ein Schwirren oder einen Puls, die Läsion ist überwärmt; oft zeigen sich zunehmend auch geschlängelte abführende Gefäße um die Läsion

Stadium III: ähnelt sehr Stadium II, jedoch kommt es zur zunehmenden Destruktion tiefer gelegener Strukturen, zu Nekrosen, spontanen Blutungen und häufig zu Schmerzen; die Entwicklung läuft meist über Jahre

Stadium IV: Endstadium mit kardialer Dekompensation; durch einen erhöhten Blutfluss innerhalb der AVM kommt es zum Vorwärtsversagen des Herzens

Therapeutisch sind AVM schwierig anzugehen. Da unvollständige Therapien häufig zu Rezidiven oder gar Progression führen, sollten asymptomatische, nicht ästhetisch entstellende Läsionen nicht behandelt werden. Eine deutliche Größenzunahme, starke Schmerzen, Ulzerationen und Blutungen sind Behandlungsindikationen. Multimodale Strategien mit präoperativer Embolisation und kompletter chirurgischer Resektion sind notwendig.

10.4 Hämangiom

Infantile Hämangiome kommen bei 2–11 % aller Kinder vor (bei Frühgeborenen in bis zu 15 %). Es handelt sich um gutartige Tumoren, die meist bis zum 2. Lebensmonat entstehen und sich nach einer proliferativen Phase von maximal sechs Monaten meist komplett zurückbilden. Die Rückbildung kann je nach Ausgangsgröße des Hämangioms bis zu zehn Jahre andauern. Die Therapie orientiert sich an der jeweiligen Lokalisation, der Größe und dem Wachstumsverhalten.

Ätiologie und Pathogenese

Es handelt sich um den häufigsten Tumor des Kindesalters. Hämangiome sind gutartige Weichteiltumoren und entstehen im Rahmen einer überschießenden Angiogenese. Die Ätiologie ist nach wie vor nicht bekannt. Die normale Vaskularisation beginnt am 35. Schwangerschaftstag und ist erst einige Monate nach der Geburt mit Ausbildung adulter Gefäße abgeschlossen. Das rasche Wachstum der Hämangiome in der proliferativen Phase (bis zum 4.–6. Lebensmonat) ist bedingt durch eine Stimulation angiogenetischer Faktoren. Frühgeburtlichkeit gilt als prädisponierender Faktor. Die Geschlechterverteilung weiblich : männlich ist 3 : 1.

Klinische Symptomatik und Diagnostik

Der Zeitpunkt der Erstmanifestation liegt bei 95 % innerhalb der ersten zwei Lebensmonate, nur bei ca. 5 % der Kinder ist das Hämangiom schon bei Geburt sichtbar. Man unterscheidet kutane, subkutane und gemischte Hämangiome mit sowohl kutanen als auch subkutanen Anteilen. Der übliche Verlauf eines Hämangioms ist wie folgt: Nach einer Proliferationsphase bis maximal zum 4.–6. Lebensmonat stagniert das Wachstum bis etwa zum 12. Lebensmonat. Anschließend kommt es zur Regression, die abhängig von der Ausgangsgröße einige Jahre oder auch bis zur Pubertät andauern kann. Zeichen der Regression sind eine zentrale Aufhellung, eine bläuliche Verfärbung und eine Höhenminderung des Hämangioms. An dieses Wachstumsverhalten halten sich die weitaus meisten Hämangiome. Ausnahmen sind die seit dem Jahr 2000 zusätzlich klassifizierten sogenannten angeborenen Hämangiome RICH (rapid involuting congenital hemangioma) und NICH (non involuting congenital hemangioma). Sie sind bei Geburt bereits vorhanden und ausgereift und zeigen ein anderes klinisches Erscheinungsbild und gemäß ihrer Nomenklatur eine besonders rasche Rückbildung bzw. keine Rückbildung.

Die typischen Lokalisationen sind: Kopf- und Halsbereich 60 % (Abb. 10.4), Stamm 27 %, untere Extremität 8 %, obere Extremität 7 %, Anogenitalregion 4 %. Die meisten Hämangiome sind harmlos und verursachen keinerlei Probleme außer der ästhetischen Beeinträchtigung. Wenige Hämangiome sind jedoch funktionell bedeutsam. So ist eine kritische Lokalisation beispielsweise das Augenlid wegen der Gefahr einer funktionellen Erblindung bei Größenzunahme des Hämangioms und deshalb nicht mehr möglicher Lidhebung. Hämangiome im Bereich der Nase können besonders entstellend wirken und bilden sich oft nur sehr zögerlich zurück. Im Bereich der Lippen können nach Rückbildung Asymmetrien der Lippenrot-/

Lippenweißgrenze bestehen bleiben. Subglottisch gelegene Hämangiome können zu lebensbedrohlichen Atemwegskomplikationen führen. In 5–15 % treten als weitere mögliche Komplikation Ulzerationen auf, meist in der Anogenitalregion oder perioral. Segmentale Hämangiome können mit anderen Defekten assoziiert sein: z. B. als sogenanntes PHACES-Syndrom (segmentales Hämangiom im Gesichtsbereich verbunden mit einer zerebralen Fehlbildung der hinteren Schädelgruppe, Gefäß- und Herzanomalien, Anomalien am Auge und sternale Defekte), dysraphische oder urogenitale Fehlbildungen bei segmentalen Hämangiomen der unteren Körperhälfte. Sehr große Hämangiome im Hals-, Unterlippen- oder Kinnbereich

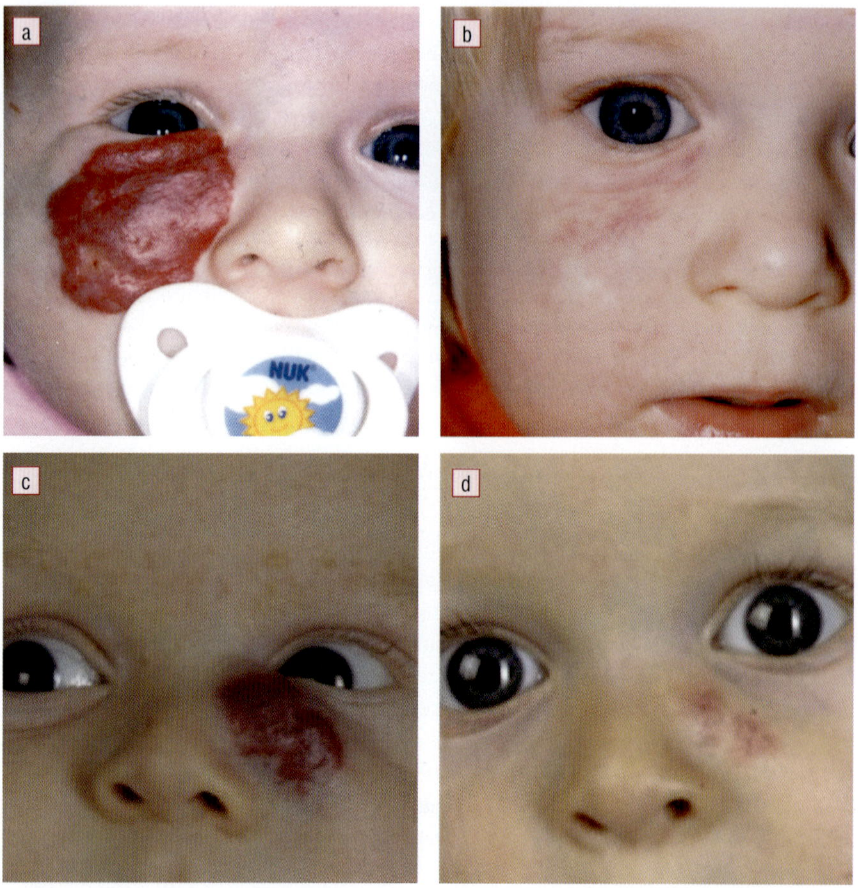

Abb. 10.4: Verlauf nach Einsatz unterschiedlicher Therapiemodalitäten: Hämangiom im Gesichtsbereich (a) sowie im weiteren Verlauf zwei Jahre nach einmaliger Nd-YAG-Lasertherapie (b). Zwei Monate alter Säugling mit Hämangiom am Augenunterlid mit Teilverlegung der Pupille vor Therapie (c) und mit eindeutigem Rückgang des Befundes nach nur 7 Monaten Therapie mit einem Betablocker (d).

1 2 3 4 5 6 7 8 9 10 11 12

(sogenannte Barthämangiome) haben häufig auch einen subglottischen Anteil und können zu oben genannten schweren Komplikationen führen. Bei multiplen kutanen Hämangiomen (≥ 5) besteht die Gefahr einer viszeralen Beteiligung mit Hämangiomen der Leber, seltener des Gastrointestinaltraktes, des Gehirns oder der Lunge.

Meist handelt es sich um eine Blickdiagnose. Die Doppler-Sonographie kann zur Diagnosesicherung hilfreich sein, insbesonders bei rein subkutanen Hämangiomen, die zwingend von malignen Prozessen (z. B. Sarkome) abgegrenzt werden müssen. Sie zeigt typischerweise multiple kleinkalibrige Gefäße mit hoher Flussgeschwindigkeit. Selten ist eine weitere Bildgebung notwendig. Molekulargenetisch lassen sich die klassischen infantilen Hämangiome durch die Exprimierung von GLUT-1 gegenüber vaskulären Malformationen, Hämangioendotheliome, aber auch den RICH und NICH abgrenzen.

Therapie

Mit Ausnahme der NICH bilden sich Hämangiome spontan zurück, können aber in Abhängigkeit von der Endgröße Residuen hinterlassen. Dies können Narben, Pigmentstörungen oder eine Cutis laxa sein. Ferner kann degeneratives Fettgewebe nach Rückbildung großvolumiger Hämangiome Asymmetrien des Gesichtes (Augenlider, Nase, Lippen) zur Folge haben.

Die Therapie der Hämangiome orientiert sich an der Größe, Lokalisation und dem Wachstumsverhalten des Hämangioms. Therapieziele sind zum einen die Vorbeugung schwerwiegender Komplikationen (z. B. Amblyopie), eines weiteren Wachstums und zum anderen die Beschleunigung der Remission. Häufig ist jedoch keine Intervention notwendig und der natürliche Verlauf kann abgewartet werden. Therapieoptionen sind:

☐ Kryotherapie
Indikation: Kleine (< 1 cm), oberflächliche Hämangiome (< 2 mm Tiefe).
Ein Metallstab wird in flüssigem Stickstoff auf –196 °C abgekühlt und für 10 Sek. auf das Hämangiom gedrückt. Die Eindringtiefe beträgt 2 mm. Die Behandlung ist nicht schmerzhaft.

☐ Nd-YAG-Lasertherapie
Indikation: wachsende Hämangiome > 1 cm und > 2 mm Tiefe.
Dieser Laser hat eine Wellenlänge von 1064 nm und eine Eindringtiefe von 7 mm. Es kommt zu einer Erwärmung des Gewebes auf ca. 50 °C. Da die Applikation schmerzhaft ist, muss die Laserung in Narkose erfolgen. Bei oberflächlichen Hämangiomen kann die Laserung perkutan mit einer Eiswürfelkühlung zur Vermeidung von Hitzeschäden vorgenommen werden. Bei tief liegenden Hämangiomen erfolgt die Laserapplikation über eine Glasfaser, die über eine Punktionskanüle eingebracht wird (interstitielle Laserung). Die Nd-YAG-Laserbehandlung bewirkt einen Wachstumsstopp und beschleunigt die Regression. Bei großen Hämangiomen kann so die Größenausdehnung im Hinblick auf spätere Korrekturoperationen verringert werden. Mit Einführung der Propranololtherapie hat in den letzten Jahren der Stellenwert der Lasertherapie deutlich abgenommen.

- ☐ Propranololtherapie
  Seit 2007 die heute wohl am weitesten verbreitete systemische Therapieform für infantile Hämangiome. Der nicht selektive Betaadrenozeptorantagonist Propranolol wird systemisch in einer Dosierung von meist 2 mg/kg/Tag eingesetzt und führt zuverlässig und rasch zu einer Abblassung und Rückbildung des Hämangioms bei sehr guter Verträglichkeit. Der Wirkmechanismus ist nicht vollständig geklärt, neben Vaskokonstriktion und Apoptose kommt es zur Downregulierung von in der Proliferationsphase wichtigen Wachstumsfaktoren. Nach wie vor ist eine Therapie nur bei wachsenden Hämangiomen an problematischen Lokalisationen oder bei Komplikationen indiziert.
- ☐ Chirurgische Entfernung
  Primäre Indikationen: Hämangiome am Augenlid, wo eine rasche Größenreduktion bei bereits bestehender Visusminderung notwendig ist, oder Hämangiome am behaarten Kopf, da hier häufig eine nach Remission verbleibende Alopezie ohnehin ein chirurgisches Vorgehen notwendig macht.

  Sekundäre Indikationen: Reste nach spontaner Remission und nach Lasertherapie. Es sollte auf kosmetisch gesehen möglichst unauffällige Hautinzisionen geachtet werden.
- ☐ Therapie mit Glukokortikoiden
  Bis zur Einführung der Propranololtherapie waren die Glukokortikoide eine wichtige Option für große, rasch wachsende Hämangiome mit Komplikationen, die aufgrund der zahlreichen Nebenwirkungen inzwischen zugunsten von Propranolol verlassen wurde.

Prognose

Meist ist die Prognose bei spontaner Rückbildung sehr gut. Komplizierte Verläufe kommen bei ungünstigen Lokalisationen oder sehr ausgedehnten Hämangiomen vor.

10.5 Lymphangiom

Es handelt sich um eine gutartige, angeborene Fehlbildung des lymphatischen Gefäßsystems, die in einem veränderten Lymphfluss resultiert. Die häufigste Lokalisation ist zervikal. Lymphangiome können aus monozystischen, multizystischen oder auch soliden, infiltrierenden Anteilen bestehen. Die Therapie ist abhängig von der Lokalisation und Größe.

Ätiologie und Pathogenese

Als Lymphangiome werden angeborene, lokalisierte lymphatische Malformationen bezeichnet im Gegensatz zu den ebenfalls zur übergeordneten Gruppe der lymphatischen Malformationen zählenden diffusen Lymphödeme. Abstammend vom „lymphatic sac“ entsteht in der Embryonalzeit eine zystische multinoduläre, dem Lymphgewebe ähnliche, malformative Raumforderung ohne Verbindung zum normalen Lymphsystem und ohne Anschluss an das abfließende venöse System. Unterschiedliche anatomische Regionen können davon betroffen sein. Die Ausbreitung folgt dem Verlauf des venösen und lymphatischen Systems. Eingeteilt werden Lymphangiome in 2 Typen: makrozystisch (tief) und mikrozystisch (oberflächlich). Diese Unterscheidung ist insbesondere für Therapie und Prognose von großer Bedeutung, allerdings können auch Mischformen vorliegen und/oder es kann eine zusätzliche Kombination mit vaskulären Malformationen vorkommen.

Klinische Symptomatik und Diagnostik

Prinzipiell können Lymphangiome an allen lymphatischen Regionen vorkommen, jedoch liegen mit 75 % die allermeisten zervikal (Abb. 10.5), 15 % axillär, 10 % im Bereich der Extremitäten, inguinal und an sonstigen Regionen. Etwa 65–75 % sind bereits bei Geburt manifest und der verbleibende Anteil präsentiert sich in aller Regel innerhalb der ersten zwei Lebensjahre.

Die makrozystischen Lymphangiome sind meist bei Geburt bereits sichtbar und können sogar häufig schon in der pränatalen Sonographie erkannt werden. Typische klinische Manifestation ist eine schlecht abgrenzbare subkutane Schwellung. Die meisten sind initial asymptomatisch, können jedoch auch mit Schmerzen oder einer Druckdolenz einhergehen. Im weiteren Verlauf kommt es meist zu einer allmählichen Größenzunahme, da die abnormen lymphatischen Bahnen ektatisch werden.

Komplikationen sind leider nicht selten und treten in Abhängigkeit von Größe und Lokalisation der lymphatischen Malformation auf. Insbesondere Lymphangiome im Kopf-/Halsbereich (95 % der makrozystischen Lymphangiome) können zu lebensbedrohlichen Atemwegskomplikationen führen, aber auch Gedeihstörungen, Sprachentwicklungsverzögerungen oder rezidivierende Infektionen nach banalen Traumata kommen vor. Typisch ist auch eine mit den Lymphangiomen einhergehende Skeletthypertrophie, die sich meist im Kleinkindesalter manifestiert mit beispielsweise überschießendem Wachstum der Mandibula oder ähnlichem. Peri- oder intraokuläre Lymphangiome können zu Visusminderungen, Strabismus oder kongenitalen Katarakten führen. Intraabdominelle Lymphangiome kommen ebenfalls vor. Sie können sich als asymptomatische intraabdominelle Raumforderung darstellen oder sich aber mit kolikartigen Bauchschmerzen oder sogar Zeichen einer intestinalen Obstruktion bis hin zum Volvulus manifestieren.

Mikrozystische Lymphangiome dagegen sind zwar auch bei Geburt bereits vorhanden, jedoch manifestieren sie sich häufig erst im Rahmen von Infektionen oder Einblutungen. Meist sind sind sie eher an den proximalen Extremitäten, dem Thorax oder peripherer lokalisiert. Häufig gehen sie mit verrukösen Läsionen und kleinen Angiomen der Haut einher, die zu rezidivierenden Blutungen und Lymphsekretionen neigen. Komplikationen sind auch hier nicht selten, insbesondere mit Ulzerationen, Blutungen und sekundären Infektionen muss gerechnet werden. Eine mögliche Langzeitkomplikationen ist auch die Entwicklung eines Plattenepithelkarzinoms aus einem mikrozystischen Lymphangiom.

Gemeinsam ist allen Lymphangiomen die Gefahr der bakteriellen Infektionen sowie die einer raschen, temporären Größenzunahme infolge Einblutung nach teils Bagatelltraumen. Dies geht häufig mit starken Schmerzen einher.

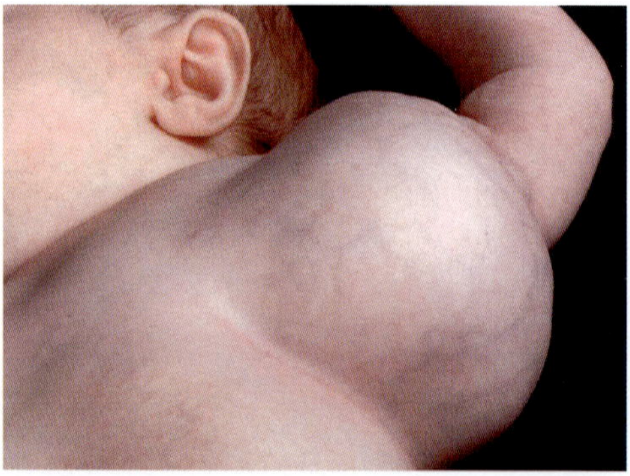

Abb. 10.5: Lymphangiom in der Axilla.

In der Regel handelt es ich um eine klinische Diagnose. Die Sonographie ist immer zur Unterscheidung zwischen zystischen und soliden Anteilen hilfreich sowie zur Einteilung in makrozystisch, mikrozystisch oder gemischt. Zur genaueren Beurteilung der Ausbreitung ist je nach Befund in der Regel ein MRT notwendig.

Therapie

Die Behandlung ist abhängig von der Lokalisation und Größe des Lymphangioms. Die Sicherung der Vitalfunktionen steht immer im Vordergrund. Bei großen, pränatal bereits diagnostizierten Lymphangiomen (Hygroma cysticum) beeinhaltet dies häufig eine geplante Sectio durch ein Team erfahrener Spezialisten zur Atemwegssicherung des Kindes vor Ort.

Treten Infektionen auf, die zu einer unvorhersehbar raschen Größenzunahme der Läsion führen können, möglicherweise mit einer Kompromittierung der Atemwege, ist eine rasche antibiotische Therapie dringend indiziert.

Die chirurgische Resektion ist vor allem ein sehr gute Option für gut abgrenzbare Läsionen. Anzustreben ist eine vollständige Entfernung, die jedoch nicht immer möglich ist. Bei einem ausgedehnten Befund sollte der Schutz von Nerven- und Gefäßstrukturen und das Vermeiden verstümmelnder Resektionen vorrangig sein. Solide Anteile sind meist schlechter zu resezieren, während sich großzystische Lymphangiome häufig gut entfernen lassen. Eine Größenzunahme belassener Areale kann ein Rezidiv vortäuschen. Eine perkutane Sklerosierung stellt heute eine Alternative zur chirurgischen Resektion dar. Infrage kommen zahlreiche Sklerosantien (z.B. OK-432, Ethanol, Bleomycin etc.), die jedoch alle bei makrozystischen eine höhere Erfolgsrate zeigen als bei mikrozystischen Lymphangiomen. Häufig sind mehrere Sklerosierungssitzungen nötig.

Prognose

Die Prognose der gutartigen Raumforderung ist abhängig von der Größe, Lokalisation und eventuell belassenen Lymphangiomresten. Insbesondere ausgedehnte mikrozystische Lymphangiome, die einer vollständigen chirurgischen Resektion nicht zugänglich sind, stellen immer noch eine große therapeutische Herausforderung dar.

10.6 Kongenitale melanozytäre Nävi

Durch Fehlregulationen in Entwicklung, Differenzierung und Migration melanozytärer Zellen aus Vorläuferzellen der Neuralleiste können kongenitale melanozytäre Nävi (CMN) entstehen. Man unterscheidet kleine, mittelgroße und große melanozytäre Nävi. Nur für große CMN wird ein erhöhtes Melanomrisiko angegeben. Die neurokutane Melanozytose ist bei großen Nävi und/oder multiplen kleineren Nävi unbedingt aktiv zu suchen und hat, wenn symptomatisch, keine gute Prognose. Therapeutisch wird meist eine chirurgische Exzision durchgeführt, wobei insbesondere je nach Größe und Lokalisation verschiedene Techniken Anwendung finden.

Ätiologie und Pathogenese

Melanozyten sind dendritische Zellen, die Melanin produzieren und diese an Keratinozyten und Haarfollikelzellen abgeben und so für die normale bräunliche Pigmentierung der Haut verantwortlich sind. Melanozytäre Nävi sind benigne fehldifferenzierte Proliferationen von Melanozyten, die man als Nävuszellen bezeichnet. Sowohl Melanozyten als auch Nävuszellen sind Zellen neuralen Ursprungs (Neuralleiste), die in der frühen Fetalzeit von dort in die Haut migrieren. Im Unterschied zu „normalen Melanozyten" formieren Nävuszellen „Zellnester" in der unteren Epidermis und/oder Dermis. Prinzipiell können melanozytäre Nävi angeboren oder erworben sein. Im weiteren wird die Gruppe der kongenitalen melanozytären Nävi (congenital melanocytic nevi = CMN) besprochen, die per definitionem entweder bei Geburt bereits vorhanden sind oder innerhalb der ersten Monate auftreten. CMNs breiten sich im Gegensatz zu erworbenen melanozytären Nävi typischerweise in tiefer liegende Schichten von Dermis und Subkutis aus sowie entlang Hautanhangszellen, Gefäßen und Nerven.

Klinische Symptomatik, Diagnostik

CMN werden anhand ihrer prädiktiven Nävusgröße (maximaler Durchmesser) im Erwachsenenalter klassifiziert. Angenommen werden kann dabei eine Vergrößerung des Nävus vom Säugling bis zum Erwachsenenalter um den Faktor 2 am Kopf bzw. Faktor 3 am restlichen Körper. Am gebräuchlichsten ist folgende Einteilung:

klein (small CMN):	< 1,5 cm
mittelgroß (medium-sized CMN):	1,5–20 cm
groß (large CMN):	> 20 cm (entspricht beim Neonaten > 9 cm am Kopf bzw. > 6 cm am restlichen Körper)

Gelegentlich werden außerdem CMN mit einem prädiktiven Durchmesser von > 40 cm als Riesennävi (giant CMN) bezeichnet.

Die Inzidenz der CMN wird unabhängig von ihrer Größe mit 0,2–6 % der Neugeborenen angegeben, für große CMN ist sie deutlich niedriger mit etwa 1 : 20 000, für die Maximalvariante des Riesennävus dann etwa 1 : 100 000 – 500 000. CMN können am ganzen Körper vorkommen, meist sind sie solitär. Die Farbe kann stark variieren von braun bis schwarz und die Begrenzung ist häufig landkartenartig und unregelmäßig. Viele CMN tragen besonders dichte, kräftige, dunkle Haare. Während kleine Nävi meist flach oder nur wenig erhaben sind mit kaum veränderter Oberflächenstruktur, sind große Nävi nicht selten papillomatös oder verrukös verändert. Etwa 75 % der Patienten mit großen CMN haben weitere kleine, disseminierte Nävi, sogenannte Satellitennävi, die entweder schon bei Geburt vorhanden sind oder im Laufe der Kindheit neu dazukommen.

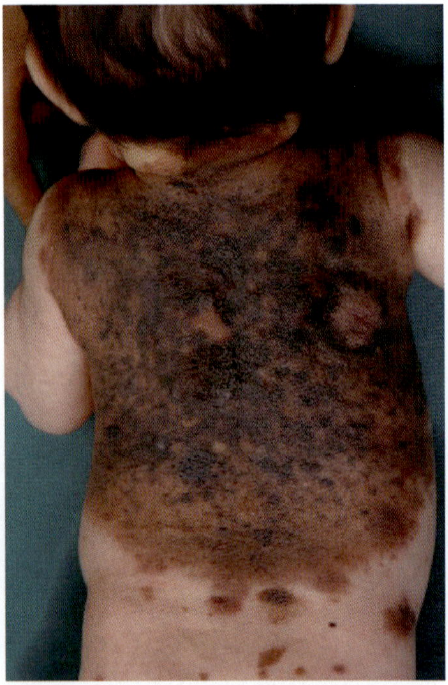

Abb. 10.6: Neugeborenes mit großem kongenitalem melanozytärem Nävus am Rücken sowie multiplen Satellitennävi.

CMN sollten idealerweise von einem erfahrenen Team beurteilt werden. Regelmäßige klinische Untersuchungen und eine dermatoskopische Beurteilung sollten erfolgen. Lebenslange Verlaufskontrollen sind notwendig, insbesondere nach der Pubertät. Patienten mit großen und riesigen CMN sollten auch nach vollständiger Resektion regelmäßig untersucht werden, wobei eine Beurteilung des gesamten Integuments erfolgen muss.

Nicht selten leiden die Patienten unter Juckreiz, was auf die verminderte Anzahl von Talgdrüsen, die die Haut normalerweise geschmeidig und feucht halten, in der Nävushaut zurückzuführen ist.

In den letzten Jahren am häufigsten debattiert und inzwischen gut wissenschaftlich unterlegt ist das tatsächliche Risiko einer Entwicklung kutaner CMN-assoziierter Melanome. Über viele Jahre wurde es überschätzt. Heute weiß man, dass es definitiv abhängig von der Größe des CMN ist. So entsteht der überwiegende Teil der Melanome in Nävi > 40 bzw. > 60 cm Durchmesser. Weitere Einflussgrößen, die diskutiert werden, sind eine unregelmäßige Pigmentierung und das Vorkommen multipler dermaler und subkutaner Knoten. Für kleine und mittlere CMN ist das lebenslange absolute Melanomrisiko gering mit < 1 % und vor der Pubertät quasi nicht existent. Melanome entwickeln sich dabei im Bereich der dermoepidermalen Junktion. Lediglich für große und riesige CMN kann ein erhöhtes Risiko statistisch nachgewiesen werden und wird heutzutage für CMN > 20 cm mit 5 %, für CMN > 40 cm mit 5–10 % angegeben. Von erheblicher klinischer Bedeutung ist, dass die Mehrzahl der Melanome bei großen CMN (anders als bei den kleinen und mittelgroßen CMN) als tiefe, knotige Proliferationen, in der

Dermis oder Subkutis entstehen, sodass neben der Inspektion unbedingt auch die Palpation entscheidend für die Früherkennung ist.

Als neurokutane Melanozytose (NCM) bezeichnet man das kombinierte Auftreten eines mindestens großen CMN oder >3 kleinerer CMN mit einer meningealen Melano(zyto)se oder eines meningealen Melanoms. Betroffen sind meist die Leptomeningen, diffus oder nodulär. Wichtigster prädiktiver Parameter für das Vorliegen einer NCM ist das Vorkommen multipler Satellitennävi. Daraus ergibt sich die Empfehlung, möglichst im Alter zwischen 4 und 8 Monaten bei Patienten mit einer prädiktiven Nävusgröße von >20 cm oder >3 mittelgroßen und/oder >20 Satellitennävi im ersten Lebensjahr eine MRT von Schädel und Wirbelsäule durchzuführen. Während früher die Prognose einer NCM generell als infaust galt, weiß man heute, dass 60–70 % der Kinder asymptomatisch sind. Sie sollten regelmäßig klinisch neurologisch sowie mit jährlichen Verlaufs-MRTs beurteilt werden. Eine symptomatische NCM (ca. 4–7 % der Patienten mit CMN >20 cm) manifestiert sich meist innerhalb der ersten 2 Lebensjahre, mögliche Symptome sind Epilepsie, Hydrozephalus, Kopfschmerzen, fokal neurologische Ausfälle etc. Die Prognose ist dann schlecht, auch ohne Malignität, ein letaler Ausgang ist leider nicht selten.

Therapie

Eine generelle prophylaktische Exzision im Sinne einer Routinemaßnahme kann für kleine und mittelgroße CMN ohne beunruhigende klinische Aspekte oder einer Lokalisation, die eine sorgfältige Verlaufsbeobachtung erschwert, nicht empfohlen werden.

Die Indikation zur Exzision eines CMN kann ästhetisch/psychosozial und/oder medizinisch prophylaktisch sein im Sinne einer Vermeidung der Entwicklung eines Melanoms. Die ästhetische Indikation ist dabei weitaus häufiger. Eltern möchten ihr Kind häufig vor Stigmatisierung, Selbstwertminderung und anderen psychischen und/oder sozialen Folgen des CMN bewahren. Nicht selten werden im Rahmen der Exzision entstehende Operationsnarben dabei als weniger störend empfunden als der Nävus selbst und toleriert. Entscheidend ist die korrekte Beratung und Aufklärung der Eltern/Patienten über das geplante Vorgehen sowie das insbesondere bei kleinen und mittelgroßen Nävi nicht nachweisbar erhöhte Melanomrisiko.

Dermatoskopisch auffällige CMN, neu aufgetretene papillomatöse oder noduläre Anteile, rasch wachsende CMN, nach der Neonatalperiode ulzerierende oder solche mit schwarzer oder roter Pigmentierung sollten zur histologischen Beurteilung wenn möglich exzidiert, mindestens jedoch biopsiert werden.

Therapeutisch kommen grundsätzlich verschiedene Optionen infrage, die individuell in Abhängigkeit von der vorliegenden Indikation (ästhetisch oder medizinisch), der Größe des CMN, der Lokalisation, dem Alter des Kindes, der Erfahrung des Behandlungsteams, der psychosozialen Situation sowie dem Wunsch von Eltern und Kind gegeneinander abgewogen werden müssen. So stellt die Frühdermabrasion zwischen dem 2. und 6. Lebensmonat im Sinne eines „narbenfreien Abschleifens“ eine Möglichkeit der Aufhellung dar, eine Melanomvorbeugung ist jedoch nur gegeben für Melanome, die von oberflächlichen Pigmentzellen ausgehen würden. Der Stellenwert dieser auch als frühablative CMN-Therapie bezeichneten Option wird kontrovers diskutiert. Einerseits gilt sie als komplikationsarm und effektiv im Sinne einer Aufhellung, andererseits beobachtet man häufig auch spontan in den ersten Lebensjahren eine Aufhellung der CMN und nach Ablation häufig eine Repigmentierung aus tieferen Nävusanteilen, sodass das Spätergebnis nicht zufriedenstellend ist.

Auch die chirurgische Exzision des CMN umfasst mehrere Methoden. Insbesondere in Abhängigkeit von der Größe kommen einzeitige oder sogenannten serielle Exzisionen infrage. Mithilfe Letzterer sind auch große und riesige CMN der Exzision zugänglich. Auch Verschiebelappenplastiken mit oder ohne vorherige Hautexpansion (selbstfüllende Osmoseexpander oder füllbare Expander) sind effektive Methoden und werden insbesondere von Kindern sehr gut toleriert. Hautersatztechniken wie eine Vollhauttransplantation für kleine bis mittelgroße CMN oder eine Kombination von Kollagenen zum Dermisersatz mit einer Spalthauttransplantation für große und riesige CMN kommen zum Einsatz. Große und riesige CMN bedürfen immer eines mehrzeitigen und oft auch methodisch kombinierten chirurgischen Vorgehens (z.B. erst serielle Exzisionen, dann Hautexpansion und Verschiebelappenplastik). Unter anderem aufgrund der besseren Dehnbarkeit der Haut sowie der guten Wundheilung ist ein früher Therapiebeginn im ersten Lebensjahr sinnvoll.

Lasertechniken (z.B. Alexandrit-Laser, CO_2-Laser) haben ebenfalls ein gewissen Stellenwert, werden jedoch aufgrund der limitiert guten Langzeitresultate mit Repigmentierungen in ca. 50 % der Fälle sehr kontrovers diskutiert. Die Resultate sind sehr abhängig von der Lokalisation des CMN, zudem ist die Methode aufwendig, in der Regel sind mehrere Sitzungen notwendig, die beim Kind meist nur in Analgosedierung durchführbar sind.

10.7 Syndaktylie

Es handelt sich um die zweithäufigste Fehlbildung der Hand mit Verwachsung von zwei oder mehreren Fingern. Die operative Trennung erfolgt im ersten Lebensjahr. Bei immer bestehendem Hautdefizit ist häufig zur Restdefektdeckung eine Vollhauttransplantation notwendig.

Ätiologie und Pathogenese

Angeborene Syndaktylien kommen als Verwachsung von zwei oder mehreren Fingern mit einer Inzidenz von 1 : 2000 vor. In 10–20 % kommen Syndaktylien familiär gehäuft vor, dann wiederum bei der Hälfte der Fälle bilateral. Assoziiert können andere Fehlbildungen der Hand, z. B. Abschnürungen oder Duplikationen, oder Syndrome (z. B. Poland-, Apert-Syndrom) sein. Ätiologisch geht man von einer Störung der Separation der Finger in der 6.–8. Schwangerschaftswoche aus. Am häufigsten sind Syndaktylien zwischen Digitus III und IV der Hand und Digitus II und III des Fußes. Erworbene Syndaktylien können nach Verbrennungen oder anderen ausgedehnten Weichteilschäden im Handbereich entstehen.

Klinische Symptomatik und Diagnostik

Es werden komplette (mit ossärer Verschmelzung), inkomplette und partielle und vollständige (gesamte Phalanx betroffen) Formen unterschieden. Verdickte fibröse und fasziale Verbindungen, abnorme muskulotendinöse Konnektionen und abnorme Verläufe der Nerven und Gefäße können bestehen. Unter einer Akrosyndaktylie versteht man eine vollständige Verschmelzung aller Finger, meist mit abnormen, hypoplastischen oder ganz fehlenden Knochen der Hand und einer Ankylosis, Deviation oder Instabilität der Gelenke. Bei der Akrozephalosyndaktylie oder dem Apert-Syndrom tritt die bilateral symmetrische Akrosyndaktylie in Kombination mit einer kraniofazialen Skelettanomalie auf. Sonderformen sind die Brachysyndaktylie mit gleichzeitiger Verkürzung der Phalangen und eine flossenförmige Verschmelzung aller Finger einer Hand, die sogenannte Löffelhand.

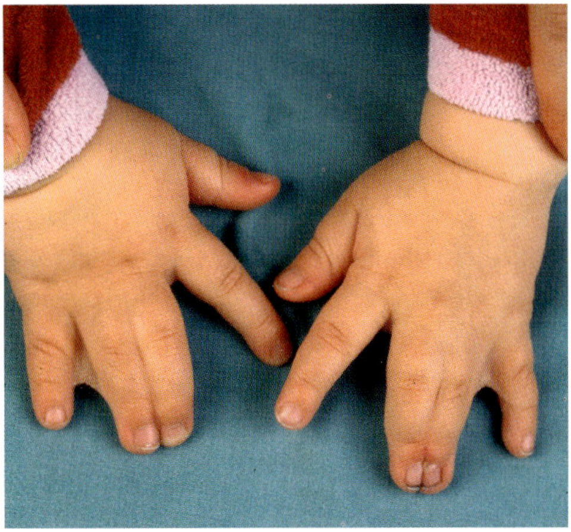

Abb. 10.7: Säugling mit partiellen Syndaktylien von Dig 4/5 beidseits und vollständigen Syndaktylien von Dig 3/4 beidseits.

Ein präoperativ durchgeführtes Röntgenbild der Hand (anterior-posterior) gibt Aufschluss über begleitende knöcherne Veränderungen.

Therapie

Ziel der Therapie ist es, nach der Trennung möglichst funktionell normale Finger zu haben. Der Erfolg ist abhängig von der Morphologie und dem Wachstum der Finger. Eine inkomplette Trennung, Narbenzüge, intrinsische oder erworbene skelettale Anomalien können zu bleibenden Deformitäten führen. Die Korrektur sollte im zweiten Halbjahr des ersten Lebensjahres erfolgen. Es besteht bei

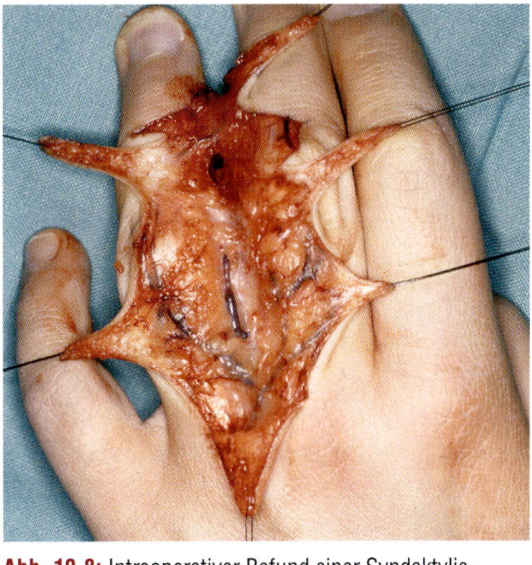

Abb. 10.8: Intraoperativer Befund einer Syndaktylie-Trennung an der Hand.

allen Syndaktylien nach der Trennung ein Defizit an Haut zur Deckung des entstandenen Defektes, sodass einerseits eine spezielle Schnittführung (doppelte Z-Plastik, siehe Abb. 10.8) und häufig auch eine Vollhauttransplantation auf die Restdefekte notwendig ist. Wichtig ist es, die Schnittführung so zu gestalten, dass keine längsverlaufenden, gelenkübergreifenden Narben entstehen, die zu Kontrakturen führen können. Die Haut zur Vollhauttransplantation kann beispielsweise aus der Leiste, der Ellenbeuge oder von retroaurikulär entnommen werden. Die Operation findet in Blutleere statt. Nach Anzeichnung und Durchführung der Hautinzision erfolgt eine exakte mittelständige Separation der Finger von distal nach proximal unter Schonung der Gefäß-Nerven-Bündel in Blutleere. Bei ossären Deformierungen können Umstellungsosteotomien mit Kirschner-Draht-Osteosynthesen notwendig werden. Besondere Sorgfalt sollte bei der Rekonstruktion des Nagelbettes gelten. Außerdem sollten nicht an einem Finger lateral und ulnarseitig einzeitig operiert werden, um die Blutversorgung des Fingers nicht zu gefährden. Die Hautnaht sollte ohne Spannung mit resorbierbarem Nahtmaterial durchgeführt werden. Der Wundverband muss locker angelegt werden und die Fingerkuppen sollten zur Beurteilung der Durchblutungsituation sichtbar sein. Nach fünf bis sieben Tagen erfolgt der erste Verbandswechsel.

Prognose

Mögliche Komplikationen sind Nerven- oder Gefäßverletztungen, Wundinfektionen, das Nichtanwachsen von Hauttransplantaten oder -lappen, hypertrophe Narben, Narbenkontrakturen sowie sekundäre Wachstumsstörungen.

10.8 Polydaktylie

Ein oder mehrere zusätzliche Digiti werden als Polydaktylie bezeichnet. Häufig sind andere Fehlbildungen oder Syndrome assoziiert. Abhängig von der Form der Polydaktylie erfolgt eine operative Versorgung unterschiedlichen Ausmaßes und es verbleiben eventuell Funktionsdefizite.

Ätiologie und Pathogenese

Der Begriff Polydaktylie beschreibt das Vorhandensein eines oder mehrerer zusätzlicher Finger oder Zehen. 15 % aller kongenitalen Handfehlbildungen sind Polydaktylien, am häufigsten treten sie im Bereich des Daumens und Kleinfingers auf (Abb. 10.9). Die Funktionalität ist dabei sehr unterschiedlich. Vom Rudiment bis zum voll funktionstüchtigen, zusätzlichen Finger ist alles möglich. Polydaktylien gehören als eine Form der Duplikation in die Gruppe der kongenitalen Malformationen der Extremitäten. Wahrscheinlich entsteht eine Polydaktylie durch eine Störung der Involution oder eine Hyperplasie der sogenannten apikalen ektodermalen Leiste, einer Bedeckung der Extremitätenknospe ab dem 32. Schwangerschaftstag, mit einer Störung des programmierten Zelltods der mesenchymalen Zellen. Verschiedene genetische und teratogene Einflüsse werden diskutiert.

Klassifikation

Gemäß den verschiedenen amerikanischen und europäischen handchirurgischen Gesellschaften gehören, basierend auf der Einteilung nach *Swanson* (1976), die Polydaktylien unter den Fehlbildungen zu den Doppelbildungen der Hand. Dabei wird unterschieden in radiale (= praxiale, Dig 1), zentrale (Dig 2-4) und ulnare (= postaxiale, Dig 5) Polydaktylien.

Klinische Symptomatik und Diagnostik

Es besteht eine Assoziation mit vielen anderen Fehlbildungen (z. B. Herzfehler, Hydrozephalus, Analatresie oder urogenitale Fehlbildungen) oder Syndromen (Trisomie 13, 18, D-1; Jeune-Syndrom, Cornelia-de-Lange Syndrom usw.). Präoperativ sollte eine Röntgenaufnahme der Hand angefertigt werden.

Therapie

Je nach Form der Polydaktylie kann die Therapie sehr einfach oder kompliziert sein. Schwierig sind vor allem die Versorgungen der zentralen Polydaktylien. Die Funktion ist wichtiger als das kosmetische Ergebnis. Es kann allerdings chirurgisch sehr anspruchsvoll sein, ein gutes funktionelles Ergebnis zu erreichen. Die Operation wird meist im Alter zwischen 6 und 12 Monaten durchgeführt. In Blutleere erfolgt eine Abtragung der überzähligen Finger. Es muss dabei entschieden werden, welcher Anteil wichtiger für die spätere Funktion ist. Ziel ist die longitudinale Ausrichtung der Phalangen in einer Linie. Bei der Rekonstruktion der Weichteile

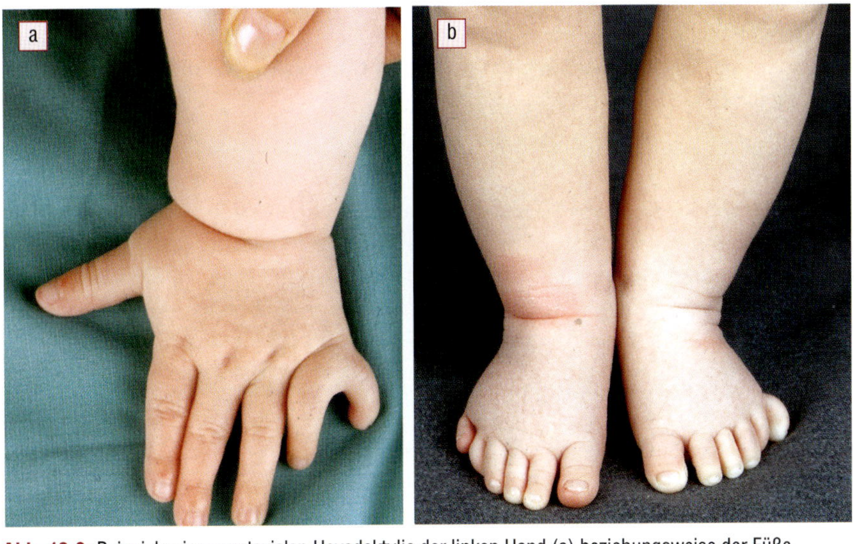

Abb. 10.9: Beispiele einer postaxialen Hexadaktylie der linken Hand (a) beziehungsweise der Füße beidseits (b).

muss auf die Balance zwischen den Sehnen der Extensor- und Flexormuskulatur geachtet werden. Ggf. sind Umstellungsosteotomien notwendig. Für den Wundverschluss ist in der Regel genügend Haut vorhanden.

Prognose

Mögliche Komplikationen sind Gefäß- oder Nervenverletzungen, Fehlstellungen, Wundinfektionen, Narbenkontrakturen oder je nach Form der Polydaktylie auch sekundäre Wachstumsstörungen und Funktionseinschränkungen. Letztere betreffen insbesondere die zentralen Polydaktylien.

10.9 Ohrmuscheldysplasien

Bei entsprechendem Leidensdruck des Kindes durch seine abstehenden Ohren aufgrund einer Dysplasie der Ohrmuschel besteht die Möglichkeit einer operativen Korrektur ab dem sechsten Lebensjahr.

Ätiologie und Pathogenese

Diese Deformität ist gekennzeichnet durch einen zu großen Winkel der Helix und Abstand der Ohrmuschel vom Mastoid. Meist ist die Anti-Helixfalte nur sehr schwach ausgeprägt. Ohrmuscheldysplasien können bilateral (symmetrisch, asymmetrisch) oder unilateral vorkommen.

Klinische Symptomatik und Diagnostik

Ein Leidensdruck aufgrund der abstehenden Ohren entsteht bei Kindern meist erst ab dem Schulalter. Davor ist es meist der Wunsch der Eltern, dass eine Korrektur durchgeführt wird. Klinisch wird bei der Untersuchung der Abstand der Ohrmuschel zum Mastoid bestimmt und es erfolgt eine Fotodokumentation.

Therapie

Besteht der Wunsch nach einer Korrektur der Ohrmuscheldysplasie beim Kind selbst und ein nachvollziehbarer Leidensdruck, wird die Operation ab dem Schulalter durchgeführt. Es gibt zahlreiche Operationsverfahren, bei denen Ohrknorpel teils ausgedünnt, teils exzidiert wird. Es erfolgt intraoperativ eine wetzsteinförmige Hautexzision an der Dorsalseite der Ohrmuschel. Der Hautverschluss sollte mit resorbierbarem Nahtmaterial erfolgen. Anschließend wird ein Verband mit stirnbandförmiger Fixierung durch eine elastische Binde angelegt. Postoperativ erfolgt eine Wundkontrolle nach einer Woche, mit insgesamt dreiwöchiger Bandagierung und anschließender Bandagierung über drei weitere Wochen ausschließlich nachts.

Prognose

Neben allgemeinen Komplikationen wie Wundinfektionen besteht je nach Operationstechnik eine Rezidivrate von ca. 5 %.

10.10 Präaurikuläre Anhängsel, Zysten und Fisteln

Präaurikläre Anhängsel, Zysten oder Fisteln sind embryonalen Ursprungs. Es besteht eine familiäre Häufung. Aufgrund der Gefahr einer Entzündung sollte bei Fisteln oder Zysten die operative Entfernung erfolgen. Es besteht allerdings ein hohes Rezidivrisiko.

Ätiologie und Pathogenese

Aus dem ersten und zweiten Kiemenbogen entwickeln sich in der Embryonalzeit sechs Aurikularhöcker. Diese verschmelzen im weiteren Verlauf zu den Anteilen des äußeren und inneren Ohres. Die Enstehung überzähliger Aurikularhöcker oder Verschmelzungsdefekte derselben führen zur Ausbildung von präaurikulären Anhängseln, Fisteln oder Zysten. Fisteln treten häufig beidseits als blind endende Gänge ohne Verbindung in die Tiefe auf. Eine familiäre Häufung ist nicht selten.

Klinische Symptomatik und Diagnostik

Ohranhängsel sind bei Geburt bereits sichtbar, oft sind knorpelige Anteile tastbar. Sie stellen ein kosmetisches Problem dar. Auch Grübchen oder Fistelgänge zeigen sich meist schon unmittelbar nach der Geburt. Im weiteren Verlauf fällt dann oft eine Sekretion über den Fistelgang auf und auch Infektionen mit Abszedierung kommen vor. Eine diagnostische Abklärung mittels Nierensonographie ist wegen einer Assoziation mit Nierenfehlbildungen viel diskutiert worden, erscheint aber bei ansonsten gesunden Kindern ohne Anzeichen für eine syndromale Erkrankung nicht notwendig. Ein Hörminderung sollte jedoch ausgeschlossen werden.

Therapie

Ohranhängsel können jederzeit entfernt werden. Empfehlenswert ist, den Eingriff nicht vor dem Alter von ca. 3 Lebensmonaten durchzuführen. Wichtig ist die Entfernung mitsamt des knorpelige Anteils. Auch blande, nicht sezernierende Fisteln sollten nicht belassen werden. Liegt eine Sekretion vor, sollte auf jeden Fall eine operative Entfernung erfolgen. Notwendig ist die vollständige Exstirpation des nicht rupturierten Gangs, um Rezidive zu vermeiden. Dies ist oft aufgrund des typischerweise fuchsbauartigen Geflechtes an Gängen schwierig. Eine vorausgegangene Entzündung erschwert die Operation erheblich. Sie sollte antibiotisch therapiert werden und im Intervall sollte dann die chirurgische Entfernung der Zyste oder Fistel erfolgen.

Prognose

Erfolgt die Operation vor der ersten Entzündung ist die Prognose gut.

11 Pädiatrische Neurochirurgie

11.1 Hydrozephalus

Der Hydrozephalus ist mit einer Inzidenz von 1:2000 Geburten die häufigste neurochirurgische Erkrankung im Kindesalter. Therapeutisch erfolgt meist der Einbau eines ventilregulierten Shunts, gelegentlich kann eine endoskopische Membranfensterung (3.-Ventrikulostomie) durchgeführt werden. Die Weiterentwicklung der Shuntsysteme hat die Überlebensrate und das Outcome dieser Patienten deutlich verbessert.

Ätiologie und Pathogenese

Der Liquor wird zu 80 % vom Plexus choroideus mit einer Rate von 0,3 bis 0,35 ml/min produziert. Im Kapillarbett des Plexus choroideus wird der Liquor aus dem Serum bei nicht vorhandener Blut-Hirn-Schranke aktiv durch den arteriellen Druck in Abhängigkeit vom herrschenden Ventrikeldruck produziert und ins Ventrikelsystem abgegeben. Zusätzlicher extrachoroidaler Liquor entsteht durch extrazelluläre Flüssigkeit im Bereich des Gehirns und Rückenmarks und vermischt sich mit dem choroidalen Liquor. Die Resorption des Liquors erfolgt in den duralen venösen Sinus passiv bei einer Druckdifferenz von 5–7 mmHg über die Pacchioni-Granulationen (Granulationes arachnoidales) des Sinus sagittalis superior. Produktion und Absorption des Liquors stehen bei einem intrakraniellen Druck (ICP) von 10 mmHg im Gleichgewicht. Eine alternative Resorption von Liquor über eine lymphatische Drainage wird kontrovers diskutiert und spielt eventuell bei einem erhöhten ICP eine Rolle.

Bei ca. einem Drittel aller Malformationen des ZNS ist auch ein Hydrozephalus vorhanden. Der Hydrozephalus resultiert aus einer Störung des normalen dynamischen Flusses des zerebrospinalen Liquors. Kommt es zu einer Imbalance zwischen Produktion und Resorption des Liquors oder zu einer Verlegung der anatomischen Liquorzirkulationswege, entsteht ein Anstieg des intrakraniellen Drucks mit einer Erweiterung des Ventrikelsystems:

- *Obstruktion der Foramina Monroi:* Ursache ist ein Tumor oder eine Zyste des anterioren dritten Ventrikels (z.B. Gliom des Hypothalamus, Kraniopharyngeom oder Kolloidzyste) oder eine angeborene Stenose/Atresie.
- *Aquäduktstenose:* Ein triventrikulärer Hydrozephalus kann durch eine primäre fetale Stenose mit pränatal darstellbarem Hydrozephalus oder sekundär durch eine postentzündliche oder eine posthämorrhagische Stenose bzw. in jedem Alter durch einen Tumor im Bereich des Tectums oder der pinealen Region auftreten.
- *Stenose der Foramina Magendii und des Foramen Luschkae des IV. Ventrikels:* Als Ursache kommen ein Tumor in der hinteren Schädelgrube (z.B. Ependymom, Medulloblastom, Astrozytom), entzündliche Prozesse oder eine Arnold-Chiari-II-

Malformation bei Patienten mit einer Meningomyelozele (siehe Kap.11.2) infrage. Folge dieser Obstruktionen kann bei offenem Abfluss in den Zentralkanal eine Hydromelie oder Syringomyelie sein.

- *Obstruktion der basalen Zisternen:* Durch eine intraventrikuläre Blutung bei Frühgeborenen (Typ III und IV), durch ein Trauma, eine Ruptur eines Aneurysmas oder einer Gefäßmalformation kommt es zu einer Verdickung der Arachnoidea der basalen Zisternen mit möglicher Okklusion der arachnoidalen Granulationen und folgender Störung der Liquorabsorption. Eine subarachnoidale Blutung kann auch als Folge eines Schütteltraumas auftreten und zur Ausbildung eines Hydrocephalus externus führen.
- *erhöhte Produktion von Liquor:* sehr selten, z. B. durch einen Choroidplexus-Tumor oder im Rahmen eines entzündlichen Prozesses

Als Dandy-Walker-Malformation wird die Assoziation eines Hydrozephalus mit einer zystischen Dilatation des IV. Ventrikels und einer Hypoplasie des Kleinhirnwurms bezeichnet. Die Inzidenz liegt bei 1 : 30 000 Geburten. Die Diagnose wird meist im ersten Lebensjahr aufgrund einer Makrozephalie gestellt. Häufig treten noch andere Fehlbildungen des ZNS und andere systemische Anomalien auf. Davon abhängig ist die Gesamtprognose.

Klinische Symptomatik und Diagnostik

Die Symptome eines Hydrozephalus sind abhängig von der Ursache, aber insbesondere vom Alter des Patienten (Tab. 11.1).

Zur klinischen Untersuchung gehört neben dem Anlegen einer Kopfumfangskurve, die Erhebung eines entwicklungsneurologischen Status, die Palpation der Fontanelle, die Beurteilung der Kopfform und die Untersuchung des Augenhintergrunds (Fundoskopie). Wichtigstes Diagnostikum ist bei noch offener Fontanelle die Schädelsonographie (Abb. 11.1). Hier kann die Ventrikelweite im Verlauf beurteilt und der Resistanceindex (RI = maximale systolische Flussgeschwindigkeit Vs – enddiastolische Flussgeschwindigkeit VED/Vs) in der Doppler-Sonographie bestimmt werden. Meist können auch Fehlbildungen des ZNS dargestellt werden. Als weiterführende Bildgebung ist dann eine CT- oder MRT-Untersuchung notwendig.

Tab. 11.1: Typische Symptome eines Hydrozephalus im Kindesalter abhängig vom Alter des Kindes.

<2 Jahre	Zunahme des Kopfumfanges vorgewölbte Fontanelle weite Schädelnähte prominente Kopfvenen Erbrechen, ↓ Nahrungsaufnahme Entwicklungsverzögerung Hyperreflexie, ↑ Muskeltonus „Sonnenuntergangsphänomen" Hypertonus Bradykardie Krampfanfälle
>2 Jahre	Kopfschmerzen Erbrechen Sehstörung Verhaltensveränderungen Konzentrationsschwäche Lethargie Krampfanfälle Bradykardien Hypertonus Müdigkeit/Schläfrigkeit

Bei Frühgeborenen <34. SSW und <1500 g kommt es in 15–35 % zu einer intrakraniellen Blutung (ICH). Am häufigsten tritt diese in den ersten 3–4 Lebenstagen auf, davon 50 % in den ersten Lebensstunden. 75 % dieser Kinder entwickeln eine Dilatation des Ventrikelsystems aufgrund einer Liquorzirkulationsstörung, meist durch eine Aquäduktstenose.

Therapie

Seit 1952 (Nulsen, Spitz) bzw. 1956 (Holter) werden bei der Therapie des Hydrozephalus erfolgreich Shuntsysteme eingesetzt. Diese Ableitungs- und Ventilsysteme wurden seither stetig weiterentwickelt und verbessert.

Die Indikation zur Shuntversorgung bei Ventrikulomegalie mit Hirndrucksymptomen ist eindeutig, die Entscheidung zur Operation bei Zunahme der Ventrikelweite im Verlauf beim asymptomatischen Patienten jedoch schwieriger. Eine eindeutige Zunahme der Ventrikelweite

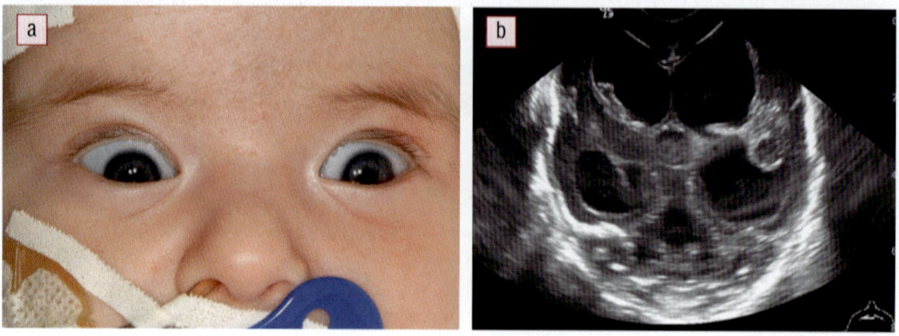

Abb. 11.1: Posthämorrhagischer Hydrozephalus: Säugling mit einem „Sonnenuntergangsphänomen" (a). Sonographie des Schädels eines Frühgeborenen der 24.+ 3. SSW mit erheblicher Dilatation beider Seitenventrikel und großen intraventrikulären Blutkoageln (b).

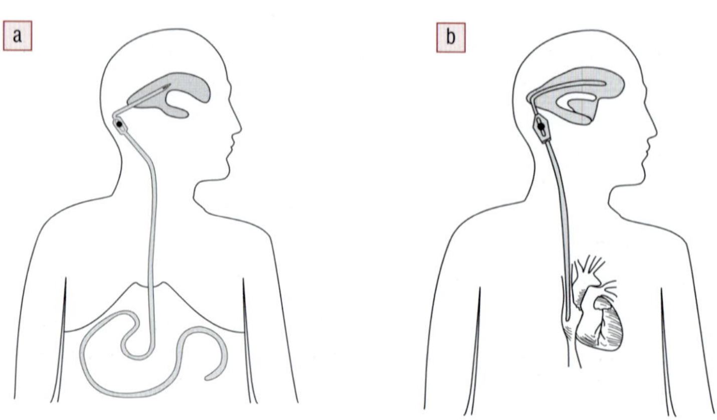

Abb. 11.2: Schematische Darstellung eines ventrikuloperitonealen (a) und eines ventrikuloatrialen (b) Shunts.

wird jedoch meist als Indikation zur Operation gesehen. Eine stabile Ventrikelerweiterung bei asymptomatischen Patienten wird allerdings kontrovers diskutiert. Bei Kindern unter 3 Jahren mit asymptomatischem Hydrozephalus müssen die möglichen Komplikationen einer Shunt-Operation mit dem Risiko eines Verlustes oder einer Verzögerung der weiteren geistigen Entwicklung abgewogen werden.

Es werden meist ventrikuloperitoneale Shunts oder selten (bei abdominalen Verwachsungen, z. B. durch Voroperationen oder bei entzündlichen Prozessen) ventrikuloatriale Shunts angelegt (Abb. 11.2). Diese Shuntsysteme regulieren über ein Einbahnventil den Liquorabfluss. Es existieren verschiedene Ventilsysteme: Schlitzventil, Diaphragmaventil, Feder- oder Kugelventile. Bei einem definierten Öffnungsdruck lässt das Ventil soviel Liquor ab, bis es zum Druckausgleich zwischen intraventrikulärem Druck und Ventilöffnungsdruck abzüglich des hydrostatischen Drucks der Liquorsäule und des atmosphärischen Drucks des peritonealen Katheters kommt. Im Stehen würde dies bedeuten, dass es durch den (negativen) hydrostatischen Druck der Liquorsäule im Shuntsystem zu einer deutlichen Erniedrigung des Ventilöffnungsdruckes kommen würde mit einem Siphoneffekt und negativem intraventrikulärem Druck. Mögliche Symptome des Niederdrucks wären Kopfschmerzen, Krampfanfälle und eventuell auch subdurale Hygrome und Hämatome. Diesen Siphoneffekt gleichen moderne Ventilsysteme über unterschiedliche Techniken aus: siphon-limitierende Ventile mit einer mobilen Membran, die bei negativem Druck eine Öffnung im Ventil verschließt (z. B. Siphon control device, Anti-Siphon device, Delta Valve), flusslimitierende Ventile verändern mit flexiblen Blenden entlang eines Kolbens den Durchmesser der Öffnung (Orbis Sigma Valve), Schwerkraftventile vermindern mit kleinen Metallkugeln bei Lageveränderung des Patienten den Öffnungsdruck oder den Widerstand (z. B. Chabra Z Valve, Fuji „Anti-Siphon" Valve, Miethke PAEDI-GAV®).

Die Anlage eines peritonealen Shunts erfolgt in Rücken- und Kopfseitenlage. Zunächst wird der peritoneale Katheter über eine subkutane Tunnelung der Haut von retroaurikulär nach epigastrisch geleitet. Zur Platzierung des Ventrikelkatheters im Seitenventrikel erfolgt eine Bohrlochtrepanation frontal oder okzipital. Die Länge des Ventrikelkatheters wird anhand der Bildgebung bestimmt. Die Position des Katheters kann bei noch offener Fontanelle intraoperativ sonographisch überprüft werden. In seltenen Fällen muss der Katheter endoskopisch assistiert platziert werden. Anschließend wird der Katheter an ein Reservoir sowie an das Ventil konnektiert, welches zuletzt an den peritonealen Katheter angeschlossen wird. Es muss auf eine korrekte Lage des Ventilsystems ohne Abknickung der Ableitung geachtet werden. Vor der endgültigen Verlagerung des distalen peritonealen Katheters über eine kleine Laparotomie nach intraperitoneal wird das gesamte System nochmals überprüft.

Perioperativ erfolgt eine intravenöse antibiotische Prophylaxe. Nach ca. 2–3 Monaten sollte zur Dokumentation des postoperativen Ergebnisses und als Ausgangsstatus für weitere Verlaufskontrollen eine Kernspintomographie des Schädels durchgeführt werden.

Bei einer ICH mit Ausbildung eines Hydrozephalus kann, solange Blut das Shuntsystem okkludieren würde, kein Shunt angelegt werden. Abhängig vom klinischen Befund sind im

Verlauf wiederholte Ventrikelpunktionen notwendig. Hier kann ein Rickham-Reservoir mit einem im Seitenventrikel liegenden zentralen Katheter sinnvoll sein, um über dieses Reservoir die wiederholten Punktionen durchführen zu können. Im Verlauf zeigt sich dann anhand der Häufigkeit notwendiger Punktionen, der Kopfumfangskurve, den Kontrollen der Schädelsonographie und dem Auftreten klinischer Hirndruckzeichen, ob die Anlage eines VP-Shuntes notwendig ist.

Eine endoskopische Fensterung am Boden des III. Ventrikels (Dritt-Ventrikulostomie) kann eine Alternative zur VP-Shuntanlage darstellen bei entsprechender Ausgangslage (z. B. Aquäduktstenose). Als spezielles Risiko ist dabei die Verletzung der Arteria basilaris mit letalem Ausgang zu erwähnen.

Komplikationen

Eine *Blutung* während der Anlage oder Revision des zentralen Katheters ist eine schwerwiegende Komplikation. Bei Erstanlage kommt die Blutung meist aus Gefäßen der Dura oder des Kortex und lässt sich in der Regel gut stillen. Bei einer Revision handelt es sich stattdessen oft um nicht sichtbare Blutungen, die nach Entfernung des Katheters auftreten, da es dabei zum Einreißen von Verwachsungen des Plexus choroideus oder des Hirngewebes kommen kann. Solche Blutungen lassen sich oft nur schwer stillen. Hier ist ein rasches Einführen des neuen Katheters sinnvoll sowie, wenn der Liquor blutig bleibt, ggf. eine externe Ventildrainage. Nur äußerst selten ist eine Kraniotomie notwendig.

Infektionen treten in 5–10 % auf, meist verursacht durch Staphylococcus aureus oder epidermidis. Ursache kann eine retrograde Infektion, eine intraoperative Kontamination oder eine hämatogene Streuung sein. Bei einer Ventrikulitis ist neben einer antibiotischen Therapie eine externe Liquordrainage notwendig. Die Häufigkeit der postoperativen Infektionen lässt sich durch ein exaktes und sorgfältiges operatives Vorgehen senken.

Shuntdysfunktionen treten am häufigsten im 1. postoperativen Jahr auf mit ca. 30–40 % und ca. 50 % innerhalb der ersten 5 postoperativen Jahre. Bei Säuglingen unter sechs Monaten ist die Rate der Shuntdysfunktionen insgesamt am höchsten. Meist handelt es sich dabei um eine Shuntobstruktion, die sich klinisch mit typischen Hirndruckzeichen bemerkbar macht. Im Rahmen einer Obstruktion kann vor allem bei kleinen Kindern ein Liquorkissen im Bereich des Ventils oder Shuntverlaufs entstehen. Weitere Ursachen für die Störung des Liquorflusses über den Shunt können eine Fehllage des zentralen Katheters, eine Diskonnektion, eine abdominale Liquor-Pseudozyste oder selten ein technischer Defekt des Ventils sein. Die Testung der Pumpkammer und eine sonographische Kontrolle zum intraabdominalen Nachweis von Liquor in Form freier retrovesikaler Flüssigkeit können Hinweise auf eine Dysfunktion geben. Zusätzlich sollte eine konventionelle Röntgendarstellung der Ableitung (Shuntserie mit Fragestellung Diskonnektion) und eine CT- oder MRT-Untersuchung des Schädels durchgeführt werden. Zur Unterscheidung zwischen einer zentralen oder peripheren Shuntdysfunktion sowie bei V. a. ein infektiöses Geschehen eignet sich eine Punktion des Reservoirs mit Messung des Hirndrucks.

Die Situation der *Überdrainage* zeigt sich meist durch Kopfschmerzen, Übelkeit und Erbrechen mit Veränderung der Symptomatik bei Lageveränderung (Besserung im Liegen). Außer bei nicht adäquatem Ventilöffnungsdruck tritt die Überdrainage meist als sogenannte relative Überdrainage im Rahmen eines verstärkten Flüssigkeitsverlustes, z. B. bei einer Gastroenteritis oder bei hohen Außentemperaturen und ungenügender Flüssigkeitszufuhr im Sinne eines erhöhten Bedarfs auf. Die alleinige Rehydratation und Bettruhe bringt meist Besserung, bei durch Magnete von außen verstellbaren Ventilen kann zusätzlich passager der Ventilöffnungsdruck erhöht werden. Bei persistierender Überdrainage besteht allerdings die Gefahr eines subduralen Hämatoms oder Hygroms. Dann muss ein Ventilwechsel diskutiert werden oder bei verstellbarem Ventil der Öffnungsdruck angepasst werden.

Das *„Schlitz-Ventrikel-Syndrom"* beschreibt die Kombination aus erniedrigter Compliance des Ventrikelsystems und Gehirns bei enggestellten Ventrikeln und sehr hohen Druckschwankungen bei nur kleinen Volumenveränderungen im Bereich des Ventrikelsystems. Es tritt bei 0,9–3,3 % der Shuntpatienten auf, bevorzugt bei Adoleszenten. Infolge einer Überdrainage im Stehen entsteht eine Sogwirkung im Katheter, sodass Gewebe der Ventrikelwand anliegt und die Perforationen des Katheters teilweise verlegt werden. Zunächst fließt noch Liquor ab, sind jedoch alle Perforationen verlegt, wird der Ventrikel weiter, wodurch die Perforationen wieder frei werden und der Liquor abfließen kann. Ist die Ventrikelwand jedoch sehr starr oder sind die Perforationen des Katheters dauerhaft verlegt, funktioniert dies nicht mehr und der Patient entwickelt Hirndruck. Klinisch zeigt sich somit eine Hirndrucksymptomatik unterschiedlicher Ausprägung. Die diagnostische Schwierigkeit liegt in der Unterscheidung zwischen Hoch- und Niederdruck-Ursachen beim symptomatischen Patienten. In seltenen Fällen ist eine ICP-Messung über eine externe Ableitung vor der endgültigen Shuntrevision notwendig, um das korrekte Ventilsystem zu finden.

Spezielle Komplikationen der atrialen Ableitungen sind Infektionen, Nephritiden, eine Karditis, embolische oder thrombotische Ereignisse, ein nephrotisches Syndrom und eine Fehllage der atrialen Ableitung durch das Wachstum des Kindes.

Prognose

Die Langzeitergebnisse bei Kindern mit nicht tumorbedingtem Hydrozephalus weisen eine Mortalität von 3–10 % auf. Ca. 60 % der Kinder mit Hydrozephalus besuchen eine normale Schule und ca. 70 % erlangen eine soziale Eigenständigkeit.

11.2 Myelomeningozele

Ursache einer Meningomyelozele ist eine dysraphische Störung mit ausbleibendem Verschluss des Neuralrohrs. Die häufigste Lokalisation ist thorakolumbal. Der primäre Verschluss sollte innerhalb von 48 Stunden erfolgen. In 80–90 % liegt zusätzlich ein therapiebedürftiger Hydrozephalus vor. Nach anderen neurologischen Fehlbildungen (z. B. Hirnfehlbildungen, Chiari-Malformation) muss gesucht werden. Gleichzeitig ist das Erkennen und Therapieren urologischer und orthopädischer Probleme notwendig. Die interdisziplinäre Betreuung der Patienten mit MMC muss lebenslang erfolgen.

Ätiologie und Pathogenese

Die Inzidenz der Myelomeningozelen (MMC) liegt bei 1 : 1200–1400. Aufgrund einer dysraphischen Störung während der primären Neurulation bleibt bei der MMC der posteriore Verschluss des Neuralrohrs in der 3.–4. Schwangerschaftswoche aus und die Neuralplakode bleibt adhärent mit der umgebenden Haut. Dabei kommen die ventralen Anteile der Rückenmarkswurzel medial und die dorsalen Anteile lateral zu liegen. Sämtliche posterioren Neuralrohrdefekte werden unter dem Begriff Spina bifida zusammengefasst. Je nach Ausprägung der dysraphischen Störung unterscheidet man verschiedene Formen (Tab. 11.2):

Tab. 11.2: Formen der Spina bifida.

Spina bifida occulta	mit Haut bedeckte spinale, dysraphische Störung der Wirbelsäule, meist mit assoziierten neurokutanen Zeichen (Lipom, Hämangiom, Grübchen, Dermalsinus, Hypertrichosis) und eventuell einem „tethered cord"
Spina bifida cystica	Spaltbildung der Wirbelsäule und der Dura mit zystischer Läsion bei normaler Ausbildung des Rückenmarks (= Meningozele)
Spina bifida aperta	offene Spaltbildung im Mittellinienbereich der Wirbelsäule, der Dura und des Rückenmarks mit Ausbildung einer Neuralplakode

85 % der MMC liegen thorakolumbal, 10 % thorakal und 5 % zervikal. Eine Chiari-Malformation ist in 15 % assoziiert, dann meist eine Arnold-Chiari-II-Malformation. Diese umfasst typischerweise eine Herniation der Kleinhirntonsillen und des Hirnstamms kaudal des Foramen magnum. Außerdem können ein tiefstehendes Tentorium bei kleiner hinterer Schädelgrube, ein Abknicken der kaudalen Hirnstammnerven, eine Veränderungen der Hirnstamm-Nuklei, eine Dys-/Agenesie des Corpus callosum, eine Polymikrogyrie, eine große Massa intermedia und eine Heterotopie der grauen Substanz vorkommen. Andere assoziierte ZNS-Fehlbildungen im Rahmen der MMC sind die Holoprosenzephalie, Schizenzephalie, die Septum-pellucidum-Zyste, Arachnoidalzyste oder eine lobäre Agenesie. In 30 % kommt es zu einem „tethered cord" mit tief stehendem Conus medullaris durch eine ausbleibende Aszension aufgrund einer Anheftung des Filum terminale. Im Verlauf des Wachstums kann sich dadurch eine progrediente Skoliose, Muskelatrophie, Muskelspastik oder Blasen-/Mastdarmstörung ausbilden. Einen

therapiebedürftigen Hydrozephalus haben 80–90 % der Patienten mit MMC. Dieser ist bedingt durch die gestörte Entwicklung des Ventrikelsystems im Rahmen der Fehlbildung. Es kann sich um einen kommunizierenden oder nicht kommunizierenden Hydrozephalus handeln. Eine Hydrosyringomyelie liegt in 40–80 % vor. In ca. 1 % der Fälle kommen begleitend schwere Anomalien des Herzkreislaufsystems, des Gastrointestinaltrakts oder des Urogenitaltrakts vor.

Die Ätiologie der MMC ist multifaktoriell. Es wird eine genetische Ursache diskutiert, da eine erhöhte Prävalenz in bestimmten genetischen Populationen gefunden wurde und ein erhöhtes Risiko bei familiärer Belastung vorhanden ist. Die einzige direkte Korrelation konnte bisher zum Folsäuremangel nachgewiesen werden. Durch die Einführung der Folsäureprophylaxe in der Schwangerschaft (0,4 mg/Tag) konnte die Inzidenz der MMC deutlich reduziert werden. Weitere mütterliche Risikofaktoren sind Zinkmangel, Diabetes Typ I, ein mit Carbamazepin therapiertes Krampfleiden und eine Schwangerschafts-Fettleibigkeit (> 110 kg). Weitere Risikofaktoren sind Pestizide, Desinfektionsmittel, Röntgenstrahlen, Blei oder Tabakrauch.

Klinische Symptomatik und Diagnostik

In der pränatalen Diagnostik werden bei sonographischen Auffälligkeiten und einem erhöhten mütterlichen Alphafetoprotein im Serum in der 16.–18. SSW durch eine Amniozentese das amniotische Alphafetoprotein und der Acetylcholinesterase-Spiegel bestimmt. Mit einer Genauigkeit von bis zu 99 % kann darüber ein offener Neuralrohrdefekt pränatal nachgewiesen werden.

Es konnten keine Unterschiede in Bezug auf die Morbidität und Mortalität der Kinder mit MMC hinsichtlich einer vaginalen Geburt versus Sectio caesaria festgestellt werden. Dennoch erfolgt meist eine elektive Sectio, da das Auftreten von Wehen und die vaginale Geburt das neurologische Ergebnis eventuell verschlechtern könnten.

Postnatal wird die offene MMC feucht und steril abgedeckt und das Kind auf der Seite oder auf dem Bauch gelagert. Bei der neurologischen Untersuchung des Neugeborenen wird das Lähmungsniveau anhand der Kennmuskeln festgelegt (Tab. 11.3) sowie anhand der Dermatome das sensorische Level beurteilt. Typischerweise zeigen die Kinder bei einem inkompletten funktionellen Querschnitt eine Hyperreflexie und Kloni.

Die Blasen- und Mastdarmentleerung wird im Verlauf beurteilt. Mehr als 90 % der Patienten mit MMC haben eine neuropathische Blasenentleerungsstörung. Daher sollte vor allem auf die Miktion des Neugeborenen geachtet werden, gegebenenfalls ist rasch eine intermittierende Einmalkatheterisierung notwendig. Falls eine Miktion möglich ist, sollte sonographisch eine Restharnbestimmung erfolgen. Im Verlauf wird dann zur genaueren Beurteilung einer/eines möglichen neuropathischen Blase und Rektums eine Zysto- bzw. Rektomanometrie durchgeführt. Zusätzlich wird eine Röntgenuntersuchung des Beckens und der Wirbelsäule auf

Tab. 11.3: Kennmuskeln zur Festlegung des Lähmungsniveaus bei Kindern mit MMC.

Level	Kennmuskel
L2	Hüftbeugung
L3/4	Kniestreckung
L4/5	Fußheber
L5	Großzehenheber
S1	Fußsenker

Höhe der Läsion sowie eine Sonographie des Schädels durchgeführt.

Bei der Spina bifida occulta ist eine MRT-Untersuchung zur Beurteilung der Pathologie, vor allem eines „tethered cord“, notwendig.

Therapie

Die MMC muss nach einer postpartalen Stabilisierungsphase von max. 48 Stunden operativ versorgt werden. Es sollte von Beginn an latexfreies Material verwendet werden, da die Wahrscheinlichkeit der Entwicklung einer Latexallergie bei Patienten mit MMC bei über 50 % liegt, verbunden mit einer 3 %igen Mortalität durch einen anaphylaktischen Schock. Präoperativ wird mit einer antibiotischen Prophylaxe begonnen. Beim operativem Verschluss der MMC benötigen ca. 15 % der Patienten gleichzeitig eine VP-Shuntanlage aufgrund eines ausgeprägten Hydrozephalus. Bei allen anderen Patienten kann zunächst unter engmaschigen Verlaufskontrollen abgewartet werden, ob sich ein operationsbedürftiger Hydrozephalus entwickelt. Hier besteht allerdings ein erhöhtes Risiko einer Wunddehiszenz und Liquorleckage im Bereich des Zelenverschlusses. Ziel der operativen Therapie der MMC ist ein mehrschichtiger Verschluss. Der operative Eingriff wird unter Verwendung einer Lupenbrille oder eines Mikroskops durchgeführt. Es erfolgt eine Inzision an der Grenze zwischen den dysplastischen Meningen und der Haut (Abb. 11.3). Dadurch können die Neuralplakode isoliert und arachnoidale Verwachsungen mit der ventrolateralen intraduralen Oberfläche gelöst werden. Nun wird die Dura mater durch Dissektion lateral und inferior isoliert. Die lateralen Enden der Arachnoidea werden nun approximiert

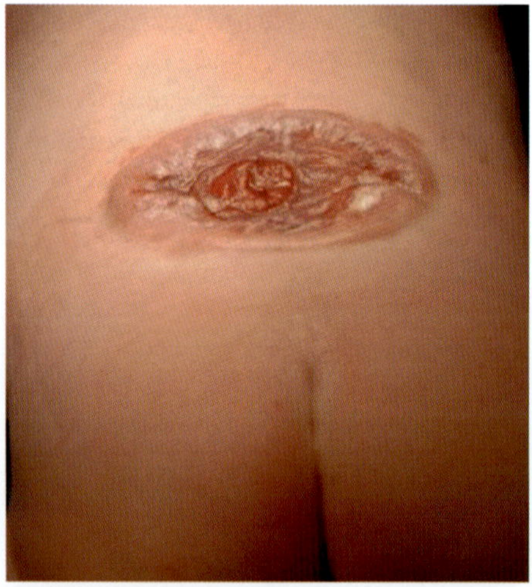

Abb. 11.3: Präoperatives Bild einer lumbalen Meningomyelozele bei einem Neugeborenen.

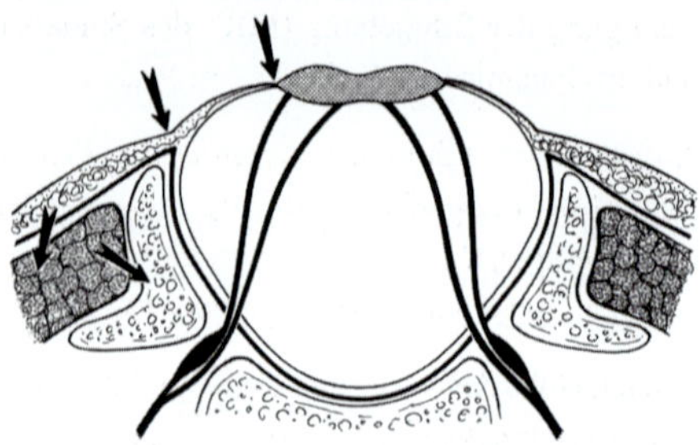

Abb. 11.4a: Schematische Darstellung des präoperativen Befundes bei der Versorgung einer Meningomyelozele mit Kennzeichnung der anatomischen Strukturen und der Inzisionsstelle.

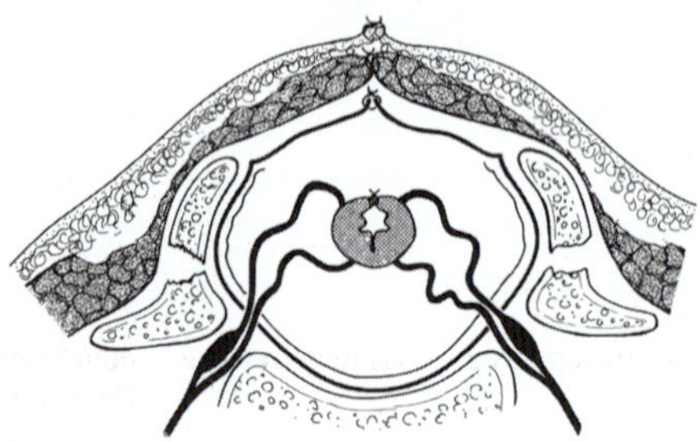

Abb. 11.4b: Schema des postoperativen Befundes nach Versorgung einer Meningomyelozele.

und damit die Neuralplakode repositioniert und tubularisiert. Darüber wird die Dura mit einer fortlaufenden Naht verschlossen. Die lumbosakrale Faszie wird identifiziert, bilateral inzidiert und vom posterioren Beckenkamm disseziert. Die lateralen Enden des Faszienlappens werden nach medial geklappt und über der geschlossenen Dura vernäht. Der Hautdefekt wird mit einer Schwenklappenplastik verschlossen (Abb. 11.4).

Postoperativ erfolgt eine Seiten- oder Bauchlagerung mit anfänglich etwas erhöhtem Gesäß, um die Gefahr einer Liquorleckage zu vermindern. Die präoperative antibiotische Prophylaxe wird 5 Tage lang weitergeführt. An Komplikationen sind Wunddehiszenzen, Wundheilungsstörungen mit Liquorleckage oder Meningitiden zu befürchten. Shuntdysfunktionen sind häufig und fast die Hälfte der Patienten benötigt eine Shuntrevision im ersten Lebensjahr. Ursachen hierfür sind meist mechanische Probleme, seltener Infektionen.

Ein *„tethered cord“* kann auch nach Beendigung des Längenwachstums noch zu einer Symptomatik führen. Je älter der Patient ist und je länger die Symptomatik besteht, umso irreversibler sind diese neurologischen Schäden. Warnzeichen sind eine Verschlechterung motorischer und sensibler Funktionen der unteren Extremität, urodynamische Befunde und progressive Skoliosen bzw. Kyphosen. Schmerzen sind im Kindesalter selten Symptome eines „tethered cord“. Die Indikationsstellung zur operativen Therapie erfolgt als Zusammenschau unter Berücksichtigung der Bildgebung (MRT des Spinalkanals), neurologischen, neurophysiologischen und urodynamischen Befunden im Verlauf.

Aufgrund der multiplen *orthopädischen Probleme* der Patienten mit MMC sollten diese von Beginn an orthopädisch mitbetreut werden. Manchmal ist schon in der Neugeborenenperiode eine Therapie, z. B. einer Hüftluxation oder eines Klumpfußes, notwendig. Bis zu 40 % leiden an einer kongenitalen Kyphose oder Skoliose, die sich im Verlauf verschlechtern kann.

Je nach Höhe der MMC und Beteiligung spinaler Leitungsbahnen treten unterschiedliche Störungsmuster der Blasenfunktion auf. Infolge eines tethered cord kann während des Wachstums eine neurogene Schädigung zunehmen oder sich verändern. Die verschiedenen Formen der neuropathischen Blase zeigt Tabelle 11.4.

Tab. 11.4: Formen der neuropathischen Blase bei Patienten mit einer MMC.

Detrusor	Externer Sphinkter	Klinischer Befund	Intravesikaler Druck	Anteil
(+) Hyperreflexie	(+) Hyperreflexie	Detrusor-Sphinkter-Dyssynergie, Harninkontinenz, Restharn	↑	34 %
(+) Hyperreflexie	(–) Hyporeflexie	Harninkontinenz, evtl. Restharn, ↓ Urinspeicherung	↓	11 %
(–) Hyporeflexie	(+) Hyperreflexie	gute Speicherfunktion, Überlaufinkontinenz	↑↑	13 %
(–) Hyporeflexie	(–) Hyporeflexie	Stressinkontinenz bei mäßigem intraabdominalem Druck	↓	32 %

Risikofaktor für eine Schädigung des oberen Harntraktes bei der neuropathischen Blase ist vor allem ein pathologisch erhöhter intravesikaler Druck. Dadurch werden die Entstehung eines vesikoureteralen Refluxes und einer sekundären Blasenwandhyperthrophie mit Ausbildung eines Megaureters und einer Hydronephrose begünstigt. Folglich treten häufiger Harnwegsinfektionen bzw. Pyelonephritiden auf, zusätzlich begünstigt durch eine Restharnbildung. Im Verlauf kann dadurch eine Parenchymschädigung und eine Nierenfunktionseinschränkung entstehen. Um dies zu vermeiden, sind engmaschige Verlaufskontrollen notwendig. Schon im frühen Säuglingsalter sollte eine Abklärung mittels Urodynamik, dynamischer Nierenszintigraphie, Sonographie und Röntgen-Miktionszystourogramm (MCU) erfolgen. Diese Untersuchungen erlauben dann eine Einschätzung der Art der Blasenfunktionsstörung und der bestehenden Gefahr für den oberen Harntrakt. Zum Schutz des oberen Harntraktes sollte bei erhöhtem intravesikalen Druck schon möglichst früh, eventuell schon im Säuglingsalter, mit einer intermittierenden Einmalkatheterisierung (CIC) begonnen werden. Diese sollte durch eine anticholinerge Therapie unterstützt werden. Bei persistierender Harninkontinenz müssen eventuell später operative Eingriffe durchgeführt werden. Bei guter Kapazität und Compliance kann eine alleinige Blasenhalsplastik erfolgreich sein. Besteht eine verminderte Kapazität und schlechte Compliance wird z. B. eine Blasenaugmentation mit kontinentem Stoma durchgeführt. Auch bei problematischer Katheterisierung über die Harnröhre kann eventuell ein kontinentes Stoma, z. B. im Nabelbereich (z. B. Mitrofanoff-Stoma), angelegt werden, um dem Patienten ein selbstständiges Katheterisieren zu ermöglichen.

Neuropathische Defäkationsstörungen sind bei Patienten mit MMC etwa genauso häufig wie neuropathische Blasenentleerungsstörungen. Jedoch tritt in nur ca. 10 % eine Stuhlinkontinenz auf. Häufiger kommt es zu einer chronischen Obstipation durch eine verringerte Rektummotilität und gestörte Sensibilität. Zur Diagnostik kann eine anorektale Manometrie durchgeführt werden. Hier zeigen sich vertiefte und verzögerte Relaxationen des Musculus sphinkter ani internus sowie enthemmte, segmentale und propulsive Kontraktionen. Therapeutisch sind stuhlregulierende Maßnahmen mit Laxanzien und Klysmen meist erfolgreich. Falls darunter keine ausreichende, regelmäßige Stuhlentleerung möglich ist oder eine Stuhlinkontinenz verbleibt, müssen tägliche hohe Einläufe mit vollständiger retrograder Irrigation des Kolonrahmens (Bowel-Management) durchgeführt werden. Möglich ist auch die operative Anlage eines Appendikostomas (MACE/Malone-Procedure) oder im linken Hemiabdomen ohne Verwendung der Appendix (LACE) zur anterograden Irrigation.

Im Verlauf des Wachstums können bei Patienten mit MMC *endokrinologische Störungen* auftreten. Folgen einer endokrinen Fehlfunktion sind ein vermindertes Längenwachstum und eine kleine Körperstatur als Erwachsener. Hierfür ist ein Mangel an Wachstumshormonen ursächlich. Ob bezüglich einer Vergrößerung der Körperlänge, einer besseren Knochenmineralisierung und Muskelkraft eine Therapie mit Wachstumshormonen bei Patienten mit MMC sinnvoll ist, ist noch nicht geklärt. Jeder Patient sollte jedoch einem Endokrinologen vorgestellt werden.

Bei 30 % der Patienten mit MMC treten zerebrale *Krampfanfälle* auf. Ursache hierfür sind Hirnfehlbildungen, Komplikationen des begleitenden Hydrozephalus wie z. B. Shuntdysfunktionen oder eine Ventrikulitis. Die Hauptproblematik liegt in der Schwierigkeit, beim Auftreten von Krampfanfällen die unterschiedlichen Ursachen zu differenzieren.

Viele der MMC-Patienten haben zuviel *Körperfett*. Die Ursachen sind multifaktoriell: verminderte Aktivität, zu hohe Kalorienzufuhr und metabolische Faktoren. Bei diesen Patienten können Mobilisation, orthopädische Versorgung und tägliche Versorgung bei Stuhl- und Harninkontinenz problematisch werden. Das Übergewicht ist zudem ein Risikofaktor für das Auftreten eines Bluthochdrucks.

Weitere medizinische Probleme bei Patienten mit MMC liegen in den Bereichen Sexualfunktion, Sehkraft, Zahnstatus und Haut.

Prognose

Die Prognose der MMC ist unter interdisziplinärer, kontinuierlicher Betreuung gut, sodass der größte Anteil der Patienten das Erwachsenenalter erreicht. Heutzutage sind ca. 30 % der Patienten mit MMC verheiratet. Auch im Erwachsenenalter müssen MMC-Patienten noch bezüglich ihrer angeborenen Fehlbildungen (z. B. Hydrozephalus, Chiari-Malformation, „tethered cord", Skelettdeformierungen, neurogene Blase und Darm, Krampfanfälle) sowie zusätzlich aufgrund der Begleiterkrankungen, die erst später auftreten (z. B. Hypertonus, Nierenfunktionsverlust, Adipositas, gynäkologische Probleme), betreut werden.

11.3 Kraniosynostosen

Kraniosynostosen sind Schädeldeformierungen, die durch eine vorzeitige knöcherne Fusion einzelner oder mehrerer Schädelnähte entstehen. Aufgrund des schnellen Schädelwachstums im ersten Lebensjahr treten die Deformierungen und Symptome frühzeitig auf. Im interdisziplinären Team erfolgt die Abklärung und möglichst frühe Indikationsstellung zur operativen Therapie. Abhängig von Typ und Schwere der Kraniosynostose sowie dem Alter des Patienten müssen kraniofaziale Eingriffe verschiedenen Ausmaßes durchgeführt werden.

Ätiologie und Pathogenese

Die Inzidenz der nicht syndromalen Kraniosynostosen (prämature Schädelnahtsynostosen) liegt bei 1 : 2000 Kindern. Durch einen vorzeitigen knöchernen Verschluss einzelner oder mehrerer Schädelnähte kommt es zu einer Wachstumshemmung der Kalotte senkrecht zur befallenen Naht sowie zu einer verstärkten Entwicklung in Längsrichtung der Naht. Es resultiert eine Fehlbildung des gesamten Hirn- und Gesichtsschädels. Aufgrund des schnellen Wachstums von Gehirn und Schädel (Verdopplung des Gehirnvolumens im ersten Lebensjahr) kommt es schon in den ersten Lebensmonaten zu typischen Schädeldysmorphien. Ein Missverhältnis zwischen Schädelvolumen und Gehirn kann ggf. zu einer intrakraniellen Druckerhöhung führen. Es werden isoliert auftretende nicht syndromale von den sehr viel selteneren syndromalen Kraniosynostosen (z. B. Crouzon-, Saethre-Chotzen-, Apert-, Pfeiffer-Syndrom oder Kleeblattschädel) unterschieden. Es sind ca. 90 syndromale Kraniosynostosen bekannt. Die Ätiologie der Kraniosynostosen ist heterogen und noch nicht endgültig geklärt. Bekannte Ursachen sind genetischer, metabolischer (Hyperthyreodismus, Mucopolysaccharidose, β-Glukuronidase-Mangel, Mucolipidosen), hämatologischer (Thalassämie, Polycythamia vera) oder teratogener (Valproinsäure, Retinolsäure) Natur bzw. Malformationen des ZNS. Die Schädelbasis entwickelt sich durch eine chondrale Ossifikation. Erst sekundär nach Abschluss des Wachstums der Schädelbasis erfolgt die knöcherne Vereinigung der Kalottenschuppen über eine desmale Ossifikation. Eine Störung der Teilungsfähigkeit der Chondroblasten in der knorpeligen Schädelbasis bewirkt eine Wachstumshemmung des Chondrokraniums in ventraler Richtung. Als Ursache wurden Mutationen der Gene für die Synthese von Fibroblastenwachstumsfaktorenrezeptoren (FGFR) und deren Transkriptionsfaktoren (TWIST) auf Chromosom 10 gefunden. Dieses ungenügende Wachstum der Schädelbasis hat zur Folge, dass sich die desmalen Ossifikationszentren im Kalottenbereich zu langsam voneinander dislozieren und es zu einer vorzeitigen Verknöcherung der membranösen Suturen zwischen den

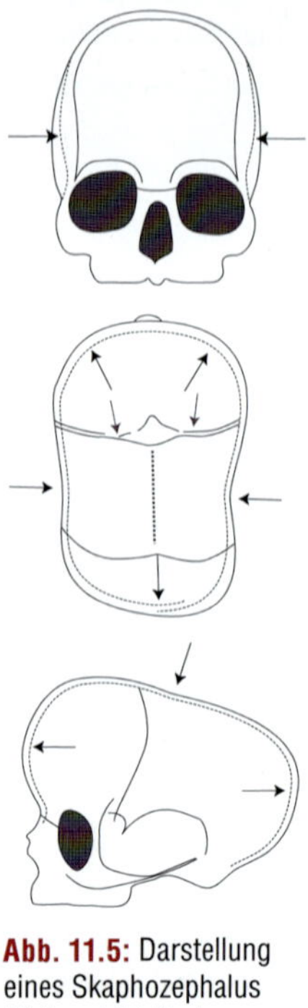

Abb. 11.5: Darstellung eines Skaphozephalus (Kahnschädel), der durch einen partiellen oder kompletten Verschluss der Sagittalnaht bedingt ist.

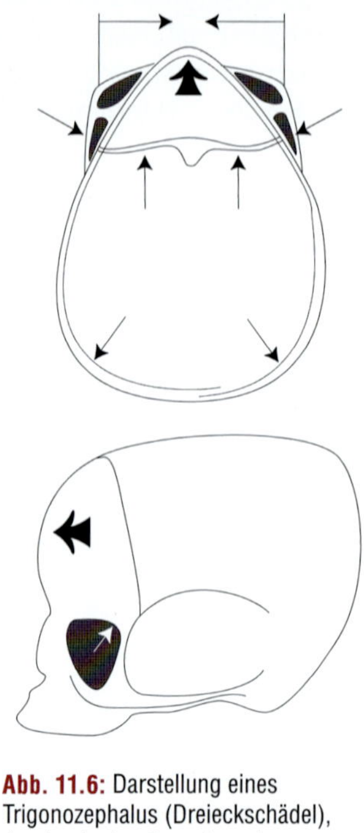

Abb. 11.6: Darstellung eines Trigonozephalus (Dreieckschädel), der durch eine Synostose der Metopicanaht bedingt ist.

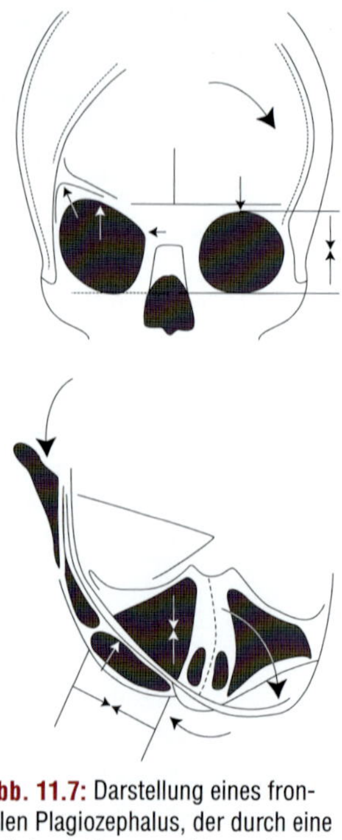

Abb. 11.7: Darstellung eines frontalen Plagiozephalus, der durch eine unilaterale Koronarnahtsynostose bedingt ist.

Wachstumszentren kommt. Außerdem besteht zwischen den Schädelnähten und den duralen Adhäsionen in diesem Bereich eine Interaktion, die die Entwicklung der Sutur und deren Durchgängigkeit beeinflusst.

Klinische Symptomatik und Diagnostik

Klinisch fallen die Kinder durch eine zunehmende Schädeldeformität auf. Durch einen intrakraniellen Druckanstieg kann es bei einigen Kraniosynostosen zu einer Herniation von Hirnparenchym, Liquorzirkulationsstörungen, zerebralen Durchblutungsstörungen oder bei chronischem Hirndruck zu einer Hirnatrophie kommen. Klinische Hirndruckzeichen sind Kopfschmerzen, Unruhe, Schlafstörungen, Erbrechen, häufiges Weinen, Trinkschwäche, Gedeihstörung, zerebrale Anfälle oder eine Optikusatrophie. Durch eine Mittelgesichtshypoplasie kann es zu einer Einengung des Nasen-Rachen-Raums kommen mit rezidivierenden Paukenergüssen oder bronchopulmonalen Infektionen. Außerdem kann eine Protrusio bulbi, ein inkompletter Lidschluss, Hornhauterosionen, eine Orbitadystrophie, maxilläre Hypoplasie oder Retrognatie sowie ein transversales Gesichtswachstum entstehen. Eine Progression der

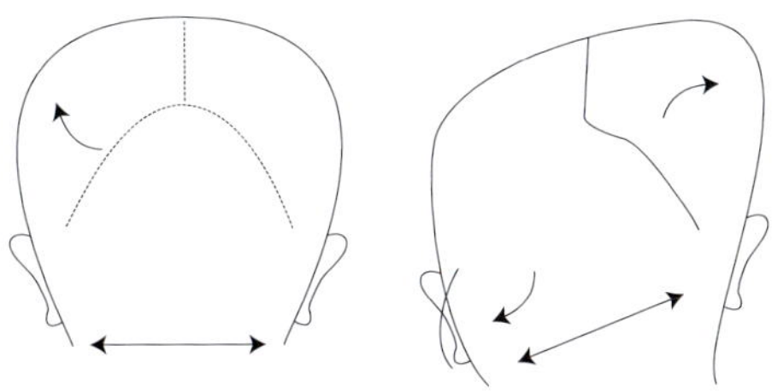

Abb. 11.8: Darstellung eines posterioren Plagiozepahlus, der durch eine unilaterale Lambdanahtsynostose bedingt ist.

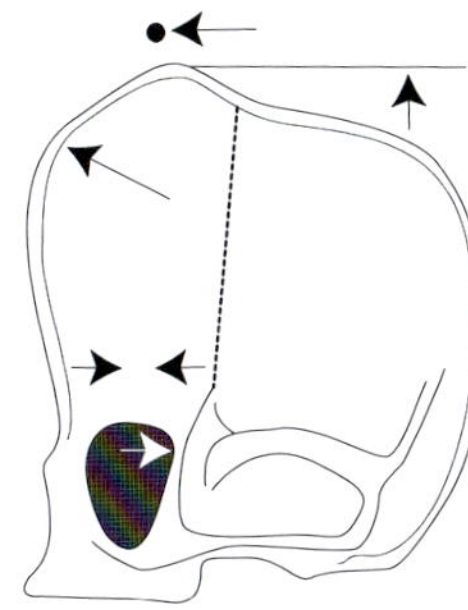

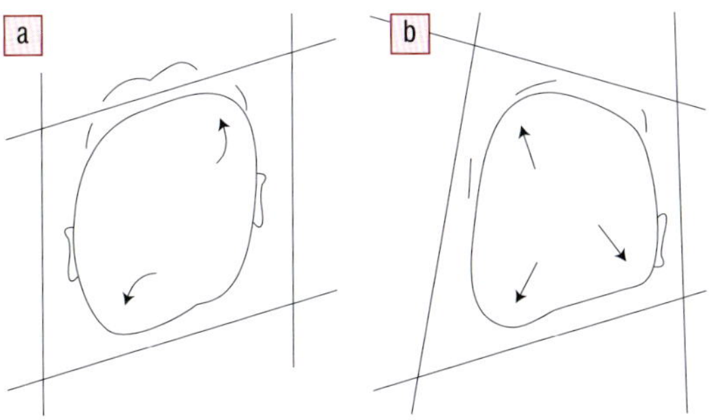

Abb. 11.9: Schematische Darstellung (Blick von oben) eines lagerungsbedingten Plagiozephalus mit symmetrischer Deformierung, im Sinne eines Parallelogramms (a) im Vergleich zur unilateralen Lambdanahtsynostose, die sich in dieser Projektion als Trapezoid darstellt (b).

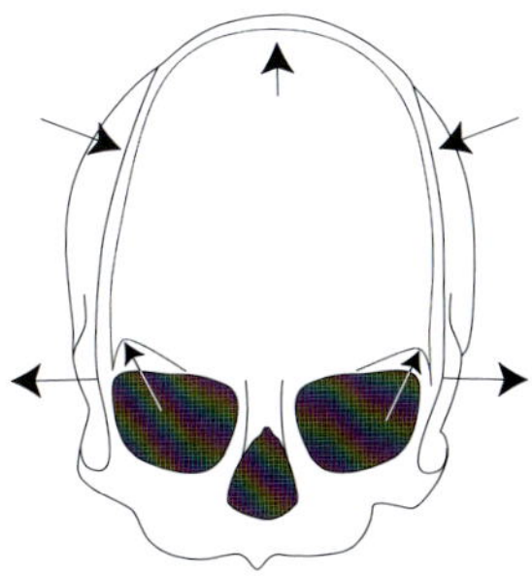

Abb. 11.10: Darstellung eines Brachyzephalus (Kurzschädel) durch eine bilaterale Koronarnahtsynostose.

klinischen Symptome ist bis zum 6. Lebensjahr zu erwarten. In der Klassifikation der Kraniosynostosen werden folgende Formen unterschieden:

- ☐ *Skaphozephalus* (Kahnschädel, Abb. 11.5)
  Die Sagittalnahtsynostose ist die häufigste Form der Kraniosynostosen. Die partiell oder komplett verschlossene Sagittalnaht kann häufig als Grat getastet werden. Es zeigt sich die typische lange Schädelform mit frontaler und okzipitaler Vorwölbung und einem verkleinerten bitemporalen Durchmesser. Die vordere Fontanelle ist oft frühzeitig verschlossen. Ob infolge eines Skaphozephalus Hirndruck entstehen kann, wird kontrovers diskutiert.

- ☐ *Trigonozephalus* (Dreieckschädel, Abb. 11.6)
  Die Synostose der Metopicanaht führt zu einem frontalen Kiel, einer bitemporalen bzw. bizygomatischen Verschmälerung und zu einer Verschiebung der Koronarnaht nach anterior und kompensatorischer Vorwölbung der parietookzipitalen Region. Dadurch entsteht eine dreieckige Schädelform.

- ☐ *Plagiozepahlus* (Schiefschädel)
  Der *frontale Plagiozephalus* entsteht durch eine unilaterale Koronarnahtsynostose, wodurch es zu einer Asymmetrie der Stirn kommt. Die Schwere der Deformität hängt von zusätzlichen Synostosen des koronaren Rings (sphenofrontale, sphenoethmoidale und sphenozygomatische Naht) ab. Die betroffene Stirn und parietale Region sind abgeflacht und die kontralaterale Stirn ist vorgewölbt. Die anteriore Schädelbasis der betroffenen Seite ist verkürzt und der sphenoide Flügel nach anteriosuperior verschoben, wodurch der superiore Orbitarand retrahiert ist mit einer Harlekin-Deformierung in der anterior-posterioren Röntgenaufnahme des Schädels. Das ipsilaterale Ohr ist nach anterior verlagert (Abb. 11.7).

  Der *synostotisch verursachte posteriore Plagiozephalus* entsteht durch eine unilaterale Lambdanahtsynostose. Es zeigt sich eine ipsilaterale okzipitomastoide Vorwölbung mit Verlagerung des Ohrs nach posterior und inferior. Kontralateral zeigt sich eine frontoparietale Vorwölbung (Abb. 11.8). Es entsteht eine trapezförmige Schädelsilhouette. Davon zu unterschieden ist der weitaus häufigere *lagerungsbedingte Plagiozepahlus* mit einer Deformierung, die beim Blick von oben die Form eines Parallelogramms aufweist mit ipsilateral zur Abflachung nach ventral verschobenem Ohransatz und gegebenenfalls auch Protrusion der ipsilateralen Stirn (Abb. 11.9).

- ☐ *Brachyzephalus* (Kurzschädel, Abb. 11.10)
  Beim Brachyzephalus sind beidseitig jeweils die Koronarnähte und/oder die Lambdanähte verschlossen. Es zeigt sich eine hohe und steile Stirn, eine bitemporale Protrusion, eine Abflachung des Hinterkopfes, ein nach anterior verschobener Vertex, eine beidseitige Harlekin-Deformierung und eine vertikale, frontale Elongation.

Wichtig ist das frühzeitige Erkennen einer Kraniosynostose. Es muss eine gründliche Anamnese erhoben werden und eine Abklärung bzgl. einer möglichen Hirndrucksymptomatik erfolgen. Bei der klinischen Untersuchung wird der Schädelindex (SI = (Schädelbreite/Schädellänge) bestimmt. Der Normalwert liegt zwischen 0,75 und 0,84, eine Skaphozephalus mit einem SI <0,65 wird in der Regel als kosmetisch störend empfunden. Außerdem erfolgt die Fotodokumentation in drei Ebenen. Wichtig sind zusätzlich eine entwicklungsneurologische sowie eine augenärztliche Untersuchung mit Fundoskopie, die Bestimmung des Visus und die Gesichtsfeldmessung. Die genaue Lokalisation der Kraniosynostose, das Ausmaß der Schädeldeformierung und mögliche intrakranielle Veränderungen können in der Röntgenaufnahme und in der CT-Untersuchung des Schädels mit 3-D-Rekonstruktion dargestellt werden. Eventuell ist insbesondere bei syndromalen Formen zusätzlich eine Kernspinuntersuchung notwendig.

Therapie

Ziel der Behandlung der Kraniosynostosen ist die Vermeidung funktioneller Folgen der knöchernen Wachstumshemmung und eine Korrektur entstellender Deformitäten. Eine Verminderung der räumlichen Kapazität des Neuro- oder Viszerokraniums kann wie beschrieben verschiedene Störungen zur Folge haben, wie z. B. ophtalmologische, odontologische, neurologische, otorhinologische oder sekundäre internistische Probleme. Demgegenüber muss jeweils das individuelle Narkose- und Operationsrisiko der teils ausgedehnten Eingriffe abgewogen werden. Aufgrund des raschen Wachstums im ersten Lebensjahr ist eine frühzeitige Intervention notwendig. Übliche Operationstechniken sind die Kraniektomie oder eine plastisch-chirurgische Umformung und Verlagerung des Knochens. Die Diagnostik und die entsprechenden Eingriffe werden durch ein interdisziplinäres Team (Kinderchirurgie, Neurochirurgie, Mund-Kiefer-Gesichts-Chirurgie und HNO) durchgeführt. Die operative Technik orientiert sich am Typ und an der Schwere der Deformierung sowie am Alter des Patienten. Die früher bei Kindern unter sechs Monaten durchgeführte Resektion der Nahtsynostose (Suturektomie) bei Scaphozephalus gilt heutzutage wegen der hohen Rezidivgefahr als obsolet. Bei älteren Kindern werden andere Techniken wie die Remodellierung der aus den Knochenfragmenten der Osteotomie gebildeten Leisten (Morzellierung) angewendet. Bei schweren Deformierungen muss eine komplexe calvariale Rekonstruktion erfolgen. Das Tragen eines Helms postoperativ zum Schutz vor Verletzungen ist im Säuglingsalter nicht notwendig.

□ *Sagittalnahtsynostose*
Im Alter von 4–7 Monaten kann eine lineare Kraniektomie mit großzügiger Resektion des Kalottendaches, die die Lambda- und Koronarnaht überschreiten soll, durchgeführt werden. Jenseits der 8-Monats-Grenze muss eventuell eine aktive Kalottenremodellierung erfolgen, da die Kinder zum einen dann aktiver werden und damit die Verletzungsgefahr steigen würde und zum anderen der Wachstumsdruck des Gehirns nachlässt und somit auch die Reossifizierung, die von der Dura ausgeht. Bei diesen Eingriffen ist aufgrund des hohen Blutverlustes von der Notwendigkeit einer Bluttransfusion auszugehen. Duraverletzungen, Läsionen des Kortex oder Verletzungen von großen Gefäßen (Sinus sagittalis) sind eher selten. Nachblutungen können eventuell zunächst unbemerkt bleiben, wenn keine subgaleale Drainage einliegt. Infektionen sind meist Folge einer Devaskularisierung von größeren Knochenabschnitten, treten jedoch selten auf.

1
2
3
4
5
6
7
8
9
10
11
12

☐ *Metopicanahtsynostose und Koronarnahtsynostose*
Ein frontoorbitales Advancement ist bei Kraniosynostosen mit einem Wachstumsdefizit der frontalen Basis mit nachfolgender Deformierung der Orbitabögen und der Stirn notwendig. Es erfolgt eine aktive Remodellierung der Frontalregion. Sowohl bei der Metopica- als auch bei der Koronarnahtsynostose muss das Os frontale mit den Orbitabögen entnommen, mit einem frontalen Vorschub rekonstruiert, reimplantiert und mit Drahtligaturen oder Miniatur-Osteosyntheseplatten fixiert werden. Eine Ausweitung des Eingriffs auf das Mittelgesicht ist bei schweren kraniofazialen Dysostosen notwendig. Zum Beispiel erfolgt beim Crouzon-Syndrom mit Mittelgesichtshypoplasie ab dem Alter von 5–7 Jahren eine Korrektur über ein Advancement des Mittelgesichts im Sinne einer Le-Fort-III-Osteotomie. Komplikationen sind hohe Blutverluste, Duraeinrisse, Kontusionen des Kortex, intrakranielle Druckkrisen, eine Eröffnung der Nasennebenhöhle, Nachblutungen, Wundinfektionen, septische Knochennekrosen oder intradurale Infektionen.

☐ *Lambdanahtsynostosen*
Hier erfolgt altersabhängig eine lineare Kraniektomie, okzipitale Kraniektomie mit Repositionierung der remodellierten Knochenteile oder Transposition eines okzipitalen Knochenfragmentes.

☐ *Koronarnahtsynostose*
Die Korrektur sollte vor dem 8.–10. Lebensmonat erfolgen. Eine alleinige lineare Kraniektomie ist selten erfolgreich. In der Regel wird bei der unilateralen Koronarnahtsynostose eine bifrontale Kraniotomie, orbitale Osteotomie und in der Regel aus kosmetischen Gründen bilateral ein orbitales Advancement durchgeführt.

☐ *Lagerungsbedingter Plagiozephalus*
In der Regel ist keine operative Therapie notwendig. Bei Parallelverschiebung und Diagonalendifferenz von >1,5 cm im Alter von 4–6 Monaten ist eine Kranioorthese (Helmtherapie) indiziert. Dieser Helm sollte etwa sechs Monate lang getragen werden, dabei vor allem konsequent im Schlaf und bis zu 22 Stunden /Tag. Da der Druck von der flachen Stelle des Schädels genommen wird, kommt es zu einer passiven Remodellierung.

Prognose

Bei einer generellen Komplikationsrate von maximal 22 % und einer Letalität von 1,6 % sind kraniofaziale Eingriffe bei Kraniosynostosen nach Abwägung der Indikation mit einem kalkulierbaren Risiko durchführbar. Bei bis zu 90 % der Patienten zeigen sich nach frontoorbitalem Advancement gute bis sehr gute postoperative Ergebnisse.

12 Pädiatrisch onkologische Chirurgie

12.1 Wilms-Tumor (Nephroblastom)

Der Wilms-Tumor ist der häufigste Nierentumor im Kindesalter. Es handelt sich dabei um eine embryonale Mischgeschwulst mit einem Altersgipfel zwischen dem 2. und 3. Lebensjahr. Er tritt meist symptomlos auf, lediglich eine indolente Schwellung wird bemerkt. Neben der klinischen Untersuchung wird der Wilms-Tumor bildgebend (Sonographie, CT oder MR) diagnostiziert. Spezifische Marker existieren nicht. Im Rahmen der prospektiven europäischen Studie (SIOP) wird ein Wilms-Tumor zunächst durch die Gabe präoperativer Chemotherapie behandelt. Die operative Therapie hat dann die radikale Tumorentfernung zum Ziel. Die postoperative Therapie richtet sich wesentlich nach der Stadieneinteilung und histologischen Klassifikation des Tumors. Heute gilt der Wilms-Tumor als das Paradebeispiel einer heilbaren bösartigen Erkrankung mit einem Gesamtüberleben für Kinder mit unilateralem Wilms-Tumor ohne Metastasen von 98 %.

Ätiologie und Pathogenese

Bei einem Nephroblastom handelt es sich um eine hochmaligne embryonale Mischgeschwulst der Niere. Da die Erstbeschreibung durch den Chirurgen *Max Wilms* im Jahre 1899 stattfand, spricht man häufig auch vom Wilms-Tumor. Er ist der häufigste Nierentumor im Kindesalter und für 6 % aller Tumoren im Kindesalter verantwortlich. Die Inzidenz liegt bei 7 : 1 000 000 Kinder unter 15 Jahren, in Deutschland rechnet man mit etwa 100 Neuerkrankungen pro Jahr. Hinsichtlich der Inzidenz bestehen eine Mädchenwendigkeit sowie deutliche ethnische Unterschiede. Die Rate der Wilms-Tumoren in Asien liegt weit unter der in Europa oder den USA. Der Altersgipfel liegt zwischen dem 2. und 3. Lebensjahr. Eine familiäre Häufung kommt bei etwa 1 % der Kinder vor. Oft handelt es sich dann um bilaterale Wilms-Tumoren. Bei Erwachsenen ist der Wilms-Tumor extrem selten.

Heute werden genetische Veränderungen als unmittelbare Ursache der Wilms-Tumor-Entstehung favorisiert. Ein wichtiger Kandidat hierbei ist das Wilms-Tumor-Suppressorgen WT1 auf dem Genlocus 11p13. Deletionen dieses Gens finden sich in 10–30 % der Wilms-Tumoren. Weitere Kandidaten sind die Gene WT2 (11p15.5), WT3 (16q), WT4 (17q12–q21) bei familiärer Häufung und WT5 (7p15–p11.2). Eine Assoziation des Wilms-Tumors mit verschiedenen Syndromen und Fehlbildungen ist bekannt (Tab. 12.1).

Sogenannte nephrogene Reste (persistierendes embryonales Nierengewebe jenseits der 36. Gestationswoche) bzw. eine Nephroblastomatose (diffuses oder multifokales Auftreten nephrogener Reste) spielen bei der Wilms-Tumor-Entstehung wahrscheinlich eine große Rolle. 4 % aller Kinder mit einem Wilms-Tumor weisen auch eine Nephroblastomatose auf (0,6 % im Normalkollektiv). Eine Progression einer diagnostizierten prämalignen Nephroblastomatose zu einem malignen Nephroblastom kann dabei beobachtet werden, weshalb sie als Vorstufe

Tab. 12.1: Assoziation des Wilms-Tumors mit verschiedenen Syndromen und Fehlbildungen.

Syndrom	Leitsymptome
WAGR-Syndrom	**W**ilms-Tumor, **A**niridie, **G**enitale Fehlbildung, **R**etardierung
Beckwith-Wiedemann-Syndrom (BWS)	Hemihypertrophie, Omphalozele, Makroglossie
Denys-Drash-Syndrom (DDS)	Pseudohermaphroditismus, Glomerulopathie
Perlman-Syndrom	Makrozephalus, tief sitzende Ohren und Augen, Makrosomie, Organomegalie
Morbus Recklinghausen	Neurofibrome, Café-au-lait-Flecken der Haut
Simpson-Golabi-Behmel-Syndrom	Nierenzysten, Makrosomie, Makrozephalus, Hydrozephalus, Herzfehler, Zwerchfellhernie
Sotos-Syndrom	zerebraler Gigantismus, psychomotorische Retardierung, intestinale Polypen
kongenitale urogenitale Fehlbildungen ohne Syndromassoziation	urogenitale Fehlbildung

des Wilms-Tumors angesehen wird. Ebenso können 11p-Deletionen bei der Nephroblastomatose gefunden werden.

Klinische Symptomatik und Diagnostik

Wilms-Tumoren treten meist völlig symptomlos auf. In etwa 60 % bestehen als Erstsymptome eine indolente Schwellung und ein tastbarer Tumor, der von den Müttern zufällig entdeckt, manchmal auch als „gutes Gedeihen“ verkannt wird. In etwa 10 % der Fälle werden die Wilms-Tumoren im Rahmen der Vorsorgeuntersuchungen durch den Kinderarzt palpiert und in der Sonographie entdeckt. Eine Varikozele kann selten Wilms-Tumor-bedingt sein. Appendizitis-ähnliche Abdominalschmerzen treten manchmal auf. Allgemeinsymptome wie Fieber, Schwäche und Müdigkeit sind bei Erstdiagnose sehr selten und eher im weit fortgeschrittenen Krankheitsstadium präsent. Zur Hämaturie kommt es bei Tumoreinbruch in das Nierenbeckenkelchsystem. Dies kann frühzeitig zur Diagnose führen. Eine Hypertonie wird lediglich in 10–20 % der Fälle beobachtet (im Unterschied zum Neuroblastom!).

Die abdominale Palpation sollte bei bestehendem Verdacht sehr vorsichtig erfolgen. Eine Tumorruptur wirkt sich signifikant auf Therapie und Prognose aus! Wilms-Tumoren sind dabei typischerweise glatt begrenzt, zuweilen höckerig zu tasten.

Laborchemische Untersuchungen des Serums und des Urins dienen mehr zur Abgrenzung relevanter Differenzialdiagnosen, hier insbesondere des Neuroblastoms. Wilms-Tumor-spezifische Marker sind derzeit nicht bekannt.

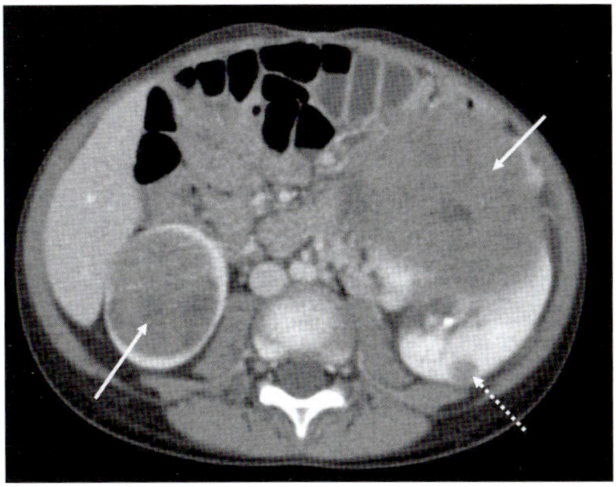

Abb. 12.1: Bilateraler Wilms-Tumor mit großen hypodensen Tumoren beider Nieren (durchgehende Pfeile); linksseitig erhebliche intraabdominale Ausdehnung; zusätzlicher Nephroblastomatoseherd links dorsal (gestrichelter Pfeil).

Neben der klinischen Untersuchung wird der Wilms-Tumor bildgebend diagnostiziert. Die Sonographie des Abdomens ist obligat. Typischerweise stellt sich der Wilms-Tumor dabei als von einer Niere ausgehend dar. Die Echogenität ist unregelmäßig mit echoarmen und echoreichen Anteilen. Ein Tumorthrombus in den großen Gefäßen kann ebenso sonographisch erkannt werden. Der Untersuchung der kontralateralen Seite ist besondere Aufmerksamkeit zu schenken, um einen bilateralen Befall (ca. 5–8 % aller Wilms-Tumoren) nicht zu übersehen. An zweiter Stelle steht die Durchführung einer abdominalen Schnittbildgebung, vorzugsweise einer *Magnetresonanztomographie* (Abb. 12.1). Die Analyse dieser Untersuchung ist von zentraler Bedeutung, da die Diagnose „Wilms-Tumor" hierzulande in der Regel ohne histologische Sicherung gestellt wird. Da die Beurteilung große Erfahrung voraussetzt, ist die Hinzuziehung eines referenzradiologischen Zentrums zu fordern. Das Risiko einer Fehldiagnose muss mit etwa 7 % angegeben werden (SIOP-6-Studie, SIOP-9-Studie). Dabei handelt es sich bei etwa 3,5 % um andere maligne und bei 4 % um andere benigne Erkrankungen. 1,5 % der Patienten erhalten insgesamt eine präoperative Chemotherapie ohne maligne Grunderkrankung.

Differenzialdiagnostisch müssen im Wesentlichen folgende Erkrankungen abgegrenzt werden: Neuroblastom, Ganglioneurom, Lymphom der Niere, Nierenzellkarzinom, Rhabdoidtumor, Teratom, zystisches Nephrom, Hamartom, Hämatom, Adenom, Angiomyolipom, Nierenabszess oder auch die xanthogranulomatöse Pyelonephritis.

Andere radiologische Untersuchungen oder szintigraphische Verfahren (z. B. MIBG-Szintigraphie) dienen der Abgrenzung anderer Krankheitsprozesse bei unklarer Situation. Vervollständigt wird die Diagnostik durch die *Röntgenuntersuchung der Lunge* und bei bestehendem Metastasenverdacht durch ein anschließendes CT des Thorax.

Therapie

Die Therapie des Wilms-Tumors sollte grundsätzlich im Rahmen der seit Beginn der 1970er-Jahre existierenden prospektiven Studien erfolgen (SIOP = Société Internationale d'Oncologie Pédiatrique (Europa), NWTS = National Wilms-Tumor Study Group (USA)). Ihnen und der engen Vernetzung verschiedener Disziplinen ist ganz wesentlich die herausragende Verbesserung der Prognose zu verdanken. Prinzipiell unterscheidet sich die europäische Studie (SIOP) von der amerikanischen Studie (NWTS) durch die Gabe einer präoperativen Chemotherapie. Rationale hierfür ist die signifikante Reduktion des Tumorvolumens und der Häufigkeit intraoperativer Tumorrupturen. Daraus resultiert eine deutliche Erhöhung an postoperativen Stadium-I-Patienten (etwa 60 %) mit einer konsekutiven Reduktion der notwendigen chemo- oder radiotherapeutischen Nachbehandlung. Im Rahmen der präoperativen Chemotherapie werden Vincristin und Actinomycin D in einem 4-wöchentlichen Block verabreicht (bei primären Metastasen zusätzlich Anthrazykline über 6 Wochen). Im Anschluss daran erfolgt eine erneute Bildgebung und die Planung der Operation. Eine Ausnahme bezüglich der präoperativen Chemotherapie bilden auch in der SIOP-Studie Patienten jünger als 6 Monate oder älter als 16 Jahre. In diesen Altersgruppen sind andere Nierentumoren, speziell im Säuglingsalter das benigne kongenitale mesoblastische Nephrom vorherrschend, sodass hier die primäre Operation indiziert ist.

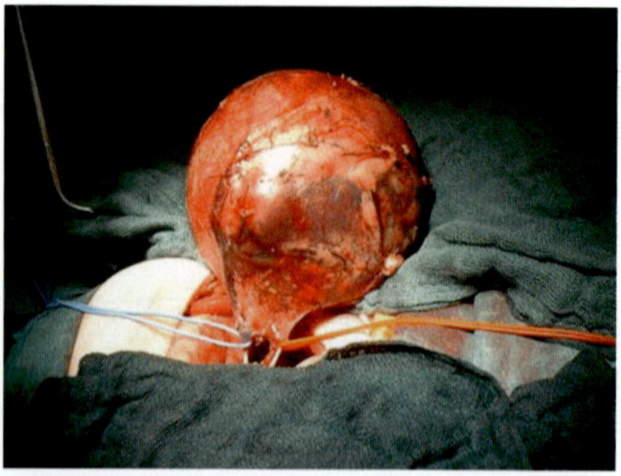

Abb. 12.2: Intraoperatives Bild einer Tumornephrektomie bei unilateralem Wilms-Tumor. Entscheidend ist das Intaktbleiben der Tumorkapsel, um ein iatrogenes Stadium III und damit eine intensivere postoperative Chemo- und Strahlentherapie zu vermeiden.

Die operative Therapie hat die radikale Tumorentfernung zum Ziel. Große Erfahrung des Operateurs ist hier wiederum unabdingbare Voraussetzung. Bei guter Bildgebung, in der ein kontralateraler Befall sicher ausgeschlossen werden kann, darf auf die Freilegung der Gegenseite verzichtet werden. Im Zweifel hat diese aber zu erfolgen. Gegebenenfalls sind lokale Exzisionen oder Probebiopsien (Stanzbiopsien) durchzuführen. Bei unilateralem Befall ist in aller Regel die komplette Tumornephrektomie indiziert, da Lokalrezidive so am sichersten verhindert werden (Abb. 12.2). Bei bilateralem Befall wie in Sonderfällen einseitiger Tumoren kann bzw. muss nierenerhaltend operiert werden. Wenn die Entscheidung auch individuell immer neu zu fällen ist, sollte bei beidseitigem Befall grundsätzlich mit der weniger betroffenen Seite begonnen werden. In gleicher Sitzung sollte die Gegenseite biopsiert werden, da in bis zu 30 % der Fälle unterschiedliche Histologien der zwei Seiten vorliegen. Anschließend erfolgt eine weitere, der Histologie angepasste, chemotherapeutische Behandlung, um danach die Gegenseite operativ zu sanieren. Obligat ist bei jeder Wilms-Tumor-Operation nach Tumorentfernung eine anschließende Lymphknoten-Dissektion. Auch makroskopisch unauffällig erscheinende Lymphknoten sollten hierbei reseziert werden.

Die postoperative Therapie richtet sich wesentlich nach der Stadieneinteilung (Tab. 12.2) und histologischen Klassifikation (Tab. 12.3) des Tumors. Dabei werden Tumoren mit niedrigem Malignitätsgrad (günstige Histologie) von Tumoren mit intermediärem Malignitätsgrad (Standardhistologie) und Tumoren mit hohem Malignitätsgrad (ungünstige Histologie) unterschieden. Die Hinzuziehung der Beurteilung durch die Referenzhistologie (Paidopathologie Kiel) ist hierbei ebenso obligat.

Tab. 12.2: SIOP-Stadieneinteilung Wilms-Tumor.

Stadium	Beschreibung
I	Tumor auf die Niere beschränkt, vollständige Entfernung
II	Tumorausdehnung über die Niere hinaus, jedoch vollständig entfernt
III	unvollständige Tumorentfernung oder lokale Lymphknotenmetastasen ohne Fernmetastasen
IV	Fernmetastasen (Lunge, Leber, Knochen, Gehirn)
V	bilateraler Wilms-Tumor

In das postoperative Behandlungsschema gehen neben der Stadieneinteilung und Klassifikation auch der Response des Tumors auf die präoperative Chemotherapie mit ein. Sie erfolgt derzeit nach dem Schema der SIOP-2001/GPOH-Therapieoptimierungsstudie. Neben der postoperativen Chemotherapie werden Kinder mit Wilms-Tumor ab dem Stadium III sowie bei hoher Malignität bereits ab dem Stadium II zusätzlich im Tumorbett bestrahlt. Im Rahmen dieser Radiotherapie beträgt die Gesamtdosis 15 bzw. 30 Gy mit möglicher Erhöhung bei makroskopischen Tumorresten. Wachstumsstörungen mit späterer Skoliose müssen dabei einkalkuliert werden.

Tab. 12.3: SIOP-Histologieklassifikation kindlicher Nierentumoren nach Chemotherapie.

Malignitätsgrad (Histologie)	Tumor
niedrig (günstig)	– zystisch, partiell differenziert – komplett nekrotisch
intermediär (Standard)	– epithelreich – stromareich – Mischtyp – fokale Anaplasie
hoch (ungünstig)	– diffuse Anaplasie – blastemreich

Prognose

Durch die intensive interdisziplinäre Zusammenarbeit von Chirurgie, Strahlentherapie und Onkologie konnte die Prognose dieser ursprünglich tödlich verlaufenden Erkrankung dramatisch verbessert werden. Heute gilt der Wilms-Tumor als das Paradebeispiel einer heilbaren bösartigen Erkrankung. Das Gesamtüberleben für Kinder mit unilateralem Wilms-Tumor ohne Metastasen liegt bei 98 %, das rezidivfreie Überleben bei 88 %! Wird durch die präoperative Chemotherapie eine komplette Remission vorhandener Lungenmetastasen erreicht, unterscheidet sich das Gesamtüberleben der Patienten nicht von denen ohne Fernmetastasen. Die Prognose von Patienten mit Metastasen anderer Lokalisationen wie Leber oder Gehirn ist schlechter. Bei der Analyse der histologischen Subtypen haben Kinder mit einem Wilms-Tumor niedrigen und intermediären Malignitätsgrades eine hervorragende Prognose mit einem ereignisfreien Überleben von 100 % bzw. 93 % nach 5 Jahren, während Patienten mit hohem Malignitätsgrad prognostisch deutlich ungünstiger sind (ereignisfreies Überleben 78 %). Patienten mit bilateralem Wilms-Tumor überleben ereignisfrei 5 Jahre in 79 % bei einem Gesamtüberleben von 84 %. Hohe Malignität und ein hohes postoperatives lokales Stadium sind auch hier die wesentlichen, ungünstigen Prognosefaktoren.

Molekulargenetische Marker des Tumors (z. B. Verlust der Heterozygotie (LOH) Chromosom 1p und 16q, Telomerase-RNA-Expression) werden zunehmend zur Risikobeurteilung, aber auch zur Therapiestratifizierung genutzt. Diese Entwicklung unterstreicht die Bedeutung der Anlage und des Ausbaus einer Tumorbank für Wilms-Tumoren. Streng zu achten ist auf die Tatsache, dass Tumormaterial zur Einsendung erst nach Beurteilung durch den Pathologen entnommen werden darf, um so ein „iatrogenes Stadium III" zu vermeiden.

12.2 Neuroblastom

Das Neuroblastom stellt nach den ZNS-Tumoren den häufigsten soliden Tumor des Kindesalters dar. Überwiegend sind Säuglinge und Kleinkinder betroffen. Der Einsatz individuell abgestimmter, multimodaler Therapieregime bestehend aus Operation, Chemo- und Strahlentherapie hat zum Erreichen einer 5-Jahres-Gesamtüberlebensrate von nahezu 80 % geführt.

Ätiologie und Pathogenese

Das Neuroblastom ist ein maligner Tumor des autonomen Nervensystems und gehört zu den embryonalen Tumoren. Neuroblastome entstehen in den Nebennieren, am sympathischen Grenzstrang und in den sympathischen Paraganglien. Die Inzidenz liegt bei 1,3 Erkrankungen auf 100 000 Kinder unter 15 Jahren. Es ist hiermit nach den ZNS-Tumoren der häufigste solide Tumor im Kindesalter.

Die Ätiologie des Neuroblastoms ist weitgehend unklar. Es ist ein Tumor des Säuglings- und Kleinkindalters. Die Diagnosestellung erfolgt meist im 1. oder 2. Lebensjahr. Hauptlokalisationen sind in ca. 50 % die Nebennieren, in ca. 25–30 % der abdominale Grenzstrang und in ca. 15–20 % der thorakale oder zervikale Grenzstrang.

Neuroblastome werden in folgende Stadien eingeteilt (INSS = International Neuroblastoma Staging System):

Stadium 1: lokalisierter Tumor mit makroskopisch kompletter Entfernung

Stadium 2a: lokalisierter Tumor mit inkompletter Entfernung und negativen LK

Stadium 2b: lokalisierter Tumor mit/ohne makroskopisch kompletter Entfernung und positiven ipsilateralen LK

Stadium 3: nicht resektabler unilateraler Tumor mit Überschreiten der Mittellinie und/oder kontralateralem Lympknotenbefall oder Mittellinientumor mit bilateraler Ausdehnung

Stadium 4: Tumor mit Metastasierung in Fernlymphknoten, Knochen, Knochenmark, Leber oder Haut

Stadium 4S: lokalisierter Primärtumor mit Metastasierung in die Haut, Leber und/oder Knochenmark ($\leq$ 10 %) bei Säuglingen

Das Neuroblastom zeigt ein ungewöhnliches biologisches Verhalten. Es ist der Tumor mit der häufigsten Rate an Spontanremissionen. Die Zellen des Neuroblastoms können drei Wege gehen. Zum einen kann es zu einem aggressiven Wachstum mit Infiltration und Metastasierung kommen, zum anderen kann es zu einer Ausdifferenzierung zum Ganglioneurom oder aber auch zu einer spontanen Regression des Tumors sowie der Metastasen kommen. Molekularbiologisch und histologisch lassen sich diese Gruppen bisher nur unzureichend unterscheiden. Prognostisch aggressives Verhalten zeigen Tumoren mit MYCN-Onkogen-Amplifikation und/oder 1p-Deletion. Neuroblastome ohne diese Marker zeigen im 1. (–2.) Lebensjahr eine sehr hohe Rate an Spontanregressionen auch im metastasierten Stadium (Stadium 4S).

Histologisch unterscheidet man verschiedene Differenzierungsstufen (Grading nach Hughes):

1a: diffuses Ganglioneuroblastom

1b: Ganglioneuroblastom vom Kompositionstyp: Ganglioneurom mit Arealen undifferenzierten Neuroblastomgewebes

2: Mischbild aus undifferenzierten Zellen und Zellen mit partieller Differenzierung in Ganglienzellen

3: undifferenziertes klein- und rundzelliges Tumorgewebe

Klinische Symptomatik und Diagnostik

Die initiale Symptomatik des Neuroblastoms ist abhängig von der Lokalisation des Tumors und einer eventuellen Metastasierung. Tumoren des Grenzstrangs können nach intraspinal wachsen und zur Querschnittssymptomatik führen. Zervikale Tumoren können durch Beeinträchtigung

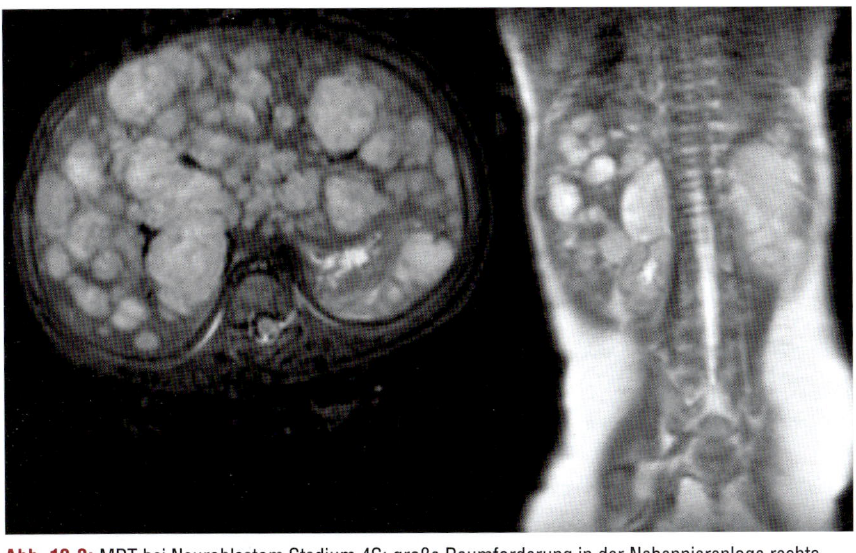

Abb. 12.3: MRT bei Neuroblastom Stadium 4S: große Raumforderung in der Nebennierenloge rechts sowie ausgeprägte Metastasierung in die Leber.

des Ganglion stellatum zur Horner'schen Trias (Miosis, Ptosis, Enophthalmus) führen. Weitere mögliche Symptome sind Brillenhämatom, Hypertonie, Diarrhö, Knochenschmerzen, Fieber, Schmerzen, Gewichtsverlust und bei ausgeprägter Knochenmarkinfiltration Anämie und Thrombopenie. Die Metastasierung ist in ca. 60 % bei Diagnosestellung bereits erfolgt. Hierbei sind in 80–90 % das Knochenmark, in 50–70 % der Knochen, in ca. 15 % lokoregionäre LK bzw. die Leber und in ca. 5 % die Lunge betroffen. Intrakranielle Metastasen kommen bei etwa 10 % der Patienten vor.

Von diagnostischer Seite ist an bildgebenden Verfahren als wesentliche Untersuchung die Sonographie zu nennen, die oft erstmals den Verdacht auf Vorliegen eines Neuroblastoms erbringt. Zur genauen Beurteilung der Tumorlage und der Beziehung zu Nachbarstrukturen ist ein MRT und/oder ein CT erforderlich. Eine sehr spezifische Untersuchung ist die MIBG (Metajodbenzylguanidin)-Szintigraphie, die bei 85 % der Patienten positiv ist. MIBG wird aktiv von neuroendokrinen Zellen aufgenommen und hilft so bei der Suche nach dem Tumor und etwaigen Metastasen. Eine physiologische Anreicherung zeigt sich in Leber, Herz, Milz und Speicheldrüsen sowie in der Schilddrüse.

Neuroblastomzellen produzieren in 80 % der Fälle Katecholamine. Bei diesen Patienten können daher erhöhte Katecholaminmetabolite (Homovanillinmandelsäure, Vanillinmandelsäure) im Spontanurin nachgewiesen werden. Diese Erhöhung ist spezifisch für das Neuroblastom. Zur Verlaufsbeurteilung eignet sich eher die Bestimmung der unspezifischen neuronspezifischen Enolase (NSE). Ebenfalls unspezifische Tumormarker sind LDH und Ferritin.

Zum Nachweis charakteristischer Tumorzellnester im Knochenmarkausstrich und zum Ausschluss einer Infiltration des Knochenmarks sind Knochenmarkpunktionen an mindestens vier verschiedenen Stellen erforderlich.

Eine Biopsie ist allein zur Diagnosestellung bei entsprechend positiven Tumormarkern nicht erforderlich. Zur Risikostratifizierung ist aber die molekularbiologische Untersuchung von Tumormaterial notwendig, sodass dennoch eine Biopsie durchgeführt werden muss (MYCN-Amplifikation, 1p-Deletion). Bei Metastasierung ins Knochenmark kann bei ausreichender Tumorzellzahl die molekularbiologische Untersuchung auch aus dem Knochenmark durchgeführt werden.

Therapie

Die Therapie des Neuroblastoms erfolgt immer im Rahmen von kooperativen Therapieoptimierungsstudien. Anhand der Molekularbiologie, des Alters bei Diagnosesicherung (höheres Alter bedeutet ungünstigere Prognose) und der Stadieneinteilung nach INSS erfolgt die Zuordnung zu drei Risikogruppen (Beobachtungsgruppe, Standardrisikogruppe und Hochrisikogruppe), die unterschiedliche Therapien erhalten. Neu erarbeitet wurden chirurgische Risikofaktoren zur Beurteilung der möglichen Resektabilität, die eine Zuordnung zu Risikogruppen anhand der Bildgebung unabhängig von der meist erst im Therapieverlauf durchgeführten Resektion ermöglichen.

Therapieelemente sind Biopsie, Tumorresektion, Chemo- und Strahlentherapie, die je nach Risikogruppe unterschiedlich intensiv erforderlich sind. In der Beobachtungsgruppe wird die reine „wait-and-see"-Strategie angewendet.

Prognose

Tab. 12.4: Daten der Studie NB97

Risikogruppe	% d. Pat.	5-JEFÜ	5-JÜ
Beobachtung	45 %	84 ± 2 %	96 ± 1 %
Standard	15 %	72 ± 4 %	89 ± 4 %
Hochrisiko	40 %	37 ± 3 %	50 ± 3 %

5-JEFÜ = 5-Jahre-ereignisfreies Überleben, 5-JÜ = 5-Jahres-Überlebensrate

12.3 Keimzelltumoren

Keimzelltumoren umfassen eine heterogene Gruppe von benignen und malignen Tumoren. Sie treten in den Keimdrüsen auf, bei Kindern jedoch häufiger auch an anderen mittelliniennahen Lokalisationen wie der Steißbeinregion, dem Mediastinum und ZNS.

Ätiologie und Pathogenese

Keimzelltumoren können in allen Altersgruppen, von der Fetalperiode bis ins hohe Alter, auftreten und zeigen eine ausgeprägte Heterogenität bezüglich Lokalisation und Morphologie. Zwei Gruppen lassen sich unterscheiden: Teratome/Dottersacktumoren bei Säuglingen und Kleinkindern und Seminome/(Dys-)Germinome bei Jugendlichen und Erwachsenen. Gemeinsam ist ihnen der zelluläre Ursprung von der totipotenten primordialen Keimzelle.

Klinische Symptomatik und Diagnostik

Im Rahmen der klinischen Untersuchung können bei Inspektion und Palpation ein tumoröser Bezirk auffallen, es können aber auch Beschwerden durch die Tumorausbreitung richtungsweisend sein. Bei Neugeborenen ist das Steißbeinteratom der häufigste Keimzelltumor. Er wird meistens bereits pränatal sonographisch entdeckt und ist in der Mehrzahl der Fälle als Tumor äußerlich evident.

Für die weitere Diagnostik ist die Bestimmung der Tumormarker Alphafetoprotein (AFP) und humanes Choriongonadotropin (β-hCG) äußerst hilfreich, da sie in enger Korrelation zu der histologischen Differenzierung (Tab. 12.5) stehen. Bei typischer Tumorlokalisation (z. B. Steißbeinregion, Hypophyse) können die Tumormarker in Kombination mit modernen Schnittbildverfahren eine Diagnosestellung ermöglichen, ohne dass eine Tumorprobenentnahme notwendig wird. Wichtig anzumerken ist dabei, dass die Normwerte für AFP im Säuglings- und

Neugeborenenalter noch sehr hoch sind und daher zur Beurteilung unbedingt altersabhängige Normwerttabellen heranzuziehen sind.

Für die bildgebende Diagnostik stehen die Sonographie, die CT und die MRT der einzelnen Lokalisationen zur Verfügung, wobei sie mögliche lokale Ausbreitungswege und typische Metastasierungslokalisationen miterfassen müssen. Dazu gehört auch die konventionelle Röntgenaufnahme des Thorax bzw. ein Thorax-CT mit Kontrastmittel, um eine pulmonale Beteiligung auszuschließen.

Tab. 12.5: WHO-Klassifikation der testikulären und ovarialen Keimzelltumoren.

	Synonyme	Tumormarker	
		AFP	HCG
1. Seminom	Dysgerminom, Germinom	–	–/+
2. Dottersacktumor	Endodermalsinustumor	+++	–
3. embryonales Karzinom	–	–	–
4. Chorionkarzinom	–	–	+++
5. Teratom			
5.1 matur	–	–	–
5.1.1 solide	–	–	–
5.1.2 zystisch	Dermoidzyste	–	–
5.2 immatur	–	–/+	–
5.3 mit maligner Transformation	–	–/+	–
5.4 monodermal	–	–	–
6. Tumoren mit gemischter Histologie	–	abhängig von der Tumorkomponente	

+ leicht erhöht, +++ stark erhöht, – im Normbereich, –/+ variabel

Allgemeine Therapieprinzipien

Hier kommt ein multimodales Therapiekonzept zum Einsatz, risikoadaptiert nach den individuellen Parametern: Histologie, Tumorlokalisation und -stadium sowie Patientenalter.

Es wird eine radikale Tumorresektion angestrebt.

Nach der derzeit gültigen deutschen MAKEI-Studie werden Patienten mit einem günstigen Risikoprofil nach kompletter Tumorresektion ausschließlich nachbeobachtet, während Patienten mit mittlerem Risiko 2–3 und Hochrisikopatienten 4–5 Chemotherapiezyklen erhalten. Diese bestehen aus einer Kombinationstherapie aus 2 bzw. 3 Medikamenten, wobei Cisplatin und Etoposid als die wichtigsten Zytostatika zu nennen sind.

Spezielle Therapiestrategien

- ☐ Hodentumoren
  Die Resektion eines testikulären Keimzelltumors erfolgt über einen hohen inguinalen Zugang. Ist der Tumor auf Hoden und Nebenhoden begrenzt ohne Blut-/Lymphgefäßinvasion (Stadium T1), sind in der postoperativen „Watch-and-wait"-Phase engmaschige AFP-Kontrollen durchzuführen, um bei verzögertem Rückgang des Tumormarkers frühzeitig mit einer adjuvanten Chemotherapie beginnen zu können.
- ☐ Ovarialtumoren
  Die operative Therapie besteht in der Entfernung des Ovars mit Adnektomie der betroffenen Seite. Auch hier ist nach einer kompletten Tumorentfernung eine „Watch-and-wait"-Strategie mit engmaschiger Nachsorge möglich. Bei nicht resektablen Ovarialtumoren ist eine präoperative Chemotherapie sinnvoll, gefolgt von der verzögerten Tumorresektion mit anschließender weiterer Chemotherapie.
- ☐ Steißbeintumoren
  Entscheidend ist die baldige Tumorresektion in toto mit dem gesamten Steißbein, um Lokalrezidiven, ausgehend von einem verbliebenen Steißbeinrest, vorzubeugen.

Prognose

Bei sorgfältiger Diagnostik und multimodalem Therapiekonzept ist die Prognose auch der malignen Keimzelltumoren unterdessen als günstig einzustufen. Bei konsequenter Nachsorge und guter Patienten- bzw. Elterncompliance kann aufgrund der heute möglichen risikoadaptierten Therapie bei einigen niedrigen Tumorstadien sogar auf eine adjuvante Chemotherapie verzichtet werden.

12.4 Lebertumoren

Zur Gruppe der malignen Lebertumoren gehören das Hepatoblastom, das hepatozelluläre Karzinom und das Sarkom. Maligne Lebertumoren im Kindesalter sind selten. Unter den benignen Lebertumoren sind insbesondere die vaskulären Tumoren (Hämangiom, Hämangioendotheliom), das mesenchymale Hamartom, die fokal noduläre Hyperplasie und das Adenom zu nennen.

12.4.1 Hepatoblastom

Ätiologie und Pathogenese

Das Hepatoblastom ist ein hochmaligner embryonaler Tumor der Leber. Mit einem Anteil von nur 0,8 % aller Tumoren des Kindesalters ist es sehr selten. In Deutschland liegt die Inzidenz bei 1 : 1 000 000 Kinder unter 15 Jahren. Es sind vorwiegend Kinder zwischen 6 Monaten und 3 Jahren betroffen.

Die Ätiologie des Hepatoblastoms ist weitgehend unklar. Eine Häufung bei einigen Syndromen und Gendefekten kann beobachtet werden. Hier sind das Beckwith-Wiedemann-Syndrom und die familiäre Adenomatosis Polyposis (FAP) zu nennen. Der Tumor wächst rasch und ist chemotherapiesensibel. Er metastasiert relativ spät und dann meist in die Lunge.

Das Hepatoblastom wird vor Therapiebeginn nach dem PRETEXT-System (PRETreatment EXTent of disease) eingeteilt, eine 4-stufige Einteilung entsprechend der Anzahl der betroffenen Lebersektoren. Zusätzlich werden die Metastasierung (M+), Invasion der großen Gefäße, V. cava (V) oder V. portae (P), und extrahepatischer Tumor (E) erfasst. Die aktuelle Risikoeinteilung unterscheidet das Standardrisiko(SR)-Hepatoblastom und das Hochrisiko(HR)-Hepatoblastom. PRETEXT I-, II- und III-Tumoren ohne Metastasierung und Gefäßbeteiligung gehören zur SR(=Standardrisiko)-Gruppe. PRETEXT-IV-Tumoren und alle Tumoren mit Gefäßbeteiligung (V+, P+), Metastasierung (M+) oder extrahepatischem Tumor gehören zur HR(=Hochrisiko)-Gruppe.

Klinische Symptomatik und Diagnostik

Die klinische Symptomatik ist unspezifisch und tritt erst spät auf. Die häufigste primäre Symptomatik ist ein tastbarer Oberbauchtumor oder diffuse Bauchschmerzen. Seltenere weitere klinische Zeichen sind Fieber und Erbrechen, erst später Leberfunktionseinschränkungen und eine B-Symptomatik.

Die Diagnosestellung ist oft ohne Biopsie möglich. Die Diagnose ist eindeutig, wenn folgende drei Kriterien zutreffen: Das Alter des Kindes liegt zwischen 6 Monaten und 3 Jahren, der Tumor geht eindeutig von der Leber aus und der Tumormarker Alphafetoprotein (AFP) ist über 1000 ng/ml und die 3-fache Altersnorm erhöht. Ansonsten sollte eine Biopsie entnommen werden.

Zur differenzialdiagnostischen Abgrenzung und weiteren Diagnostik sollten beta-human chorionic gonadotropin (β-hCG), LDH, Ferritin, die Blutkörperchensenkungsgeschwindigkeit (BKS) und die Thrombozyten bestimmt werden.

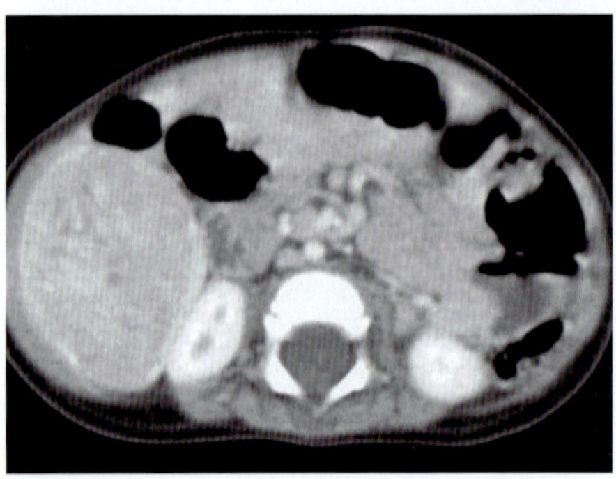

Abb. 12.4: Computertomographie des Abdomens: Hepatoblastom der Leber im Segment 6, das sich inhomogen und Kontrastmittel aufnehmend darstellt, v.a. im Randbereich (Pseudokapselzeichen).

An bildgebender Diagnostik sind eine Sonographie, eine CT/MRT des Abdomens (Abb. 12.4), ein Röntgenbild des Thorax sowie eine CT der Lungen mit Kontrastmittel sinnvoll. Zusätzlich ist auch im Einzelfall eine FDG-PET-Untersuchung sinnvoll. Nur bei klinischem Verdacht auf Metastasen in Knochen und/oder Gehirn sind eine Knochenszintigraphie und/oder eine MRT des Schädels erforderlich.

Therapie

Die Therapieempfehlungen richten sich nach den Ergebnissen der Therapiestudien der GPOH (Gesellschaft für pädiatrische Hämatologie und Onkologie) oder der SIOPEL (International Childhood Liver Tumour Strategy Group).

Die Therapie setzt sich zusammen aus einer präoperativen Chemotherapie mit einem platinhaltigen Regime, der Tumorresektion und einer postoperativen Chemotherapie. Prognostisch ausschlaggebend ist die komplette Resektion des Tumors, die nach Chemotherapie besser und sicherer durchführbar ist. Es erfolgt eine Hemihepatektomie rechts oder links und bei größeren Tumoren die Trisegmentresektion. Eine Lebertransplantation sollte bei nicht resektablen Tumoren früh in Betracht gezogen werden. Die Lungenmetastasen können allein durch Chemotherapie behandelt werden. Bei Restmetastasen ist eine Metastasenresektion, wenn möglich, sinnvoll.

Prognose

Die 3-Jahres-Überlebensrate für SR-Hepatoblastome beträgt 95 % und für HR-Hepatoblastome 69 %.

12.4.2 Hepatozelluläres Karzinom

Ätiologie und Pathogenese

Das hepatozelluläre Karzinom (HCC) des Kindesalters ist dem Karzinom des Erwachsenen ähnlich und tritt bei älteren Kindern um das 12. Lebensjahr auf. Die Ätiologie des hepatozellulären Karzinoms ist weitgehend unklar. Die beim Erwachsenen typische Assoziation mit der Leberzirrhose fehlt beim Kind. Die Inzidenz liegt bei 0,1 : 1 000 000 Kindern unter 15 Jahren.

Klinische Symptomatik und Diagnostik

Die klinische Symptomatik ist unspezifisch und tritt erst spät auf. Die häufigste primäre Symptomatik ist ein tastbarer Tumor im Oberbauch oder diffuse Bauchschmerzen, gelegentlich Fieber und Erbrechen. Systemische Symptome wie Fieber und Gewichtsverlust sowie Funktionseinschränkungen der Leber treten insgesamt häufiger auf als beim Hepatoblastom.

Die Diagnosestellung erfordert eine Biopsie aus dem Lebertumor. An Labordiagnostik ist die Bestimmung der Tumormarker AFP, β-hCG und der unspezifischen Marker LDH und Ferritin erforderlich. Beim HCC kommt es in 50 % zu einer Erhöhung des AFP. Des Weiteren sollten noch die Leberfunktionsparameter bestimmt und eine Hepatitis-Serologie durchgeführt werden.

An bildgebender Diagnostik sollten eine Sonographie, eine CT/MRT des Abdomens, ein Röntgenbild des Thorax sowie eine CT der Lunge mit Kontrastmittel durchgeführt werden. Zusätzlich ist im Einzelfall auch eine FDG-PET Untersuchung sinnvoll. Nur bei klinischem

Verdacht auf Metastasen in Knochen und/oder Gehirn ist eine Knochenszintigraphie und/oder eine CT des Schädels erforderlich.

Therapie

Die Therapie setzt sich aus einer präoperativen Chemotherapie (bei primär nicht resektablen Tumoren, extrahepatischen Anteilen oder metastasierten Tumoren), Tumorresektion und einer postoperativen Chemotherapie zusammen. Die Prognose ist abhängig von der kompletten Resektion des Tumors. Da dieser bei Diagnosestellung meist schon multifokal und nicht resektabel ist (ca. 70 %), ist die präoperative Chemotherapie in diesen Fällen erforderlich. Das HCC des Kindesalters ist chemotherapiesensibler als das HCC des Erwachsenenalters, aber deutlich geringer als das Hepatoblastom.

Prognose

Die 5-Jahres-Gesamtüberlebensrate liegt bei ca. 30 %.

12.4.3 Sonstige Lebertumoren

Undifferenziertes Sarkom

Das Sarkom der Leber ist ein maligner mesenchymaler Tumor, der hauptsächlich Kinder im Schulalter betrifft. Der Tumor zeigt ein aggressives Wachstum, metastasiert früh und ist meist schon relativ groß bei Diagnosestellung. Der Tumor ist meist solide, kann aber auch große Zysten enthalten. Tumormarker sind bis auf die unspezifische LDH meist normal. Therapeutisch werden Chirurgie und Chemotherapie eingesetzt.

Mesenchymales Hamartom

Das Hamartom ist ein benigner mesenchymaler Tumor. Der Tumor kann solide oder zystisch vom Säugling bis zum 10-Jährigen auftreten. Hamartome sind gefäßreich, versorgt von Ästen der Pfortader. Therapie der Wahl ist die Resektion, wobei bei klinisch stabilen Patienten auch abgewartet und beobachtet werden kann, da der Tumor auch spontane Regressionen zeigt und dann leichter reseziert werden kann. Allerdings ist auch die maligne Transformation in ein Sarkom beschrieben.

Adenom und fokal noduläre Hyperplasie (FNH)

Das Adenom und die FNH sind benigne Tumoren der Leber, die Kinder jeden Alters betreffen können. Allerdings ist diese Veränderung im Kindesalter sehr selten und betrifft häufiger junge Frauen. Ein Zusammenhang mit der Einnahme von Kontrazeptiva wird vermutet. Symptome sind bei der FNH aufgrund des langsamen Wachstums selten. Lediglich bei Größenzunahme kann es zu Beschwerden kommen. Die Tumormarker sind in der Regel normal. Der Anteil an den Lebertumoren im Kindesalter liegt bei 4 %. Die Therapie der Wahl besteht beim Adenom wie auch bei der symptomatischen FNH in der operativen Entfernung des betroffenen Lebergewebes.

Hämangiom und Hämangioendotheliom

Die vaskulären Tumoren machen 13 % der Lebertumoren des Kindesalters aus. Sie sind überwiegend benigne. Das infantile Hämangiom der Leber tritt bei sehr jungen Säuglingen häufig zusammen mit anderen Hämangiomen der Haut auf. Das Hämangioendotheliom ist der häufigste Lebertumor des Neugeborenen. Er tritt solitär oder multifokal auf und hat einen besonders hohen arteriovenösen Blutfluss. Hämangioendotheliome und infantile Hämangiome der Leber bilden sich innerhalb von sechs Monaten bis zu drei Jahren zurück. Hämangiome sind meist asymptomatisch, können jedoch je nach Anzahl und Ausdehnung wie die Hämangioendotheliome schon bei Neugeborenen zu schweren Symptomen führen, die eine Therapie erforderlich machen. Im Vordergrund steht hier die Herzinsuffizienz aufgrund des hohen Shuntvolumens und damit der Volumenbelastung. Bei den Hämangioendotheliomen können zusätzlich eine Koagulopathie und Anämie auftreten (Kasabach-Merritt-Syndrom). Diese Symptome können auch die Ursache für eine Frühgeburtlichkeit und einen Hydrops fetalis sein und sind in jedem Fall behandlungsbedürftig. Ist aufgrund einer bestehenden Symptomatik eine Therapie erforderlich, steht bei den Hämangiomen Propranolol im Vordergrund, bei den Hämangioendotheliomen werden hingegen, sofern keine chirurgische Resektion möglich ist, dann auch Rapamycin und Vinchristin eingesetzt. Für diese Therapieoptionen gibt es jedoch bisher noch keine zuverlässigen Ergebnisse bezüglich ihrer Wirksamkeit und sie können nicht als Standardtherapie bezeichnet werden. Vereinzelt wird auch eine arterielle Tumorembolisation durchgeführt.

12.5 Weichteilsarkome

Weichteilsarkome sind eine heterogene Gruppe maligner Tumoren, die primär in den Weichteilen entstehen und überwiegend mesenchymaler Herkunft sind. Ihr Anteil an den malignen Erkrankungen im Kindesalter liegt bei 6,6 %. Die Weichteilsarkome werden entsprechend ihrer Chemotherapieempfindlichkeit in drei Gruppen unterteilt:

1. chemotherapieempfindliche RMS-artige Tumoren: z. B. Rhabdomyosarkom (RMS), extrasossäres Ewing-Sarkom, primitiver neuroektodermaler Tumor (PNET), Synovialsarkom, undifferenziertes Sarkom
2. mäßig chemotherapieempfindliche NON-RMS-artige Tumoren: z. B. Liposarkom, Fibrosarkom, epitheloides Sarkom, malignes Mesenchymom
3. nicht chemotherapieempfindliche NON-RMS-artige Tumoren: z. B. peripherer Nervenscheidentumor, nicht kongenitales Fibrosarkom

Bis auf das RMS sind all diese Tumoren sehr selten und werden nicht weiter aufgeführt.

12.5.1 Rhabdomyosarkom

Das Rhabdomyosarkom (RMS) ist mit 50 % das häufigste Weichteilsarkom. Die Inzidenz liegt bei 5 : 1 000 000 Kindern unter 15 Jahren in Deutschland. Der Tumor tritt in den Altersgruppen vom 2. bis 5. Lebensjahr und vom 12. bis zum 16. Lebensjahr auf.

Ätiologie und Pathogenese

Das RMS entsteht aus mesenchymalen Zellen, die das Potenzial zur Differenzierung in quergestreifte Muskelzellen hätten. Am häufigsten ist das RMS am Kopf und Hals (35 %) und Urogenitaltrakt (26 %). Am Stamm und an den Extremitäten tritt es in 20 % bzw. 19 % auf.

Man unterscheidet das alveoläre RMS (aRMS) und das embryonale RMS (eRMS). Das aRMS hat eine höhere lymphogene Metastasierungsrate und wird häufiger erst im Stadium IV diagnostiziert. Es tritt typischerweise bei älteren Kindern auf und meist an den Extremitäten. Das aRMS hat eine ungünstigere Prognose im Vergleich zum eRMS. Beim aRMS liegt in 85 % eine Translokation mit Fusion am fork-head-Transkriptionsfaktor-Gen (13q14) vor, in 75 % ist das pax3-Gen (2q35) und in 10 % das pax7-Gen (1p36) betroffen.

Beim eRMS sind bisher keine tumorspezifischen Translokationsmarker bekannt. Unterschieden wird hier histologisch das eRMS vom botryoiden Typ und vom Spindelzelltyp.

Der botryoide Typ hat eine traubenartige Form und tritt nur in Hohlorganen auf wie Blase, Vagina, Gallenwege, Nase und Nasennebenhöhlen. Der Spindelzelltyp tritt häufig paratestikulär auf und besteht zu 75 % aus Spindelzellen. Beide haben eine günstige Prognose.

Eine intermediäre Prognose hat das nicht-botryoid-nicht-Spindelzelltyp embryonale RMS. Es tritt in allen Körperregionen auf.

Eine Assoziation des RMS besteht mit dem Li-Fraumani-Syndrom und dem Beckwith-Wiedemann-Syndrom.

Symptomatik und Diagnostik

Die Symptomatik ist abhängig von der Lokalisation und kann vom symptomlosen Zufallsbefund bis zu schwerkrank reichen. Es zeigt sich eine Weichteilschwellung von fester Konsistenz mit Adhäsionen an tiefen Schichten, eventuell ein reduzierter Allgemeinzustand, Schmerzen, Fieber und Gewichtsverlust.

Die Diagnostik sollte eine Aussage ermöglichen über Lokalisation und Größe des Tumors, TNM-Status, histologischen Subtyp und das postchirurgische Stadium (IRS Stadium: I = komplette Entfernung, II = mikroskopische Reste, III = makroskopische Reste). Dafür sind folgende Untersuchungen erforderlich: Sonographie der betroffenen Region, MRT oder CT des Schädels, Röntgenbild des Thorax, CT des Thorax, MRT des Abdomens (Lymphknotenstatus), Knochenmarkpunktion (KMP), Skelettszintigraphie und Biopsie.

Therapie

Die Therapie sollte multidisziplinär geplant werden und setzt sich aus Chirurgie, Chemotherapie und Strahlentherapie zusammen. Die Therapie sollte im Rahmen bestehender Studien erfolgen.

Die Therapie erfolgt risikoadaptiert mit dem Ziel, die Behandlung zu reduzieren, wo es möglich ist, sie zu intensivieren, wenn es erforderlich ist, und möglichst eine verstümmelnde Therapie zu vermeiden. Die drei Gruppen (Niedrigrisikogruppe, Standardrisikogruppe und Hochrisikogruppe) werden anhand folgender Prognosefaktoren eingeteilt: Tumorgröße (günstig: $\leq$ 5 cm), Alter des Patienten (günstig: $\leq$ 10 Jahre), Histologie (eRMS günstig, aRMS ungünstig), IRS-Stadium, Lokalisation und Lymphknotenstatus.

Die Tumorlokalisationen Orbita, Kopf oder Hals (nicht parameningeal) und urogenital (nicht Blase/Prostata) sind günstig. Die Lokalisationen Extremitäten, parameningeal am Kopf und Hals, Blase und Prostata sowie übriger Stamm sind ungünstig.

Die chirurgische Therapie ist zur Diagnosesicherung und Tumorresektion erforderlich. Primär sollte eine komplette Resektion (R0) erreicht werden, jedoch ohne eine Verstümmelung, sodass auf eine Lokalbestrahlung verzichtet werden kann. Falls zunächst nur eine Biopsie zur Sicherung der Diagnose durchgeführt wurde, der Tumor aber innerhalb von vier Wochen nach Biopsie doch R0 reseziert werden kann (ohne Verstümmelung), gilt dies ebenfalls als R0-Resektion und es kann auf die Bestrahlung verzichtet werden. Ein Ausschälen sollte vermieden werden. Falls primär keine Resektion möglich ist, wird nach präoperativer Chemotherapie erneut evaluiert, ob der Tumor entfernt werden kann. Je nach erreichter Resektion und weiteren Risikofaktoren ist zusätzlich zur postoperativen Chemotherapie eine simultane Bestrahlung erforderlich.

Zur Chemotherapie werden Ifosfamid, Actinomycin D, Vincristin und Doxorubicin eingesetzt. Die Erhaltungstherapie wird mit Vinblastin und Cyclophosphamid (per os) durchgeführt.

Prognose

Tab. 12.6: Daten der Studie CWS 96, lokalisierte RMS-artige Tumoren.

Risikogruppe	5-JEFÜ	5-JÜ
Niedrigrisikogruppe	88 %	97 %
Standardrisikogruppe	72 %	95 %
Hochrisikogruppe	57 %	67 %

5-JEFÜ = 5-Jahre-ereignisfreies Überleben, 5-JÜ = 5-Jahres-Überlebensrate

12.6 Osteosarkom

Das Osteosarkom ist ein hochmaligner Knochentumor und tritt bevorzugt bei Jugendlichen auf. Durch multimodale Therapiekonzepte mit kompletter Tumorentfernung und Polychemotherapie liegt die 5-Jahres-Überlebensrate bei ca. 70 %.

Ätiologie und Pathogenese

Osteosarkome sind die sechsthäufigste Neoplasie bei Kindern, die dritthäufigste bei Jugendlichen, wobei Jungen häufiger betroffen sind als Mädchen. Die Ätiologie ist nicht gesichert, es werden sowohl eine genetische Prädisposition als auch exogene Faktoren diskutiert. Wichtige Risikofaktoren sind ionisierende Strahlen und alkylierende Substanzen.

Das Osteosarkom tritt zu fast 50 % am Femur, zu ca. 25 % an der Tibia, zu ca. 10 % am Humerus, zu je ca. 5 % an Fibula und Becken und zu <5 % an übrigen Skelettanteilen, bevorzugt jeweils in den Knochenmetaphysen, auf.

Histologisch findet man malignes sarkomatöses Gewebe mit Produktion von Tumorosteoid bzw. Knochen, welches im histologischen Grading von G1 = gut differenziert bis G4 = undifferenziert unterschieden wird. Die Stadieneinteilung erfolgt nach der aktuellen TNM-Klassifikation oder nach *Enneking* (Tab. 12.7).

Tab. 12.7: Enneking-Klassifikation chirurgischer Interventionen.

Enneking-Klassifikation	Definition
radikal/weit	Tumor komplett entfernt; intraoperativ nicht eröffnet; makroskopisch und mikroskopisch völlig umgeben von intaktem, gesundem Gewebe oder „Kapsel"; Biopsiekanal mit ausreichendem Sicherheitsrand en bloc zusammen mit dem Operationspräparat entfernt.
marginal	Tumor komplett entfernt; intraoperativ nicht eröffnet; evtl. mikroskopischer Nachweis von Tumorgewebe an den Schnitträndern; kein Nachweis residualen Tumorgewebes in situ.
intraläsional	Tumor inkomplett entfernt oder intraoperativ eröffnet oder Nachweis von Tumorgewebe an den Schnitträndern; makroskopischer Nachweis residualen Tumorgewebes.

Klinische Symptomatik und Diagnostik

Leitsymptome sind lokale Schwellung und eventuell Schmerzen im Tumorbereich mit Überwärmung und schmerzhafter Bewegungseinschränkung. Zusätzlich kann auch die Haut über dem Tumor gerötet oder livide verfärbt sein, evtl. kommt es zu Schwellung und Schmerzen des benachbarten Gelenkes. Die Dauer der Anamnese reicht von wenigen Wochen bis mehreren Monaten. Gelegentlich führt auch eine pathologische Fraktur zur Erstdiagnose.

Die Labordiagnostik ist nachrangig, ein spezifischer Tumormarker ist bis jetzt nicht bekannt. In der Röntgennativaufnahme in 2 Ebenen sieht man den Befall von Medulla und Kortex, oft mit Destruktion und unscharfer Randbildung. Durch die periostale Tumorknochenneubildung erscheint das Periost abgehoben (Zwiebelschalenphänomen), meist mit typischem „Codman-Dreieck“ und „Sunburst-Phänomen“ (Spiculae-Bildung) (Abb. 12.5).

Nach konventioneller Diagnostik gibt das MRT der Tumorregion Auskunft über die medulläre Ausdehnung, den Weichteilbefall sowie die anatomische Beziehung zum Gefäßnervenbündel und zu den benachbarten Gelenken.

Zur Staging-Untersuchung gehören eine Röntgenaufnahme des Thorax, ein CT des Thorax mit Kontrastmittel, eine Ganzkörperskelettszintigraphie und Röntgenaufnahmen oder ein MRT der Regionen mit positiven Befunden. Erste Ergebnisse zeigen, dass das FDG-PET der Skelettszintigraphie überlegen ist.

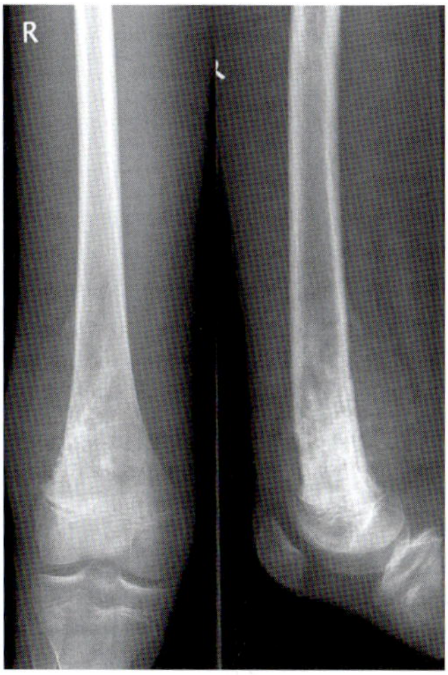

Abb. 12.5: Osteosarkom des distalen Femur mit eindeutigen Zeichen der Malignität (Codman-Triangle, permeative Knochendestruktion, Sunburst-Phänomen). Weichgewebsanteil mit Tumorsklerosierung.

Die histologische Untersuchung einer Biopsie ist zur endgültigen Diagnosestellung unabdingbar.

Therapie

Nach 10-wöchiger präoperativer Chemotherapie wird nach der derzeit gültigen EURAMOS/COSS-Strategie die komplette Tumorentfernung weit im Gesunden angestrebt.

Für die erfolgreiche chirurgische Therapie ist die sichere Entfernung des Tumors unter Einhaltung möglichst radikaler Resektionsgrenzen Voraussetzung. Dies und die postoperativ zu erwartende Funktion beeinflussen die Therapiewahl zwischen Amputation, Umkehrplastik als partielle Extremitätenerhaltung oder extremitätenerhaltende Verfahren mittels Implantation von modularen Endoprothesesystemen.

Je nach histologischem Tumoransprechen nach *Salzer-Kuntschik* (Tab. 12.8) erfolgt dann die postoperative Chemotherapie (Methotrexat, Doxorubicin, Cisplatin, evtl. Ifosfamid, Etoposid, Interferon), Metastasen müssen chirurgisch entfernt werden.

Prognose

Durch die effektive Polychemotherapie und die Möglichkeit extremitätenerhaltender Tumorresektionen haben sich Überlebenschancen (> 70 %) und Lebensqualität von Kindern und Jugendlichen mit Osteosarkomen in den letzten Jahrzehnten drastisch verbessert.

Tab. 12.8: Regressionsgrade nach *Salzer-Kuntschik* für maligne Knochentumoren.

Grad 1	keine vitalen Tumorzellen
Grad 2	vereinzelt nachweisbare Tumorzellen oder eine vitale Tumorinsel < 0,5 cm Durchmesser
Grad 3	weniger als 10 % vitales Tumorgewebe
Grad 4	10–50 % vitales Tumorgewebe
Grad 5	mehr als 50 % vitales Tumorgewebe
Grad 6	kein Effekt der Chemotherapie erkennbar

Bei ca. 25–30 % aller Osteosarkompatienten treten im Krankheitsverlauf Metastasen auf. Sind sämtliche Tumormanifestationen komplett operabel, ist ein erneuter kurativer Therapieansatz indiziert, ggf. auch eine erneute Polychemotherapie.

12.7 Ewing-Sarkome

Ewing-Sarkome sind die zweithäufigsten primären Knochentumoren im Kindes- und Jugendalter. Mit multimodaler Therapie liegt die Heilungsrate bei über 50 %.

Ätiologie und Pathogenese

Ewing-Sarkome sind die zweithäufigsten primären Knochentumoren bei Kindern und Heranwachsenden, wobei das männliche Geschlecht mit 1,5 : 1 überwiegt. Über 50 % aller Erstmanifestationen betreffen das zweite Lebensjahrzehnt. Eine genetische Prädisposition ist ebenso wenig bekannt wie äußere Einflussfaktoren.

Die Ewing-Sarkome sind klinisch und immunhistochemisch eine heterogene, molekular jedoch eine einheitliche Gruppe maligner klein-rund-blauzelliger Tumoren. Zu diesen gehören das klassische Ewing-Sarkom, die peripheren malignen primitiven neuroektodermalen Tumoren (pPNET) sowie die sogenannten Askin-Tumoren der Thoraxwand.

Der häufigste Sitz des Primärtumors ist das knöcherne Becken (insbesondere das Os ilium), gefolgt von den langen Röhrenknochen (diaphysär!), den Rippen, der Skapula und der Wirbelsäule.

Klinische Symptomatik und Diagnostik

Erstsymptome sind meist aktivitätsbezogene Schmerzen, die jedoch auch nachts anhalten. Die lokale Schwellung, in 1/3 der Fälle tritt zudem Fieber auf, wird nicht selten als Osteomyelitis fehlgedeutet. Bei Befall der Wirbelsäule oder Infiltration peripherer Nerven können neurologische Ausfallserscheinungen hinweisend sein.

Das Labor zeigt eine mäßig erhöhte BKS, ggf. eine leichte Anämie und Leukozytose, sowie eine LDH-Erhöhung. Eine Ewing-Tumor-spezifischer Marker ist bis jetzt nicht bekannt.

In der konventionellen Röntgenaufnahme in 2 Ebenen ist die osteolytische Destruktion mit Periostanhebung (Zwiebelschalenphänomen, siehe Abb. 12.6) und Infiltration in das umgebende Weichteilgewebe charakteristisch. In der Computertomographie können kortikale Veränderungen, im MRT die intra- und periossäre Tumorausdehnung dargestellt werden.

Zur Metastasensuche werden ein Röntgenbild des Thorax, ein CT des Thorax ohne und mit KM sowie eine 99Tc-Skelettszintigraphie und/oder eine FDG-PET angefertigt.

Die Diagnosesicherung erfolgt durch eine Tumorbiopsie mit histologischer, immunzytochemischer (Mic-2-Antigennachweis, neuronale Marker) und molekularbiologischer Untersuchung (tumorspezifische Translokation t(11;22) in 85 % positiv).

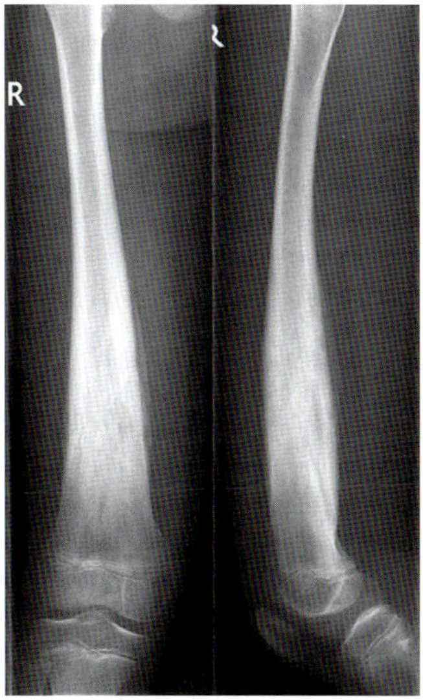

Abb. 12.6: Ewing-Sarkom des distalen Femurs mit expansiver Knochenmarkläsion, vermehrter Knochendichte und typischem Zwiebelschalenphänomen.

Zum Nachweis bzw. Ausschluss einer Knochenmarkkontamination müssen Knochenmarkpunktionen an mehreren Stellen durchgeführt werden.

Therapie

Ewing-Sarkome müssen, auch bei fehlendem Metastasennachweis, als systemische Erkrankung angesehen werden. Deshalb muss grundsätzlich eine systemische Therapie mittels einer neoadjuvanten Kombinationschemotherapie (Vier-Medikamenten-Regime) durchgeführt werden.

Nach sechs Blöcken erfolgt die operative Lokaltherapie, wobei tumorfreie Resektionsränder angestrebt werden. Im Extremitätenbereich können (verlängerbare) Endoprothesen zum Einsatz kommen.

In Abhängigkeit von der operativen Radikalität (siehe Tab. 12.8), dem Ansprechen des Primärtumors auf die initiale Chemotherapie, der Größe des Primärtumors und dem Metastasierungsstatus erfolgt die postoperative Chemotherapie mit oder ohne Radiotherapie (aktuelle Therapiestrategie nach EURO-E.W.I.N.G.).

Bei Hochrisikopatienten wird geprüft, ob eine Hochdosistherapie mit autologer Stammzelltransplantation die Heilungschance verbessert. Bei ca. 1/4 aller Ewing-Sarkompatienten liegen bei Diagnosestellung bereits Lungen-, Knochen- oder Knochenmarkmetastasen vor, welche eine Intensivierung der Chemotherapie und zusätzlich eine Radio- und/oder Lokaltherapie notwendig machen.

Prognose

Sie ist bestimmt durch die Größe des Primärtumors, den Metastasierungsstatus, das Ansprechen des Tumors auf die neoadjuvante Chemotherapie und die Radikalität der Lokaltherapie. Die 5-Jahres-Überlebensrate liegt bei ca. 70 %. Sie wird wesentlich durch das Auftreten von Rezidiven und Metastasen beeinflusst.

Anhang

Quellenverzeichnis

Allgemeiner Teil

Adelson PD, Bratton Sl, Carney NA, Chesnut RM, du Coudray HEM, Goldstein B, Kochanek PM, Miller HC, Partington MD, Selden NR, Warden CR, Wright DW. Guidelines for the acute medical management of severe traumatic brain injury in infants, children, and adolescents. Pediatr Crit Care Med 2003; 4: S1–74

Ashcraft KW, Holcomb GW, Murphy JP. Pediatric Surgery. Elsevier Saunders, 2005

AWMF Leitlinie der Gesellschaft für Neuropädiatrie. Schädelhirntrauma im Kindesalter, 2003. www.awmf-online.de

Bhananker SM, Ramamoorthy C, Geiduschek JM, et al. Anesthesia-related cardiac arrest in children: update from the Pediatric Perioperative Cardiac Arrest Registry. Anesth Analg 2007; 105(2): 344–350

Bihlmayr J, Crass D, Sollmann V. Kinderanästhesie (Kompendium). Braun Melsungen AG, 2002

Bissonnette B, Dalens B. Pediatric Anesthesia, Principles & Practice. McGraw-Hill, 2002

Coté CJ, Lerman J, Todres ID. A Practice of Anesthesia for Infants and Children. Elsevier Saunders, 2009

Davis JW, Mackersie RC, Hoyt DB, Garcia J. Randomized study of algorithms for discontinuing tibe thoracostomy drainage. J Am Col Surg 1994; 179: 553–557

Doutaz M, Spalinger J. Kindsmisshandlung – verpasse ich was? Schweiz Med Forum 2003; 20: 469–474

Durst J, Rohen J. Bauchchirurgie – Operationslehre. Schattauer, 1998

Fitze G. Das Thoraxtrauma im Kindesalter. Kinder- und Jugendmedizin 2007; 2: 73–78

Gambazzi F, Schirren J. Thoraxdrainagen: was ist „evidenced based"? Chirurg 2003; 74: 99–107

Glick P, Pearl R, Irish M, Caty M. Pediatric Surgery Secrets. Hanley & Belfus, 2000

Jester I, Genzwürker H, Jester A, Demirakca S, Waag KL. Notfallmanagement bei kindlichen Verbrennungen. Notfall Rettungsmed 2006; 9: 227–238

Jöhr M. Kinderanästhesie. Elsevier Urban & Fischer, 2004

Kay KM, Skaggs DL. Pediatric Polytrauma Management. J Pediatr Orthop 2006; 26(2): 268–277

Kretz FJ, Becke K. Anästhesie und Intensivmedizin bei Kindern. Thieme, 2007

Kretz FJ, Beushausen Th. Das Kinder Notfall Intensiv Buch. Urban & Schwarzenberg, 1997

Lieber J, Knorr P, Dietz, HG. Das stumpfe Bauchtrauma im Kindesalter. Kinder- und Jugendmedizin 2002; 6: 216–222

Mueller XM, Tinguely F, Tevaearai HT, Ravussin P, Stumpe F, von Segesser LK. Impact of duration of chest tube drainage on pain after cardiac surgery, Eur J Cardiac Surg 2001; 18: 355–358

Neuhaus D. Intraossärer Zugang. Notfall Rettungsmed 2011; 14: 543–548

Nicolai T. Pädiatrische Notfall- und Intensivmedizin. Springer, 2004

Roos R, Proquitte H, Genzel-Boroviczény O. Neonatologie. Das Neo ABC, Thieme, 2000

Schiestl C, Meuli M. Verbrennungen und Verbrühungen. In: von Schweinitz D, Ure B. Kinderchirurgie. Springer, 2009

Trop M, Schiestl C. Erstversorgung und initiale Intensivtherapie von Verbrennungen bei Kindern. Notfall Rettungsmed 2007; 10: 94–98

Vander Salm TH, Cutler BC, Brownell Wheeler H. Invasive Techniken am Krankenbett. VCH edition medizin, 1991

Zachariou Z. Memorix Kinderchirurgie. Chapmann & Hall, 1997

Spezieller Teil

Neugeborenenchirurgie

Ashcraft KW, Holcomb GW, Murphy JP. Pediatric Surgery. Elsevier Saunders, 2005
Deanovic D, Gerber AC, Dodge-Khatami A, Dillier CM, Meuli M, Weiss M: Tracheoscopy assisted repair of tracheo-esophageal fistula (TARTEF): a 10-year experience. Paediatr Anaesth. 2007; 17(6): 557–562
Holcomb GW, Murphy JP. Ascrafts Pediatric Surgery. Saunders, 2010
O'Neill JA, Rowe MI, Grosfeld JL, Fonkalsrud EW, Coran AG. Pediatric Surgery. Mosby, 2006
Rowe MI, O'Neill, JrJR. Essentials of Pediatric Surgery. Elsevier, 1995
Spitz L, Coran AG. Operative Pediatric Surgery. Hodder Arnold, 2006
Waag KL. Zwerchfellhernie. In: von Schweinitz D, Ure B. Kinderchirurgie. Springer, 2009
Zachariou Z. Memorix Kinderchirurgie. Chapman & Hall, 1997
Ziegler MM, Azizkhan RG, Weber TR. Operative Pediatric Surgery. McGraw Hill Companies, 2003

Pädiatrische Viszeralchirurgie

Ashcraft KW, Holcomb GW, Murphy JP. Pediatric Surgery. Elsevier Saunders, 2005
Berchthold R. Chirurgie. Urban & Fischer, 2006
De la Torre L, Ortega A. Transanal versus open endorectal Pull-Through for Hirschsprung's Disease. J Ped Surgery 2000; 35 (11): 1630–1632
Grosfeld JL, O'Neill JA, Coran AG, Fonkalsrud EW. Pediatric Surgery. Mosby, 2006
Holcomb GW, Murphy JP. Ascrafts Pediatric Surgery. Saunders, 2010
Kim HB, Fauza D, Garza J, Oh JT, Nurko S, Jaksic T. Serial transverse enteroplasty (STEP): a novel bowel lengthening procedure. J Pedr Surg 2003; 38 (3): 425–429
Moore SW, Johnson G. Acetylcholinesterase in Hirschsprung's disease. Pediatr Surg Int 2005; 21: 255–263. Rowe MI, O'Neill JrJR. Essentials of Pediatric Surgery. Elsevier, 1995
Spitz L, Coran AG. Operative Pediatric Surgery. Hodder Arnold, 2006
Waag KL. Kurzdarmsyndrom. In: von Schweinitz D, Ure B. Kinderchirurgie. Springer, 2009
Zachariou Z. Memorix Kinderchirurgie. Chapman & Hall, 1997
Ziegler MM, Azizkhan RG, Weber TR. Operative Pediatric Surgery. McGraw Hill Companies, 2003

Kinderurologie

Baskin LS, Kogan BA. Handbook of Pediatric Urology. Lippincott Willliams & Willkins, 2005
Benz MR, Stehr M, Weber LT. Enuresis im Kindesalter. MMW Fortschr Med 2007;149(5): 42–5
Dietz HG, Schuster T, Stehr M. Obstruktive Uropathie – Kongenitale Harntransportstörung. Monatsschr Kinderheilkd 2001; 149: 778–787
Dietz HG, Schuster T, Stehr M. Operative Eingriffe in der Kinderurologie – Ein Kompendium. Urban und Vogel, 2001
Gonzales ET, Bauer SB. Pediatric Urology Practice. Lippincott Williams & Wilkins, 1999
Heinrich M, Dietz HG, Stehr M. Management des vesikoureteralen Refluxes (konservativ versus operativ). Monatsschr Kinderheilkd 2006; 155(3): 252–258
Schuster T, Stehr M, Rossmuller B, Dietz HG, Hahn K. Clinical impact of differential renal function to indicate and assess pyeloplasty and the significance of coexisting vesicoureteral reflux. Clin Nucl Med 2001; 26(11): 923–9
Sigl A, Ringert RH. Kinderurologie. Spinger, 2001
Stehr M. Nierenzysten und Zystennieren im Kindesalter. Sozialpädiatrie, Kinder- und Jugendheilkunde 1997; 6: 236–239
Stehr M, Boehm R. Critical Validation of Colour Doppler-Ultrasound in Diagnostics of the Acute Scrotum in Children. Eur J Pediatr Surg 2003; 13(6): 386–92
Stehr M, Lehner M, Schuster T, Heinrich M, Dietz HG. Tubularized Incised Plate (TIP) Urethroplasty (Snodgrass) in Primary Hypospadia Repair. Eur J Pediatr Surg 2005; 15: 420–4
Stehr M, Schuster T, Dietz HG. Enuresis und kindliche Harninkontinenz – Epidemiologie, Diagnostik und Therapie heute. Wiener Medizinische Wochenschrift 1998; 22: 521–524
Stehr M, Schuster T, Dietz HG. Hypospadie –

häufigste Fehlbildung des Knaben. Monatsschr Kinderheilkd 2004; 15: 789–800
Stehr M, Schuster T, Dietz HG, Joppich I. Die Zirkumzision – Kritik an der Routine. Klin Pädiatr 2001; 213(2): 50–5
Stehr M, Schuster T, Pepperl S, Wallner CP, Dietz HG. Ureterocystoneostomy (UCN) and Subureteral Collagen Injection (SCIN): Combined One Stage Correction of High-Grade Bilateral Vesicoureteral Reflux (VUR) in Children. Eur J Pediatr Surg 2004; 14(1): 45–50
Stehr M, Schuster T, Porn U, Dietz HG. Management of the Primary Obstructive Megaureter (POM) and Indication for Operative Treatment. Eur J Pediatr Surg 2002; 12(1): 32–7
Stephens, Smith, Hutson. Congenital Anomalies of the Urinary and Genital Tract. ISIS Medical Media, 1996
Walsh PC, Retik AB,Vaughan ED, Wein AJ. Campbell's Urology. Saunders 2002

Pädiatrische Traumatologie

Beaty JH, Kasser JR. Rockwood and Wilkins' Fractures in Children. Lippincott Williams & Wilkins, 2006
Marzi I. Kindertraumatologie. Steinkopff, 2006
Meyer-Junghänel L, Gänsslen A, Pohlemann T, Tscherne H. Behandlungsergebnisse nach komplexem Beckentrauma bei Kindern. Unfallchirurg 1997; 100: 225–233
Schinkel C, Muhr G. Kindliche Wirbelfrakturen. Trauma Berufskrankh 2005; 7: 42–46
Schmittenbecher PP, Menzel C. Frakturen im Kindesalter. In: Weigel B, Nerlich M: Praxisbuch Unfallchirurgie (Band 2). Springer, 2005
Slongo T, Audigé L, Schlickewei W, Clavert JM, Hunter J. Development and Validation of the AO Pediatric Comprehensive Classification of Long Bone Fractures by the Pediatric Expert Group of the AO Foundation in Collaboration with AO Clinical Investigation and Documentation and the International Association for Pediatric Traumatology. J Pediatr Orthop 2006; 26 (1): 43–49
Von Laer L. Frakturen und Luxationen im Wachstumsalter. Thieme, 2007

Pädiatrische Thoraxchirurgie

Ashcraft KW, Holcomb GW, Murphy JP. Pediatric Surgery. Elsevier Saunders, 2005
Bettex M, Genton N, Strockmann M. Kinderchirurgie. Thieme, 1982
Durst J, Rohen JW. Chirurgische Operationslehre. Schattauer, 1996
Illing S, Claßen M. Klinikleitfaden Pädiatrie. Urban & Fischer, 2000
Kaiser G. Leitsymptome in der Kinderchirurgie. Hans Huber, 2005
Kloop M, Pfannschmidt J, Dienemann H. Behandlung des Pleuraempyems; Chirurg 2008, 79; 83–96
Koslowski L, Bushe KA, Junginger T, Schwemmle K. Die Chirurgie. Schattauer, 1999
Reymond MA, Lippert H, Haas NP. Facharztprüfung Chirurgie. Elsevier, 2004
Robert Koch Institut. Epidemiologisches Bulletin 2010. Nr. 30
Rokitansky A. Thorax. In: Zachariou Z: Pediatric Surgery Digest. Springer, 2008
Schultz KD, Fan LL, Pinsky J, Ochoa L, Smith EO, Kaplan SL, Brandt ML. The changing face of pleural empyemas in children: epidemiology and management. Pediatrics 2004; 113(6): 1735–1740
Sitzmann FC. Pädiatrie. Thieme, 2002
Welch KJ, Randolph JG, Ravitch MM, O'Neill JA, Rowe MJ. Pediatric Surgery. Year Book Medical Publishers Inc, 1989
Ziegler MM, Azizkhan RG, Weber TR. Operative Pediatric Surgey. McGraw Hill Companies, 2003

Pädiatrisch plastische Chirurgie

Ashcraft KW, Holcomb GW, Murphy JP. Pediatric Surgery. Elsevier Saunders, 2005
Bentz ML. Pediatric Plastic Surgery. Appleton and Lange, 1997
Boon LM, Mulliken JB, Enjolras OE, Vikkula M. Glomuvenous Malformation (Glomangioma) and Venous Malformation. Arch Dermatol 2004;140: 971–976
Buckmiller LM. Update on hemangiomas and vascular malformations. Current Opinion in Otolaryngology & Head and Neck Surgery 2004; 12: 476–487

Cheek W. Atlas of Pediatric Neurosurgery. Elsevier, 1996
Garzon MC, Huang JT, Enjolras O, Frieden IJ. Vascular malformations, Part 1. J Am Acad Dermatol 2007; 56 (3): 353–370
Krengel S. Neues über kongenitale melanozytäre Nävi. Hautarzt 2012; 63: 82–88
Metry D. Update on hemangiomas of infancy. Curr Opin Ped 2004; 16: 373–377
Muir IFK. Plastic Surgery in Paediatrics. Hodder Arnold, 1987
Mulliken JB, Young AE. Vascular Birthmarks: Hemangiomas and Malformations. Saunders, 1988
Paller AS, Mancini AJ. Hurwitz Clinical Pediatric Dermatology. Saunders, 2011
Price HN, Schaffer JV. Congenital melanocytic nevi-when to worry and how to treat: Facts and controversies. Clin Dermat 2010; 28: 293–302
Ziegler MM, Azizkhan RG, Weber TR. Operative Pediatric Surgery. McGraw Hill Companies, 2003

Pädiatrische Neurochirurgie

Albright AL, Pollack IF. Principles and Practics of Pediatric Neurosurgery. Thieme, 1999
Mc Lone DG. Pediatric Neurosurgery. Saunders, 2001
Moers von TM, Strehl AE. Spina bifida. De Gruyter, 1998

Pädiatrisch onkologische Chirurgie

Ashcraft KW, Holcomb GW, Murphy JP. Pediatric Surgery. Elsevier Saunders, 2005
Carachi R, Azmy A. The Surgery of Childhood Tumors. Hodder Arnold, 1999
Cooperative Weichteilsarkomstudie CWS 2002 P. Studienleitung: Frau Prof. Dr. E. Koscielniak, Stuttgart, Prof. Dr. T. Klingebiel, Frankfurt
Dietz HG, Schuster T, Stehr M. Operative Eingriffe in der Kinderurologie – Ein Kompendium. Urban und Vogel, 2001
Gadner H, Gaedicke G, Niemeyer C, Ritter J. Pädiatrische Hämatologie und Onkologie. Springer, 2006
Graf N, Semler O, Reinhard. Die Prognose des Wilms-Tumors im Verlauf der SIOP-Studien. Urologe 2004; 43: 421–428
Gutjahr P. Krebs bei Kindern und Jugendlichen. Deutscher Ärzte-Verlag, 2004
Hero B, Berthold F. Neuroblastom. Monatsschr Kinderheilkd 2002; 150: 775–788
Jahresbericht 2005 Deutsches Kinderkrebsregister. Institut für Medizinische Biometrie, Epidemiologie und Informatik der Johannes Gutenberg Universität Mainz
Pizzo PA, Poplack DG. Principles and Practice of Pediatric Oncology. Lippincott Williams & Wilkins, 2006
Protokoll zur kooperativen Therapieoptimierungsprüfung der Behandlung von malignen Lebertumoren des Kindesalters HB 99 der GPOH. Studienleitung: Prof. v. Schweinitz, München
Reinhard H, Furtwängler R, Graf N. Wilms-Tumor – Update 2007. Urologe 2007; 46: 143–145
Schweinitz von D. Das kindliche Hepatoblastom. Kinder und Jugendmedizin 2003; 6: 221–226
Schweinitz von D. Management of liver tumors in childhood. Semin Pediatr Surg 2006; 15: 17–24
Stehr M, Deilmann K, Haas RJ, Dietz HG. Complications in the Treatment of Wilms' Tumor. Eur J Pediatr Surg 2005; 15(6): 414–419 (2005)
Studienprotokoll der Therapieoptimierungsstudie der GPOH NB 2002. Studienleitung Prof. Berthold, Köln
Zsiros J, Maibach R, Shafford E, Brugerieres L, Brock P, Czauderna P, Roebuck D, Childs M, Zmmermann A, Laithier V, Otte JB, MacKinlay G, Scopinaro M, Aronson D, Plaschkes J, Perilongo G. Successful treatment of childhood high-risk hepatoblastoma with dose-intensive multiagent chemotherapy and surgery: final results of the SIOPEP-3HR study. J Clin Oncol 2010; 28 (15):2584–2590

Stichwortverzeichnis

I